针灸甲乙经

【白话精解】

王竹星 主编

天津出版传媒集团

天津科学技术出版社

本书具有让你"时间花得少,阅读效果好"的方法

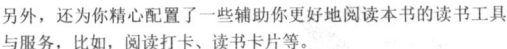
建议配合二维码一起使用本书

我们为本书特配了智能阅读助手,他可以为你提供本书配套的读者权益,帮助你提高阅读效率,提升阅读体验。

针对本书,你可能会获得以下读者权益:

线上读书群
为你推荐本书专属读书交流群,入群可以与同读本书的读者,交流本书阅读过程中遇到的问题,分享阅读经验。

微信扫码
添加智能阅读助手

另外,还为你精心配置了一些辅助你更好地阅读本书的读书工具与服务,比如,阅读打卡、读书卡片等。

阅读助手,助你高效阅读本书,让读书事半功倍!

图书在版编目(CIP)数据

针灸甲乙经白话精解/王竹星主编. -- 天津:天津科学技术出版社,2010.5(2020.6月重印)
ISBN 978-7-5308-5358-0

Ⅰ.①针… Ⅱ.①王… Ⅲ.①针灸甲乙经—注释 Ⅳ.①R245

中国版本图书馆CIP数据核字(2010)第048525号

针灸甲乙经白话精解
ZHENJIU JIAYIJING BAIHUA JINGJIE
责任编辑:孟祥刚 方 艳
责任印制:王 莹

出　　版:	天津出版传媒集团 天津科学技术出版社
地　　址:	天津市西康路35号
邮　　编:	300051
电　　话:	(022)23332402
网　　址:	www.tjkjcbs.com.cn
发　　行:	新华书店经销
印　　刷:	三河市宏顺兴印刷有限公司

开本 710×1000 1/16 印张 34.75 字数 623 000
2020年6月第1版第4次印刷
定价:98.80元

序

晋·玄晏先生皇甫谧

【原文】

夫医道所兴,其来久矣。上古神农始尝草木而知百药。黄帝咨访岐伯、伯高、少俞之徒,内考五脏六腑,外综经络血气色候,参之天地,验之人物,本性命,穷神极变,而针道生焉。其论至妙,雷公受业传之于后。伊尹以亚圣之才,撰用《神农本草》,以为《汤液》。

中古名医有胗跗、医缓、扁鹊,秦有医和,汉有仓公。其论皆经理识本,非徒诊病而已。汉有华佗、张仲景。华佗奇方异治,施世者多,亦不能尽记其本末。若知直祭酒刘季琰病发于畏恶,治之而瘥。云:"后九年季琰病应发,发当有感,仍本于畏恶,病动必死。"终如其言。仲景见侍中王仲宣时年二十余,谓曰:"君有病,四十当眉落,眉落半年而死。"令服五石汤可免。仲宣嫌其言忤,受汤勿服。居三日,仲景见仲宣谓曰:"服汤否?"仲宣曰:"已服。"仲景曰:"色候固非服汤之诊,君何轻命也!"仲宣犹不信。后二十年果眉落,后一百八十七日而死,终如其言。此二事虽扁鹊、仓公无以加也。华佗性恶矜技,终以戮死。仲景论广伊尹《汤液》为十数卷,用之多验。近代太医令王叔和撰次仲景遗论甚精,皆可施用。

按《七略》艺文志,《黄帝内经》十八卷。今有《针经》九卷、《素问》九卷,二九十八卷,即《内经》也。亦有所亡失,其论遐远,然称述多而切事少,有不编次。比按仓公传,其学皆出于《素问》,《素问》论病精微,《九卷》是原本经脉,其义深奥,不易览也。又有《明堂孔穴针灸治要》,皆黄帝岐伯遗事也。三部同归,文多重复,错互非一。甘露中,吾病风加苦聋百日,方治要皆浅近。乃撰集三部,使事类相从,删其浮辞,除其重复,论其精要,至为十二卷。《易》曰:"观其所聚,而天地之情事见矣。"况物理乎。事类相从,聚之义也。夫受先人之体,有八尺之躯,而不知医事,此所谓游魂耳!若不精通于医道,虽有忠孝之心,仁慈之性,君父危困,赤子涂地,无以济之,此固圣贤所以精思极论尽其理也。由此言之,焉可忽乎。其本论其文有理,虽不切于近事,不甚删也。若必精要,俟其闲暇,当撰核以为教经云尔。

【译文】

医学产生于久远的上古时代,有着非常久远的历史。远古时代的神农第一个品尝草木的味道,逐渐认识了各种草药的性味功效。黄帝同岐伯、伯高、少俞等人共同研究,考察人体内在五脏六腑的功能活动,对外综合了经络、血气、色脉的各种变化,再将自然界的变化与人体的具体情况结合起来,参照验证,全面彻底探究了人体的生理活动和病理变化的规律,从而产生了针刺治疗疾病的理论。针刺理论是非常深奥微妙的,雷公将它继承下来,并传给后世。伊尹凭借他仅次于圣人的聪明才智,并依据《神农本草》的理论,编撰而写成了《汤液经》。

中古的名医有腧跗、医缓、扁鹊,秦国有医和,汉代有仓公,他们的论述都能够探明医学的原理,认识疾病的本质,并非仅仅是一般的诊治疾病而已。华佗、张仲景都是东汉末年著名的医学家。华佗救治疾病的方法很多,有些非常奇特,可惜这些方术技巧都未能详尽地记录传流下来。据载有一个叫刘季琰的轮值祭酒博士,因情志不舒而患恐惧证,华佗将他的病治好了,并预言说:"九年以后,刘季琰的这种恐惧证还会复发,发作前有预感,发作后一定会死。"其后,刘季琰果然如华佗所言而死。侍中王仲宣,当时二十余岁,张仲景见面后对他说:"据我观察,你体内有病,四十岁时会掉眉毛,眉毛脱落半年后就会死去。"随后取出五石汤给与王仲宣,并告诉他服用方法,同时叮嘱他说,只有这样才能免除一死。王仲宣嫌张仲景的话不好听,虽然接收了药,却未服用。三天后张仲景又见到王仲宣,便问道:"服了汤药没有?"王仲宣回答说:"已经服过了。"张仲景说:"从面色看我就知道您根本未曾服过药,您为什么要轻视自己的性命呢?"王仲宣仍然不相信张仲景的话。十二年以后,王仲宣的眉毛果然掉了,掉后一百八十七天就死去了。两位医家真是料事如神,即使是扁鹊、仓公在世也未必能赶得上啊!可惜华佗终因自恃医技

序

高超,性情清高孤傲,惹怒了曹操而被杀身亡。张仲景充实并发挥了伊尹的《汤液经》,编为十几卷,用于临床多有效验。近代太医令王叔和重新编辑整理了张仲景的遗著,选注十分精当,其理论都可用于指导临床,其方法都能直接用来治疗疾病。

根据刘向《七略》和班固《汉书·艺文志》的记载,《黄帝内经》共有十八卷。现存《针经》九卷、《素问》九卷,合计十八卷,这就是《内经》的全部内容,但其中也有部分篇目已经亡佚。《内经》的理论深远广博,原则性的理论论述较多,临床治疗方面的内容较少,而且没有编排次序。《素问》对于病理的论述精深细微,据《史记·扁鹊仓公列传》所载,他们的医学理论都渊源于《素问》。《灵枢》是探究经络脉理的著作,它的含义深奥,不容易阅读。另外还有一本《明堂孔穴针灸治要》的书,也是黄帝、岐伯留传下来的。这三部书殊途同归,意旨同一,但文字多有重复,错乱的地方也不少。甘露年间(公元256—260年),我患了风病,加之耳聋失聪,病痛困扰长达一百多天,多方诊治,均不见效。于是我就潜心研究这三部著作,并对它们进行整理编辑,删去了书中一些浮夸的言辞和重复的内容,对其重要和精粹的部分加以阐述说明,然后分门别类,重新排列,编定为十二卷。《易经》曾说:"观察事物聚合的情况,就可以看清天地间的情理了。"所谓聚合,就是按照事物的分类而排列有序的意思。天地间的事物都可以通过观察其聚合情况来了解,更何况是一般事物的道理呢?人从父母那里获得了身躯,逐渐成长壮大,虽有八尺之躯,但不懂得医学知识,这就如同没有灵魂的躯体一样。如果不精通医学知识,虽然怀有忠君爱国、孝敬父母之心,同情怜悯百姓之情,但是当国君与父母被疾病所困扰,百姓遭到病魔残害而危在旦夕之时,也没有办法去救助他们。正因为如此,古代的圣人和贤人才这样精心地研究医学理论,透彻地阐明医学道理,从这方面来说,我们又怎能忽视它们呢!这些医学著作内容丰富,文句流畅,条理清楚,虽有部分内容未能完全切合当前医疗实际,还是留待后人研究为好,这里也不作过多的删节了。如果确实想阅读其中精粹扼要的内容,那就等我今后有了空闲时间,再重新编纂校订这些书,用来作为医学理论的教材吧。

目录

卷第一

精神五脏论第一 …………………………………………… (2)
五脏变腧第二 ……………………………………………… (7)
五脏六腑阴阳表里第三 …………………………………… (10)
五脏六腑官第四 …………………………………………… (12)
五脏大小六腑应候第五 …………………………………… (13)
十二原第六 ………………………………………………… (20)
十二经水第七 ……………………………………………… (21)
四海第八 …………………………………………………… (25)
气息周身五十营四时日分漏刻第九 ……………………… (26)
营气第十 …………………………………………………… (31)
营卫三焦第十一 …………………………………………… (33)
阴阳清浊精气津液血脉第十二 …………………………… (36)
津液五别第十三 …………………………………………… (39)
奇邪血络第十四 …………………………………………… (41)
五色第十五 ………………………………………………… (43)
阴阳二十五人形性血气不同第十六 ……………………… (48)

卷第二

十二经脉络脉支别第一 上 ……………………………… (61)
十二经脉络脉支别第一 下 ……………………………… (72)
奇经八脉第二 ……………………………………………… (84)
脉度第三 …………………………………………………… (89)

十二经标本第四 …………………………………… (90)
经脉根结第五 …………………………………… (92)
经筋第六 ………………………………………… (95)
骨度肠度肠胃所受第七 ………………………… (102)

卷第三

头直鼻中发际旁行至头维凡七穴第一 …………………… (108)
头直鼻中入发际一寸循督脉却行至风府凡八穴第二 …… (109)
头直侠督脉各一寸五分却行至玉枕凡十穴第三 ………… (110)
头直目上入发际五分却行至脑空凡十穴第四 …………… (111)
头缘耳上却行至完骨凡十二穴第五 ……………………… (112)
头自发际中央旁行凡五穴第六 …………………………… (114)
背自第一椎循督脉下行至脊骶凡十一穴第七 …………… (114)
背自第一椎两旁侠脊各一寸五分下至节凡四十二穴第八 …… (116)
背自第二椎两旁侠脊各三寸下行至二十一椎下两旁侠脊
　凡二十六穴第九 ……………………………………… (119)
面凡三十九穴第十 ………………………………………… (121)
耳前后凡二十穴第十一 …………………………………… (124)
颈凡十七穴第十二 ………………………………………… (126)
肩凡二十八穴第十三 ……………………………………… (127)
胸自天突循任脉下行至中庭凡七穴第十四 ……………… (129)
胸自输府侠任脉两旁各二寸下行至步廊凡十二穴第十五 …… (131)
胸自气户侠输府两旁各二寸下行至乳根凡十二穴第十六 …… (132)
胸自云门侠气户两旁各二寸下行至食窦凡十二穴第十七 …… (133)
腋胁下凡八穴第十八 ……………………………………… (134)
腹自鸠尾循任脉下行至会阴凡十五穴第十九 …………… (135)
腹自幽门侠巨阙两旁各半寸循冲脉下行至横骨凡二十二穴
　第二十 ………………………………………………… (137)
腹自不容侠幽门两旁各一寸五分至气冲凡二十四穴
　第二十一 ……………………………………………… (139)
腹自期门上直两乳侠不容两旁各一寸五分下行至冲门
　凡十四穴第二十二 …………………………………… (141)
腹自章门下行至居髎凡十二穴第二十三 ………………… (142)

手太阴及臂凡一十八穴第二十四 ……………………（143）
手厥阴心主及臂凡一十六穴第二十五 …………（146）
手少阴及臂凡一十六穴第二十六 ………………（147）
手阳明及臂凡二十八穴第二十七 ………………（150）
手少阳及臂凡二十四穴第二十八 ………………（152）
手太阳及臂凡一十六穴第二十九 ………………（154）
足太阴及股凡二十二穴第三十 …………………（156）
足厥阴及股凡二十二穴第三十一 ………………（158）
足少阴及股并阴跷阴维凡二十穴第三十二 ……（159）
足阳明及股凡三十穴第三十三 …………………（161）
足少阳及股并阳维四穴凡二十八穴第三十四 …（164）
足太阳及股并阳跷六穴凡三十四穴第三十五 …（166）

卷第四

经脉第一　上 ………………………………………（171）
经脉第一　中 ………………………………………（178）
经脉第一　下 ………………………………………（184）
病形脉诊第二　上 …………………………………（195）
病形脉诊第二　下 …………………………………（199）
三部九候第三 ………………………………………（204）

卷第五

针灸禁忌第一　上 …………………………………（210）
针灸禁忌第一　下 …………………………………（217）
九针九变十二节五刺五邪第二 ……………………（220）
缪刺第三 ……………………………………………（229）
针道第四 ……………………………………………（236）
针道终始第五 ………………………………………（245）
针道自然逆顺第六 …………………………………（252）
针道外揣纵舍第七 …………………………………（256）

卷第六

八正八虚八风大论第一 ………………………………………… (260)
逆顺病本末方宜形志大论第二 …………………………………… (264)
五脏六腑虚实大论第三 …………………………………………… (268)
阴阳清浊顺治逆乱大论第四 ……………………………………… (276)
四时贼风邪气大论第五 …………………………………………… (278)
内外形诊老壮肥瘦病旦慧夜甚大论第六 ………………………… (280)
阴阳大论第七 ……………………………………………………… (286)
正邪袭内生梦大论第八 …………………………………………… (292)
五味所宜五脏生病大论第九 ……………………………………… (293)
五脏传病大论第十 ………………………………………………… (300)
寿夭形诊病候耐痛不耐痛大论第十一 …………………………… (307)
形气盛衰大论第十二 ……………………………………………… (310)

卷第七

六经受病发伤寒热病第一　上 …………………………………… (314)
六经受病发伤寒热病第一　中 …………………………………… (322)
六经受病发伤寒热病第一　下 …………………………………… (335)
足阳明脉病发热狂走第二 ………………………………………… (342)
阴衰发热厥阳衰发寒厥第三 ……………………………………… (344)
太阳中风感于寒湿发痓第四 ……………………………………… (350)
阴阳相移发三疟第五 ……………………………………………… (354)

卷第八

五脏传病发寒热第一　上 ………………………………………… (367)
五脏传病发寒热第一　下 ………………………………………… (373)
经络受病入肠胃五脏积发伏梁息贲肥气痞气奔豚第二 ………… (380)
五脏六腑胀第三 …………………………………………………… (389)
水肤胀鼓胀肠覃石瘕第四 ………………………………………… (393)
肾风发风水面胕肿第五 …………………………………………… (397)

目 录

卷 第 九

大寒内薄骨髓阳逆发头痛第一（颔项痛附）·············（402）
寒气客于五脏六腑发卒心痛胸痹心疝三虫第二 ············（404）
邪在肺五脏六腑受病发咳逆上气第三 ····················（408）
肝受病及卫气留积发胸胁满痛第四 ······················（412）
邪在心胆及诸脏腑发悲恐太息口苦不乐及惊第五 ········（416）
脾受病发四肢不用第六 ··（418）
脾胃大肠受病发腹胀满肠中鸣短气第七 ················（420）
肾小肠受病发腹胀腰痛引背少腹控睾第八 ·············（425）
三焦膀胱受病发少腹肿不得小便第九 ····················（433）
三焦约内闭发不得大小便第十 ··（435）
足厥阴脉动喜怒不时发㿗疝遗溺癃第十一 ·············（435）
足太阳脉动发下部痔脱肛第十二 ······································（440）

卷 第 十

阴受病发痹第一　上 ···（443）
阴受病发痹第一　下 ···（448）
阳受病发风第二　上 ···（453）
阳受病发风第二　下 ···（460）
八虚受病发拘挛第三 ··（467）
热在五脏发痿第四 ··（468）
手太阴阳明太阳少阳脉动发肩背痛肩前臑皆痛肩似拔
　第五 ···（471）
水浆不消发饮第六 ··（474）

卷 第 十 一

胸中寒发脉代第一 ··（476）
阳厥大惊发狂痫第二 ··（476）
阳脉下坠阴脉上争发尸厥第三 ··（485）
气乱于肠胃发霍乱吐下第四 ··（486）

5

足太阴厥脉病发溏泄下痢第五 ……………………………………（487）
五气溢发消渴黄瘅第六 ……………………………………………（489）
动作失度内外伤发崩中淤血呕血唾血第七 ………………………（492）
邪气聚于下脘发内痈第八 …………………………………………（496）
寒气客于经络之中发痈疽风成发厉浸淫第九 上 ………………（497）
寒气客于经络之中发痈疽风成发厉浸淫第九 下 ………………（499）

卷第十二

欠哕唏振寒噫嚏亸泣出太息羨下耳鸣啮舌善忘善饥第一 ……（510）
寒气客于厌发喑不能言第二 ………………………………………（516）
目不得眠不得视及多卧卧不安不得偃卧肉苛诸息有音及喘
　第三 ………………………………………………………………（518）
足太阳阳明手少阳脉动发目病第四 ………………………………（522）
手太阳少阳脉动发耳病第五 ………………………………………（527）
手足阳明脉动发口齿病第六 ………………………………………（529）
血溢发衄第七（鼻鼽息肉著附）……………………………………（532）
手足阳明少阳脉动发喉痹咽痛第八 ………………………………（534）
气有所结发瘤瘿第九 ………………………………………………（535）
妇人杂病第十 ………………………………………………………（535）
小儿杂病第十一 ……………………………………………………（542）

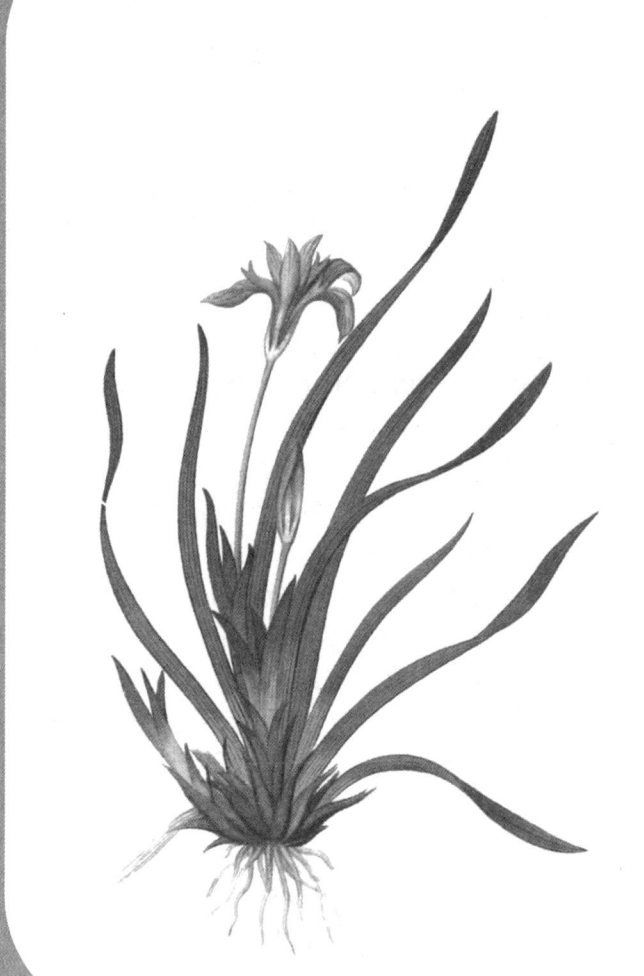

卷第一

精神五脏论第一

【题解】本篇着重论述精气和神志活动与五脏的关系以及它们在针刺治疗中的重要意义。还阐述了九气为病的病理表现，五脏虚实病证的症状和机理。

【原文】

黄帝问曰：凡刺之法，必先本于神，血脉营气精神，此五脏之所藏也。何谓德、气、生、精、神、魂、魄、心、意、志、思、智、虑？请问其故。

岐伯对曰：天之在我者德也，地之在我者气也，德流气薄而生也①。故生之来谓之精；两精相搏谓之神②；随神往来谓之魂；并精出入谓之魄；可以任物③谓之心；心有所忆谓之意；意有所存谓之志；因志存变谓之思；因思远慕谓之虑；因虑处物谓之智。故智以养生也，必顺四时而适寒暑，和喜怒而安居处，节阴阳而调刚柔，如是则邪僻不生。长生久视。

是故怵惕④思虑者则伤神，神伤则恐惧流淫而不止；因悲哀动中者，则竭绝而失生；喜乐者，神惮散而不藏；愁忧者，气闭塞而不行；盛怒者，迷惑而不治；恐惧者，荡惮而不收（《太素》不收作失守）。

《素问》曰：怒则气逆，甚则呕血，及食而气逆，故气上。喜则气和志达，营卫通利，故气缓。悲则心系急，肺布叶举，上焦不通，营卫不散，热气在中，故气消。恐则神却，却则上焦闭，闭则气还，还则下焦胀，故气不行。寒则腠理闭，营卫不行，故气收矣。热则腠理开，营卫通，汗大泄，故气泄。惊则心无所倚，神无所归，虑无所定，故气乱。劳则喘且汗出，内外皆越，故气耗。思则心有所存，神有所止，气留而不行，故气结。（以上言九气，其义小异大同）

肝藏血，血舍魂；在气为语，在液为泪。肝气虚则恐，实则怒。《素问》曰：人卧血归于肝，肝受血而能视，足受血而能步，掌受血而能握，指受血而能摄。

心藏脉，脉舍神；在气为噫，在液为汗。心气虚则悲忧，实则笑不休。

脾藏营，营舍意；在气为吞，在液为涎。脾气虚则四肢不用，五藏不安；实则腹胀，泾溲不利。

肺藏气，气舍魄；在气为咳，在液为涕。肺气虚则鼻息不利，少气；实则喘喝，胸盈仰息。

肾藏精，精舍志，在气为欠，在液为唾。肾气虚则厥，实则胀，五脏不安。

必审察五脏之病形，以知其气之虚实而谨调之。

肝，悲哀动中则伤魂，魂伤则狂妄，其精不守（一本作不精，不精则不正当），令人阴缩而筋挛，两胁肋骨不举。毛悴色夭，死于秋。

《素问》曰：肝在声为呼，在变动为握，在志为怒，怒伤肝。《九卷》及《素问》又曰：精气并于肝则忧。

解曰：肝虚则恐，实则怒，怒而不已，亦生忧矣。夫肝之与肾，脾之与肺，互相成也，脾者土也，四脏皆受成焉。故恐发于肝而成于肾，忧发于脾而成于肝。肝合胆，胆者中精之府也。肾藏精，故恐同其怒，怒同其恐，一过其节，则二脏俱伤，经言若错，其归一也。

心，怵惕思虑则伤神，神伤则恐惧自失，破䐃⑤脱肉。毛悴色夭，死于冬。

《素问》曰：心在声为笑，在变动为忧，在志为喜，喜伤心。《九卷》及《素问》又曰：精气并于心则喜。

或言心与肺脾二经有错，何谓也？解曰：心虚则悲，悲则忧；心实则笑，笑则喜。夫心之与肺，脾之与心，亦互相成也。故喜发于心而成于肺，思发于脾而成于心，一过其节，则二脏俱伤。此经互言其义耳，非有错也。（又杨上善云：心之忧在心变动，肺之忧在肺之志。是则肺主于秋，忧为正也；心主于夏，变而生忧也）

脾，愁忧不解则伤意，意伤则闷乱，四肢不举。毛悴色夭，死于春。

《素问》曰：脾在声为歌，在变动为哕，在志为思，思伤脾。《九卷》及《素问》又曰：精气并于脾则饥。

肺喜乐无极则伤魄，魄伤则狂，狂者意不存，其人皮革焦。毛悴色夭，死于夏。

《素问》曰：肺在声为哭，在变动为咳，在志为忧，忧伤肺。《九卷》及《素问》又曰：精气并于肺则悲。

肾盛怒未止则伤志，志伤则喜忘其前言，腰脊不可俯仰。毛悴色夭，死于季夏。

《素问》曰：肾在声为呻，在变动为栗，在志为恐，恐伤肾。《九卷》及《素问》又曰：精气并于肾则恐。故恐惧而不解则伤精，精伤则骨酸痿厥，精时自下。

是故五脏主藏精者也，不可伤；伤则失守阴虚，阴虚则无气，无气则死矣。

是故用针者，观察病人之态，以知精神魂魄之存亡得失之意。五者已伤，针不可以治也。

【注释】

①德流气薄而生也：意谓天之生机与地之精气相结合，则构成了新的生命。

②两精相搏谓之神:两精,指男女生殖之精。搏,结合。神,生命活动。

③任物:接受和处理外来事物。

④怵惕:恐惧不安的意思。

⑤䐃:肌肉结聚丰满处。

【译文】

黄帝问道:大凡针刺治疗疾病,必先以患者精气的盛衰和神志的变化为依据。人体的血、脉、营、气、精、神等,都由五脏主之,它们共同维持着人体正常的生命活动。什么叫德、气、生、精、神、魂、魄、心、意、志、思、智、虑呢?请谈谈其中的缘由。

岐伯回答说:天赋予人类的生长之机为"德",地赋予人类的精微物质为"气"。天德与地气相互结合而产生生命,此为"生"。孕育新生命的原始物质称为"精";男女两性之精有机结合而产生的生命活动叫做"神";伴随精神活动而产生的谋虑、梦幻等称为"魂";依附于形体而产生的本能感觉和动作等叫做"魄";对外界事物产生知觉并做出反应的脏腑为"心";心对事物的印象和回想等叫做"意";主意已定,决然不变的叫做"志";在意志确定的基础上,不断地比较分析,就叫做"思";在思考的基础上进一步酝酿未来的行动,就叫做"虑";在深思熟虑的基础上做出正确的决定,并能妥善处理事物的叫做"智"。正确的养生方法,理应顺应四时寒暑等气候的变化,调和喜怒等精神情志活动,安定居处环境,生活作息有规律,房事适当。这样就能使人体阴阳,维持相对平衡,使病邪无法侵入,从而保持身体健康,而延年益寿。

终日提心吊胆思虑过度,会使精神受损而产生惊恐畏惧的变态心理,惊恐伤肾又会导致精液流溢不止的病理变化。过度悲伤,则损伤内脏,严重的可使内脏精气竭绝而亡生命。过度喜乐,易伤心神,心神受伤则精神耗散而不能内藏。过度忧愁,则情志抑郁而不舒畅,甚至气机闭塞而不通利。过度恼怒,则精神迷惑而失去自治的能力。过度恐惧,则精神动荡外散而不能收敛守持于中。

《素问》说:人在发怒时,其气必然向上冲撞,严重时血随气逆而出现吐血症状,或表现为进食之后胃气上逆而有嗳气、呃逆,甚至呕吐的症状。所以说"怒则气上"。喜乐之时,情志舒畅,气机和顺,营卫之气运行通利;喜乐过度则会导致精神涣散,故云"喜则气缓"。悲哀时,心之脉络拘急收缩,肺叶张大上举,上焦之气阻滞不通,营卫之气郁结不散,郁而生热,消耗正气,故"悲则气消"。恐惧时,神虚胆怯,精气下流,上焦闭塞失于宣散,气不能上行而反还于下,以致腹部胀满,上下不通,故"恐则气不行"。感受寒邪,则使皮肤汗孔闭塞不通,营卫之气不能外达而收敛于内,故"寒则气收"。感受热邪,则皮肤汗孔开张疏通,营卫之气太过宣散,以致大汗淋漓,津液随气外泄,故"热则气泄"。惊慌时,心神无主,情绪不宁,考虑事情犹豫不决,表现出神情紊乱的情形,故"惊则气乱"。劳累过度,会出现喘息汗出的现象。喘息不止是正气内耗的表现;汗出太过则使正气外耗。所以说"劳则气耗"。思考时,精力集中,神归一处;而过度思虑又会导致神气郁结,气血运行不畅,故"思则气结"。

肝贮藏血液和调节血量,魂为肝所主,肝血充盈,则魂的活动正常。肝气失调则多语;肝病津液外泄则多泪;肝血虚少,魂不附体,就会恐惧不安;肝气有余,疏泄太过,则易生忿怒。《素问》说:当人睡眠时,血液归藏于肝脏。两目受到血液的滋养则能视物;双足得到血液的滋养则能行走;手掌得到血液的滋养才能握东西;手指得到血液的滋养就能拿住东西。

心主脉而推动血液在脉中运行,神为脉所主,血脉充盛则神的活动正常。心气失调可见嗳气;心病津液外泄则汗出;心气不足则悲哀忧伤;心气有余则大笑不休。

脾运化水谷精微而化生营气,意为脾所主,营气充沛,则意的活动正常。脾气失调就会吞吐酸水;脾病津液外泄则流涎。脾虚失运,精气亏虚,则四肢失养而无力运动,五脏失养而产生病变;实邪犯脾,阻碍运化,则水谷不化而腹部胀满,小便不利。

肺主呼吸及一身之气,魄为肺所主,肺气充沛,魄的活动就会正常。肺气虚,上逆而为咳嗽;肺病津外泄则流涕。肺气不足,就会少气而呼吸乏力;实邪壅肺,气道不利,则胸闷气短,仰面喘息。

肾贮藏先天之精气,志为肾所主,肾精充盛,则志活动正常。肾气失调,就会精神疲惫而打呵欠;肾病津液外泄则多唾。肾气虚,可导致阴阳失调而发生寒厥或热厥;肾脏受邪,水液停聚,则导致水肿胀满,甚至传变五脏。

总之,五脏发生病变,必须审察所表现的证候,辨别脏气的虚、实,用适当的方法妥善地加以调治。

肝主魂,过度悲哀易伤魂,魂受伤可引起言行失常,狂妄迷乱而不精明,前阴收缩,筋脉拘挛,两胁肋骨不得舒张。病情严重时,就会皮毛憔悴,面色枯槁,到了燥气当旺的秋季,因肺金克肝木,病情则会加剧,甚至死亡。

《素问》说:肝病时,表现为多呼叫,筋脉拘挛,两手握固,易于发怒。怒志太过又会损伤肝脏。《九卷》及《素问》又说:五脏精气合并于肝,则损伤肝气而多忧愁。

解释说:肝气不足则恐,肝气太过则怒。不停地大怒,必然导致情绪沮丧而生忧愁。五脏的情志活动皆相互影响,相辅相成。脾在五行属土,其他四脏都依赖脾化生的水谷精气以得到充养,所以五脏的情志皆与脾密切相关。恐虽发于肝,而实成于肾;忧虽发于脾,而实成于肝。胆为中精之府而与肝相配合,肾主藏精又与肝胆为母子关系,故肝与肾的关系非常密切。肾之恐与肝之怒相互影响,如果超过了一定限度,则会损伤肝肾两脏。《九卷》和《素问》对此的论述虽有所不同,但其基本精神是一致的。

心主神,惊恐不安或过度思虑皆会使心神受损。心神受伤则胆怯恐惧,不能自主,甚至引发脾病而肌肉消瘦。病情加剧,就会皮毛憔悴,面色枯槁,到了寒水当旺的冬季,因肾水克心火,病情就会恶化,甚至死亡。

《素问》说:心病时,症见多笑,多喜,或多悲忧。过度喜乐又会损伤心脏。《九卷》及《素问》又说:五脏精气合并于心,则心气太过而多喜笑。

有人说,心之志为喜,心病时脾肺二经却悲忧,这似乎是错误的,做何解释呢?回答说:心气虚则喜不足而多悲伤,悲则必忧;心气实则多笑,笑则必喜。心与肺,脾与心,在情志上相互影响、相辅相成。所以,喜虽发于心,而实形成于肺;思虽发于脾,而实形成于心。一旦超过其限度,皆致两脏俱伤。这些经文相互补充,以表明它们之间的关系,并无错误。

脾主意,过度愁忧,无法摆脱,就会伤意。意伤则脾气不舒而心中闷乱,四肢活动无力。病情加剧,可见皮毛憔悴,面色枯槁,到了春季,风木当旺因肝木克脾土,病情就会加重,甚至死亡。

《素问》说:得脾病时,症见多歌吟,呃逆,或多忧思。思虑太过又会损伤脾脏。《九卷》及《素问》又说:五脏精气合并于脾,则脾气有余而多思。

肺主魄,喜乐太过可伤魄。魄伤则精神狂乱,意志丧失,皮肤焦枯不润。严重时,可见皮毛憔悴,面色枯槁。到了夏季,因心火克肺金,而又火气当旺就会加重病情,甚者死亡。

《素问》说:得肺病时,症见多哭泣,咳嗽,或多悲忧。过度忧愁又会使肺脏受损。《九卷》及《素问》又说:五脏的精气合并于肺,肺气被扰则多悲。

肾主志,大怒不止就会伤志。志伤则记忆力减退,记忆力减退,就会健忘,腰脊不能前伏后仰。严重时,可见皮毛憔悴,面色枯槁。到了湿土当旺的长夏(农历六月),因脾土克肾水,病情就会加重,甚者死亡。

《素问》说:肾病时,多表现为呻吟,颤栗,或恐惧。恐惧太过就会使肾脏受到损伤。《九卷》及《素问》又说:五脏精气合并于肾,肾气被扰则恐惧，恐惧不解，易伤肾精，伤肾精就会出现下肢酸软发凉、痿弱无力及精液下流的症状。

总之，五脏是主藏精气的器官，精气是维持人体生命活动的基本物质，不可损伤到它。精伤则阴虚，阴虚则气虚，气阴两竭就会死亡。

所以，用针刺治疗疾病时，首先要观察病人形体和神态的变化，以了解其精、神、魂、魄等的盛衰存亡。如果五脏的精气神皆已受到损伤，针刺治疗的方法就不可适用了。

五脏变腧第二

【题解】本篇就五脏的腧穴与五色、五时、五日、五音、五味等的相互配合关系加以阐述，并且论述了四时阴阳变化对人体生理、病理的影响。

【原文】

黄帝问曰：五脏五腧①，愿闻其数。

岐伯对曰：人有五脏，脏有五变②，变有五腧，故五五二十五腧，以应五时。

肝为牡脏，其色青，其时春，其日甲乙，其音角，其味酸（《素问》曰：肝，在味为辛。于经义为未通）。

心为牡脏，其色赤，其时夏，其日丙丁，其音徵，其味苦（《素问》曰：心，在味为咸。于经义为未通）。

脾为牝脏，其色黄，其时长夏，其日戊己，其音宫，其味甘。

肺为牝脏，其色白，其时秋，其日庚辛，其音商，其味辛（《素问》曰：肺，在味为苦。于经义为未通）。

肾为牝脏，其色黑，其时冬，其日壬癸，其音羽，其味咸。是为五变。

脏主冬，冬刺井，色主春，春刺荥；时主夏，夏刺腧；音主长夏，长夏刺经；味主秋，秋刺合。是谓五变，以主五腧。

曰：诸原安合，以致六腧？

曰：原独不应五时，以经合之，以应其数，故六六三十六腧。

曰：何谓脏主冬，时主夏，音主长夏，味主秋，色主春？

曰：病在脏者取之井；病变于色者取之荥；病时间时甚者取之腧；病变于音者取之经，经（一作络）满而血者；病在胃（一作胸）及以饮食不节得病者取之合。故曰味主合。是谓五变也。

人逆春气，则少阳不生，肝气内变；逆夏气，则太阳不长，心气内洞；逆秋气，则太阴不收，肺气焦满，逆冬气，则少阴不藏，肾气浊沉。

夫四时阴阳者,万物之根本也。所以圣人春夏养阳,秋冬养阴③,以从其根。逆其根则伐其本矣。

故阴阳者,万物之终始也。顺之则生,逆之则死。反顺为逆,是为内格④。

是故圣人不治已病治未病。

论五脏相传所胜也。假使心病传肺,肺未病逆治之耳。

【注释】

①五腧:指井、荥、腧、经、合五腧。

②五变:指五时、五行、五音、五色、五味等五方面的变化。

③春夏养阳,秋冬养阴:阳,指少阳、太阳。阴,指少阴、太阴。全句谓春养少阳,夏养太阳,秋养少阴,冬养太阴,即养生养长养收养藏之意。

④内格:体内阴阳气血格拒不通,与四时阴阳不相适应。

【译文】

黄帝问道:五脏五腧与外界事物的关系,我愿听听你的见解。

岐伯回答说:人有心、肝、脾、肺、肾五脏,五脏各有相应的色(青、赤、黄、白、黑五种颜色)、时(春、夏、长夏、秋、冬五个时令)、日(甲乙、丙丁、戊己、庚辛、壬癸五个时日)、音(角、徵、宫、商、羽五种声音)、味(酸、苦、甘、辛、咸五种味道)五变。五脏中每一脏又都有井、荥、腧、经、合五种腧穴,共计二十五个腧穴。它们分别配合于五变,且对应于一年中的五个时令。

肝属阳脏,为阴中之少阳,在五色中主青,在五时中主春,在五日中主甲乙,在五音中主角,在五味中主酸。

心属阳脏,为阳中之太阳,在五色中主赤,在五时中主夏,在五日中主丙丁,在五音中主徵,在五味中主苦。

脾属阴脏,为阴中之至阴,在五色中主黄,在五时中主长夏,在五日中主戊己,在五音中主宫,在五味中主甘。

肺属阴脏,为阳中之少阴,在五色中主白,在五时中主秋,在五日中主庚辛,在五音中主商,在五味中主辛。

肾属阴脏,为阴中之太阴,在五色中主黑,在五时中主冬,在五日中主壬癸,在五音中主羽,在五味中主咸。上述五色、五时、五日、五音、五味就是相应于五脏的五变。

五脏主冬,大凡五脏这样相应于冬季闭藏之气的病变,当刺井穴;五色主春,大凡五色这样相应于春季生发之气的病变,当刺荥穴;五时主夏,大凡像五时这样相应于夏季长养之气的病变,当刺腧穴;五音主长夏,大凡五音这样相应于长夏变化之气的病变,当刺经穴;五味主秋,大凡五味这样相应于秋季收敛之气的病变,当刺合穴。以上皆为五变应五腧的治疗原则。

黄帝问道：除井、荥、腧、经、合五种腧穴外，六腑还有原穴，它们怎样相应了五时，配合而成为六腧的呢？

岐伯回答说：六腑的原穴不像五腧穴那样直接对应于五时，而把它们归在经穴之中来配应五时，以凑齐阳经中六个腧穴之数。这样，六腑各阳经均有六个腧穴，共计三十六个腧穴。

黄帝问道：脏主冬、时主夏、音主长夏、味主秋、色主春怎么理解呢？请你再进一步说明一下其中的道理。

岐伯回答说：五脏主藏精气，相应于冬令闭藏之气，所以病在五脏当刺井穴；五色缤纷外呈，相应于春季生发之气，所以病变表现在气色上的，当刺荥穴；五时气候变化莫测，相应于夏季盛长之气，所以病情随时间变化而有所变化，当刺腧穴；五音的乐律变化多端，相应于长夏变化之气，所以表现在声音方面的病变，当刺经穴；胃之经脉盛满而有瘀血的，以及因饮食不节而引起的病，相应于秋季收敛之气，当刺合穴。因合穴为脉气所入之处，而秋季水谷五味成熟后，亦由口而入，故云："味主合"。上述即为五变主五腧的针刺法则。

肝和胆相应于春气，违逆了春生的规律，体内少阳之气不得生发，则出现肝气内郁的病变；心和小肠相应于夏气，违逆了夏长的规律，体内太阳之气不得生长，则出现心气虚衰的病变；肺和大肠相应于秋气，违逆了秋收的规律，体内太阴之气不能收敛，则出现生肺热胀满的病变；肾和膀胱与冬气相应，违逆了冬藏的规律，体内少阴之气不能潜藏，则出现肾气内虚而泄泻的病变。

春、夏、秋、冬四时阴阳的变化，为万物生长化收藏的根本条件。所以，善于养生之人，在春夏季节注意保养阳气，秋冬季节注意保养阴气，以顺应四时阴阳变化的规律。倘若违背了此规律，就会损害身体的本元。

阴阳的变化，贯穿于一切生命活动的始终，能顺应这个变化的就生，违背它就会生发疾病，甚至死亡。如果反顺为逆，就会导致上下表里阴阳格拒不通的病变。因此，善于养生的人，不是有了病才治疗，而是在提前做好防预，防病于未然。

医论曰：五脏病变按五行所胜的规律进行传变，如心脏有病，易传其所胜之肺脏，应当在肺脏未病之前进行预防，而心脏已病，也要尽快查明肺脏是否已经被传变。

五脏六腑阴阳表里第三

【题解】本篇论述五脏六腑的阴阳表里配合关系、各自的生理特点以及通过体表某些部位或器官测知脏腑盛衰的方法。

【原文】
肺合大肠,大肠者传道之腑。心合小肠,小肠者受盛之腑。肝合胆,胆者中精之腑。脾合胃,胃者五谷之腑。肾合膀胱,膀胱者津液之腑。少阴属肾,肾上连肺,故将两脏。三焦者,中渎之腑①,水道出焉,属膀胱,是孤之腑。此六腑之所合者也。

《素问》曰:夫脑、髓、骨、脉、胆、女子胞,此六者,地气之所生也。皆藏于阴;象于地,故藏而不泻,名曰奇恒之腑。

胃、大肠、小肠、三焦、膀胱,此五者,天气之所生也。其气象天,故泻而不藏,此受五脏浊气,名曰传化之腑。此不能久留,输泻者也。魄门②亦为五脏使,水谷不得久藏。

五脏者,藏精神而不泻,故满而不能实。六腑者,传化物而不藏,故实而不能满。水谷入口,则胃实而肠虚,食下则肠实而胃虚。故实而不满,满而不实也。

气口何以独为五脏主?胃者,水谷之海,六腑之大源也(称六腑虽少错,于理相发为佳)。

肝胆为合,故足厥阴与少阳为表里。脾胃为合,故足太阴与阳明为表里。肾膀胱为合,故足少阴与太阳为表里。心与小肠为合,故手少阴与太阳为表里。肺大肠为合,故手太阴与阳明为表里。

五脏者,肺为之盖,巨肩陷咽喉见于外。心为之主,缺盆为之道,骷骨有余,以候内鹘骭③。肝者主为将,使之候外,欲知坚固,视目大小。脾主为卫,使之迎粮,视唇舌好恶,以知吉凶。肾者主为外,使之远听,视耳好恶,以知其性。

六府者,胃为之海,广骸大颈、张胸,五谷乃容;鼻隧以长,以候大肠;唇厚人中长,以候小肠;目下裹大,其胆乃横,鼻孔在外,膀胱漏泄;鼻柱中央起,三焦乃约。此所以候六腑也。上下三等,脏安且良矣。

【注释】
①三焦者,中渎之腑:三焦通行水道,水液运行其中,故称为"中渎之腑"。张介宾注:"中渎者,谓如川如渎,源流皆出其中也。即水谷之入

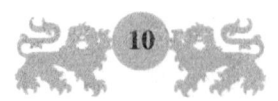

于口,出于便,自上而下,必历三焦,故曰中渎之腑,水道出焉。"

②魄门:"魄"古通"粕",魄门即指肛门。

③髑骬(hé yú 何于):即胸骨剑突,又称蔽心骨。

【译文】

　　五脏、六腑阴阳表里相互配合,肺与大肠为表里,大肠为传导糟粕的器官;心与小肠为表里,小肠为受盛胃中食糜,进一步消化的器官;肝与胆为表里,胆为贮藏精汁的器官;脾与胃为表里,胃为受纳腐熟水谷的器官;肾与膀胱为表里,膀胱为贮藏津液、排泄小便的器官。足少阴肾的经脉属肾,并上连于肺,因而能兼领肺肾两脏。三焦为水液运行的通道。而运行于三焦的水液又皆下输膀胱,所以三焦与膀胱密切相关。由于三焦的气化功能贯通体腔的上、中、下三部,在脏腑中唯它最大,五脏与它相配,故又称为"孤府"。上述为脏腑相互配合的情况。

　　《素问》说:脑、髓、骨、脉、胆、女子胞六者,是禀承地气而生的,它们贮藏阴精以濡养机体,犹如大地藏载万物一般。其功能与一般的腑不同,所以命名为"奇恒之腑"。

　　胃、大肠、小肠、三焦、膀胱五者,是禀承天气而生的,它们如天体般运转不息,主输泻而不蓄藏,将水谷的精气输给五脏,把糟粕排出体外,不得停留,故被称为"传化之腑"。此外,肛门排泄糟粕为五脏所用。

　　五脏的功能是贮藏精气,精气宜固藏而不宜外泄,故五脏应经常保持精气盈满,而不能像六腑那样滞留水谷。六腑是传化水谷的脏腑,水谷宜传导、消化,而不宜久藏,所以六腑只能更替地受留水谷,而不能同时充实水谷,也不能像五脏那样充满精气。例如:水谷从口入胃,则胃中充实,而肠中暂时就会空虚。水谷由胃下行后,则肠中充实,而胃中又空虚了。总之,虚实更替是六腑转化水谷的特点,保持盈满为五脏贮藏精气的特点。

　　诊察气口的脉象,便得知内脏的变化,这是为什么呢?原由是胃受纳腐熟水谷而为五脏六腑的源泉,五脏六腑之气都源于胃,并通过肺朝百脉的功能而反映于气口。

　　肝配合于胆,所以足厥阴肝经与足少阳胆经为表里。脾配合于胃,所以足太阴脾经与足阳明胃经为表里。肾配合于膀胱,所以足少阴肾经与足太阳膀胱经为表里。心配合于小肠,所以手少阴心经与手太阳小肠经为表里。肺与大肠相配合,所以手太阴肺经与手阳明大肠经为表里。

　　五脏中肺位最高,为脏腑之华盖,根据肩的大小及咽喉是否凹陷的外形,可以测知肺脏的大小和位置的高低。心主宰五脏六腑,缺盆是脉气运行的通道，根据缺盆骨两肩端的距离和胸骨剑突的形态，可以测知心脏的状态和位置高低。肝脏与目互为表里有御外的能力，从目的大小可以测知肝气的强弱。脾主运化水谷，其气充于全身，为脏腑的护卫，开窍于口，根据唇舌对水谷的喜恶，则可测知脾气的盛衰。肾开窍于耳，耳能听声而主外，根据听觉的强弱，可以测知肾气的盛衰。

六腑之中，胃为水谷之海，若骨骼宽大，颈项粗壮，胸部宽阔，便可得知胃受纳水谷的容量亦大。从鼻的长度，便可得知大肠的状态。从唇的厚薄和人中的长短，可以测知小肠的状态。下眼胞大的，其胆气也强。鼻孔外露的，易致膀胱漏泄而小便失控，鼻柱中央隆起，表明三焦气化功能固密。这都是从身形、五官的不同形态，来测知六腑的情况。若身体和面部上、中、下三个部位皆非常匀称，则表明脏腑安和，功能正常。

五脏六腑官第四

【题解】本篇论述五脏与五官的关系，以及脏腑病变反映于五官的症状和对九窍的影响。

【原文】

鼻者，肺之官；目者，肝之官；口唇者，脾之官；舌者，心之官；耳者，肾之官。凡五官者，以候五脏。

肺病者，喘息鼻张；肝病者，目眦青；脾病者，唇黄；心病者，舌卷颧赤；肾病者，颧与颜黑。

故肺气通于鼻，鼻和则能知香臭矣。心气通于舌，舌和则能知五味矣。《素问》曰：心在窍为耳（一云舌）。

夫心者，火也；肾者，水也。水火既济。心气通于舌，舌非窍也，其通于窍者，寄在于耳（王冰云：手少阴之络，会于耳中）。

故肝气通于目，目和则能视五色矣。《素问》曰：诸脉者，皆属于目。又《九卷》曰：心藏脉，脉舍神。神明通体，故云属目。

脾气通于口，口和则能别五谷味矣。肾气通于耳，耳和则能闻五音矣。《素问》曰：肾在窍为耳。然则肾气上通于耳，下通于阴也。

五脏不和，则九窍不通；六腑不和，则留结为痈。故邪在府，则阳脉不和；阳脉不和，则气留之；气留之，则阳气盛矣。邪在脏，则阴脉不和；阴脉不和，则血留之；血留之，则阴气盛矣。阴气太盛，则阳气不得相营也,故曰关。阳气太盛,则阴气弗能荣也,故曰格。阴阳俱盛,不得自相营也,故曰关格^①。关格者,不得尽期而死矣。

【注释】

①关格:关,关闭不通。格,格拒不下。

【译文】

鼻主呼吸,为肺所主;目辨五色,为肝所主;口唇受纳水谷,为脾所主;舌辨五味,为心所主;耳司听觉,为肾所主。通过观察五官,则可得知五脏之气的盛衰和病变。

肺生病,呼吸喘急,鼻翼煽动;肝生病,眼角发青;脾生病,口唇发黄;心生病,舌卷而短缩,两颧发红;肾生病,两颧和额部就会变为黑色。

肺气上通于鼻,鼻的功能正常,就能辨别气味。心气上通于舌,舌的功能正常,就能辨别五味。《素问》说:心开窍于耳。

心为火脏,肾为水脏,心肾水火相互为用,保持平衡协调。心气上通于舌,而舌不属孔窍,故其上通的窍道在于耳。

肝气上通于目,目的功能正常,则能辨别五色。《素问》说:各脏的经脉都上连于目;《九卷》又说:心主血脉,神由血脉所化生。目得到血的充养才能正常视物。所以说"诸脉者皆属于目"。

脾气上通于口,口的功能正常,则能辨别五谷的气味。肾气上通于耳,耳的功能正常,就能辨别五音。《素问》说:肾在窍为耳。可知,肾气既上通于两耳,又下通于前后二阴。

五脏之气外通九窍,若五脏功能失调,就会九窍不通。六腑传化物以通为顺,六腑功能失调,腑气就会壅塞而不通畅。若邪在六腑,阳脉就不调和;阳脉不和,必致邪气停留而阳气亢盛。若邪在五脏,阴脉就不调和;阴脉不和,必致阴血留滞而阴气偏盛。阴气太盛,阳气不能营运入内而与阴气相交,叫做"关"。阳气太盛,阴气不能营运外出而与阳气相交,叫做"格"。若阴阳之气都盛,表里相格,相互不能营运交通,叫做"关格"。"关格"为阴阳离决,两相格拒的重症。一旦这种情况发生的人,就活不到他应有的寿命。

五脏大小六腑应候第五

【题解】本篇着重论述与五脏六腑对人体生命寿夭的密切影响,并从脉、肉、筋、骨、皮、五官等的形态,推测五脏六腑的生理、病理状况。

【原文】

黄帝问曰:人俱受气于天,其有独尽天寿者,不免于病者,何也?

岐伯对曰:五脏者固有大小、高下、坚脆、端正、偏倾者,六府亦有大小、长短、厚薄、结直、缓急者。凡此二十五变者,各各不同,或善或恶,或吉或凶也。

心小则安,邪弗能伤(《太素》云:外邪不能伤),易伤于忧;心大则忧弗能伤,易伤于邪(《太素》亦作外邪);心高则满于肺中,闷而善忘,难开以言;心下则脏外,易伤于寒,易恐以言;心坚则脏安守固;心脆则善病消瘅热中[①];心端正则和利难伤;心偏倾则操持不一,无守司也。

肺小则安,少饮,不病喘(一作喘喝);肺大则多饮,善病胸痹逆气;肺高则上气喘息咳逆;肺下则逼贲迫肝,善胁下痛;肺坚则不病咳逆上气;肺脆则善病消瘅易伤于热,喘息鼻衄;肺端正则和利难伤;肺偏倾则病胸偏痛。

肝小则安,无胁下之病;肝大则逼胃迫咽,迫咽则善(一作苦)膈中,且胁下痛;肝高则上支贲加胁下急,为息贲[②];肝下则逼胃,胁下空,空则易受邪;肝坚则脏安难伤;肝脆则善病消瘅易伤;肝端正则和利难伤;肝偏倾则胁下偏痛。

脾小则安,难伤于邪;脾大则善凑䏚而痛,不能疾行;脾高则䏚引季胁而痛;脾下则下加于大肠,下加于大肠则脏外易受邪;脾坚则脏安难伤;脾脆则善病消瘅易伤;脾端正则和利难伤;脾偏倾善满善胀。

肾小则安难伤;肾大则(一本云耳聋或鸣,汁出。校者按:汁当作汗)善病腰痛,不可以俯仰,易伤于邪;肾高则善病背膂痛,不可以俯仰(一本云背急缓耳脓血出或生肉塞);肾下则腰尻痛,不可俯仰,为狐疝;肾坚则不病腰背痛;肾脆则善病消瘅易伤;肾端正则和利难伤;肾偏倾则善腰尻痛。凡此二十五变者,人之所以善常病也。

曰:何以知其然?

曰:赤色小理者心小;粗理者心大。无𩩲骬者心高;𩩲骬小短举者心下。𩩲骬长者心坚;𩩲骬弱小以薄者心脆。𩩲骬直下不举者心端正;𩩲骬向一方者心偏倾。

白色小理者肺小;粗理者肺大。巨肩大膺陷喉[③]者肺高;合腋张胁者肺下。好肩背厚者肺坚;肩背薄者肺脆。好肩膺者肺端正;膺偏竦(一作欹)者肺偏倾。

青色小理者肝小;粗理者肝大。广胸反骹[④]者肝高;合胁兔骹[⑤]者肝下。胸胁好者肝坚;胁骨弱者肝脆。膺胁腹好相得者肝端正;胁骨偏举者肝偏倾。

黄色小理者脾小；粗理者脾大。揭唇者脾高；唇下纵者脾下。唇坚者脾坚；唇大而不坚者脾脆。唇上下好者脾端正；唇偏举者脾偏倾。

黑色小理者肾小；粗理者肾大。耳高者肾高；耳后陷者肾下。耳坚者肾坚；耳薄不坚者肾脆。耳好前居牙床者肾端正；耳偏高者肾偏倾。

凡此诸变者，持则安，减则病也。

曰：愿闻人之有不可病者，至尽天寿，虽有深忧大恐怵惕之志，犹弗能感也，大寒甚热弗能伤也；其有不离屏蔽室内，又无怵惕之恐，然不免于病者何也？

曰：五脏六府，邪之舍也。五脏皆小者，少病，善焦心，大愁忧。五脏皆大者，缓于事，难使以忧。五脏皆高者，好高举措。五脏皆下者，好出人下。五脏皆坚者，无病。五脏皆脆者，不离于病。五脏皆端正者，和利得人心。五脏皆偏倾者，邪心善盗，不可为人平，反复言语也。

曰：愿闻六腑之应。

曰：肺合大肠，大肠者，皮其应也。《素问》曰：肺之合皮也；其荣毛也；其主心也。下章言肾之应毫毛，于义为错。

心合小肠。小肠者，脉其应也。《素问》曰：心之合脉也；其荣色也；其主肾也。其义相顺。

肝合胆。胆者，筋其应也。《素问》曰：肝之合筋也；其荣爪也；其主肺也。其义相顺。

脾合胃。胃者，肉其应也。《素问》曰：脾之合肉也；其荣唇也；其主肝也。其义相顺。

肾合三焦、膀胱。三焦、膀胱者，腠理毫毛其应也。《九卷》又曰：肾合骨。《素问》曰：肾之合，骨也；其荣发也；其主脾也。其义相同。

曰：应之奈何？

曰：肺应皮。皮厚者大肠厚；皮薄者大肠薄。皮缓腹裹大者，大肠大而长；皮急者，大肠急而短。皮滑者大肠直；皮肉不相离者大肠结。

心应脉，皮厚者脉厚，脉厚者小肠厚；皮薄者脉薄，脉薄者小肠薄。皮缓者脉缓，脉缓者小肠大而长；皮薄而脉冲小者，小肠小而短。诸阳经脉皆多纡屈者小肠结。

脾应肉，肉䐃坚大者胃厚；肉䐃麽者胃薄。肉䐃小而麽者胃不坚；肉䐃不称其身者胃下，胃下者下脘约不利（《太素》作下脘未约）。肉䐃不坚者胃缓；肉䐃无小裹亲（一本累）者胃急；肉䐃多小裹亲（一本作累字）者胃结，胃结者上脘约不利。

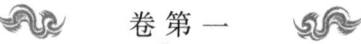

肝应爪。爪厚色黄者胆厚；爪薄色红者胆薄。爪坚色青者胆急；爪濡色赤者胆缓。爪直色白无约者胆直；爪恶色黑多纹者胆结。

肾应骨。密理厚皮者，三焦、膀胱厚；粗理薄皮者，三焦、膀胱薄。腠理疏者，三焦、膀胱缓；皮急而无毫毛者，三焦、膀胱急。毫毛美而粗者，三焦、膀胱直；稀毫毛者，三焦、膀胱结。

曰：薄厚美恶，皆有其形，愿闻其所病。

曰：各视其外应，以知其内脏，则知所病矣。

【注释】

①消瘅热中：消瘅，指由内热而导致消渴、善饥、肌肉消瘦一类的病证。热中，即中焦热证。

②息贲：指肝气上逆而致肺气不降之上气喘息之证。与肺之积"息贲"名同实异。

③陷喉：张介宾注："肩高胸突其喉必缩，是为陷喉。"

④反骹（qiāo 敲）：张介宾注："反骹者，胁骨高而张也。"

⑤兔骹：胁骨低合如兔一样。

【译文】

黄帝问道：人都是禀受先天之气而生的，为什么有的人可以长命百岁，有的人却不能躲过疾病和灾难呢？

岐伯回答说：人体五脏本来就有大小、高低、坚脆（坚实与脆弱）、端正、偏斜之分，六腑也有大小、长短、厚薄、曲直、缓急（松缓与敛急）等异同，脏腑各自不同的这二十五种变化，反映了它们形态位置的差异，脏气又有强健和虚弱的区别，从而也就或好、或坏、或吉、或凶地影响着人体。

心脏小的，心气安和，不易受外邪伤害，但心小就会胆怯，又易为忧患所伤；心脏大的，神气舒畅，不易为忧患所伤，而易中外邪。心位偏高，上迫肺脏，使肺气壅塞胀满，可见胸中烦闷、善忘，遇事难以用言语开导；心位偏低，远离肺脏，神气不能内藏，易被寒邪所伤，同时，经不起言语恫吓。心脏坚实，则脏气安和，精神内守；心脏脆弱，气不内守，心火易动，则易患消瘅和中焦的热症。心位端正，神气血脉调和，就不易被邪气伤害；心位偏斜，则意念不定，遇事犹豫无主见。

肺脏小的，肺气安和，水饮很少停留，也不易患喘息的病变；肺脏大的，饮邪则易于停留，并易患胸痹、喉痹及气逆等病变。肺脏的位置高，易患气上逆而致的喘息、咳嗽等病变；肺脏位置低下，则易逼迫贲门和肝脏，导致胁下作痛。肺脏坚实的，不易患咳嗽气逆的病变；肺脏脆弱的，则易患消瘅，并易被热邪所伤而喘息、鼻中出血。肺脏的位置端正，则肺气平和通利，邪气不易损

伤；肺脏的位置倾斜不正，易致胸胁偏痛的病变。

肝脏小的，则肝气安和，胁下胀满疼痛的病证不易发生；肝脏大的，则逼近胃部，上迫咽喉，导致食道隔塞不通，并且胁下疼痛。肝脏位置高的，则向上支撑贲门，引起胁下拘急，而为喘息气上迫的息贲病；肝脏位置低的，就压迫胃部而胁下空虚，邪气则易侵犯。肝脏坚实的，则肝气安和，外邪不易伤；肝脏脆弱的，则容易发生消瘅病，而且易被邪气所伤。肝脏位置端正的，则肝气平和通利，不易被邪气所伤；肝脏位置歪斜不正的，则肝气不舒，胁下疼痛。

脾脏小的，脏气安和，邪气不易伤害；脾脏大的，则胁下空软处充塞疼痛，不可快步行走。脾脏位置高的，胁下空软处易牵引季胁作痛；脾脏位置低的，则向下压迫大肠，致使脾脏离开原位，易被邪气所伤。脾脏坚实的，脏气安和，不易受外邪伤害；脾脏脆弱的，则容易患消瘅病，或被其他邪气伤害。脾脏位置端正的，脾气和顺通利，邪气不易伤害；脾脏位置偏斜的，则运化不利，易患腹中胀满的病变。

肾脏小的，脏气安和，邪气不易伤；肾脏大的，则易患腰痛，不能前俯后仰，邪气易伤。肾脏位置高的，易病背部脊柱两旁的肌肉痛，不能前俯后仰；肾脏位置低的，腰及尾骶骨容易引发疼痛，无法前俯后仰，且易患狐疝病。肾脏坚实的，不易患腰背疼痛的病；肾脏脆弱的，则多患消瘅病，邪气易伤。肾脏位置端正的，肾气和顺通利，邪气不易伤；肾脏位置偏斜的，则易患腰及尾骶部疼痛。

上述所论五脏的大小、高低、坚脆、端正和偏斜等二十五变，即人体经常发生各种疾病的病因。

黄帝问道：五脏的大小、高低、坚脆、端正与偏斜怎样才能测知？

岐伯回答说：肌肤颜色红赤而纹理细密者，心脏小；肌肤颜色红赤而纹理粗疏者，心脏大。无胸骨剑突者，心位高；胸骨剑突短小而凸者，心位低。胸骨剑突较长者，心脏坚实；胸骨剑突软小而较薄者心脏脆弱。胸骨剑突垂直向下而不高起者，心位端正；胸骨剑突偏向一边的，心脏偏斜。

肌肤色白而纹理细密者，肺脏小；肌肤色白而纹理粗疏者，肺脏大。两肩高而开阔，胸部凸起咽喉内陷者，肺位高；两腋内收，两胁外张的，肺位低。肩背肌肉宽厚的，肺脏坚实；肩背肌肉瘦薄的，肺脏脆弱。肩背及胸部肌肉匀称者，肺位端正；胸部肌肉一侧偏盛且向上凸起者，肺位偏斜。

肌肤色青而纹理细密者，肝脏小；肌肤色青而纹理粗疏者，肝脏大。两胁肋骨宽阔隆起者，肝位高；两胁肋骨狭窄而内收者，肝位低。胸胁部发育健全者，肝脏坚实；两胁肋骨软弱者，肝脏脆弱。胸、胁、腹三部匀称者,肝位端正;两胁肋骨偏斜且凸起者,肝位偏斜。

肌肤色黄而纹理细密者,脾脏小;肌肤色黄而纹理粗疏教员,脾脏大。口唇向上翻起者,脾位高;口唇松弛下垂者,脾位低。口唇坚实者,脾脏坚实;口唇大而不坚实者,脾脏脆弱。上下唇均匀端正者,脾位端正;口唇偏斜向上者,脾位偏斜。

肌肤色黑而纹理细密者,肾脏小;肌肤色黑而纹理粗疏者,肾脏大。两耳位置高者,肾位高;两耳向后塌陷者,肾位低。耳廓坚实者,肾脏坚实;耳廓薄而软者,肾脏脆弱。两耳端正,前至牙床者,肾位端正;两耳偏高者,肾位偏斜。

人们大凡有上述各种变化,若能根据自己的生理特点并加以调理保养,则可平安无病。否则,就会转变为各种疾病。

黄帝问道:还想请你谈谈,为什么有的人不易生病,可长命百岁。即使受到大惊卒恐和极度悲伤忧虑的情志刺激,或者受到严寒酷暑等邪气的侵袭,他们的健康也不会受到损害而减少寿命。另外有一些人,终日不离房屋屏障的遮蔽,也没有惊恐忧伤等情志刺激,却不能避免疾病的侵袭,这是什么道理呢?

岐伯回答说:五脏六腑为消化水谷、化生精气神的器官,如有不和,邪气就会趁机侵入,所以也是邪气客留的地方。五脏都小的,不易被外邪侵袭而少病,但易焦虑,多忧愁;五脏都大的,处事从容和缓,很少忧虑。五脏的位置皆高者,多表现为好高鹜远;五脏的位置皆低者,多表现为卑微怯懦。五脏都坚实的,免疫力强,不易生病;五脏皆脆弱者,抗病力弱,多病魔缠身。五脏都端正的,处事平和公正,深得人心;五脏都偏斜的,多心术不正,无诚信,常有盗窃的行为,不易与人相处。

黄帝问道:请你谈一谈六腑与五脏、五体相合相应的情况。

岐伯回答说:肺主皮,大肠与肺表里相合,所以皮相应于大肠。《素问》说:肺外合于皮,外荣于毛,受制于心。下文所述的肾外应于毫毛,从意义上看应是错误的。

心主脉,小肠与心互为表里,所以脉也相应于小肠。《素问》说:心外合于脉,外荣于面部的色泽,受制于肾。其观点与上文的意义是一致的。

肝主筋,胆与肝互为表里,所以筋与胆也相应。《素问》说:肝外合于筋,外荣于爪甲,受制于肺。其观点与上文的意义是一致的。

脾主肌肉,胃与脾表里配合,所以肌肉出相应于胃。《素问》说:脾外合于肌肉,外荣于口唇,受制于肝。其观点与上文的意义是一致的。

肾主水,三焦司气化疏通水道,膀胱贮藏津液,故三焦、膀胱配合于

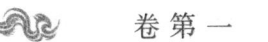

肾,三焦、膀胱之气外温肌肉充毫毛,故腠理毫毛也应于三焦、膀胱。《九卷》又曰:肾外合于骨。《素问》说:肾外合于骨,外荣于发,受制于脾。其观点与上文的意义是一致的。

黄帝问道:脏腑与皮、肉、筋、骨、脉等各部是怎样相应呢?

岐伯回答说:肺脏内合大肠,外应于皮。皮肤厚的,大肠壁则厚;皮肤薄的,大肠壁则薄。皮肤松弛而腹围大的,大肠则大而长;皮肤绷紧的,大肠则紧急而短。皮肤润滑的,大肠则伸展而舒畅;皮肉紧密的,大肠则结聚不畅。

心脏内合小肠,外应于脉,脉行皮内。皮肤厚的,脉管壁也厚,脉管壁厚的,小肠壁也厚;皮肤薄的,脉管壁也薄,脉管壁薄的,小肠壁也薄。皮肤松弛者,脉管壁也松弛,脉管壁松弛者,小肠就粗大而长;皮肤薄而脉管细小者,小肠也细小而短。外露于皮肤的脉管多弯曲者,小肠就屈曲不舒。

脾脏内合胃腑,外应肌肉。肌肉坚实肥厚的,胃壁的肌肉就肥厚;肌肉松软瘦薄的,胃壁的肌肉也会相应的薄。肌肉隆起处小而薄的,胃不坚实;肌肉瘦薄与身体不相称者,则胃位低下。胃位低下,则胃的下口紧缩而不通利。肌肉不坚实的,则胃也松弛。肌肉无细小颗粒者,胃就紧急;肌肉小颗粒多的,胃就屈曲不舒,胃屈曲不舒者,胃上口也就紧缩而不通利。

肝脏内合胆腑,外应爪甲。爪甲厚而色黄的,胆壁则厚;爪甲薄而色红的,胆壁则薄。爪甲坚硬色青的,则胆紧急;爪甲软而色红的,则胆松弛。爪甲平直而色白无纹的,就会胆直舒畅;爪甲畸形而色黑多纹的,则胆郁不舒。

肾脏内合三焦、膀胱,外应于骨和腠理皮肤。腠理致密而皮厚的,三焦、膀胱壁则厚;腠理粗疏而皮薄的,三焦、膀胱壁则薄。腠理疏松的,三焦、膀胱则松缓;皮肤紧缩而没有毫毛的,三焦、膀胱就紧急。毫毛华美而粗的,三焦、膀胱就伸展而舒畅;毫毛稀少的,三焦、膀胱则屈曲不舒。

黄帝问道:脏腑的厚薄、常变皆在外表表现出来,那么它们发生病变后的情况怎样呢?

岐伯回答说:脏腑与体表是内外相应的,故通过观察其相应的皮、肉、筋、骨、脉等外形的变化,则可得知是哪些脏腑的病变。

十二原第六

【题解】本篇讨论了十二原穴与脏腑的关系及其临床意义。

【原文】

五脏有六腑,六腑有十二原。十二原者,出于四关①。四关主治五脏,五脏有疾,当取之十二原。十二原者,五脏之所以禀三百六十五节之气味者也。五脏有疾,出于十二原,而原各有所出。明知其原,睹其应,知五脏之害矣。

阳中之少阴,肺也;其原出于太渊二。阳中之太阳,心也;其原出于大陵二。阴中之少阳,肝也;其原出于太冲二。阴中之太阴,肾也;其原出于太溪二。阴中之至阴,脾也;其原出于太白二。膏②之原出于鸠尾一;肓③之原出于脖胦④一。凡十二原主治五脏六腑之有病者也。

胀取三阳,飧泄取三阴(一云滞取三阴)。

今夫五脏之有病,譬犹刺也,犹污也,犹结也,犹闭也。刺虽久犹可拔也,污虽久犹可雪也,结虽久犹可解也,闭虽久犹可决也。或言久疾之不可取者,非其说也。夫善用针者,取其疾也,犹拔刺也,犹雪污也,犹解结也,犹决闭也,疾虽久犹可毕也。言不可治者,未得其术也。

【注释】

① 四关:两肘、两膝四大关节称为四关。
② 膏:心中的黄脂。
③ 肓:膈上的薄膜。
④ 脖胦(bó yāng 博央):指任脉的下气海穴。又名下肓。

【译文】

五脏相配于六腑,在外有十二原穴与之相应。十二原穴的经气输注,多出于两肘、两膝四大关节以下部位。这些部位的原穴皆能治疗五脏的病变,故五脏生病,应当首先治疗十二原穴。这十二个原穴,是五脏禀受水谷精气以渗注全身三百六十五节的气化所在处,根据十二原所表现的征象,可以了解其所属脏腑的情况。因此,五脏所患的疾病,在明确十二原本源的基础上,观察它们的反应则可测知。

肺为阴脏,居于膈上阳位,所以称为"阳中之少阴"。它的原穴是太渊,共左右二穴。心为阳脏,居于膈上阳位,故被称为"阳中之太阳"。

它的原穴是手厥阴经的大陵,共左右二穴。肝为阳脏,居于膈下阴位,故被称为"阴中之少阳"。它的原穴是太冲,共左右二穴。肾为阴脏,居于下焦阴位,故被称为"阴中之太阴"。它的原穴是太溪,共左右二穴。脾为阴脏,居于膈下阴位,故被称为"阴中之至阴"。它的原穴是太白,共左右二穴。心下的部位为膏,心下膈上的部位为肓。膏的原穴为任脉的鸠尾,肓的原穴为任脉的气海。以上十二个原穴与脏腑经络之气相通,故可主治五脏六腑的各种疾病。

腹部胀满者,可以通过治疗胆、胃、膀胱三阳经之穴而愈。完谷不化的泄泻病,宜治疗肝、脾、肾三阴经的穴而愈。

人体五脏患病,似异物刺入肌肉、灰尘沾污皮肤、绳子打了结扣、沟渠闭塞不通。但是,刺虽久仍可拔出,污虽久仍可洗净,结虽久仍可解开,闭虽久仍可疏通的。有的人说久病不能治愈,实为错误的。精通针术的医生治疗疾病,犹如拔刺、雪污、解结、疏通闭塞一样,患病时间虽然很长,仍然是可以治愈的。谓久病不能治愈者,是因为他没有掌握正确的诊疗方法。

十二经水第七

【题解】本篇用比类取象的方法把十二经脉配属自然界的十二条水流,进而论述了十二经脉的气血多少、所属脏腑以及针刺的一般情况。

【原文】

黄帝问曰:经脉十二者,外合于十二经水①,而内属于五脏六腑。夫十二经水者,受水而行之;五脏者,合神气魂魄而藏之;六腑者,受谷而行之,受气而扬之;经脉者,受血而营之。合而以治奈何?刺之深浅,灸之壮数,可得闻乎?

岐伯对曰:脏之坚脆,腑之大小,谷之多少,脉之长短,血之清浊,气之多少,十二经中,多血少气,与其少血多气,与其皆多血气,与其皆少血气,皆有定数。其治以针灸,各调其经气,固其常有合也。此人之参天地而应阴阳,不可不审察之也。

足阳明,外合于海水,内属于胃。

足太阳,外合于清水,内属于膀胱,而通水道焉。

足少阳,外合于渭水,内属于胆。

足太阴，外合于湖水，内属于脾。
足厥阴，外合于沔水，内属于肝。
足少阴，外合于汝水，内属于肾。
手阳明，外合于江水，内属于大肠。
手太阳，外合于淮水，内属于小肠。
手少阳，外合于漯水，内属于三焦。而水道出焉。
手太阴，外合于河水，内属于肺。
手心主，外合于漳水，内属于心包。
手少阴，外合于济水，内属于心。

凡此五脏六腑十二经水者，皆外有源泉，而内有所禀，此皆内外相贯，如环无端，人经亦然。故天为阳，地为阴，腰以上为天，腰以下为地。故海以北者为阴，湖以北者为阴中之阴，漳以南者为阳，河以北至漳者为阳中之阴，漯以南至江者为阳中之阳，此一州之阴阳也。此人所以与天地相参也。

曰：夫经水之应经脉也，其远近之浅深，水血之多少，各不同，合而刺之奈何？

曰：足阳明五脏六腑之海也，其脉大而血多，气盛热壮。刺此者不深弗散，不留不泻。

足阳明多血多气，刺深六分，留十呼。
足少阳少血多气，刺深四分，留五呼。
足太阳多血多气，刺深五分，留七呼。
足太阴多血少气，刺深三分，留四呼。
足少阴少血多气，刺深二分，留三呼。
足厥阴多血少气，刺深一分，留二呼。

手之阴阳，其受气之道近，其气之来也疾，其刺深皆无过二分，其留皆无过一呼，其少长小大肥瘦，以心料之，命曰法天之常，灸之亦然。灸而过此者，得恶火则骨枯脉涩；刺而过此者，则脱气。

曰：夫经脉之大小，血之多少，肤之厚薄，肉之坚脆，及腘之大小，可以为度量乎？

曰：其可为度量者，取其中度者也，不甚脱肉而血气不衰者也。若失度人之瘦瘦而形肉脱者，乌可以度量刺乎！审切、循、扪、按②，视其寒、温、盛、衰而调之，是谓因适而为之真也。

【注释】

①十二经水：指古代的海水、清水、渭水、湖水、沔水、汝水、江水、淮

水、漯水、河水、漳水、济水十二条河流。

②切循扪按：切，谓切诊寸口等部之脉。循，谓诊察尺肤。扪按，指扪按肌肤。

【译文】

黄帝问道：人体的十二条经脉，在外相合于大地上的海水、清水、渭水、湖水、沔水、汝水、江水、淮水、漯水、河水、漳水、济水十二条经水，在内则连属于五脏六腑。十二经水受水而流行于大地；五脏化生贮藏精气和神、魂、魄等神志活动；六腑受纳腐熟水谷，以化生精气布散全身；经脉运行血液以营养全身。如何把它们结合起来而运用于治疗疾病的过程中呢？应如何掌握针刺的浅深、施灸的壮数呢？

岐伯回答说：五脏器质的强健与脆弱，六腑形态的或大或小和受纳水谷的或多或少，每条经脉的或长或短，血液浓度的清稀与粘稠，气数的或多或少，以及十二经脉中有的多血少气，有的少血多气，有的血气皆多，有的血气皆少等等，皆有一定的规律可循。在用针刺治疗疾病的过程中，应当根据以上特点不同，而决定针刺的深度和施灸的壮数，以调和其经气。只有这样，才能符合各经的具体情况。此乃人体与自然界阴阳变化相适应的道理，务必进行深入地研究。

足阳明胃经，在外配合于海水，在内则连属于胃腑。

足太阳膀胱经，在外配合于清水，在内则连属于膀胱，与全身运行水液的道路相通。

足少阳胆经，在外配合于渭水，在内则连属于胆腑。

足太阴脾经，在外配合于湖水，在内则连属于脾脏。

足厥阴肝经，在外配合于沔水，在内则连属于肝脏。

足少阴肾经，在外配合于汝水，在内则连属于肾脏。

手阳明大肠经，在外配合于江水，在内则连属于大肠。

手太阳小肠经，在外配合于淮水，在内则连属于小肠。

手少阳三焦经，在外配合于漯水，在内则连属于三焦，能疏通水道，保持水液畅通。

手太阴肺经，在外配合于河水，在内则连属于肺脏。

手厥阴心包经，在外配合于漳水，在内则连属于心包。

手少阴心经，在外配合于济水，在内则连属于心脏。

以上所述五脏六腑十二经脉和大地上的十二经水，凡是显现于外的，皆有其源泉，深藏在内部的，也各有所禀受。它们内外相互贯通，往复循环，无始无终。人体的经脉和大地上的经水皆如此。以自然界而言,天在上为阳,地在下为阴;以人体而言,腰以上像天属阳,腰以下像地属阴。按照南方为阳北方为阴的属性划分,在海水以北的为阴,在湖水以北的为阴中之阴,在漳水以南的为阳,在河水以北到漳水的部位,为阳中之阴,在漂水以南至江水,为阳中之阳。这些河流来划分阴阳的情况,从而反映了人与自然之间相通相应的密切关系。

问:十二经水与十二经脉相应,它们的长短、深浅,以及水和血的多少各不相同,怎样才能将二者结合起来运用于针刺治疗呢?

答:足阳明胃经为五脏六腑之海,其经脉最大而多气多血,阳热之气最盛,所以,用针刺治疗阳明经的实热症,如不用深刺法,邪气就不得疏散,留针的时间不长,病邪也不可除。

足阳明胃经多血多气,针刺的深度为六分,留针的时间为十次呼吸的时间长短。

足少阳胆经少血多气,针刺的深度为四分,留针的时间为五次呼吸的时间长短。

足太阳膀胱经多血多气,针刺的深度为五分,留针的时间为七次呼吸的时间长短。

足太阴脾经多血少气,针刺的深度为三分,留针的时间为四次呼吸的时间长短。

足少阴肾经少血多气,针刺的深度为二分,留针的时间为三次呼吸的时间长短。

足厥阴肝经多血少气,针刺的深度为一分,留针的时间为二次呼吸的时间长短。

手三阴经和手三阳经均循行于人体的上半身,由于其接受脏气的道路近,其气运行迅速,且循行部位的肌肉薄、穴位浅,故针刺的深度不可超过二分,留针的时间也不可超过一次呼吸的时间。但人有老幼之分,身材有大有小,体型有肥有瘦,所以还必须根据上述情况酌情处理,顺从自然的规律。若没有掌握这些法则,灸的壮数超过了界定限度,反而有害无益,这就是"恶火",它会使人骨髓枯槁,血脉涩滞。如果针刺的深度和留针的时间超过了应有限度,就会使元气虚脱,形成恶果。

问:人身经脉的大小,血气的多少,皮肤的厚薄,肌肉的坚实与脆弱,以及肌肉隆起部的大小,皆可为一种度量标准吗?

答:做为度量标准的人,应是中等身材、肌肉不很消瘦、血气也不衰弱之人。如果被衡量的人精神憔悴,肌肉消瘦,用上述中等身材人的分寸,来作为针刺的标准,又怎么合适呢?所以必须通过切按寸口脉象,循经确定穴位,抚摸皮肤和按压肌肉等方法的检查,然后根据体表皮肤的寒温、血气的盛衰情况,而采取相应的方法调治,因人而适,这才真正算得上掌握了治疗的诀窍。

四海第八

【题解】本篇着重论述了髓海、血海、气海、水谷之海四海与人体的关系,同时讨论了四海所主的腧穴及四海的虚实病证和调治方法。

【原文】

人有四海。十二经水者,皆注于海。有髓海,有血海,有气海,有水谷之海。胃者为水谷之海,其腧上在气街,下至三里。冲脉者为十二经之海,其腧上在大杼,下出巨虚上下廉。膻中者,为气之海,其腧上在柱骨之上下,前在人迎。脑者为髓之海,其腧上在其盖①,下在风府。凡此四海者,得顺者生,得逆者败;知调者利,不知调者害。

曰:四海之逆顺奈何?

曰:气海有余,则气满,胸中挽②,急息面赤;不足则气少不足以言。血海有余,则常想其身大,怫然不知其所病;不足则常想其身小,狭然不知其所病。水谷之海有余,则腹胀满;不足则饥,不受谷食。髓海有余,则轻劲多力,自过其度;不足则脑转耳鸣,胫酸眩冒③目无所见,懈怠安卧。

曰:谓之奈何?

曰:审守其腧,而调其虚实,无犯其害。顺者得复,逆者必败。

【注释】

①盖:即脑盖骨。此处指头顶百会穴。

②挽(mèn 闷):烦闷不舒。

③眩冒:王冰注:"眩谓目眩,视如转也,冒谓冒闷也。"眩冒,即头晕目眩。

【译文】

人身有髓海、血海、气海、水谷之海四海。十二经脉的气血皆会合灌注于海中。胃主受纳腐熟水谷而为水谷之海,其为气血输注出入的重要穴位,上在气街(气冲),下在足三里。冲脉受纳、调节十二经气血而为血海,其为气血输注出入的重要穴位,上在足太阳膀胱经的大杼穴,下在足阳明胃经的上、下巨虚。膻中为宗气会聚之处,故称气海,其为气血输注出入的重要穴位,上在天柱骨上下,即督脉的哑门和大椎穴,前在足阳明胃经的人迎穴。脊髓会聚于脑中,故脑为髓海,其为气血输注出入的重要穴位,上在头顶中央督脉的百会穴,下在督脉的风府穴。上述四海的功能正常,人体生命活动就正常;四海的功能失常,人体的生命活动就易受阻。懂得调养之道,则有利于身体健康;不懂得调养之道的,则有害于身体健康。

黄帝问道:四海正常和反常的情况各是怎样的呢?

岐伯回答说:气海有余,就会出现胸中气满、烦闷不安、呼吸急促而面部发赤等症;气海不足,则少气乏力,声音低微,言语无力。血海有余,常感觉身体庞大,郁闷不舒,但外表上却看不出任何病象;血海不足,则常感觉身体瘦小,心胸紧收,外表上也无任何病象。水谷之海有余,则饮食停滞,腹部胀满;水谷之海不足,就会消化不良,饥饿也不能受纳水谷。髓海充足,则身体强健,轻劲有力,超乎寻常;髓海不足,就会感到头脑旋转,耳鸣,小腿酸软,目眩昏闷,视物不清,身体倦怠乏力,常想静卧。

问:应当怎样调治以上这些疾病呢?

答:要审察四海的有余与不足,取与其气相通的腧穴,用虚则补之、实则泻之的针法来加以调治,勿犯"虚虚实实"的错误。若顺从这个治疗法则,疾病则可治愈,使身体恢复健康;否则,不但疾病不能治愈,还会导致身体衰微。

气息周身五十营四时日分漏刻第九

【题解】本篇着重论述了营卫之气在一日一夜中的运行周次,并用呼吸次数和漏水下百刻的时间分配,说明营卫的活动情况。此外,还对虚实病变的不同刺法加以阐述。

【原文】

黄帝问曰:五十营①奈何?

岐伯对曰:周天二十八宿②,宿三十六分,人气行一周千八分。人经络上下左右前后二十八脉,周身十六丈二尺,以应二十八宿,漏水下百刻,以分昼夜。故人一呼脉再动,气行三寸,一吸脉亦再动,气行三寸,呼吸定息气行六寸。十息气行六尺,日行二分。二百七十息,气行十六丈二尺,气行交通于中,一周于身,下水二刻,日行二十分有奇。五百四十息,气行再周于身,下水四刻,日行四十分有奇。二千七百息,气行十周于身,下水二十刻,日行五宿二十分有奇。一万三千五百息,气行五十营于身,水下百刻,日行二十宿,漏水皆尽,脉已终矣(王冰曰:此略而言之也,细言之,则常以一千周加一分,又十分分之六,乃奇分尽也)。所谓交通者,并行一数也。故五十营备得尽天地之寿矣,气凡行八百一十丈也。一日一夜五十营,以营五脏之精。不应数者,谓之狂生。所谓五十营者,五脏皆受气也(此段旧在经脉根结之末,今移在此)。

曰:卫气之行,出入之会何如?

曰:岁有十二月,日有十二辰,子午为经,卯酉为纬;天一面七宿,周天四七二十八宿,房昴为纬,张虚为经;是故房至毕为阳,昴至心为阴。阳主昼,阴主夜。故卫气之行,一日一夜五十周于身,昼日行于阳二十五周,夜行于阴亦二十五周,周于五脏(一本作岁)。

是故平旦阴气尽,阳气出于目,目张则气行于头,循于项,下足太阳,循背下至小指端。其散者,别于目锐眦,下手太阳,下至手小指外侧。其散者,别于目锐眦,下足少阳,注小指次指之间。以上循手少阳之分侧,下至小指之间。别者至耳前,合于颔脉,注足阳明,下行至跗上,入足五指之间。其散者,从耳,下手阳明入大指次指之间,入掌中。其至于足也,入足心,出内踝下行阴分,复合于目,故为一周。

是故日行一舍,人气行于身一周,与十分身之八;日行二舍,人气行于身三周,与十分身之六;日行三舍,人气行于身五周,与十分身之四;日行四舍,人气行于身七周,与十分身之二;日行五舍,人气行于身九周;日行六舍,人气行于身十周,与十分身之八;日行七舍,人气行于身十二周,与十分身之六;日行十四舍,人气二十五周于身,有奇气,与十分身之二。阳尽于阴,阴受气矣。

其始入于阴,常从足少阴注于肾,肾注于心,心注于肺,肺注于肝,肝注于脾,脾复注于肾,为一周。是故夜行一舍,人气行于阴脏一周与十分脏之八,亦如阳之行二十五周而复会于目。阴阳一日一夜,合有奇分十分身之二与十分脏之二。是故人之所以卧起之时有早晏者,以奇分不尽故也。

曰:卫气之在身也,上下往来无已,其候气而刺之奈何?

曰:分有多少,日有长短,春秋冬夏,各有分理。然后常以平旦为纪,夜尽为始。是故一日一夜漏水百刻。二十五刻者,半日之度也,常如是无已,日入而止,随日之长短,各以为纪。谨候气之所在而刺之,是谓逢时。病在于阳分,必先候其气之加在于阳分而刺之;病在于阴分,必先候其气之加在于阴分而刺之。谨候其时,病可与期;失时反候,百病不除。

水下一刻,人气在太阳;水下二刻,人气在少阳;水下三刻,人气在阳

明;水下四刻,人气在阴分;水下五刻,人气在太阳;水下六刻,人气在少阳;水下七刻,人气在阳明;水下八刻,人气在阴分;水下九刻,人气在太阳;水下十刻,人气在少阳;水下十一刻,人气在阳明;水下十二刻,人气在阴分;水下十三刻,人气在太阳;水下十四刻,人气在少阳;水下十五刻,人气在阳明;水下十六刻,人气在阴分;水下十七刻,人气在太阳;水下十八刻,人气在少阳;水下十九刻,人气在阳明;水下二十刻,人气在阴分;水下二十一刻,人气在太阳;水下二十二刻,人气在少阳;水下二十三刻,人气在阳明;水下二十四刻,人气在阴分;水下二十五刻,人气在太阳。此少半日之度也。

从房至毕一十四舍,水下五十刻,半日之度也。从昂至心亦十四舍,水下五十刻,终日之度也。日行一舍者,水下三刻,与七分刻之四。《大要》常以日加之于宿上也,则知人气在太阳。是故日行一宿,人气在三阳与阴分,常如是无已。与天地同纪,纷纷盼盼,终而复始,一日一夜,水行百刻而尽矣。故曰,刺实者刺其来,刺虚者刺其去③,此言气之存亡之时,以候虚实而刺之也。

【注释】

①五十营:营气一昼夜运行人身五十周次。

②周天二十八宿:古代天文学的星座名称。具体指:东方角、亢、房、氏、心、尾、箕等苍龙七宿;北方斗、牛、女、虚、危、室、壁等玄武七宿;西方奎、娄、胃、昂、毕、觜、参等白虎七宿;南方井、魁、柳、星、张、翼、轸等朱雀七宿。

③刺实者刺其来,刺虚者刺其去:张介宾注:"刺实者刺其来,谓迎其气至而夺之;刺虚者刺其去,谓随其气去而补之也。"

【译文】

黄帝问道:经脉之气在人体运行五十周的情况如何?

岐伯回答说:天体的运行环周于二十八脉,恰好与天体环行于二十八脉,恰好与天体环行于二十八个星宿之间,每个星宿之间的平均距离为三十六分,共一千零八分。一昼夜间,人体经脉之气在全身运行五十周,相当于天体运转日行一千零八分。人身经脉,上、下、前、后、左、右共有二十八脉,在周身循转一周,为十六丈二尺。脉气运行于二十八脉,恰好相应于天体环行于二十八个星宿,并可以铜壶滴水下注百刻为标准,来划分昼夜,计算每次环转所需要的时间。人呼气时,脉搏跳动两次,脉气行三寸;吸气时,脉搏也跳动两次,脉气又行三寸。一呼一吸为一息,脉气共行六寸。十息,脉气共行六尺,太阳行七厘有余。二百七十息,脉气运行十六丈二尺,在此间隙内,脉气上下交流,内外贯通于经脉间,正好在全身循转一周,也正是漏水下注二刻的时间,太阳运行二十分有余。五百四十息,脉气在周身运行二周次,相当于漏水下注四刻的时间,太阳运行四十分有余。二千七百息,脉气运行周身十周次,相当漏水下注二十刻的时间,太阳运行五宿二十一分六厘。一万三千五百息,脉气运行全身五十周次,相当于漏水下注一百刻的时间,太阳已行遍二十八星宿,此时正是一昼夜的时间,漏水已下尽百刻,脉气亦行完二十八脉的五十周次。至于所谓的上下交流,内外贯通,意指二十八脉在全身运行一周的总数而言。人的脉气如果能保持日夜运行人体五十周的常度,就能健康长寿。脉气在一昼夜运行五十周的长度,总共是八百一十丈。脉气一日一夜运行五十周,以营运五脏的精气,若太过或不及,就违背了正常的生理活动规律,这样,生命活动就不会长久。所谓"五十营",是说脉气在一昼夜间运行五十周次,从而使精气滋养五脏。

问:卫气的运行,其出阳入阴,出阴入阳和阴阳相会的情况各会如何?

答:一年十二个月,一日十二个时辰,子午各在南北,成为直线的经;卯酉各在东西,成为横线的纬。全天共二十八个星宿,在东西南北四方分布,每一方各有七个星宿,四方共计二十八个。房宿居东方,昴宿居西方,东、西横线为纬;虚宿居北方,张宿居南方,南北竖线为经。从东方的房宿,经过南方再向西方的毕宿,其位在十二地支中为卯、辰、巳、午、未、申六个时辰,这六个时辰是白昼属阳,故房宿至毕宿为阳;从西方的昴宿,经过北方再向东方的心宿,其位在十二地支中为酉、戌、亥、子、丑、寅六个时辰,这六个时辰是夜晚属阴,故昴宿至心宿为阴。卫气的运行,白天行于阳分二十五周次,夜晚行于阴分亦二十五周次,昼夜行于全身共五十周次,而循环于五脏之间。

故在清晨,卫气行于阴分已尽,上出于目,两目张开,卫气开始从睛明穴循足太阳经上行于头部,循行项下,再循足太阳经从背部下行至足小趾外侧端。其散行的,从目眦(外眼角)别出,向下沿手太阳经,至手小指外侧端的少泽穴。另一条散行的,亦从目眦别出,沿足少阳经下行,注入足小趾、次趾之间的窍阴穴。又一散行的,沿手少阳三焦经的循行部位,下行至手小指、次指之间的关冲穴。从手少阳别行的,至耳前颊车,下合于颔部(结喉上方软肉处)经脉,注于足阳明经,向下行至足背,到达中趾的厉兑穴。又一条散行的,从耳下向下,沿手阳明经进入手大指、次指之间的商阳穴,并络于掌中。至于卫气从足阳明经抵达足部的,则入足心,出于内踝,进入足少阴肾经,由足少阴肾经行于阴分,循少阴之别跷脉，上行复合于目，交会于足太阳经的睛明穴。这是卫气白昼行于阳分一周的面序。因为卫气地运行周而复始，始于足手六阳经，终于足少阴肾经而复合于目，故称为一周。

由于卫气的运行是有规律可循的，故日行一宿，卫气在人身运行一又十分之八周；日行二宿，卫气在人身运行三又十分之六周；日行三宿，卫气在人身运行五又十分之四周；日行四宿，卫气在人身运行七又十分之二周；日行五宿，卫气在人身运行九周；日行六宿，卫气在人身运行十又十分之八周；日行七宿，卫气在人身运行十二又十分之六周；日行十四宿，卫气在人身运行二十五又十分之二周。此时卫气白天行于阳分已尽，将转入于阴，由夜间的阴分承受其气。

卫气开始进入阴分的时候，通常是从足少阴肾经注入肾脏，此后依次传注于所克之脏，即由肾传注于心，由心传注于肺，由肺传注于肝，由肝传注于脾，由脾又传注于肾，此乃卫气行于阴脏一周的顺序。按照上述日行一宿的计算方式，卫气夜行一个星宿的时间，在人身的阴脏同样运行了一又十分之八周。一夜之中，也和白天一样，卫气在人身共运行二十五周，然后重新会合于目内眦的睛明穴。卫气行阳二十五周的余数，为行阳厂周的十分之二，行阴二十五周的余数，也是行阴一周的十分之二，两者的余数相同。人的睡眠和起床时间之所以有早晚之分，就是余数不尽的缘故。

黄帝问道：卫气在人身运行，或上或下，出表入里，往复不止，怎样才可以候气而进行针刺呢？

岐伯回答说：在一看四季中，阴分和阳分所占的时间有有少之分，白天和黑夜的时间也有长短之分，四季昼夜的长短，随着季节的划分，各有一定的规律。明确了这个规律，然后以平旦（黎明）时分作为候气的标准，因为此时阴气已尽阳气始生。昼夜之中，计时的漏水下尽一百刻，二十五刻就是半天的度数，如此循环不已，到日入时为白昼的终止。四季昼夜虽各有长短的不同，但均应根据日出日入来划分昼夜的界限，由此得知卫气的在阴在阳，从而进行针刺治疗，这就叫做"逢时"。病在阳分的（三阳经），必须等到卫气行至阳分时刺之；病在阴分的（三阴经），必须等到卫气行至阴分时刺之。能够掌握气至的时刻进行针刺补泻，疾病则很快就会治愈，若失去时机，违背了这个规律，百病则不除。

漏水下注一刻时，卫气循行在手足太阳经；漏水下注二刻时，卫气循行在手足少阳经；漏水下注三刻时，卫气循行在手足阳明经；漏水下注四刻时，卫气在阴分，行于足少阴肾经。漏水下注五刻时，卫气又出于阳分,仍循行于手足太阳经;漏水下六刻,卫气在手足少阳经;漏水下七刻,卫气在手足阳明经;漏水下八刻,卫气在阴分,行于足少阴肾经。漏水下九刻,卫气又在手足太阳经;漏水下十刻,卫气在手足少阳经;漏水下十一刻,卫气在手足阳明经;漏水下十二刻,卫气在阴分,行于足少阴肾经。漏水下十三刻,卫气重复在手足太阳经;漏水下十四刻,卫气在手足少阳经;漏水下十五刻,卫气在手足阳明经,漏水下十六刻,卫气在阴分,行于足少阴肾经。漏水下十七刻,卫气仍在手足太阳经;漏水下十八刻,卫气在手足少阳经;漏水下十九刻,卫气在手足阳明经;漏水下二十刻,卫气在阴分,行于足少阴肾经。漏水下二十一刻,卫气又在手足太阳经;漏水下二十二刻,卫气在手足少阳经;漏水下二十三刻,卫气在手足阳明经;漏水下二十四刻,卫气在阴分,行于足少阴肾经。当漏水下注二十五刻的时候,卫气又在手足太阳经,即卫气运行了半日的度数。

太阳运行于二十八星宿之间,从房宿到毕宿,共周历十四个星宿,适当漏水下注五十刻,此为半天的度数。从昴宿至心宿,亦十四宿,漏水也下注五十刻,二者相加,为一昼夜的度数。太阳每循行一宿,漏水下注三又七分之四刻。古经中的《大要》认为,当太阳运转到第一星宿时,卫气已开始运行于手足太阳经,太阳每运转一宿的过程,卫气也就行遍了三阳经和足少阴肾经。如此的循环不息,与天体的运行为同一个规律。虽然在纷繁复杂之中,但仍是有条不紊,同而复始的。经过了一昼夜,在漏水下注百刻的时候,卫气也就完成了在人身五十周次的循环。故云:针刺邪气实的病,就用迎其气而夺之的泻法;针刺正气虚的病,宜用随其气而补之的补法。即在卫气来去之时,根据病证的虚实,采取补虚泻实不同的手法来进行调治。

营气第十

【题解】本篇着重论述营气运行于十二经脉的顺序。

【原文】

营气之道,内谷为宝。谷入于胃,气传之肺,流溢于中,布散于外。精专者行于经隧,常营无已,终而复始,是谓天地之纪。

故气从太阴出,循臂内上廉;注手阳明上行至面;注足阳明下行至跗上,注大指间;与太阴合,上行抵脾,从脾注心中;循手少阴出腋下臂,注小指之端；合手太阳，上行乘腋，出颜(一作项)内，注目内眦；上巅下项，合足太阳，循脊下尻，下行注小指之端；循足心，注足少阴，上行注肾，从肾注心，外散于胸中；循心主脉出腋下臂，入(一作出)两筋之间，入掌中，出手中指之端，还注小指次指之端；合手少阳上行注膻中，散于三焦，从三焦注胆出胁；注足少阳下行至跗上。复从跗注大指间；合足厥阴上行至肝，从肝上注肺，上循喉咙，入颃颡①之窍，究于畜门②(一作关)；其支别者，上额循颠下项中，循脊入骶，是督脉也；络阴器，上过毛中，入脐中，上循腹里，入缺盆，下注肺中，复出太阴。此营气之行，逆顺之常也。

【注释】

①颃颡（gāng sǎng 冈嗓）：指鼻之内窍。

②畜门：鼻孔与脑相通之门户。《灵枢识》注："鼻孔中通于脑之门户"。

【译文】

营气来源于脾胃化生的水谷精气，胃能受纳水谷，则能充裕营气的化源。水谷进入胃中，其化生的精微之气首先上注于肺，而后流行布散于体内，来滋养五脏六腑和四肢百骸。水谷精微中的精华部分，运行于经脉之间，周而复始，相一致于自然界天体运行的规律。

营气的运行，首先出发于手太阴肺经，循臂内侧上缘，至手拇指的少商穴；又从手太阴肺经的列缺穴至食指的商阳穴，注入手阳明大肠经，上行至面部的迎香穴；再由迎香穴上至承泣穴，注入足阳明胃经，下行至足背，注足大趾间的隐白穴，相合于足太阴脾经，沿大腿内侧上行至脾，经过脾经的支脉，上注于心中，循手少阴心经横出于腋窝部，沿臂的内侧后缘下行，流注至小指端的少冲穴，相合于手太阳小肠经；重新由小指沿臂外侧上行，越过腋部，向上出目眶下，注入目内眦的睛明穴；从睛明穴上巅顶，下项后，相合于足太阳膀胱经，循脊两侧下至臀部，再下行至足小趾端的至阴穴；由至阴穴斜下循足心，注足少阴肾经，沿股内侧上行注入肾中，从肾复注入心，向外布散于胸中；然后沿心包络之脉，出腋下臂内侧，进入两筋之间，至掌中，出手中指之端的中冲穴；再从少府穴处注入手小指、次指之间的关冲穴，相合于手少阳三焦经，由此沿臂的背侧上行，注入两乳间的膻中，散布于三焦；又从三焦流注于胆，出于胁部，注入足少阳胆经，循经下行至足背，又从足背流注至足大趾端的大敦穴，相合于足厥阴肝经，循肝经沿股内侧上行至肝，再从肝上注于肺，向上循喉咙入鼻的内窍，终止于外鼻孔。其分支分行的，上行额部，沿头顶中央，下行项中，沿脊柱，入骶骨部，这也是督脉的循行通路。由此再通过任脉，绕络阴器，经过毛际,入于脐中,向上沿腹内,进入缺盆部,复下行流注到肺中,此后又从手太阴肺经开始循行,终而复始,循环反复。此即营气在人身由上而下,由下而上,出阴入阳,出阳入阴,有逆有顺地正常运行的情况。

营卫三焦第十一

【题解】本篇着重论述营气和卫气的化生、运行规律及其相互关系,还论述了三焦的部位及其生理功能。

【原文】

黄帝问曰:人焉受气?阴阳焉会?何气为营?何气为卫?营安从生?卫安从会?老壮不同气,阴阳异位,愿闻其会。

岐伯对曰:人受气于谷。谷入于胃,气传于肺,五脏六腑,皆以受气。其清者为营,浊者为卫;营行脉中,卫行脉行。营周不休,五十而复大会①,阴阳相贯,如环无端。卫气行于阴二十五度,行于阳亦二十五度,分为昼夜。故至阳而起,至阴而止。故日中而阳陇(一作袭,下同)为重阳,夜半而阴陇为重阴。故太阴主内,太阳主外,各行二十五度,分为昼夜。夜半为阴陇,夜半后而阴衰,平旦阴尽而阳受气;日中为阳陇,日西而阳衰,日入阳尽而阴受气;夜半而大会,万民皆卧,名曰合阴,平旦阴尽而阳受气。如是无已,与天地同纪。

曰:老人不夜瞑,少壮不夜寤者,何气使然?

曰:壮者之气血盛,其肌肉滑,气道利,营卫之行,不失其常,故昼精而夜瞑。老者之气血减,其肌肉枯,气道涩,五藏之气相薄②,营气衰少而卫气内伐,故昼不精而夜不得瞑。

曰:愿闻营卫之所行,何道从始?

曰:营出于中焦,卫出于上焦。上焦出于胃上口,并咽以上,贯膈而布胸中,走腋,循手太阴之分而行,还注手阳明,上至舌,下注足阳明。常与营俱行于阴阳各二十五度为一周,故日夜五十周而复始,大会于手太阴。

曰:人有热饮食下胃,其气未定,汗则出,或出于面,或出于背,或出于身半,其不循卫气之道而出何也?

曰:此外伤于风,内开腠理,毛蒸理泄,卫气走之,固不得循其道。此气栗悍滑疾,见开而出,故不得从其道,名曰漏泄。

中焦亦并于胃口,出上焦之后。此所以受气,泌糟粕,蒸津液,化其精微,上注于肺脉,乃化而为血,以奉生身,莫贵于此,故独得行于经隧,命曰营气。

曰:血之与气,异名同类,何也?

曰:营卫者,精气也;血者,神气也。故血之与气,异名同类也。故夺血者无汗,夺汗者无血。故人有两死,而无两生也③。

下焦者,别于回肠,注于膀胱而渗入焉。故水谷者,常并居于胃中,成糟粕而俱下于大肠,而为下焦,渗而俱下,渗泄别汁,循下焦而渗入膀胱也。

曰:人饮酒,酒亦入胃,谷未熟而小便独先下者何也?

曰:酒者,熟谷之液也,其气悍以滑(一作清),故后谷而入,先谷而液出也。

故曰上焦如雾,中焦如沤,下焦如渎,此之谓也。

【注释】

①五十而复大会:指营气与卫气在人体运行五十周次后大会一次。

②五脏之气相薄:五脏的功能失去协调。

③有两死,而无两生:"有两死"与"无两生"义同。意谓夺汗和夺血均可致亡阴、亡阳而死亡。

【译文】

黄帝问道:人体的精气是怎么产生的?阴与阳又是如何交会的?营气是什么?卫气是什么?营气是怎样生成的?卫气与营气又是如何会合的?老年人和壮年人的气有盛衰的区别,气的运行部位在白天和夜间也各有异,关于这些,我愿意听听您的见解。

岐伯回答说:人体的精气主要授之于水谷。水谷进入胃中,经过脾胃的消化吸收,其精微之气从中焦上注于肺,而后输灌全身,因而五脏六腑都得到精气的充养。水谷精气中精专的部分化为营气,栗悍的部分化为卫气。营气行于脉中,卫气行于脉外。营卫之气在全身循环不息,一昼夜循行五十周次,又重新会合在一起。阴阳之气相互贯通,如环无端。卫气白昼行于阳二十五周次,夜晚行于阴同样为二十五周次。行于阳则人寤而动,行于阴则人卧而寐。昼为阳,中午阳气最盛,为阳中之阳,称为重阳;夜为阴,半夜阴气最盛,为阴中之阴,称为重阴。阴主内,阳主外。营气行于脉中,始于手太阴而复会于手太阴,故太阴主内;卫气行于脉外,始于足太阳而复会于足太阳,故太阳主外。总的来说,营气和卫气在全身各运行二十五周次,白天、夜间都是如此。半夜是阴气最盛的时候,半夜以后阴气渐衰,到黎明时,阴气已尽而阳气渐盛;中午是阳气最盛的时候,夕阳西下时阳气渐衰,至日入黄昏时,阳气已尽而阴气渐盛。

半夜时分,营气在阴分,卫气也在阴分,营卫相互会合,此时人们都已经安卧,叫做"合阴"。到次日黎明之时,阴气已尽,而阳气渐盛。营卫之气如此运行,永无休止,同于天地日月的运转,都是有其自身规律的。

问:老人夜间不能安然入睡,少年和壮年人夜间熟睡不醒,而白天则不能熟睡,这样的原因是什么呢?

答:壮年人的气血旺盛,肌肉滑润,气道通畅,营卫的运行正常,所以白天精神饱满,夜间也能熟睡。老年人气血已经衰败,肌肉枯瘦,气道涩滞,五脏的机能不够协调,营气衰少,卫气内扰,不能按正常规律循行,所以白天精神不足,夜间也不能熟睡。

问:营气和卫气的运行,始于什么地方呢?

答:营气出于中焦,卫气出于上焦。上焦之气的布散,从胃上口发出,并食道上行,贯穿膈膜,散布于胸中,再横走于腋下,沿着手太阴肺经的通路下行至手,又沿着手阳明大经上行至舌,又下行交于足阳明胃经。卫气常与营气一起,白天环行于全身二十五周次,夜间也环行二十五周次,昼夜共循行五十周次为一周,周而复始,总是复会于手太阴肺经。

问:有的人在热饮食入胃以后,还未经消化吸收而化为精气,汗液就先出来了,有的汗出于面部,有的汗出于背部,也有的汗出于半身,并不循着卫气运行的道路排出体外,这是什么原因呢?

答:这是因为在外感风邪,在内有饮食之热熏蒸,风性疏泄,热性开泄,均可使腠理疏松,汗孔开张,以致卫气运行失常。卫气的性质慓悍而滑利,运行迅速,如果遇到腠理开张疏松,不能固护于外,汗液便从毛窍外出,这种反常的现象叫做"漏泄"。

中焦之气的布散,同于上焦,起于胃中,但其气是从上焦的下面发出的。中焦接受水谷之后,经过辨别糟粕、蒸化津液的消化吸收过程,把精微部分输送到肺脉,化为血液,以维持人体正常的生命活动。这种维持生命活动的精微物质,为人体最宝贵的东西,它出自中焦而能独自在经脉之中运行,称之为"营气"。

问:血与气名称各异,却同属一类,怎么理解呢?

答:营气和卫气皆由水谷精气化生而成的,血液也是由水谷精气而生,不同的是,其水谷精气必须经心的化赤才能化为血液,故血与气名称虽异,但其来源为同一宗源。因此过度损耗血液之人,不可再发其汗;过度损耗汗液之人,不可再伤其血。如果伤汗伤血过度,皆会导致亡阴、亡阳而死。所以人生有两种死亡原因,而决没有死而复生的希望。

下焦起于胃下口,食物的渣滓由小肠而下传于大肠,水分则渗注于膀胱。所以，饮食水谷皆先贮藏于胃腑，经过胃的腐熟消化以后，其中糟粕部分，下输大肠，而后排出。此为下焦的主要功能之一。其中的水液，向下渗灌，再经过小肠的泌别清浊，无用的水液沿下焦而渗入膀胱，转化为小便排出体外。

问：人饮酒之后，酒跟食物一并进入胃中，水谷尚未腐熟消化，而酒却为什么先从小便排出呢？

答：酒是谷类经过发酵而酿成的液体，其气栗悍滑利，故其虽晚于食物入胃，却比食物先排出体外。

故，上焦心肺蒸化输布气血津液的作用，如同雾露弥散；中焦脾胃消化吸收饮食水谷的作用，如同酿酒；下焦肾、膀胱、大小肠排泄二便的作用，如同沟渠排水。

阴阳清浊精气津液血脉第十二

【题解】本篇着重论述阴阳清浊的性质，以及精、气、津、液、血、脉六气的作用和病候。

【原文】

黄帝问曰：愿闻人气之清浊者，何也？

岐伯对曰：受谷者浊，受气者清。清者注阴，浊者注阳。浊而清者，上出于咽；清而浊者，下行于胃。清者上行，浊者下行。清浊相干，名曰乱气①。

曰：夫阴清而阳浊，浊中有清，清中有浊，别之奈何？

曰：气之大别，清者上注于肺，浊者下流于胃。胃之清气上出于口，肺之浊气下注于经，内积于海。

曰：诸阳皆浊，何阳独甚？

曰：手太阳独受阳之浊；手太阴独受阴之清。其清者上走空窍；其浊者，下行诸经。故诸阴皆清，足太阴独受其浊。

曰：治之奈何？

曰：清者其气滑，浊者其气涩，此气之常也。故刺阴者，深而留之；刺阳者，浅而疾取之；清浊相干者，以数调之也。

曰：人有精、气、津、液、血、脉，何谓也？

曰：两神相搏，合而成形，常先身生是谓精；上焦开发，宣五谷味，熏肤充身泽毛,若雾露之溉,是谓气;腠理发泄,汗出腠理（一作溱溱）,是谓津;谷入气满,淖②泽注于骨,骨属③屈伸出泄,补益脑髓,皮肤润泽,是谓液;中焦受汁变化而赤,是谓血;壅遏营气,令无所避,是谓脉也。

曰:六气者,有余不足,气之多少,脑髓之虚实,血脉之清浊,何以知之?

曰:精脱者耳聋;气脱者目不明;津脱者腠理开,汗大泄;液脱者骨属屈伸不利,色夭,脑髓消,胻酸,耳数鸣;血脱者,色白,夭然不泽;脉脱者,其脉空虚。此其候也。

曰:六气贵贱何如?

曰:六气者,各有部主④也,其贵贱善恶,可为常主,然五谷与胃,为大海也。

【注释】

①清浊相干,名曰乱气:清气上升,浊气主降,如果清气不升,浊气不降,清浊之气相互干扰,则成为乱气。

②淖(nào 闹)泽:濡润之意。

③骨属:指骨关节。

④部主:谓六气各有分主的脏腑。张介宾《类经》注:"部主谓各部所主也。如肾主精、肺主气、脾主津液、肝主血、心主脉也。"

【译文】

黄帝问道:请你谈谈人体的清气和浊气是怎样区别的呢?

岐伯回答说:人体受纳的饮食水谷之气为浊气,吸入的自然界之空气为清气。清气内注于属阴的五脏,浊气内注于属阳的六腑。水谷浊气中的清气上升而出于咽喉;自然界清气中的浊气则下降于胃中。清气属阳主升,宜上行;浊气属阴主降,宜下行;若阴阳清浊之气不能正常升降,相互侵扰,而成为乱气。

问:清气注入阴脏,浊气注入阳腑,浊气之中有清气,清气之中有浊气,应怎样来区分这些清气和浊气呢?

答:清气与浊气的总体区别在于:清气承上升趋势,向上传注于肺;浊气承下降趋势,向下传注于胃。胃中浊气所化生的清气上出于口鼻,以通呼吸津液;肺中清气所含的浊气则向下流注于经脉,用来营养血脉营卫,并积聚于胸中气海处。

问:属阳的六腑皆接受浊气,其中以哪一个最多呢?

答:手太阳小肠承受胃中熟腐后的水谷,具有进一步消化和分别清浊的作用,所以在属阳的六腑中,它是接受浊气最多的脏腑。手太阴肺主一身之气,用于调节内脏和营卫气血,所以在属阴的五脏中,它是受纳清气最多的脏腑。根据阳升阴降的规律,清者,皆上走于耳、目、口、鼻等孔窍;浊者,皆下行流注于各条经脉之中。属阴的五脏虽然都是受纳清气的,但其中的足太阴脾主运化水谷,密切相关联于胃,所以在五脏之中,独有足太阴脾是受纳浊气的。

问:对于阴阳清浊之气,该如何进行调治呢?

答:清气运行滑利,浊气运行涩滞,这是一般的规律。治疗过程中,针刺属阴的脏病、里病,宜深刺,须留针时间较长;针刺属阳的腑病、表病,宜浅刺,须出针要迅速。若是清浊混淆,相互影响,上下异位的乱气,则当根据其具体情况,而采取相应的针刺方法进行调治。

问:人体有精、气、津、液、血、脉,怎么理解呢?

答:男女两性交合后,新的生命个体便开始孕育,在尚未形成新的形体之前的原始物质,叫做"精"。气、血、津、液均主要由水谷精微所化生,其中从上焦宣发于全身,以温煦皮肤,充养身体,润泽毛发,像灌溉草木一样雾露般的精微物质,叫做"气";水谷精微的流体部分中,质地较清稀的,随卫气敷布于体表,并可从腠理发泄于外而成为汗的,叫做"津";其质地浓稠,灌注于骨腔,濡养骨髓,滑利关节,使关节屈伸运动自如者,叫做"液",此液体上行能补益脑髓,向外能润泽皮肤。中焦吸收的水谷精华,其中一部分输送到血脉之中,通过心脏变成赤色的流体,这就是"血"。约束营气和血液,使其沿着一定的轨道运行而不外溢的,即为"脉"。

问:精、气、津、液、血、脉等六气,在人体有的超出人体需要,有的则不足,如气的多与少,脑髓的虚与实,血脉的清与浊等,如何得知呢?

答:精亏虚的,会致耳聋;气亏虚的,导致眼睛视物模糊;津亏虚的,毛孔会开张,大量出汗;液亏虚的,则骨骼关节屈伸不利,腿胫酸软无力,脑空眩晕耳鸣,皮肤干涩枯槁;血亏虚的,则面色苍白,枯槁无华,其运行气血的脉管也会因此而空虚。上述就是六气虚脱所将导致的证候。

问:六气的重要性各是什么呢?

答:六气分布的部位不同,各有所主的脏腑,例如肾藏精、肺主气等,所以,六气对人体的作用及其盛衰常变等情况,也受其主脏腑的影响和支配。尽管如此,但六气均化生于水谷精微,水谷精微又化生于胃,因此胃既是五谷之海,又是六气化生的源泉。

津液五别第十三

【题解】本篇主要阐述了汗、尿、泣、唾、精髓五液的化生及其功能,还讨论了五液失常的病理表现。

【原文】

黄帝问曰:水谷入于口,输于肠胃,其液别为五。天寒衣薄,则为溺与气①;天暑衣厚,则为汗;悲哀气并,则为泣;中热胃缓,则为唾;邪气内逆,则气为之闭塞而不行,不行则为水胀。不知其何由生?

岐伯对曰:水谷皆入于口,其味有五,分注其海,津液各走其道。故上焦(一作三焦)出气,以温肌肉充皮肤者,为津;其留而不行者,为液。天暑衣厚则腠理开,故汗出。寒留于分肉之间,聚沫则为痛。天寒则腠理闭,气涩不行,水下流于膀胱,则为溺与气。

五脏六腑,心为之主,耳为之听,目为之候,肺为之相,肝为之将,脾为之卫,肾为之主外。

故五脏六腑之津液,尽上渗于目,心悲气并则心系急,急则肺叶举,举则液上溢。夫心系急,肺不能常举,乍上乍下,故咳而泣出矣。

中热则胃中消谷,消谷则虫上下作矣,肠胃充郭故胃缓,缓则气逆,故唾出矣。

五谷之津液和合而为膏者,内渗入于骨空,补益脑髓,而下流于阴。阴阳不和,则使液溢而下流于阴。髓液皆减而下,下过度则虚,虚则腰脊痛而胻酸。

阴阳气道不通,四海②闭塞,三焦不泻,津液不化,水谷并于肠胃之中,别于回肠,留于下焦,不得渗于膀胱,则下焦胀,水溢则为水胀。此津液五别之顺逆也③。

【注释】

①溺(niào尿)与气:溺,同尿,即小便。天寒腠闭,气不外泄,气化为水,与水津并行于膀胱,故为溺与气。

②四海:指气海、血海、髓海、水谷之海等四海。

③此津液五别之顺逆也:水谷所化生的津液,通过气化,分别化为汗、溺、泣、唾、精髓等五液,为顺;若气化不行,津液停滞泛溢,而成为水胀病,为逆。

【译文】

黄帝问道:进入口中的食物,输送到胃肠,经过消化后,其化生的液体有五种,它们以不同的方式排泄出人体。如天气寒冷或衣服单薄,就化为较多的小便与气;天气炎热或衣服过厚,就转化为较多的汗;情绪悲哀,气并于上部,就化为眼泪;中焦有热,胃气弛缓,就化为唾液;若人体内有邪气阻逆,就会阻塞气道,水气不行,水液积聚而致水胀病。上述情况是如何产生的呢?

岐伯回答说:饮食物皆由口中进入人体,水谷分酸、苦、甘、辛、咸五种味道,五味所化生的精微物质,分别输注于人身四海,用以濡养人体。水谷精微化生的津液,各出于其所属的窍道。故,由上焦宣发以温煦肌肉和充养皮肤的精气,叫做津。留于体内而不外行,渗注于脏腑、骨骼、脑髓的精气,叫做液。天气炎热,衣服过厚,则腠理开张,津液外泄,即为汗。寒邪侵入肌肉,致使津液凝聚,气机不通,则身体就会疼痛。天气寒冷,腠理闭塞,气与津液不能外泄,水液下流于膀胱,就化为小便与气。

心,主宰着五脏六腑。各脏腑和组织器官都在心的统率下进行活动。如耳司听觉;目司视觉;肺协助心调节气血而为相辅;肝主谋虑决断而为将军;脾司运化主肌肉,而护卫脏腑;肾主骨而藏精,骨骼支撑形体,肾精外充孔窍,故为主外。

目会聚着众多经脉,故五脏六腑的津液皆向上渗注于目。人悲哀时,五脏六腑之气结聚于心,从而使心脏的脉络紧张,肺叶随之上举,水液随气上行而充溢于上。由于心系和肺不能经常紧张上举,而忽上忽下的状态出现,故只有当其上举水气上逆时,才会有咳嗽和流泪的现象发生。

中焦有热,则进入胃中的饮食物就会较快地消化,胃部容易空虚,肠中的寄生虫就会上下活动于胃肠之间求得食物。进食后,胃、肠的空虚与充实是交替出现的,胃空则肠满,胃实则肠空。故当肠道充满时,胃必弛缓。胃气弛缓,则气机上逆,津液随气上行,而吐出涎沫。

五谷化生的津液,其混合成为精髓脂膏的,向内渗灌于骨腔之中,在上可补益脑髓,在下则流于阴窍而成为精液。若阴阳不平衡,阳气不能固摄阴精,则精液下溢而从阴窍流出,髓亦随之减少,致使真阴亏损,因此出现腰背疼痛,胫骨酸软无力等症状。

若阴阳气道阻塞不通,则致气海、血海、髓海、水谷之海也随之闭塞不行,导致三焦水道失于通调,津液不能输布,致使水谷并聚于肠胃之中,其糟粕不能下入大肠,水液独留在下焦,不能渗入膀胱,故而致下焦胀满,水液泛滥而成为水胀。上述概括的就是津液分别行于五条道路的

正常及异常的情况。

奇邪血络第十四

【题解】本篇主要阐述了奇邪留滞络脉的病变及刺血络治法,同时讨论了刺血络的诊断标准及刺络时的有关变化。

【原文】

黄帝问曰:原闻奇邪①而不在经者,何也?

岐伯对曰:血络②是也。

曰:刺血络而仆者,何也?血出而射者,何也?血出黑而浊者,何也?血出清而半为汁者,何也?发针而肿者,何也?血出若多若少而面色苍苍然者,何也?发针而面色不变,而烦闷者,何也?血出多而不动摇者,何也?愿闻其故。

曰:脉气盛而血虚者,刺之则脱气,脱气则仆;血气俱盛而阳气多者,其血滑,刺之则射;阳气积蓄久留不泻者,其血黑以浊,故不能射;新饮而液渗于络,而未和合于血,故血出而汁别焉;其不新饮者,身中有水,久则为肿;阴气积于阳,其气因于络,故刺之血未出而气先行,故肿;阴阳之气,其新相得而未和合,因而泻之,则阴阳俱脱,表里相离,故脱色而苍苍然也;刺之血出多,色不变而烦闷者,刺络而虚经,虚经之属于阴者,阴气脱,故烦闷;阴阳相得而合为痹者,此为内溢于经,而外注于络,如是者阴阳皆有余,虽多出血弗能虚也。

曰:相之奈何?

曰:血脉盛坚横以赤③,上下无常处,小者如针,大者如箸。刺而泻之万全,故无失数,失数而返,各如其度。

曰:针入肉著,何也?

曰:热气因于针则热,热则肉著于针,故坚焉。

【注释】

①奇邪:指侵入脉络而生奇病之邪。张介宾《类经》注:"奇邪,即《缪刺论》所谓奇病也。在络不在经,行无常处,故曰奇邪。"

②血络:泛指皮肤间的微细血络。

③血脉盛坚横以赤:横者为络脉。全句意络中之血盛满,其形坚硬而色红赤。

【译文】

黄帝问道：有一种不同于寻常的病邪，它侵入人体的肌肤，而不在经脉之中，是在何处呢？

岐伯回答说：在体表皮肤的血络中。

问：刺血络放血时，有的病人就会昏仆倒地，是什么原因呢？有放出的血向外喷射者；有血色黑而浓稠者；有血液清淡，且一半为液汁者；有的出针后皮肤发肿；有的出血多少不同，而面色发青；有的出针后面色无变化，但心中烦闷；有的出血虽多，却毫不损伤身体。为什么会出现这些不同的情况呢？我愿听你谈谈其中的缘由。

答：脉中气盛而血虚的病人，刺络放血时，气血俱出，气随血而外泄，因而昏仆倒地。血气皆盛而阳气偏多的病人，其血行流利，刺之则血喷射而出。阳热蓄积体内，滞留已久而未排出，则其放出的血色黑而浓浊，故不会喷射而出。刚刚饮水而水液渗入到络脉之中，还未变化，与血液相合而为赤色，所以刺出的血，其中一部分是液汁。若不是刚刚饮水者，那就是病人肌肤内有水液留着的缘故，日久会发展成水肿。五脏的阴气积聚于阳分皮肤间，其气从络脉而出，所以在刺络还出血时，气已先血而行，滞留不散，因此被刺的局部出现肿胀。阴阳之气逆乱之后，尚未协调和合，此时气血不和，营卫未定，若妄用泻血法，则致阴阳气血耗脱，营卫表里互相离决，所以会有面色苍白或发青的现象出现。刺络出血过多，面色不变，但感到心胸烦闷的，这是出血过多而使经脉血液虚损，经脉属阴，内属五脏，二者之间相互影响，经虚则脏必虚而阴脱，阴脱阳亡所致，故心胸烦闷。素来阴阳气血协调的人，表里同时受邪，内外邪气结合而成为痹症，其邪气滞留体内，内溢于经脉，外注于络脉，内外经络之邪皆有余。此类病人，刺之虽然有血而出，但所泄出的多为邪气，所以不会使正气受损而导致正虚。

问：怎样观察血络的情况呢？

答：络脉血盛的人，其脉必然坚硬胀满而色赤，或上或下，部位不固定，小的像针，大的如筷子般。这种体征就可以作为刺络出血的诊断标准。此时刺之，万无一失，就不会有不良后果发生。若违背了上述法则，就会出现前面所说的仆倒、阴脱、经虚、局部肿胀等症状，且预后不良。

问：进针之后，针被肌肉紧紧吸着，这是为什么呢？

答：这是因为针刺入肌肤后，针体接触到热气，从而针身发热，热针刺激肌肉，肌肉便会将针体缠附，而致针体坚实不易转动或拔出。

五色第十五

【题解】本篇主要阐述五色所主的病证,从五色判断疾病轻重浅深的方法,以及脏腑在面部的分属部位。

【原文】

雷公问曰:闻风者百病之始也,厥逆者,寒湿之所起也,别之奈何?

黄帝答曰:当候眉间(《素问》作阙中)。薄泽为风,冲浊为痹,在地为厥①,在其常也,各以其色言其病也。

曰:人有不病卒死,何以知之?

曰:大气②入于脏腑者,不病而卒死矣。

曰:凡病少愈而卒死者,何以知之?

曰:赤色出于两颧,大如拇指者,病虽少愈,必卒死。黑色出于颜(《太素》作庭),大如拇指,不病,亦必卒死矣。

曰:其死有期乎?

曰:察其色以言其时。颜者,首面也。眉间以上者,咽喉也(《太素》眉间以上作阙上)。眉间以中(《太素》亦作阙中)者,肺也。下极者,心也。直下者,肝也。肝左者,胆也。下者,脾也。方上者,胃也。中央者,大肠也。侠旁者,肾也。当肾者,脐也。面王以上者(王古本作壬字),小肠也。面王以下者,膀胱子处也。颧者,肩也。颧后者,臂也。臂以下者,手也。目内眦上者,膺乳也。侠绳而上者,背也。循牙车以上者,股也。中央者,膝也。膝以下者,胫也。当胫以下者,足也。巨分者,股里也。巨屈者,膝膑也。此五脏六腑支节之部也。五脏五色之见者,皆出其部也。其部骨陷者,必不免于病也。其部色乘袭者,虽病甚不死也。

曰:五官具五色,何也?

曰:青黑为痛,黄赤为热,白为寒,是为五官。

曰:以色言病之间甚,奈何?

曰:其色粗以明③者,为间;沉夭④(一作天,下同)者,为甚。其色上行者,病亦甚;其色下行如云彻散者,病方已。五色各有脏部,有外部,有内部。其色从外部走内部者,其病从外走内;其色从内部走外部者,其病从内走外。病生于内者,先治其阴,后治其阳,反者益甚;病生于外者,先治其阳,后治其阴(《太素》云:"病生于阳者,先治其外,后治其内",与此文异义同),反者益甚。用阳和阴，用阴和阳。审明部分，万举万当。能别左右，是谓大道。男女异位，故曰阴阳。审察泽夭，谓之良工。

沉浊为内，浮清为外。黄赤为风，青黑为痛，白为寒，黄而膏泽者为脓，赤甚者为血，痛甚者为挛，寒甚者为皮不仁。

五色各见其部，察其浮沉以知浅深，审其下泽夭以观成败，察其散抟以知近远，视色上下以知病处，积神于心以知往今。故相气不微，不知是非。属意勿去，乃知新故。色明不粗，沉夭为甚。不明不泽，其病不甚。其色散，驹驹然未有聚，其病散而气痛，聚未成也。肾乘心，心先病，肾为应，色皆如是。

男子色在面王，为少腹痛，下为卵痛，其圜直⑤为茎痛，高为本，下为首，狐疝癫阴病之属也。女子色在面王，为膀胱子处病。散为痛，抟为聚，方圆左右各如其色形，其随而下至胝为淫，有润如膏状，为暴食不洁。左为右（一作左），右为左（一作右），其色有邪，聚散而不端，面色所指者也。

色者，青黑赤白黄，皆端满有别乡。别乡赤者，其色亦赤，大如榆荚，在面王，为不月。其色上锐首空上向，下锐下向，在左右如法。

以五色命脏，青为肝，赤为心，白为肺，黄为脾，黑为肾。肝合筋，青当筋；心合脉，赤当脉；脾合肉，黄当肉；肺合皮，白当皮；肾合骨，黑当骨。

夫精明五色者，气之华也，赤欲如帛裹朱，不欲如赭色也；白欲如白璧之泽（一云鹅羽），不欲如垩（一云盐）也；青欲如苍璧之泽，不欲如蓝也；黄欲如罗裹雄黄，不欲如黄土也；黑欲如重漆色，不欲如炭（《素问》作地苍）也。五色精微象见⑥，其寿不久也。

青如草兹，黑如炱煤，黄如枳实，赤如衃血，白如枯骨，此五色见而死也。青如翠羽，黑如乌羽，赤如鸡冠，黄如蟹腹，白如豕膏，此五色见而生也。生于心如以缟裹朱；生于肺，如以缟裹红；生于肝，如以缟裹绀；生于脾，如以缟裹栝楼实；生于肾，如以缟裹紫；此五脏所生之外荣也。

凡相五色，面黄目青，面黄目赤，面黄目白，面黄目黑者，皆不死也；面青目赤（一作青），面赤目白，面青目黑，面黑目白，面赤目青者，皆死也。

【注释】

①薄泽为风，冲浊为痹，在地为厥：风病在阳，易伤皮毛，表现为色浅而光泽。痹病在阴，易伤骨肉，表现为色深而浊滞，冲即深的意思。面的下部称为地，厥逆之病多起于四肢，而相应的其色亦表现于面的下部，故在地为厥。

②大气：《类经》注："大气，大邪之气也。"即指致病力极强的邪气。

③色粗以明：粗，明朗之意。全句是说面色明朗光泽。
④沉垩（è 饿）：垩，白土。沉垩，形容面色晦暗而无光泽。
⑤圜（yuàn 员）直：圜通圆。圜直，指人中水沟穴。
⑥五色精微象见：象见，毕现于外。全句谓五脏精气外泄，而五色暴露无遗。

【译文】

雷公问道：听说外界风邪是百病而致的原因，厥逆的病变是由寒湿邪气所引起的，怎样进行区分呢？

黄帝回答说：辨别这些病证，可通过观察眉间的色泽。风为阳邪，易伤皮毛，病多在表，故眉间色淡而光泽者，是感受风邪为病；寒湿为阴邪，易中骨肉，其病在里，故眉间色深而秽浊的，为痹症。若病色出现在地阁（面的下部），则是由寒湿而起的厥逆症，因厥逆症发生在四肢，其病在下，故色泽的变化也现于面的下部。此乃一般的察色辨证的方法，它们皆是从色泽方面来判断疾病的类别。

问：有的人没有明显的病象而突然死亡，这种情况，可以预先得知吗？

答：这种人平素元气极度亏虚，又适逢致病力强的病邪，邪气直入脏腑，因而猝然身亡。

问：有些病势稍有好转，而又突然死亡的，这种情况，事先如何得知呢？

答：若病人两颧出现赤色，大如拇指，病势虽稍有好转，也必定会突然死亡。如果额部出现黑色，大如拇指的，虽无明显的病象，也会突然死亡。

问：可以预知病人的死期吗？

答：观察面部脏腑所应部位的色泽变化，则可预测死亡的日期。额部的中央最高，以应头面。眉心以上应咽喉。两眉之间应肺脏。鼻根处应心脏。鼻柱应肝脏。肝部的左侧应胆。鼻柱的下端应脾。准头两旁的鼻隧部应胃。鼻隧到颧骨下的中央部应大肠。大肠部的外侧应肾。肾部的正下方应脐，准头以上两侧应小肠。准头以下的人中部应膀胱和子宫。两颧骨部应肩。颧的外侧应臂。臂部的下方应手。内眼角的上方应前胸部和乳。颊的外侧应背。下颌骨以上的部位应大腿部。两牙床的中央部应膝。膝部以下的部位应胫。胫部的下方应足。口角两侧的大纹处应大腿内侧。口角外地仓穴处应膝膑。以上是五脏六腑和四肢关节在面部分属的部位。五脏五色，都是在它相应的部位上显现于面部。若病色显现于面部,且其色隐隐有似深陷入骨,必然出现疾病。若有病色出现,但其色属于相生相助之色,即使病情严重,其预后也较好。

问:面部五色所主的病变怎样诊察呢?

答:青色、黑色主痛,黄色、红色主热,白色主寒,这是五色主病的一般规律。

问:如何从病色来判断疾病的轻重呢?

答:病色浮显明润的,病轻;病色沉滞晦暗的,病重。病色向上发展的,病也重;病色下移如浮云欲散般,病将愈。五色显现于面部,分别表现在脏腑所属的部位上。鼻两侧为外部,外部属六腑;鼻中央为内部,内部属五脏。色从外部传向内部的,其病邪由表入里;病色由内部走向外部的,为病邪从里出表。治疗时,病生于内的,宜先治其内,后治其外,误治就会使病情恶化;病生于外的,宜先治其外,后治其内,误治,也会使病情恶化。左右为阴阳升降的道路,阴气主降行于右,阳气主升行于左。能辨别左右的情况,其阴阳的运动规律则可被了解。男女病色的变化,其位置是不同的。男子属阳,色在左为逆,在右为从;女子属阴,色在右为逆,在左为从。这是男女阴阳属性不同的缘故。高明的医者能够掌握阴阳变化的规律,从面色的润泽或晦暗,来判断疾病的吉凶逆从。

面色沉滞晦浊的,为病在里在脏;浮湿光泽的,为病在表在腑。色见黄赤,大多属于风热一类疾患。青色、黑色,多属于疼痛之类的病变。白色,则为有寒的征象。色黄如脂膏油润的,是内有脓疡的征象。深红色是热邪壅滞血分所致。严重疼痛的疾病多因筋脉发生挛急。寒邪严重则皮肤麻木不仁。

五色分别出现在面部的不同部位上,观察面色的浮浅或深沉,则可知病位的浅深;审察面色的润泽或晦暗,则可知病情的轻重吉凶;审察面色的散漫或结聚,则可知病程的长短;观察面色部位的上下,则可知病变的脏腑。望色时,必须集中精神,细致观察,辨别分析,旧疾新病方可被了解,从而掌握疾病的全过程。否则,就不可能明辨疾病的真实情况。例如颜色不明润光泽的,其色又晦暗沉滞,为病重;若色并不晦暗,则其病较轻。色散乱而不结聚的,其病气亦还没有结聚,即使有疼痛症状,也是气滞不通的原因。肾属水,心属火,如果属肾的黑色出现在属心的部位上,是心先病,水邪乘心而致。不仅心肾的病变如此,其他各脏相克的现象也皆如此。

男子的病色出现在准头上方两侧,为少腹疼痛的症状,是病在小肠,同时可向下牵引睾丸疼痛。病色出现在人中部位,为阴茎痛的症状。其

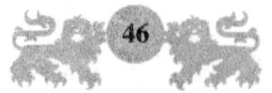

中出现在人中上半部的,为茎根痛的症状;出现在人中下半部的,为茎头痛的症状。这些疾病皆属狐疝、颓疝一类的疾病。女子的病色出现在准头下方的,是膀胱、子宫而病。色散漫而未结聚的,为痛症的表现;色结聚而不散漫的,主积聚(腹中的肿块)。其积聚或方或圆,或左或右,都与它病色的形态相一致。若病色下行至尾骶部,为白淫带浊一类的病变。若面色油润如膏脂般,多为饮食不节而引起的病变。

在部位上色与病的关系是,病色现于左,则病在右;病色现于右,则病在左。凡是面有病色,其色或聚或散而偏斜不正的,即为是患病的征象,具体可以根据病色显现的部位,来诊断疾病所在的位置。

所谓五色,是指青、黑、赤、白、黄五种颜色。正常情况下,它们皆应色泽明润,并主要出现在本身所主的部位上。如赤为心色,应现于两眉之间,若赤色现于鼻部准头,且大如榆荚,则是心脾俱病,多为女子月经不调一类的疾患。若病色上端呈尖锐形状,为人体上部空虚,病将向上发展;色的下部尖锐,是人体下部空虚,病将向下发展。左右皆如此。

以五色配五脏,青色属肝,赤色属心,白色属肺,黄色属脾,黑色属肾。肝主筋,故青色也应于筋;心主脉,故赤色也应于脉;脾主肉,故黄色也应于肉;肺主皮,故白色也应于皮;肾主骨,故黑色也应于骨。

人体精气的外在表现,为面部的五色。在正常情况下,五色均应润泽有神,而不能晦暗无光。如赤色应如白绸里裹着朱砂般,隐隐显出红润的颜色,不应像赭石那样紫红而晦暗无光;白色应如白玉般光亮润泽,不应像盐那样白而杂晦;黄色应如丝绸裹雄黄般,黄中透红而隐隐有神,不应像黄土般黄而晦暗;青色应如青玉般润泽光亮,不应像青靛那样晦滞无光;黑色应如重漆般黑而明润,不应像黑炭那样黑而枯暗。若五色暴露无遗而不含蓄,则是精微之气亏损至极,真气已脱的征像,很快就会身亡。

凡面色青如枯草,黑如煤烟,黄如枳实,赤如死血,白如枯骨,皆为脏气衰败的征象,预后多不良。面色如果青得像翠鸟的羽毛,黑得像乌鸦的羽毛,红得像鸡冠,黄得像蟹腹,白得像猪油,则为脏气充盛的征象,虽然有病,预后也无不良。五脏有生气的色泽分别是,心色如白绸裹着朱砂,肺色如白绸裹着红色的东西,肝色如白绸裹着青而带赤的东西,脾色如白绸裹着赤黄色的栝楼实,肾色如白绸裹着紫色的东西。以上皆是五脏精气充实,其生气反映于外的表现。

通过诊察面部五色的变化,则可判断疾病的轻重预后。如面黄目青,面黄目赤,面黄目白,面黄目黑,预后皆较好。若面青目赤,面赤目白,面青目黑,面黑目白,面赤目青,其预后不良。

阴阳二十五人形性血气不同第十六

【题解】本篇主要根据阴阳五行理论,将人体划分为五种及二十五种人的类型,并分别阐述了各类型人的生理形态、气血多少、心态表现及其不同的治疗原则。

【原文】

黄帝问曰:人有阴阳,何谓阴人?何谓阳人?

少师对曰:天地之间,不离于五,人亦应之,非徒一阴一阳而已。盖有太阴之人、少阴之人、太阳之人、少阳之人、阴阳和平之人。凡此五人者,其态不同,其筋骨血气亦不同也。

太阴之人,贪而不仁,下济湛湛①,好内②而恶出,心抑而不发,不务于时,动而后人,此太阴之人也。

少阴之人,少贪而贼心,见人有亡,常若有得,好伤好害,见人有荣,乃反愠怒,心嫉而无恩,此少阴之人也。

太阳之人,居处于于,好言大事,无能而虚说,志发于四野,举措不顾是非,为事如常,自用,事虽败而无改(一作悔),此太阳之人也。

少阳之人,諟谛③好自贵,有小小官则高自宣,好为外交,而不内附,此少阳之人也。

阴阳和平之人,居处安静,无为惧惧,无为欣欣,婉然从物,或与不争,与时变化,尊而谦让,卑而不谄,是谓至治。

古之善用针灸者,视人五态乃治之,盛者泻之,虚者补之。

太阴之人,多阴而无阳,其阴血浊,其卫气涩,阴阳不和,缓筋而厚皮,不之疾泻,不能移之。

少阴之人,多阴而少阳,小胃而大肠,六腑不调,其阳明脉小而太阳脉大。必审而调之,其血易脱,其气易败。

太阳之人,多阳而无阴。必谨调之,无脱其阴而泻其阳;阳重脱者,易狂;阴阳皆脱者,暴死不知人。

少阳之人,多阳而少阴,经小而络大,血在中而气在外,实阴而虚阳,独泻其络脉则强,气脱而疾,中气重不足,病不起矣。

阴阳和平之人,其阴阳之气和,血脉调。宜谨审其阴阳,视其邪正,安其容仪,审其有余,察其不足,盛者泻之,虚者补之,不盛不虚,以经取之。

此所以调阴阳,别五态之人也。

太阴之人,其状黮黮然黑色,念然下意,临临然④长大,䐐然未偻。

少阴之人,其状清然窃然⑤,固以阴贼,立而躁险,行而似伏。

太阳之人,其状轩轩储储⑥,反身折腘。

少阳之人,其状立则好仰,行则好摇其两臂,两臂肘皆出于背。

阴阳和平之人,其状逶逶然⑦,随随然,颙颙然⑧,愉愉然⑨,豆豆然,众人皆曰君子。

黄帝问曰:余闻阴阳之人于少师,少师曰:天地之间,不离于五,故五五二十五人之形,血气之所生,别而以候,从外知内何如?

岐伯对曰:先立五形,金木水火土,别其五色,异其五声,而二十五人具也。

木形之人,比于上角苍色,小头长面,大肩平背直身,小手足好,有材,好劳心,少力多忧,劳于事,奈春夏,不奈秋冬,感而成病,主足厥阴,佗佗然⑩。

大角(一曰左角)之人,比于左足少阳,少阳之上遗遗然⑪。

右角(一曰少角)之人,比于右足少阳,少阳之下,随随然。

钛角(音太,一曰右角)之人,比于右足少阳,少阳之上鸠鸠然⑫(一曰推推然)。

判角之人,比于左足少阳,少阳之下栝栝然。

火形之人,比于上徵,赤色广䏚,锐面小头,好肩背髀腹,小手足,行安地,疾心,行摇,肩背肉满,有气,轻财少信,多虑,见事明了,好颜,急心,不寿暴死,奈春夏,不奈秋冬,感而生病,主手少阴,窍窍然⑬(一曰核核然)。

太徵之人,比于左手太阳,太阳之上,肌肌然⑭。

少徵之人,比于右手太阳,太阳之下,慆慆然⑮。

右徵之人,比于右手太阳,太阳之上,鲛鲛然⑯(一曰熊熊然)。

判徵之人,比于左手太阳,太阳之下,支支然,熙熙然⑰。

土形之人,比于上宫,黄色,大头圆面,美肩背,大腹,好股胫,小手足,多肉,上下相称,行安地,举足浮,安心,好利人,不喜权势,善附人,奈秋冬,不奈春夏,春夏感而生病,主足太阴,敦敦然⑱。

太宫之人,比于左足阳明,阳明之上婉婉然。

加宫之人,比于左足阳明,阳明之下,炫炫然⑲。

少宫之人,比于右足阳明,阳明之上,枢枢然⑳。

左宫之人,比于右足阳明,阳明之下,兀兀然㉑(一曰众之人,一曰阳明之上)。

金形之人,比于上商白色,小头方面,小肩背小腹小手足,如骨发踵外,骨轻身(一曰发动轻身),清廉,急心,静悍,善为吏,奈秋冬,不奈春夏,春夏感而生病,主手太阴,敦敦然。

太商之人,比于左手阳明,阳明之上,廉廉然。

右商之人,比于左手阳明,阳明之下,脱脱然㉒。

左商之人,比于右手阳明,阳明之上,监监然。

少商之人,比于右手阳明,阳明之下,严严然。

水形之人,比于上羽黑色,大头面不平(一云曲面),广颐;小肩,大腹,小手足(小一作大),发行摇身,下尻长背,延延然,不敬畏,善欺绐人,殆戮死,奈秋冬,不奈春夏,春夏感而生病,主足少阴,污污然㉓。

大羽之人,比于右足太阳,太阳之上,颊颊然㉔。

少羽之人,比于左足太阳,太阳之下,纡纡然㉕。

众之为人,比于右足太阳,太阳之下,洁洁然。

桎之为人,比于左足太阳,太阳之上,安安然。

曰:得其形,不得其色,何如?

曰:形胜色,色胜形者,至其胜时年加,害则病行,失则忧矣,形色相得,富贵大乐。

曰:其形色相胜之时年加,可知乎?

曰:凡人之大忌,常加九岁,七岁、十六岁、二十五岁、三十四岁、四十三岁、五十二岁、六十一岁,皆人之忌,不可不自安也,感则病,失则忧矣。

曰:脉之上下,血气之候,以知形气奈何?

曰:足阳明之上,血气盛,则须美长;血多气少,则须短;气多血少,则须少;血气俱少,则无须,两吻多画㉖(须字一本俱作髯字)。

足阳明之下,血气盛则下毛美长至胸;血多气少则下毛美短至脐,行则善高举足,足大指少肉,足善寒;血少气多则肉善瘃㉗;血气皆少则无毛,有则稀而枯瘁,善痿厥足痹。

足少阳之上,血气盛则通须美长;血多气少则通须美短;血少气多则少须;血气皆少则无须,感于寒湿则善痹、骨痛、爪枯。

足少阳之下,血气盛则胫毛美长,外踝肥;血多气少则胫毛美短,外踝皮坚而厚;血少气多则胻毛少,外踝皮薄而软;血气皆少则无毛,外踝瘦而无肉。

足太阳之上,血气盛则美眉,眉有毫毛;血气多少则恶眉,面多小理;血少气盛则面多肉,血气和则美色。

足太阳之下,血气盛则跟肉满,踵坚;气少血气多则瘦,跟空㉘;血气皆少则善转筋,踵下痛。

手阳明之上,气血盛则上髭美;血少气多则髭恶;血气皆少则无髭。

手阳明之下,血气盛则腋下毛美,手鱼肉以温;气血皆少则手瘦以寒。

手少阳之上,血气盛则眉美以长,耳色美;血气皆少则耳焦恶色。

手少阳之下,血气盛则手拳多肉以温;血气皆少则瘦以寒,气少血多则瘦以多脉。

手太阳之上,血气盛则多髯,面多肉以平;血气皆少则面瘦黑色。

手太阳之下,血气盛则掌肉充满;血气皆少则掌瘦以寒。

黄赤者多热气,青白者少热气,黑色者多血少气。美眉者太阳多血,通髯极须者少阳多血,美须者阳明多血,此其应然也。夫人之常数,太阳常多血少气,少阳常多气少血,阳明常多血多气,少阴常多气少血,厥阴常多血少气,太阴常多气少血,此天之常数也。

曰:二十五人者,刺之有约乎?

曰:美眉者,足太阳之脉血气多;恶眉者,血气少;其肥而泽者,血气有余;肥而不泽者,气有余血不足;瘦而无泽者,血气俱不足。审察其形气有余不足而调之,可以知顺逆矣。

曰:刺其阴阳奈何?

曰:按其寸口人迎以调阴阳,切循其经络之凝泣结而不通者,此于身皆为痛痹,甚则不行,故凝泣。凝泣者,致气以温之,血和乃止。其结络者,脉结血不行,决之乃行。故曰:气有余于上者,导而下之;气不足于上者,推而往之;其稽留不至者,因而迎之。必明于经隧,乃能持之。寒与热争者,导而行之;其宛陈血不结者,即而取之。必先明知二十五人,别血气之所在,左右上下,则刺约毕矣。

曰:或神动而气先针行,或气与针相逢,或针已出,气独行,或数刺之乃知,或发针而气逆,或数刺病益甚,凡此六者,各不同形,愿闻其方?

曰:重阳之人,其神易动,其气易往也,矫矫蒿蒿②(一本作熇熇高高),言语善疾,举足喜高,心肺之脏气有余,阳气滑盛而扬,故神动而气先行。重阳之人而神不先行者,此人颇有阴者也,多阳者多喜,多阴者多怒,数怒者易解,故曰颇有阴,其阴阳之离合难,故其神不能先行。阴阳和调者,血气淖泽滑利,故针入而气出,疾而相逢也。其阴多而阳少,阴气沉而阳气浮,沉者内藏,故针已出,气乃随其后,故独行也。其多阴而少阳者,其气沉而气往难,故数刺之乃知。其气逆与其数刺病益甚者,非阴阳之气、浮沉之势也,此皆粗之所败,工之所失,其形气无过也。

【注释】

①下济湛湛:下济,谦恭齐下。湛湛,藏而不露的意思。

②好内:内同"纳",贪得的意思。
③諟谛(shì dì 是帝):审慎的意思。
④临临然:俯身下视的样子。
⑤清然窃然:貌似清高而内心似贼。
⑥轩轩储储:扬扬自得,骄傲自满的意思。
⑦逶逶然:优美的意思。
⑧颙颙然:温雅恭敬的意思。
⑨衮衮然:继续繁多的意思。
⑩佗佗然:体态优美,雍容自得的意思。
⑪遗遗然:从容自得的样子。
⑫鸠鸠然:安然不乱的意思。
⑬窔窔然:通明畅达的意思。
⑭肌肌然:轻浮貌。
⑮惛惛然:多疑貌。
⑯鲛鲛然:活跃貌。
⑰熙熙然:和盛貌。
⑱敦敦然:敦厚诚实貌。
⑲炫炫(hé hé 禾禾)然:旺盛貌。
⑳枢枢然:圆转貌。
㉑兀兀然:劳苦健作的意思。
㉒脱脱然:舒缓貌。
㉓污污然:秽浊不洁貌。
㉔颇颇然:得意貌。
㉕纤纤然:屈曲貌。
㉖两吻多画:两口角处多画纹。
㉗瘃(zhú 竹):即冻疮。
㉘跟空:足跟瘦削无肌肉。
㉙矫矫蒿蒿:气势壮勇貌。

【译文】

黄帝问道:人体分为属阴、属阳的两种类型,怎样区分呢?

少师回答说:天地之间,一切事物的分类方法,除了阴阳之外,还离不开五行,人也是如此。一般而言,根据阴阳之气的或多或少,人体可分为太阴之人、少阴之人、太阳之人、少阳之人和阴阳和平之人五种类型。这五种类型的人,他们的形态各不相同,其筋骨血气也不尽相同。

太阴型的人,贪心重而不仁,表面上谦和济人,礼贤下士,实则内心阴深,喜怒不形于色。好得恶失,不合时宜,后发制人是其惯用的手段。

少阴型的人,喜贪小利,心术不正,好伤害于人。当别人遭受损害,他却幸灾乐祸;别人得到荣誉,他反愤怒不满,心怀嫉妒。待人无情无义。

太阳型的人,常自以为是,好表现自己,喜夸夸其谈。好高骛远,作风草率,无辨是非的能力。能力一般却很自负,处事失败而不知悔改。

少阳型的人,作事精细,但爱慕虚荣,妄自尊大,稍有地位便高傲吹嘘,喜社交活动,而不愿默默无闻地埋头工作。

阴阳和平型的人,举止行动都很安和,无思想杂念,也无畏惧之心。与世无争,喜乐适度,能顺从时势的变化,善于适应客观事物。地位高贵时能谦让,地位低下时而不谄谀。

古代善于运用针灸治疗疾病的医生,皆先观察五种类型人的体态、心理,然后根据不同情况制订治疗方案,进行治疗。邪气盛的用泻法,正气虚的用补法。

太阴之人,阴气多而阳气少,其阴血浓浊,卫气运行涩滞,阴阳失去协调,筋脉弛缓而皮肤较厚,若不用针刺急泻其阴,则达不到治疗其病的目的。

少阴之人,阴气多而阳气少,胃小而肠大,六腑的功能不够协调,足阳明经脉偏小,手太阳经脉偏大,因其阳气少而不能固摄阴血,阴血容易脱失,阳气亦易衰微,因此调治时,必须谨慎。

太阳之人,阳气多而阴气少,调治时,须谨慎。治疗时,宜独泻其阳,而勿使阴气脱失。但泻阳亦不可太过,太过则易伤阳气。若阳气再脱,容易发生狂乱。若阴阳俱脱,往往出现不省人事,甚者突然死亡。

少阳之人,阳气多而阴气少,经脉小而络脉大,阴血在内而阳气居外。治疗时,应补其阴经而泻其阳络。若独泻阳络太过,则往往气绝而亡。倘若未亡而气脱很快,则更会减少体内之气,病也不易痊愈。

阴阳平和者,其阴阳之气平和协调,血脉流畅。治疗时,宜谨慎诊察其阴阳的盛衰和邪正的虚实,并参考其容貌和仪表的变化,辨明出其脏腑气血的有余与不足,然后进行调治。邪气盛的用泻法,正气虚的用补法,治疗虚实不明显的病症,就应从本经取穴施治。

以上论述了五种类型人的阴阳气血等情况及其调治法则。此外,在外貌及心态上这五种人还有下述特征。

太阴之人,面色阴沉黑暗,好假意谦虚。身材高大,却常卑躬屈膝,故作姿态,并非患有佝偻病。

少阴之人,貌似清高,而行动鬼祟,内藏阴险害人之心。站立时躁动不安，行走时伏身向前，似无法直立。

太阳之人，常表现出洋洋自得、高傲自满的样子，仰腰挺腹，两膝弯曲而身躯于外反张。

少阳之人，站立时把头仰得很高，行走时好摇摆身体，常常反挽其手于背后，喜欢把两肘露在外面。

阴阳和平之人，外貌端庄，从容大方，品行端正，举止有度，性情随和，待人和蔼，善于适应环境，作风光明磊落，处事有条不紊，为众人所尊敬和赞扬。

黄帝问道：少师已经把阴阳之人的情况给我介绍了。少师曾说，在天地之间离不开五行之数，故有五五二十五种类型的人。此二十五种人，因血气不同而有不同的体形特征，怎样诊察区别他们，并从外表来测知内脏的情况呢？

岐伯回答说：先确立金、木、水、火、土五种类型的人，然后根据五色、五音的不同，则可分辨出二十五种人的形态了。

木形之人，可与五音中角音的上角比类。这一类型的人，皮肤色青，头小面长，两肩广阔，背部挺直，身材小巧，手足灵活，富有才华，劳神操心，体力不强，易于忧虑，做事勤劳。他们大多能耐受春夏的温热，不能耐受秋冬的寒凉，感受寒邪则易生病。此型人类属于足厥阴肝经，多表现为雍容自得。以上是禀受木气最全人的特征。而禀受木气不全的人有以下四种类型，他们分别比类于角音中的大角、右角、钛角和判角。

木形大角一类的人，类属于左足少阳经，应为足少阳的上部，随从于人是其特征。

木形右角一类的人，类属于右足少阳经，应为足少阳的下部，顺从而随和是其特征。

木形钛角一类的人，类属于右足少阳经，应为足少阳的上部，安然自得是其特征。

木形判角一类的人，类属于左足少阳经，应为足少阳的下部，正直不阿是其特征。

火形之人，可与五音中徵音的上徵比类。此类型的人，皮肤色赤，头小面尖瘦，肩和背脊肌肉丰满，肩、背、髀（股部，即大腿部）、腹等部位发育匀称，手足小，步履快速，行走时身体好摆动，轻财，少信用，多忧虑，观察事物敏锐，气色好，性情急躁，往往短寿而猝死。他们大多能耐受春夏的温热，不能耐受秋冬的寒凉，秋冬感受外寒，容易发生疾病。此型人类属于手少阴心经，多表现为通明畅达。以上是禀受火气最全人的特征，而禀受火气不全的人有以下四种类型,他们分别比类于徵音中的太徵、少徵、右徵和判徵。

火形太徵一类的人,类属于左手太阳经,应为手太阳的上部,处事轻浮是其特征。

火形少徵一类的人,类属于右手太阳经,应为手太阳的下部,疑心颇重是其特征。

火型右徵一类的人,类属于右手太阳经,应为手太阳的上部,性情活跃是其特征。

火形判徵一类的人,类属于左手太阳经,应为手太阳的下部,乐观自得是其特征。

土形之人,可与五音中宫音的上宫比类。此类型的人,肌肤色黄,头大面圆,肩背匀称,腹部宽大,下肢从大腿到足胫部强壮结实,手足不大,肌肉丰满,全身各部均匀相称。步履稳重,举足不高而行走无声。内心安定,乐于助人,不争权势,多依附于人。他们对于时令的适应,多能耐受秋冬的寒凉,不能耐受春夏的温热,春夏感受外邪,则易生病,这一型人类属于足太阴脾经,其人表现为诚恳忠厚。上述是禀受土气最全的人的特征,禀受土气不全的人有以下四种类型,他们分别比类于宫音中的太宫、加宫、少宫和左宫。

土形太宫一类的人,类属于左足阳明经,应为足阳明的上部,平和从容是其特征。

土形加宫一类的人,类属于左足阳明经,应为足阳明的下部,精神旺盛是其特征。

土形少宫一类的人,类属于右足阳明经,应为足阳明的上部,圆滑灵活是其特征。

土形左宫一类的人,类属于右足阳明经,应为足阳明的下部,吃苦耐劳是其特征。

金形之人,可与五音中商音的上商比类。此类型的人,肌肤色白,头小面方,肩背小,腹小,手足小,足跟外肌肉坚实,骨健身轻,行动轻快。禀性廉洁,性情急躁,静中有动,动则强悍,善于做官掌权。他们对于时令的适应,多能耐受秋冬的寒凉,不能耐受春夏的温热,春夏感受外邪,易生疾病。此型人属于手太阴肺经,其人表现为坚不可屈。上述为禀受金气最全的人的特征,禀受金气不全的人有以下四种类型,他们分别比类于商音中的太商、右商、左商和少商。

金形太商一类的人,类属于左手阳明经,应为手阳明的上部,清正廉洁是其特征。

金形右商一类的人,类属于左手阳明经,应为手阳明的下部,神态舒缓是其特征。

金形左商一类的人,类属于右手阳明经,应为手阳明的上部,明察事理是其特征。

金形少商一类的人,类属于右手阳明经,应为手阳明的下部,神态威严是其特征。

水型之人,可与五音中羽音的上羽比类。此类型的人,肌肤色黑,头大面不平,颐(口角外下方,下巴外上方)部宽广,肩小腹大,手足小,行走时好摆动身体,尻(骶骨以下至尾骶骨)部低下,脊背较长,身形修长。对人既不恭敬又不畏惧,好欺骗人,常因劳伤或被杀而死。他们对于时令的适应,多能耐受秋冬的寒凉,不能耐受春夏的温热,春夏感受外邪,易生疾病。这一型人属于足少阴肾经,表现为人格卑下。以上是禀受水气最全人的特征,禀受水气不全的人有以下四种类型,他们分别比类于羽音中的大羽、少羽、左羽和右羽。

木形大羽一类的人,类属于右足太阳经,应为足太阳的上部,洋洋自得是其特征。

木形少羽一类的人,类属于左足太阳经,应为足太阳的下部,郁闷不舒是其特征。

木形众羽一类的人,类属于右足太阳经,应为足太阳的下部,思想清静是其特征。

木形桎羽一类的人,类属于左足太阳经,应为足太阳的上部,思想安定是其特征。

黄帝问道:五种类型的人,若已经具备其形态特征,但未出现其相应肤色,结果如何呢?

岐伯回答说:根据五行的生克规律,当形体与肤色之间出现相克的反常现象时,又遇到了年忌(指对人不利或有所禁忌的年龄),若再感受病邪,就会生病。若再有失治、误治,或自身疏忽,就会造成不良后果。若形体与肤色相一致(如木形之人显现青色),则气质调和,富贵安乐。

问:在形与色相克之时,可以预知年忌的相加吗?

答:凡是人之大忌,七岁为其始算年龄,以后就在七岁的基础上,每次递加九年,即十六岁、二十五岁、三十四岁、四十三岁、五十二岁、六十一岁等,这些年龄皆为大忌之年。这些重要的年岁必须注意精神和身体的调护,否则就易感病邪。既病之后,若再有疏忽,其性命就会有危险了。

问：手足三阳的经脉，循行于人体的上部和下部，从血气反映于外的征象，形体精气的盛衰情况怎样才能测知呢？

答：循行于上部的足阳明经脉，若血气充盛，面部的胡须则美好而长；血多气少，胡须则短；气多血少，胡须则稀少；血气都少的，就不会有胡须，而口角两旁的纹理很多。

循行于下部的足阳明经脉，若血气充盛，则下部的毛美好而长，可上至胸部；血多气少，则下部的毛美好而短，只上至脐部，走路时喜高抬其足，因其足趾的肌肉较少，足部经常觉得寒冷；血少气多的，则易生冻疮；血气皆不足的，则下部不长毛，即便有也是非常稀疏，易患痿症、厥症、足痹等病。

循行于上部的足少阳经脉，若血气旺盛，则生络腮胡，且胡须美好且长；血多气少，则络腮胡美好且短；血少气多，则胡须少；血气皆不足的，就不会长胡须，若再感受寒湿之邪，易患痹症、骨痛、爪甲干枯等病。

循行于下部的足少阳经脉，若血气充盛，则腿胫部的毛美好而长，足外踝部的肌肉肥厚；血多气少，则腿胫部的毛美好而短，足外踝的皮肤坚实而厚；血少气多的，则腿胫部的毛少，足外踝的皮肤薄而软；血气皆少者，则不生毛，足外踝瘦且无肌肉。

循行于上部的足太阳经脉，若血气充足，眉毛清秀美好，眉毛中可长出长毛；血多气少，眉毛干就会枯而无光泽，面部多细小皱纹；血少气多，则面部肌肉丰厚；气血调和，则面色秀丽。

循行于下部的足太阳经脉，若血气充盛，则足跟部肌肉丰满而坚实；气少血多，则足跟部肌肉瘦削而不坚；气血皆少者，则易出现转筋、足跟痛等症。

循行于上部的手阳明经脉，若血气充盛，唇上的胡须就会清秀华美；血少气多，则唇上的胡须粗疏无华；血气皆少者，则唇上不生胡须。

循行于下部的手阳明经脉，若血气充盛，则腋毛秀美，手鱼部的肌肉丰满而温暖；气血都少的，则手鱼部的肌肉瘦削且寒凉。

循行于上部的手少阳经脉，若血气充盛，则眉毛美好而长，耳部色泽明润；血气皆少者，则耳部皮肤焦枯而晦暗无泽。

循行于下部的手少阳经脉，若血气充盛，则手的肌肉丰满而温暖；血气皆少者，则手的肌肉瘦削而寒凉；气少血多，则手的肌肉瘦削，其络脉多浮显于外。

循行于上部的手太阳经脉，若血气充盛，面颊胡须就会较多，面部肌肉丰满而平；血气皆少者，则面部消瘦而黑。

循行于下部的手太阳经脉,若血气充盛,则掌部肌肉丰满;血气皆少者,则掌部肌肉消瘦而寒凉。

面部显现出黄色、赤色者,是身温多热气的缘故;面部显现出青色、白色的,为身凉少热气。面部显现出黑色的,则为多血少气。眉毛美好的,为太阳经脉多血;络腮胡多而长的,为少阳经脉多血;胡须美好的,为阳明经脉多血。这些皆为经脉气血的多少反映于外的情况。人体气血的分布规律是,太阳经脉常多血少气,少阳经脉常多气少血,阳明经脉常多血多气,少阴经脉常多气少血,厥阴经脉常多血少气,太阴经脉常多气少血。

黄帝问道:对于二十五种类型人的疾病,其针刺治疗的法则又是怎样的呢?

岐伯回答说:人体外部的变化反映了内脏气血的盛衰。例如,眉毛秀美反映了足太阳经脉的气血充足;眉毛不好的反映了气血虚少;肌肉丰满而皮肤润泽,表明了血气充盛;肌肉丰满而皮肤不润泽,为气有余而血不足;形体消瘦而皮肤无光泽,反映了气血皆不足。所以,根据体表的征象,审察形体气血的有余或者不足,当泻则泻,当补则补,把握逆顺,则治之不误。

问:针刺治疗三阴三阳经病变的法则是什么呢?

答:针刺治疗三阴三阳经的病变,首先应诊察人迎、寸口的脉象,用以了解阴阳盛衰的变化,而后进行调治。另外,用手循按经络亦可,探察其有无血气凝滞的情况,如脉内气血结聚不通,大都会出现痛痹等症,甚者行动不便,此乃气血涩滞导致的疾病。治疗时,应予留针,以温运之法来温通其涩滞的气血,直至气血调和为止。若络脉有淤血结聚而血行不畅,可刺出其淤血,疏通脉络,促使气血运行。一般而言,凡是上部病气有余,应当用针刺引导病气使之下出;凡是上部正气不足,应当用针刺促使经气上行,以补益正气。若经气运行滞缓而不能直达病所,当于其滞留之处,用针快速刺之,以引导经气到达病处。故必须在明了经脉的具体情况后,才能正确把握不同的针刺方法。如有寒热不和的现象,应宣导其偏盛的一方,以调和气血,促进其运行。脉中之血虽有不畅,但还没有淤结的,应根据不同情况,采取相应的治疗方法。总之,应首先诊察二十五种类型人的外部特征,以了解其内部气血的盛衰和所在部位,综合左右上下各方面的情况,然后进行治疗,此乃针刺必须遵循的法则。

问:用针刺法治疗疾病时,有的人精神易于激发而针感强,针刚刚刺入皮肤,就有得气的感觉;有的人针刺中穴时,脉气与针同时而至;有的人出针后才有反应;有的人需经过多次针刺才有感觉;有的人出针后脉气逆行而出现不良反应；有的人经过几次针刺后病情反而加重。以上表现各不相同的六种情况其道理何在呢？

答：阳气旺盛者，精神易于激动，针刺时其脉气易至而容易得气。此类人情感丰富，气势壮勇，说话很快，走路时高抬其足，其心肺的脏气有余，阳气旺盛滑利，容易激发宣泄，所以针尖刚刚刺入皮肤，就产生反应而得气。有些阳气盛的人，针刺时并无这种神气先动的现象，这是其阴气亦盛的缘故。一般而言，阳气多的人，性情爽朗而多喜乐；阴气多的人，精神抑郁而多恼怒。若屡次发怒而又易于缓解，则是阳中有阴。这种人由于其阳气为阴气所滞，阴阳不易协调，故不易激发其神气，脉气亦不能先行。阴阳协调的人，其气血柔润滑利，所以进针之后，脉气适时而至，很快就会有得气的反应。阴气多而阳气少的人，由于阴主沉，阳主浮，阴气偏盛则脉气伏藏于内，所以气至较迟，出针之后，气才随后而行，产生反应。这种阴气多而阳气少的人，若阴气沉伏滞留于内，导致脉气往来困难，则需要多次针刺后，才能产生反应。至于针刺后出现气逆等不良反应，以及经过多次针刺后病情反而加重者，并非阴阳之气的多少或脉气的沉浮所造成的，而是医疗技术颇低，或者是医生的误治所导致，与病人的体质和脉气并没有多大关系。

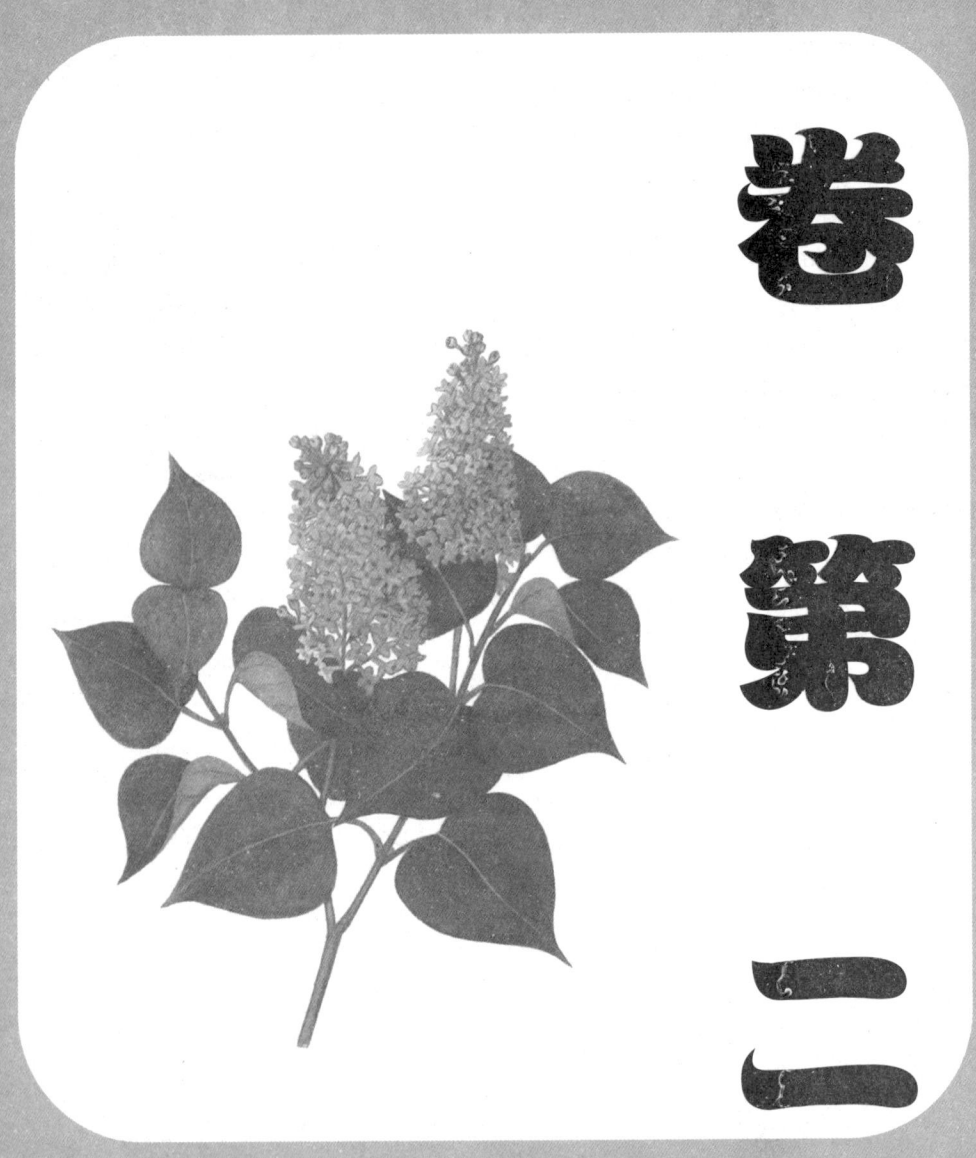

卷第二

十二经脉络脉支别第一 上

【题解】本篇主要阐述十二经脉的循行路线、疾病证候以及经气竭绝的表现和预后。

【原文】

雷公问曰：禁脉之言，凡刺之理，经脉为始，愿闻其道。

黄帝答曰：经脉者，所以决死生，处百病，调虚实，不可不通也。

肺手太阴之脉，起于中焦，下络大肠，还循胃口，上膈属肺；从肺系横出腋下，下循臑①内，行少阴、心主之前，下肘中，循臂内廉上骨下廉，入寸口，上鱼，循鱼际，出大指之端。其支者，从腕后直出次指内廉出其端。

是动则病肺胀满，膨膨而喘咳，缺盆中痛，甚则交两手而瞀②，是谓臂厥。是主肺所生病者，咳，上气，喘喝，烦心，胸满，臑臂内前廉痛，厥，掌中热。气盛有余则肩背痛，风寒，汗出中风，小便数而欠；气虚则肩背痛，寒，少气不足以息，溺色变（一云卒遗矢无度）。为此诸病。凡十二经之病，盛则泻之，虚则寸口反小于人迎也。

大肠手阳明之脉，起于大指次指之端外侧，循指上廉，出合谷两骨之间，上入两筋之中，循臂上廉，入肘外廉，上循臑外前廉上肩，出髃骨③之前廉，上出柱骨之会上；下入缺盆，络肺，下膈，属大肠。其支者，从缺盆直上至颈，贯颊，下入齿中，还出侠口，交人中，左之右，右之左，上侠鼻孔。

是动则病齿痛，颈肿。是主津所生病者，目黄，口干，鼽衄④，喉痹。肩前臑痛，大指次指痛不用。气盛有余，则当脉所过者热肿，虚则寒栗不复。为此诸病，盛者，则人迎大三倍于寸口；虚者，则人迎反小于寸口也。

胃足阳明之脉，起于鼻交頞⑤中，旁约太阳之脉。下循鼻外，入上齿中，还出侠口环唇，下交承浆，却循颐后下廉，出大迎，循颊车，上耳前，过客主人，循发际至额颅。其支者，从大迎前下人迎，循喉咙，入缺盆，下膈，属胃络脾。其直者，从缺盆下乳内廉，下侠脐，入气街中。其支者，起胃下口，循腹里，下至气街中而合；以下髀关，抵伏兔，入膝膑中，下循胻外廉，下足跗，入中指内间。其支者，下膝三寸而别，以下入中指外间。其支者，别跗上入大指间，出其端。

是动则病凄凄然振寒，善伸数欠，颜黑；病至则恶人与火，闻木音则惕然惊，心动，欲独闭户塞牖而处；甚则欲上高而歌，弃衣而走，贲响腹胀，是为骭厥。是主血所生病者，狂疟，温淫汗出，鼽衄，口㖞，唇胗⑥，颈肿，喉痹，大腹水肿，膝膑肿痛，循膺乳、气街、股、伏兔、胻外廉、足跗上皆痛，中指不用。气盛则身以前皆热；其有余于胃，则消谷善饥，溺色黄；气不足则身以前皆寒栗，胃中寒则胀满。为此诸病，盛者，人迎大三倍于寸口；虚者，人迎反小于寸口也。

脾足太阴之脉，起于大指之端，循指内侧白肉际，过核骨后，上内踝前廉，上腨⑦内，循胻骨⑧后，交出厥阴之前，上循膝股内前廉，入腹，属脾络胃；上膈侠咽，连舌本，散舌下。其支者，复从胃别上膈，注心中。

是动则病舌本强，食则呕，胃脘痛，腹胀善噫，得后与气⑨，则快然如衰，身体皆重。是主脾所生病者，舌本痛，体不能动摇，食不下，烦心，心下急，寒疟，溏，瘕，泄，水闭，黄疸，不能食，唇青，强立，股膝内肿痛，厥，足大指不用。为此诸病，盛者，则寸口大三倍于人迎；虚者，则寸口反小于人迎也。

心手少阴之脉，起于心中，出属心系，下膈络小肠。其支者，从心系，上侠咽，系目系(一本作循胸出胁)，其直者，复从心系却上肺，下出腋下，下循臑内后廉。行太阴，心主之后，下肘中内廉，循臂内后廉，抵掌后兑骨之端，入掌内后廉，循小指之内出其端。

是动则病嗌干心痛，渴而欲饮，是为臂厥。是主心所生病者：目黄，胁满痛，臑臂内后廉痛，厥，掌中热痛。为此诸病，盛者，则寸口大再倍于人迎；虚者，则寸口反小于人迎也。

小肠手太阳之脉，起于小指之端，循手外侧，上腕，出踝中，直上循臂骨下廉，出肘内侧两骨之间，上循臑外后廉，出肩解⑩，绕肩胛，交肩上，入缺盆，下络心，循咽，下膈，抵胃，属小肠。其支者，从缺盆循颈上颊，至目锐眦，却入耳中。其支者，别颊上𩑶抵鼻，至目内眦，斜络于颧。是动则病嗌痛，颔肿，不可以顾，肩似拔，臑似折。是主液所生病者，耳聋，目黄，颊肿，颈、颔、肩、臑、肘、臂外后廉痛。为此诸病，盛者，则人迎大再倍于寸口；虚者，则人迎反小于寸口也。

膀胱足太阳之脉，起于目内眦，上额交巅。其支者，从巅至耳上角。其直者，从巅入络脑，还出别下项，循肩髆内，挟脊抵腰中，入循膂，络肾，属膀胱。其支者，从腰中下会于后阴，贯臀入腘中。其支者，从髆内左右别下贯胛，过髀枢⑪，循髀外后廉，下合腘中，以下贯腨内，出外踝之后，循京骨，至小指外侧。

是动则病冲头痛，目似脱，项似拔，脊痛腰似折，髀不可以曲。腘如结，腨如裂，是谓踝厥。是主筋所生病者：痔疟，狂，颠疾，头囟、项、颈间痛，目黄，泪出，鼽衄，项、背、腰、尻、腘、腨、脚皆痛，小指不用。为此诸病，盛者，则人迎大再倍于寸口；虚者，则人迎反小于寸口也。

肾足少阴之脉，起于小指之下，斜趣足心，出然骨之下，循内踝之后，别入跟中，以上腨内，出腘中内廉，上股内后廉，贯脊属肾，络膀胱。其直者，从肾上贯肝膈，入肺中，循喉咙，侠舌本（一本云：从横骨中挟脐，循腹里上行而入肺）。其支者，从肺出络心，注胸中。

是动则病饥不欲食，面黑如炭色，咳唾则有血，喝喝（一作喉鸣）而喘，坐而欲起，目䀮䀮⑫无所见，心如悬，若饥状，是为骨厥。是主肾所生病者，口热舌干，咽肿上气，嗌干及痛，烦心，心痛，黄疸，肠澼⑬，脊股内后廉痛，痿厥，嗜卧，足下热而痛。灸则强食生肉，缓带，被发，大杖重履而步。为此诸病，盛者，则寸口大再倍于人迎；虚者，则寸口反小于人迎也。

心主手厥阴之脉，起于胸中，出属心包络，下膈，历络三焦。其支者，循胸出胁，下腋三寸，上抵腋下，下循臑内，行太阴、少阴之间，入肘中，下循臂，行两筋之间，入掌中，循中指出其端。

是动则病手热，肘挛，腋肿，甚则胸胁支满，心澹澹⑭大动，面赤目黄，喜笑不休。是主脉（一作心包络）所生病者，烦心，心痛，掌中热。为此诸病，盛者则寸口大一倍于人迎；虚者则寸口反小于人迎也。

三焦手少阳之脉，起于小指次指之端，上出两指之间，循手表腕，出臂外两骨之间，上贯肘，循臑外，上肩，而交出足少阳之后，入缺盆，布膻中，散络心包，下膈，遍属三焦。其支者，从膻中，上出缺盆，上项侠耳后，直上出耳上角，以屈下颊，至𬱖。其支者，从耳后，入耳中，出走耳前，过客主人前，交颊，至目兑眦。

是动则病耳聋，浑浑焞焞，嗌肿喉痹。是主气所生病者，汗出，目兑眦痛，颊肿、耳后、肩、臑、肘、臂外皆痛，小指次指不用。为此诸病，盛者，则人迎大一倍于寸口；虚者，则人迎反小于寸口也。

胆足少阳之脉，起于目兑眦，上抵头角，下耳后，循颈行手少阳之前，至肩上，却交出手少阳之后，入缺盆。其支者，从耳后，入耳中，出走耳前，至目兑眦后。其支者，别目兑眦，下大迎，合手少阳于𬱖（一本云别目兑眦，上迎秒阳于𬱖），下加颊车，下颈，合缺盆，以下胸中，贯膈络肝属胆；循胁里，出气街，绕毛际，横入髀厌中。其直者，从缺盆下腋，循胸中，过季胁，下合髀厌中，以下循髀阳，出膝外廉，下外辅骨之前，直下抵绝骨之端，下出外踝之前，循足跗上，出小指次指之端。其支者，别跗上，入大指之间，循大指岐骨内出其端，还贯入爪甲，出三毛。

是动则病口苦，善太息，心胁痛，不能反侧，甚则面微尘，体无膏泽，

足外反热,是为阳厥。是主骨所生病者,头面颔痛,目兑眦痛,缺盆中肿痛,腋下肿,马刀挟瘿⑮。汗出振寒,疟,胸、胁、肋、髀、膝外至胫、绝骨、外踝前及诸节皆痛,小指次指不用。为此诸病,盛者,则人迎大一倍于寸口;虚者,人迎反小于寸口也。

肝足厥阴之脉,起于大指丛毛之际,上循足跗上廉,去内踝一寸,上踝八寸,交出太阴之后,上腘内廉,循股阴,入毛中,环阴器,抵少腹,侠胃属肝络胆,上贯膈,布胁肋,循喉咙之后,上入颃颡,连目系,上出额,与督脉会于巅。其支者,从目系,下颊里,环唇内。其支者,复从肝,别贯膈,上注肺中。

是动则病腰痛,不可以俯仰,丈夫㿗疝,妇人少腹肿,甚则嗌干,面尘,脱色。是主肝所生产者,胸满呕逆,洞泄,狐疝,遗溺,癃闭。为此诸病,盛者,则寸口大一倍于人迎;虚者,则寸口反小于人迎也。

足少阴气绝,则骨枯。少阴者,冬脉也,伏行而濡骨髓者也;故骨不濡(一作软)则肉不能著骨也;骨肉不相亲,则肉濡而却;肉濡而却⑯,故齿长而垢,发无润泽;无润泽者骨先死。戊笃己死,土胜水也。

手少阴气绝,则脉不通;脉不脉,则血不流;血不流,则发色不泽。故面色如漆(一作漆柴)者,血先死。壬笃癸死,水胜火也。

《灵枢》云:少阴终者,面黑齿长而垢,腹胀闭,上、下不通而终矣。

足太阴气绝,则脉不营其口唇。口唇者,肌肉之本也。脉弗营,则肌肉濡;肌肉濡,则人中满(一作舌痿),人中满,则唇反。唇反者,肉先死。甲笃乙死,木胜土也。

手太阴气绝,则皮毛焦。太阴者,行气温于皮毛者也。气弗营,则皮毛焦;皮毛焦,则津液去;津液去则皮节伤;皮节伤,则皮枯毛折。毛折者,气先死。丙笃丁死,火胜金也。

《九卷》云:腹胀闭不得息,善噫,噫则呕,呕则逆,逆则面赤;不逆上下不通,上下不通则面黑皮毛焦而终矣。

足厥阴气绝,则筋宿。厥阴者,肝脉也;肝者,筋之合也;筋者,聚于阴器,而脉络于舌本。故脉弗营,则筋缩急;筋宿急,则引卵与舌,故唇青,舌卷,卵缩,则筋先死。庚笃辛死,金胜木也。

《九卷》云:中热嗌干,喜溺,烦心,甚则舌卷,卵上缩而终矣。

五阴气俱绝,则目系转;转则目运⑰,运为志先死。故志先死,则远一日半而死矣。

太阳脉绝,其终也,戴眼,反折,瘛疭⑱,其色白,绝汗⑲乃出,则终矣。

少阳脉绝,其终也,耳聋,百节尽纵,目睘系绝。系绝一日半死,其死也,色青白乃死。

阳明脉绝,其绝也,口目动作,善惊妄言,色黄,其上下经盛而不仁,则终矣。

六阳俱绝,则阴阳相离;阴阳相离则腠理发泄,绝汗乃出,大如贯珠,转出不流,则气先死矣。故旦占夕死,夕占旦死。

此十二经之败也。

【注释】

①臑(nào 闹):肩下肘上的部位。

②瞀(mào 冒):头目昏冈不清。

③髃骨:肩胛骨上部与锁骨、肱骨相连接处,正当肩髃穴。

④鼽衄:即鼻衄。

⑤頞:即鼻根部。

⑥唇胗(zhěn 疹):口唇疮疡。

⑦腨(zhuǎn 专):即小腿肚。

⑧胻(héng 横)骨:即胫骨。

⑨得后与气:即排大便与矢气。

⑩肩解:即肩关节后骨缝。

⑪髀枢:即髋关节。

⑫目䀮䀮:视物不清的意思。

⑬肠澼:即痢疾。

⑭心澹澹:心跳不安貌。

⑮马刀挟瘿:即瘰疬。

⑯肉濡而却:指肌肉软弱而萎缩。

⑰目眩:视物旋转的意思。

⑱瘈疭:即抽搐。

⑲绝汗:王冰注《素问》:"绝汗,谓汗暴出如珠而不流,旋复干也。"

【译文】

雷公问道:《禁服》篇曾说:凡是运用针刺治疗疾病,应当首先明确经脉理论。其中的道理是什么呢?

黄帝回答说:经脉不仅能运行气血,通调阴阳,而且还在沟通表里上下,联系脏腑器官。运用经脉理论,可以判断疾病的预后,调理病证的虚实,诊治各种疾病,因此对其必须通晓和掌握。

肺的经脉叫手太阴经,自胃脘部,向下联络于大肠,自大肠而上,复绕胃上口,穿过膈膜,入属肺脏。再从气管横走腋窝下,沿着上臂内侧向下，行于手少阴经和手厥阴经的前面，向下至肘中，又沿着前臂内侧桡骨的前缘，入寸口，前行达手掌鱼部，沿鱼际行至拇指尖端。它的支脉，从手腕后直走食指端内侧的商阳穴，相接于手阳明经。

本经而产生的病变，可致胸部胀满、咳嗽气喘，缺盆（锁骨上窝）部疼痛，重则病人两手交叉按于胸部，视物模糊不清，自觉心中烦乱，而形成臂厥病。本经所主的肺脏发生病变，可出现咳嗽，呼吸气逆，喘而喝喝有声，心胸烦闷，臑（肩下肘上部位）臂部的内侧前缘疼痛，掌心发热。本经邪气有余的，会导致肩背疼痛，如感受风寒，就会出现自汗出的中风症，小便次数多而尿量少；正气不足者，则会导致肩背疼痛，恶寒，少气而呼吸无力，小便的颜色出现异常变化。凡是十二经脉的病症，在治疗时，属实的用泻法，属虚的用补法，属热的用速刺法，属寒的用留针法，阳气虚衰而脉气下陷的用灸法，不实不虚者从本经取穴加以治疗。本经邪气盛者，其寸口脉大于人迎脉三倍；本经正气虚者，则寸口脉反小于人迎脉。

大肠的经脉叫手阳明经，自食指尖端内侧的商阳穴，沿着食指的桡侧，通过拇指与食指之间的合谷穴，上入腕部两筋凹陷处的阳溪穴，沿前臂外侧前缘到达肘外侧，沿臑部外侧前缘上肩，出肩峰前缘，再上项背相接处的天柱骨，与诸阳经会于督脉的大椎穴，折向下入缺盆，联络肺脏，向下穿过横膈膜，进入大肠。它的支脉，从缺盆上走颈部，通过颊部入于下齿龈，再回出挟口唇左右，两脉交会于人中，自此左脉走右，右脉走左，上挟鼻孔两旁的迎香穴，相接于足阳明经。

本经受邪而产生的病变，可表现出牙齿疼痛，面颊肿大等症状。本腑所主津发生病变，可表现出眼睛发黄，口中发干，鼻塞流涕或出血，喉中肿痛，闭塞不通，肩前及臑部疼痛，食指疼痛而活动失灵的症状。本经邪气有余的，在其循行部位上会发热而肿；经气不足的，可表现为恶寒颤栗，且不易回复温暖。以上病变，邪气盛的，其人迎脉皆比寸口脉大三倍；正气虚的，其人迎脉则反小于寸口脉。

胃的经脉叫足阳明经，起于鼻两侧的迎香穴，左右上行相交于鼻根部，与起于眼内角的足太阳经交会，向下沿鼻孔外侧进入上齿龈中，回出环绕口唇，交于唇下承浆穴，退行于颐后下缘，出大迎穴，经颊车，上耳前，通过足少阳胆经的上关穴，沿发际至额颅，会于督脉的神庭。它的支脉，自大迎前下走人迎，循喉咙入缺盆，向下穿过膈膜，入属胃腑而联络于脾。其直行的经脉，从缺盆下行于乳头内侧，再下挟脐至毛际两旁的气街（气冲穴处）。另一支脉起于胃的下口，下行腹内至气街，相合于前直行经脉，由此下行，经髀关（大腿前上方部分）和伏兔（股直肌部分），下至膝盖,沿胫骨外侧前缘至足背,进入足中趾和次趾间,在厉兑穴处停止。又一支脉,从膝下三寸的足三里穴别出,而下行至中趾外侧。又一支脉,从足背分出,至足大趾尖端,相接于足太阴经。

本经受邪而产生病变,可发生全身寒栗而发抖,好伸懒腰,呵欠不断,额部暗黑等症,病情严重时,则厌恶见人和害怕火光,听到木器的声音就惊慌害怕,心跳不安,常欲关闭门窗,独居室内,甚则登高唱歌,脱掉衣服到处疯跑,且伴有腹部胀满、肠鸣作响的现象,此乃骭厥病。本腑所主血发生的病变,可见狂乱、疟疾,发热而汗出,鼻流清涕或出血,口角歪斜,口唇生疮,颈部肿大,喉中肿痛,腹大水肿,膝膑肿痛,沿侧胸乳部、腹股沟部、大腿前缘、足胫外缘、足背等处都发生疼痛,足中趾不能屈伸等症状。本经邪气有余者,胸腹部皆会感到发热,若气盛而胃热太过,就会导致消化功能过亢,从而容易饥饿,小便颜色变黄;经气不足的,胸腹部感觉发凉,若气虚而胃中有寒,则会因水谷停滞而导致腹部胀满。上述病变,凡是邪气盛者,其人迎脉比寸口脉大三倍;正气虚者,则人迎脉反小于寸口脉。

脾的经脉叫足太阴经,自足大趾尖端的隐白穴,沿大趾内侧赤白肉际,经过跗骨小头,上行于内踝前缘,继续上行于小腿肚内侧,沿胫骨后面,交出足厥阴肝经的前面,上行循膝和股内侧的前缘,进入腹内,入属脾脏,联络胃腑。然后向上穿过膈膜,挟食道和咽,上达于舌根,散行于舌下。它的支脉,又从胃别出向上行,穿过膈膜,注于心中,相接于手少阴经。

本经感受邪气而产生病变,可见舌体强硬,进食后容易呕吐,胃脘疼痛,腹部胀满,嗳气,大便或矢气后腹内轻松,身体沉重的症状。本经所主脾脏发生病变,会有舌部疼痛,身体活动不便,饮食难下,心烦不安,心窝部掣引作痛,大便稀溏或泄泻,小便不通,全身及面目发黄,食欲减退,口唇发青,站立时股膝内侧肿胀疼痛,四肢发冷,足大趾不能活动等症状出现。上述病变,凡是邪气盛者,其寸口脉比人迎脉大三倍;正气虚者,则寸口脉反小于人迎脉。

心的经脉叫手少阴经,自心中,出走心系,下穿膈膜,联络小肠。它的支脉,从心系上挟咽喉,进而联系目系。其直行的经脉,从心系上过肺,横出腋下,向下沿着臑部的内侧后缘,行于手太阴和手厥阴两经之后,下行肘内,循前臂的内侧后缘,直至掌后高骨之端,入掌内后侧,再沿手小指内侧而达指的尖端,相接于手太阳经。

本经受邪而产生病变,可出现咽喉干燥,心胸疼痛,口干而喜欢饮水的症状,这就叫做臂厥病。本经所主心脏出现病变,则见眼睛发黄,胁肋胀痛,臑臂内侧后缘疼痛、发冷，掌心发热而灼痛的症状。上述病变，凡是邪气盛者，其寸口脉比人迎脉大两倍；正气虚，则寸口脉反小于人迎脉。

小肠的经脉叫手太阳经，自手小指尖端的少泽穴，沿手外侧后缘至腕，经过锐骨（尺骨茎突），直上沿尺骨后侧，行肘内侧两骨间陷中的小海穴，再上循臑部外侧后缘，行于手阳明经和手少阳经之后，出肩关节后骨缝处，绕过肩胛，左右交于肩上的大椎穴，再向前下入于锁骨上窝，内络于心脏，再沿食道向下穿过膈膜至胃，下行属小肠。它有一支脉，从锁骨上窝沿颈上颊，至眼外角，回转入耳中。又一支脉，从颊部别出，上行至眼眶下，抵鼻到眼内角，相接于足太阳经，并斜络于颧。

本经受邪而产生病变，可见咽喉疼痛，颔部肿胀，颈项转动困难，不能回头看东西，肩部疼痛好像被人扯伤一样，上臂疼痛剧烈，有如折断一样。本腑所主液发生病变，就有耳聋，眼睛发黄，面颊肿胀，颈、颔部、两肩、臑部、两肘、前臂等部的外侧后缘都发生疼痛的症状出现。上述病变，凡是邪气盛者，其人迎脉比寸口脉大两倍；正气虚者，则人迎脉反小于寸口脉。

膀胱的经脉叫足太阳经，自眼内角，上行额部，交于巅顶的百会穴。它的支脉，从巅顶到耳上角。其直行的干脉，从巅顶入内络脑，复出脑外，下行项后，沿肩胛骨内侧，挟脊柱两旁至腰部，进入深层，沿着脊旁肌肉行走，联络于肾而属于膀胱。它的支脉，自腰部分出，下会于后阴，穿过臀部，下行至腘窝的委中穴。又一支脉，从左右肩胛内别出，挟脊下行，经过髀枢（股骨大转子处），沿大腿外侧下行，会合于前入腘窝中之脉，再下穿小腿肚内，出行外踝之后，沿足背外侧经过京骨，至小趾外侧端，相接于足少阴经。

本经感受邪气而致病变，可见气血上冲而头部疼痛，眼珠像要脱出一样，颈项、腰部疼痛，难受得如同被折断一样，脊部疼痛，髋关节不能弯曲，膝部像被捆绑一样不能随意运动，小腿肚似撕裂般疼痛，这就叫做踝厥病。本腑所主筋发生病变，就会出现痔疮、癫狂、疟疾，头部、囟门与颈项均疼痛，眼睛发黄，流泪，鼻流清涕或出血，颈项、背、腰、尾骶骨、膝窝、小腿肚、脚等部都发生疼痛，足小趾不能活动。上述病变，凡是邪气盛者，其人迎脉比寸口脉大两倍；正气不足者，则人迎脉反小于寸口脉。

肾的经脉叫足少阴经，自足小趾下，斜走足心的涌泉穴，由足心出内踝前大骨下陷中，沿内踝后转入足跟中，上行小腿内侧，出腘膝窝内侧，上行股内侧后缘，穿过脊骨而入属于肾脏，下行联络膀胱。其直行的经脉，从肾上行，穿过肝和膈膜，进入肺中，再沿喉咙上行挟于舌根。它的支脉,自肺而来,联络心脏,再注入胸中,相接于手厥阴经。

本经感受邪气而产生病变,可出现饥饿而不欲饮食,面色如木炭般黑暗无光,咳唾而带血,喘息而有声,刚刚坐下就想起来,视物模糊不清,心如悬挂在空中一样浮荡不宁,胃中嘈杂似饥,此乃骨厥病。本经所主肾脏发生病变,就会出现口内发热,舌头发干,咽部肿大,气往上逆,喉咙干燥疼痛,心胸烦躁而疼痛,黄疸,痢疾,脊背和股内侧后缘疼痛,足部痿软而发冷,精神疲倦而嗜睡,足心发热疼痛。若用灸法治疗肾病,应当增强食欲,促进肌肉生长,同时加以适当的调养,如解开束紧的腰带,披散扎紧的头发,使全身得到舒松。在疾病恢复期,经常手拄拐杖,穿上保暖的鞋袜,起床缓步行走,进行轻微的活动,以舒展筋骨,有助于恢复肾气。以上病变,凡是邪气盛者,寸口脉比人迎脉大两倍;正气不足者,则寸口脉反小于人迎脉。

心包络的经脉叫手厥阴经,自胸中,属于心包络,向下穿过膈膜,依次络于上、中、下三焦。它的支脉,从胸横出走胁,从腋下三寸处上行到腋窝,再沿臑部内侧,行于手太阴和手少阴两经之间,进入肘窝中,下行前臂掌侧两筋之间,入掌内,沿中指直达其尖端。另一支脉,从掌中分出,沿无名指直达指尖,相接于手少阳经。

本经感受邪气而致病变,可出现手掌心发热,两肘关节拘挛,腋下肿胀,甚则胸胁部支撑胀满,心中剧烈跳动,面色发赤,眼睛发黄,喜笑不止的症状。本脏所主脉如病变,就会出现心胸烦躁、疼痛,掌心发热。以上病变,凡是邪气盛者,其寸口脉比人迎脉大一倍;正气不足者,则寸口脉反小于人迎脉。

三焦的经脉叫手少阳经,自无名指尖端,沿无名指外侧上行,经手腕背面,行于前臂外侧尺桡骨间,穿过肘,沿臑部外侧上肩,交出足少阳胆经之后,向前下行进入锁骨上窝,再下布胸中,散络于心包络,向下穿过膈膜,从胸至腹,遍属于上、中、下三焦。它的支脉,从胸中上行出锁骨上窝,上走项部,沿耳后直上至耳上角,由此屈折而下行,经颊部至目眶下。又一支脉,从耳后翳风穴入耳中,再出耳前,经过足少阳胆经的上关穴前,与前脉交于颊部,再到达眼外角,相接于足少阳胆经。

本经感受气而产生病变,可出现耳聋,听觉不灵,咽喉肿痛,或喉中闭塞不通等症。本腑所主气出现病变,就会有自汗出,眼外角疼痛,面颊肿胀,耳后、肩、臑部、肘、前臂的外侧部都发生疼痛,无名指不能运动的症状。以上病变,凡是邪气盛者,其人迎脉比寸口脉大一倍;正气不足者,则人迎脉反小于寸口脉。

胆的经脉叫足少阳经,自眼外角的瞳子髎穴,上行至额角,下至耳后,沿颈部行于手少阳经的前面,下至肩上,又交叉到手少阳经的后面,进入锁骨上窝。它的支脉,从耳后分出入于耳中,还出耳前,至眼外角后瞳子髎处。又一支脉,从眼外角后下走大迎,折行抵目眶下,会合于手少阳经,再折向后下方过颊车,下项,与前脉会合于锁骨上窝,然后下行至胸,穿过膈膜络肝属胆,再沿胁里下行,出于足阳明经的气冲穴,环绕前阴上方的毛际,横入股骨大转子处的环跳穴。其直行的脉,从锁骨上窝下走腋部,沿胸部经过季胁,会合于前一支脉在环跳穴,再向下沿大腿外侧,下行膝外侧和腓骨的前缘,直至外踝上方的腓骨凹陷处,下出于外踝前下方,循足背,出足第四趾的尖端。又一支脉,从足背上别行入足大趾,沿足大趾与次趾之间的骨缝,至大趾尖端,再回走穿过爪甲,出甲后的丛毛处,相接于足厥阴经。

本经感受邪气而产生病变,可见口苦,时常叹长气,胸胁部作痛,身体转动困难等症。病重时,面部如蒙灰尘般,肌肤暗无光泽,足外侧发热,此乃阳厥病。本腑所主骨发生病变,则有头痛,面及喉结两旁疼痛,外眼角痛,锁骨上窝肿痛,腋下肿胀,马刀挟瘿(颈、腋部淋巴结核),自汗出,恶寒战栗,疟疾,胸、胁、肋、髀及膝外侧,直至胫骨、绝骨(外踝上三寸部)、外踝前等各个关节都疼痛,足第四趾不能运动的症状出现。以上病变,凡是邪气盛者,其人迎脉比寸口脉大一倍;正气不足者,则人迎脉反小于寸口脉。

肝的经脉叫足厥阴经,自足大趾丛毛处的大敦穴,沿着足背上至内踝前一寸处,向上至内踝上八寸处,交出于足太阴经脉的后面,再上走腘窝内侧,沿股内侧上行,入阴毛中,环绕阴器,上入小腹,挟胃上行,入属肝脏,联络于胆,再向上穿过膈膜,布散于胁肋,从喉咙后方,经咽上腭向上相连于目系,再上出额部,与督脉会于头顶中央的百会穴。它的一支支脉,从目系下走面颊内,环绕口唇。其另一支脉,从肝脏发出,穿过膈膜,上注于肺中,相接于手太阴经。

本经感受邪气而出现的病变,可见腰部疼痛而不能前俯后仰,男子则病颓疝,妇女则患小腹部肿胀。病重时,喉咙发干,面部如蒙有灰尘般暗无光泽。本经所主肝脏发生病变,就会见胸中烦闷胀满,呕吐气逆,泄泻不止,狐疝等,甚则遗尿或小便不通的症状出现。以上病变,凡是邪气盛者,其寸口脉比人迎脉大一倍;正气虚者,则寸口脉反小于人迎脉。

足少阴肾藏精生髓而养骨,若足少阴肾经的脉气竭绝,则精亏髓少,骨失所养,则有骨骼萎弱枯槁的现象出现。肾主水相应于冬季,其脉如

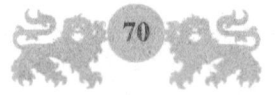

冬季万物潜藏一样，伏行于人体深部，具有濡养骨髓的作用，若骨失髓养而枯槁，肌肉则无法附着于骨，骨肉分离而不相联属，则肌肉软弱萎缩，致使牙龈萎缩而牙齿显得较长，且上积污垢，头发也枯槁而不润泽。因头发亦赖肾精化血以充养，故头发无光泽，就是肾精将要衰竭的征象。肾属水，戊己属土，土能胜水，因此在属戊己的时日，此病情较易恶化，甚至导致死亡。

手少阴心主血脉，若手少阴心经的脉气竭绝，则血脉的运行不通畅，血脉不通，则血液不能周流全身以濡养肌体，头发就会因失养而失去光泽。心血的盛衰常显现于面部，故面色晦暗而无光泽的，失去血脉将要衰竭的征象。心属火，壬癸属水，水能胜火，因此在属壬癸的时日，这种病则会恶化，甚至导致死亡。

《灵枢》说：凡是由于手少阴心经的脉气竭绝而死的，大多有面色黑而晦暗，齿龈萎缩而齿长多垢，以及腹部胀满，气机闭塞，上下不通等表现。

足太阴脾运化水谷而主肌肉，口唇为肌肉之本。若足太阴脾经的脉气竭绝，则水谷不化，精微不足，从而肌肉失去营养而松软，导致人中部肿满，口唇外翻的现象出现。口唇外翻是脾脏精气将要衰竭的征象。脾属土，甲乙属木，木能胜土。因此在属甲乙的时日，此病情较易恶化，甚者还有可能会死亡。

手太阴肺主宣发而外合皮毛，若手太阴肺经的脉气竭绝，则不能宣布发散津气，以输送营养温润皮毛，皮毛就会枯焦。津液亏耗导致皮毛焦枯，如果出现毫毛折断脱落，这是肺气将要衰竭的征象。肺属金，丙丁属火，火能胜金，故在属丙丁的时日，这种病就会恶化，严重者甚至死亡。

《九卷》说：手太阴肺经的脉气竭绝，就会导致腹部胀满，闭塞不通，呼吸不利，经常嗳气、呕吐，呕吐时气上逆而面赤；若气不上逆，则会在内阻滞，以致上下不通，面色发黑，皮毛焦枯而死亡。

足厥阴肝藏血主筋，若足厥阴肝经的脉气竭绝，则筋脉失养而拘急挛缩。足厥阴肝经络舌本，其筋会聚于阴器，肝血不能营养筋脉，筋脉就会收缩牵引睾丸和舌根，若有口唇发青，舌体卷短，睾丸收缩等症状出现，此乃肝气将要衰竭的征象。肝属木，庚辛属金，金能胜木。故在属庚辛的时日，这种病就会加重，甚至导致死亡。

《九卷》说：是厥阴肝经的脉气竭绝，就会出现胸中发热，心中烦躁，咽喉干燥，小便频数的现象，病情严重的，则见舌体卷缩，睾丸向上收缩，有时可导致死亡。

五脏的精气皆上于脑而注于目，若五脏的精气竭绝，就会感到脑内转动,头晕目眩,视物不清。头目眩晕为五脏精气神衰竭的征象,病人一天半内就要死亡。

太阳经脉之气竭绝时,病人表现出两目上视,眼球固定不动,腰背反张,手足抽搐,面色发白,汗暴出如珠而不流动等症状,严重时就会致人于死地。

少阳经脉之气竭绝时,病人出现耳聋,全身骨节松弛无力,两目直视如惊恐状等目系(眼球内连于脑的脉络)绝的症状,病人一日半左右时日就会死亡。死亡时,病人面色由青转白。

阳明经脉之气竭绝时,病人表现出口眼不停地䁾动,时常惊恐不安,胡言乱语,面色发黄的症状。若手足阳明经脉都出现脉盛躁动,皮肉麻木不仁,则会死亡。

六阳经脉之气都竭绝,则阴阳之气相互分离,阳气失于卫外,腠理不密,汗孔开张,精气外泄,而绝汗出如贯珠,停滞于皮肤而不下流,此乃元气外脱的死症。若有上述情况出现,必然朝发夕死,夕发朝死。

上述阐述的即为十二经脉之气竭绝的败象。

十二经脉络脉支别第一 下

【题解】本篇主要阐述十五络脉及十二经别的循行、病候和治疗原则,还讨论了十二皮部的名称、络脉诊色法,以及手太阴、足阳明、足少阴之脉常动不休的道理。

【原文】
黄帝问曰:经脉十二,而手太阴之脉独动不休,何也?

岐伯对曰:足阳明胃脉也。胃者,五脏六腑之海,其清气上注于肺,肺气从太阴而行之。其行也,以息往来,故人一呼脉再动,一吸脉亦再动,呼吸不已,故动而不止。

曰:气口①何以独为五脏主?

曰:胃者,水谷之海,六腑之大源也。五味入于口,藏于胃,以养五脏气。气口亦太阴也,是以五脏六腑之气味皆出于胃,变见于气口。故五气入于鼻,藏于心肺,心肺有病而鼻为之不利也(《九卷》言其动,《素问》论其气。此言其为五脏之所主,相发明也。)。

曰:气之过于寸口也,上出焉息?下入焉伏?何道从还?不知其极也。

曰：气之离于脏也，卒然如弓弩之发，如水之下岸，上于鱼以反衰，其余气，衰散以逆上，故其行微也。

曰：足阳明因何而动？

曰：胃气上注于肺，其悍气上冲头者，循咽上走空窍，循眼系入络脑，出颔，下客主人，循牙车，合阳明，并下人迎，此胃气别走于阳明者也，故阴阳上下，其动也若一。故阳病而阳脉小者为逆，阴病而阴脉大者为逆。阴阳俱静，与其俱动，若引绳，相倾者病。

曰：足少阴因何而动？

曰：冲脉者，十二经脉之海也，与少阴之络起于肾下，出于气街，循阴股内廉，斜入腘中，循胻骨内廉，并少阴之经，下入内踝之后，入足下。其别者，斜入踝内，出属跗上，入大指之间，以注诸络，以温足跗。此脉之常动者也。

曰：卫气之行也，上下相贯，如环无端。今有卒遇邪气及逢大寒，手足不随，其脉阴阳之道，相腧之会，行相失也，气何由还？

曰：夫四末，阴阳之会，此气之大络也，四冲②者，气之径也。故络绝则径通，四末解则气从合，相输如环。

黄帝曰：善！此所谓如环无端，莫如其纪，终而复始，此之谓也。

十二经脉伏行于分肉之间，深而不见。其常见者，足太阴脉，过于外踝之上，无所隐。故诸脉之浮而常见者，皆络脉也。六经络，手阳明少阳之大络起五指间，上合肘中。饮酒者，卫气先行皮肤，先充络脉，络脉先盛，则卫气以平，营气乃满，而经脉大盛也。脉之卒然动者，皆邪气居之。留于本末，不动则热，不坚则陷且空，不与众同，是以知其何脉之动也。

雷公问曰：何以知经脉之与络脉异也？

黄帝答曰：经脉者，常不可见也。其虚实也，以气口知之。脉之见者，皆络脉也。诸络脉，皆不能经大节之间，必行绝道出入，复合于皮中，其会皆见于外。故诸刺络脉者，必刺其结上，甚血者，虽无血结，急取之以泻其邪而出其血，留之发为痹也。

凡诊络脉，脉色青则寒且痛；赤则有热；胃中有寒，则手鱼际之络多青；胃中有热，则鱼际之络赤；其鱼黑者，久留痹也；其有赤有青有黑者，寒热也；其青而小短者，少气也。凡刺寒热者，皆多血络，必间日而一取之，血尽乃止，调其虚实。其小而短者，少气，甚者泻之则闷，闷甚则仆不能言，闷则急坐之也。

手太阴之别，名曰列缺，起于腕上分间，并太阴之经直入掌中，散入于鱼际。其病实则手兑骨掌热，虚则欠㰦③，小便遗数。取之去腕一寸半,别走阳明。

手少阴之别,名曰通里,去腕一寸,别而上行,循经入于心中,系舌本,属目系。实则支膈,虚则不能言。取之腕后一寸,别走太阳。

手心主之别,名曰内关,去腕二寸,出于两筋之间,循经以上,系于心包,络心系。实则心痛,虚则为烦心。取之两筋间。

手太阳之别,名曰支正,上腕五寸,内注少阴;其别者,上走肘,络肩髃。实则节弛肘废,虚则生肬,小者如指痂疥。取之所别。

手阳明之别,名曰偏历,去腕三寸,别走太阴;其别者上循臂,乘肩髃,上曲颊偏齿;其别者入耳,会于宗脉。实则龋齿耳聋,虚则齿寒痹膈。取之所别。

手少阳之别,名曰外关,去腕二寸,外绕臂,注胸中,合心主。实则肘挛,虚则不收。取之所别。

足太阳之别,名曰飞扬,去踝七寸,别走少阴。实则窒鼻(一云鼽窒),头背痛,虚则鼽衄。取之所别。

足少阳之别,名曰光明,去踝上五寸,别走厥阴,并经下络足跗。实则厥,虚则痿躄,坐不能起。取之所别。

足阳明之别,名曰丰隆,去踝八寸,别走太阴;其别者,循胫骨外廉上络头项,合诸经之气,下络喉嗌。其病气逆,则喉痹卒喑,实则颠狂,虚则足不收,胫枯。取之所别。

足太阴之别,名曰公孙,去本节后一寸,别走阳明;其别者,入络肠胃。厥气上逆则霍乱,实则肠中切痛,虚则鼓胀。取之所别。

足少阴之别,名曰大锺,当踝后绕跟,别走太阳;其别者,并经上走于心包,下外贯腰脊,其病气逆则烦闷,实则癃闭,虚则腰痛。取之所别。

足厥阴之别,名曰蠡沟,去内踝上五寸,别走少阳。其别者,循经上睾,结于茎。其病气逆,则睾肿卒疝,实则挺长热,虚则暴痒。取之所别。

任脉之别,名曰尾翳,下鸠尾,散于腹。实则腹皮痛,虚则瘙痒。取之所别。

督脉之别,名曰长强,侠脊上项散头上;下当肩胛左右,别走太阳,入贯膂。实则脊强,虚则头重高摇之,挟脊之有过者(《九墟》无此九字)。取之所别。

脾之大络,名曰大包,出渊腋下三寸,布胸胁。实则一身尽痛,虚则百节皆纵。此脉若罗络之血者,皆取之。

凡此十五络者,实则必见,虚则必下,视之不见,求之上下,人经不同,络脉异所别也。

黄帝问曰:皮有分部,脉有经纪,愿闻其道。

岐伯对曰：欲知皮部以经脉为纪者，诸经皆然。阳明之阳，名曰害蜚。十二经上下同法，视其部中有浮络者，皆阳明之络也。其色多青则痛，多黑则痹，黄赤则热，多白则寒，五色皆见，则寒热也。络盛则入客于经。阳主外，阴主内。

少阳之阳，名曰枢纾（一作持）。视其部中有浮络者，皆少阳之络也。络盛则入客于经。故在阳者主内，在阴者主出，以渗于内也。诸经皆然。

太阳之阳，名曰关枢。视其部中有浮络者，皆太阳之络也。络盛则入客于经。

少阴之阴，名曰枢懦。视其部中有浮络者，皆少阴之络也。络盛则入客于经，其入于经也，从阳部注于经，其出者，从阴部内注于骨。

心主之阴，名曰害肩。视其部中有浮络者，皆心主之络也。络盛则入客于经。

太阴之阴，名曰关蛰。视其部中有浮络者，皆太阴之络也。络盛则入客于经。

凡此十二经络脉者，皮之部也。是故百病之始生也，必先客于皮毛，邪中之，则腠理开，开则入客于络脉，留而不去，传入于经，留而不去，传入于腑，廪于肠胃，邪之始入于皮也，淅然起毫毛，开腠理；其入于络也，则络脉盛，色变；其入客于经也则盛，虚乃陷下。其留于筋骨之间，寒多则筋挛骨痛；热多则筋弛骨消，肉烁䐃破④，毛直而败也。

曰：十二部，其生病何如？

曰：皮者，脉之部也。邪客于皮，则腠理开，开则邪入客于络脉，络脉满则注于经脉，经脉满则入舍于腑脏。故皮有分部，不愈而生大病也。

曰：夫络脉之见，其五色各异，其故何也？

曰：经有常色，而络无常变。

曰：经之常色何如？

曰：心赤，肺白，肝青，脾黄，肾黑，皆以应其经脉之色也。

曰：其络之阴阳，亦应其经乎？

曰：阴络之色应其经，阳络之色变无常，随四时而行。寒多则凝泣，凝泣则青黑；热多则淖泽，淖泽则黄赤；此其常色者，谓之无病。五色俱见，谓之寒热。

曰：余闻人之合于天道也，内有五脏，以应五音、五色、五味、五时、五位；外有六腑，以合六律，主持阴阳诸经，而合之十二月、十二辰、十二节、十二时、十二经水、十二经脉。此五脏六腑所以应天道也。夫十二经脉者，人之所以生，病之所以成，人之所以治，病之所以起，学之所以始，工之所止,粗之所易,上之所难也,其离合出入⑤奈何?

曰:此粗之所过,上之所悉也,请悉言之:

足太阳之正,别入于腘中,其一道下尻五寸,别入于肛,属于膀胱,散之肾,循膂,当心入散;直者,从膂上出于项,复属于太阳。此为一经也。

足少阴之正,至腘中,别走太阳而合,上至肾,当十四椎,出属带脉;直者,系舌本,复出于项,合于太阳。此为一合(《九墟》云:或以诸阴之别者,皆为正也)。

足少阳之正,绕髀入于毛际,合于厥阴,别者入季胁之间,循胸里,属胆,散之肝上贯心,以上侠咽,出颐⑥颔中,散于面,系目系,合少阳于外眦。

足厥阴之正,别跗上,上至毛际,合于少阳,与别俱行。此为二合。

足阳明之正,上至髀,入于腹里,属于胃,散之脾,上通于心,上循咽,出于口,上頞䪼,还系目系,合于阳明。

足太阴之正,则别上至髀,合于阳明,与别俱行,上络于咽,贯舌本。此为三合。

手太阳之正,指地,别入于肩解,入腋走心,系小肠。

手少阴之正,别入于渊腋两筋之间,属于心,上走喉咙,出于面,合目内眦。此为四合。

手少阳之正,指天,别于巅,入于缺盆,下走三焦,散于胸中。

手心主之正,别下渊腋三寸。入胸中,别属三焦,出循喉咙,出耳后,合少阳完骨⑦之下。此为五合。

手阳明之正,从手循膺乳,别于肩髃,入柱骨,下走大肠,属于肺,上循喉咙,出缺盆,合于阳明。

手太阴之正,别入渊腋少阴之前,入走肺,散之大肠,上出缺盆,循喉咙,复合阳明。此为六合。

【注释】

①气口:即寸口脉。

②四冲:指头、胸、腹、胫等四处脉气运行的通路。

③虚则欠㰦:张介宾《类经》注:"欠㰦,张口伸腰也,虚因肺气不足,故为欠㰦。"

④肉烁䐃破:因热邪而致肌肉消瘦,大肉已脱。

⑤离合出入:经脉之别,称为离与出;复还本经,称为合与入。

⑥颐:指口角后腮下部位。

⑦完骨:即乳突骨。

【译文】

黄帝问道:在十二经脉之中,手太阴肺经的脉为什么跳动不止呢?

岐伯回答说：手太阴肺经脉的搏动密切相关于胃气。胃受纳水谷而化生精微，是五脏六腑精气的源泉，水谷精微中的清气上注于肺脉，其脉气从手太阴肺经开始，循十二经脉流布周身。脉气是随着人的呼吸而往来运行的，每呼气一次，脉搏跳动两次，每吸气一次，脉搏亦同样跳动两次，人的呼吸不停止，脉搏也就会跳动不止。

问：为什么诊察寸口脉象，便可知五脏脏气盛衰的变化呢？

答：胃为水谷之海，是五脏六腑水谷精气的源泉。进食后，首先停留于胃，经过腐熟消化后，其水谷精微通过脾而转输于肺，由肺气布散全身，内以充养五脏六腑，外则行于手太阴经脉的寸口部位。故五脏六腑的精气皆来源于胃，而外现于寸口。因此，诊察寸口的脉象，则可知五脏六腑之气的虚实。自然界的风、暑、湿、燥、寒五气，通过鼻而进入肺，然后由肺布散于心，故心肺生病，鼻窍也往往不会通利。

问：运行于寸口的脉气，上下出入，气势有盛有衰，这种盛气是从何处而来呢？其衰退时，在何处潜伏？又是从哪条道路返回的？我不太清楚其中的道理。

答：手太阴经脉的脉气，从肺脏发出时，其势迅猛，似离弦之箭，决堤之水，故脉气开始时是强盛的。当脉气上行至鱼际时，有如强弩之末，呈现出由盛而衰的现象，但其衰微之气还要向上逆行，因此其运行的气势就已经非常微弱了。

问：足阳明胃的经脉会搏动的原因是什么呢？

答：胃气向上传注于肺，其臬悍滑利之气，上行头部，沿着喉咙向上，注入七窍，再沿着眼球深处的脉络入内，联系脑部，从脑出于颔部，下行至足少阳胆经的上关穴，循颊车合于足阳明本经，即循经下行至结喉两旁的人迎穴。这就是胃气自内发出而别行，又会合于足阳明经的全过程，从而使人迎脉跳动不止。由于手太阴之脉下出于寸口，足阳明之脉上出于人迎，故阴阳上下之气都是借胃气的输注彼此贯通，它们的搏动是一致的。因此，当阳病邪气盛于外时，阳明人迎脉当大，若反见小者为逆；当阴病阳气衰于内时，太阴寸口脉当小，若反见大者为逆。正常情况下，人体处于阴阳平衡状态，阴脉和阳脉的大小、动静都应当是相等和协调的，如静则俱静，动则俱动，均匀如牵引的绳索，这就是有胃气的正常脉象。反之动静不一，或有偏倾不正的，为病脉。

问：足少阴肾的经脉为什么会搏动呢？

答：这是足少阴肾的经脉与冲脉关系密切的缘故。冲脉为十二经脉气血汇聚之处，为十二经脉之海，它与足少阴的络脉都起于肾下，出于足阳明经的气街穴,沿大腿内侧后缘向下斜行,进入膝部腘窝内,循胫骨内侧,与足少阴经脉并行,向下抵达足内踝的后方,再下行入足下。它的支脉,斜入内踝,浮出足背之上,从足背进入足大趾间,有渗灌各条络脉,以温养足胫部的作用。故足少阴经脉经常搏动不休,并反映于足内踝的太溪脉上。

问:营卫之气在人身运行,上下相互贯通,如圆环般循环不息。若突然感受邪气,或者遭受严寒之气的刺激,导致手足运动不灵活,营卫之气的运行通路,以及相互交会之处,也都因外邪的侵入而阻滞不通,在此情况下,营卫之气又将怎样循环流注呢?

答:人体四肢的末端,为三阴三阳经脉交会之处,也是营卫气血运行联络的大络所在之处。头、胸、腹、胫等四处脉气运行的道路,又称为四冲,为人体上下内外之气通行的要道。当四肢的大络因邪气的侵袭而阻绝不通时,四冲的径路却是通畅的,这样气血就仍可以畅通运行。当邪气解除后,则营卫气血又可会合于四肢的大络,从而运行不息,周而复始。

黄帝说道:讲得很对。所谓如环无端,周而复始,讲的就是这个道理啊!

十二经脉伏藏在循行肌肉之间,其部位较深,在体表不容易被察觉。能够看见的,只有手太阴的经脉循行于腕后内侧前缘的部位,因该处皮薄肉少而无所隐蔽,故显而易见。其他浮露在外而能看见的,皆为络脉。手足六阳经的络脉中,最易见到的是手阳明大肠经和手少阳三焦经的络脉,它们分别起于五指中间,向上循行而会合于肘中内侧。酒是五谷经过酿造而成的液体,其性果悍滑利,性质同于卫气。饮酒后,酒随卫气先行于皮肤,充实于络脉之中,致使络脉盛满,这样,外在的卫气已充盈有余,进而营气亦充满于经脉之中,此时经脉中之气血皆很充盛。十二经脉中任何一条经脉,突然搏动异常的,皆因邪气留在经脉所致。若邪气留于经脉久而未动的,就会郁而化热,其脉形必然坚硬。若脉形未见坚硬,多是寒邪偏盛,寒盛则多见其脉陷下而空虚,不同于正常脉象,由此便可得知是哪一经发生了病变。

雷公问道:经脉和络脉的不同变化怎样辨别呢?

黄帝回答道:经脉循行于肌肉的深部,一般是看不见的。若经脉发生病变,它的虚实变化,可以从诊察寸口脉象而得知。凡是显露于外而可以看见的,皆为络脉。所有的络脉,都不经过大关节处,而是行于经脉所不到的地方,出入联络于经脉之间,会合于皮中,其会合的部位,皆显现于外。因此,凡针刺各络脉时,必须刺在络脉有淤血结聚之处。若邪气已于血中聚集,虽无明显的结聚之象,仍然应该及时针刺络脉,放出恶血以泻除其病邪。否则，病邪恶血久留不去，就会传变为痹痛之病。

在诊察络脉时，其络脉色青的，为寒邪凝滞血气之象，且常因血行不通而出现疼痛之症；络脉色红的，为血中有热。如胃中有寒的，其手鱼际部的络脉多见青色；胃中有热的，则鱼际部的络脉多见红色。手鱼际部位色黑的，为体内久留邪气的痹痛病。若络脉颜色时赤、时黑、时青的，为寒热错杂的病变。络脉色青而小短的，是阳虚寒盛，主少气之病。在治疗时，凡是邪气尚未进入经脉，而表现为恶寒发热的，是病在血络，须隔日一刺，把恶血泻尽为止，然后根据病情的虚实加以调治。络脉小而短的，为气虚之症，对于这种病人，不能再泻其血，否则会使其气更虚，而出现昏闷烦乱的征象，甚至突然跌倒，不省人事，或者不能言语。在病人发生昏乱时，当立即扶其坐下，同时施行急救，以使其苏醒。

手太阴经别出的络脉，名叫列缺，自腕后上侧分肉之间，与手太阴本经的经脉并行，直入手掌中，散布于鱼际的边缘。若发生病变，是邪气实的，则出现腕后高骨及手掌发热；正气虚的，则出现多呵欠而伸懒腰，小便失禁或频数。治疗时，应取腕后一寸半处的列缺穴，虚则补之，实则泻之。本络还由此穴别出，联络于手阳明经。

手少阴经别出的络脉，名叫通里，自腕后内侧一寸处，顺沿着手少阴本经的经脉上行，入于心中，再上行连系舌根，属于目系。若出现病变，为邪气盛的，则胸膈间支撑而不舒适；正气虚的，则不能说话。治疗时，应取腕后内侧一寸处的通里穴，虚则补之，实则泻之。本络还由此穴别出，联络手太阳经。

手厥阴经别出的络脉，名叫内关，自腕后内侧二寸处，由两筋的中间别出，顺沿着手厥阴本经的经脉上行，连系心包，络于心系。若出现病变，是邪气盛的，则心痛；正气虚的，则心中烦乱而不安宁。治疗时，应取腕后内侧二寸处内关穴，虚则补之，实则泻之。本络还由此穴别出，联络手少阳经。

手太阳经别出的络脉，名叫支正，自腕上外侧五寸处，向内注于手少阴心经，其别出而上行的脉，经过肘部，上行络于肩髃穴处。若出现病变，为邪气盛的，则骨节弛缓，肘关节不能运动；正气虚的，就会因气血不畅，脉络阻滞而生赘疣，其小的如手指间的痂疥般。治疗时，应取本经主络别出处的络穴支正，虚则补之，实则泻之。

手阳明经别出的络脉，名叫偏历，自腕侧上三寸处，别出走入手太阴经；其别出而上行的脉，循臂上肩髃，经过颈部上行至曲颊，偏络于下齿中；另有一支别出的脉，走入耳中，会合于该部的主脉。若出现病变，是邪气盛的,会出现龋齿,耳聋;正气虚的,则牙齿发凉,膈间闭塞而不畅通。治疗时,应取本经主络别出处的络穴偏历,虚则补之,实则泻之。

手少阳经别出的络脉,名叫外关,自腕上两寸处,上行绕臂部外侧,注入胸中,会合于手厥阴心包络经。若出现病变,是邪气盛的,则肘关节拘挛;正气虚的,则肘关节弛缓而不能收。治疗时,应取本经主络别出处的络穴外关,虚则补之,实则泻之。

足太阳经别出的络脉,名叫飞扬,自足外踝上七寸处,别出走入足少阴肾经。若出现病变,是邪气盛的,则鼻塞不通,头部背部疼痛;正气虚的,则鼻流清涕或鼻出血。治疗时,应取本经主络别出处的络穴飞扬,虚则补之,实则泻之。

足少阳经别出的络脉,名叫光明,自外踝上五寸处,别出走入足厥阴肝经,其与本经并行的脉下行络于足背。若出现病变,是邪气盛的,就会导致厥症;正气虚的,则会导致下肢软弱无力的痿证。治疗时,应取本经主络别出处的络穴光明,虚则补之,实则泻之。

足阳明经别出的络脉,名叫丰隆,自足外踝上八寸处,别出走入足太阴脾经;其别出而上行的脉,沿着胫骨的外缘,上行络于头顶部,与此处其他诸经的经气相会合,再向下绕络于咽喉。若出现病变,气向上逆,则会导致咽喉肿闭,突然失音而不能言语。邪气实的,则发为神志失常的癫狂证;正气虚的,则两足弛缓不收,胫部的肌肉萎弱枯槁。治疗时,应取本经主络别出处的络穴丰隆,虚则补之,实则泻之。

足太阴经别出的络脉,名叫公孙,自足大趾本节后一寸处,别行走入足阳明胃经;其别出而上行的脉,进入腹中,络于肠胃。若出现病变,其脉气厥逆上至肠胃,则会导致吐泻交作的霍乱症出现。邪气实的,可见肠中剧烈疼痛;正气虚的,则腹胀如鼓。治疗时,应取本经主络别出处的络穴公孙,虚则补之,实则泻之。

足少阴经别出的络脉,名叫大钟,自足内踝的后面,环绕足跟,别行走入足太阳膀胱经;其别出而上行的脉,相并于本经向上的经脉,走入心包络,然后向下贯穿腰脊。若出现病变,脉气上逆,则会心烦胀闷的症状。邪气实的,其大小便不通;正气虚的,则发为腰痛。治疗时,应取本经主络别出处的络穴大钟,虚则补之,实则泻之。

足厥阴经别出的络脉,名叫蠡沟,自足内踝上五寸处,别行走入足少阳胆经;其别出而上行的络脉,沿本经所循行的路径达于睾丸,于阴茎处会聚。若出现病变,脉气上逆,则会阴囊肿大和突然发生疝痛。邪气实的,则阴茎挺长而发热;正气虚的,则阴部奇痒难忍。治疗时,应取本经主络别出处的络穴蠡沟,虚则补之,实则泻之。

任脉别出的络脉,名叫尾翳(鸠尾),由此别出下行,散于腹部,若出现病变,邪气实的,则腹部皮肤疼痛;正气虚的,则腹部皮肤瘙痒。治疗时,应取本脉主络别出处的络穴尾翳,虚则补之,实则泻之。

督脉别出的络脉,名叫长强,在尾骶骨下端与肛门之间,其脉挟脊上行至项部,散行于头上,又向下行于肩胛两旁,别行走入足太阳膀胱经,深入贯穿脊柱两旁的肌肉。若出现病变,邪气实者,则脊柱强直而不能俯仰;正气虚者,则头部沉重而摇晃不定,此乃挟脊左右经脉发生病变的缘故。治疗时,应取本脉主络别出处的络穴长强,虚则补之,实则泻之。

脾别出的大络脉,名叫大包,从渊腋下三寸别出,布散胸胁。若出现病变,邪气实者,则大络郁滞不通而全身疼痛;正气虚者,则全身关节失养而弛缓无力。治疗时,若有网络样的络脉出现,是络中淤阻之象,应当尽刺之,以祛其淤血。

以上所说的十五别络,在邪气实时,则血满脉中显而易见,正气虚则脉络内陷而不易见到。脉络下陷而难以见到时,就应在该穴部位的上下附近仔细体察。因为人的体型、肥瘦,以及经脉长短的异同,所以络脉别出的部位也有差异,当活看。

黄帝问道:十二经脉在人体皮肤有各自分属的部位,络脉纵横交错而布于周身,请你谈一谈它们的具体情况?

岐伯回答说:人体皮肤分属于十二经脉的部位,经脉循行的路线为其划分的标准,所有经脉皆如此。诊察十二经脉的络脉,其方法与诊察手足阳明经是一致的。因为阳明的阳气充盛,盛极必衰,阴气开始生发,而与阳相争,阳渐衰而阴渐盛,故阳明经的阳喻为"害蜚"。凡在阳明经脉循行的部位上浮现的络脉,皆属于阳明经的络脉。这些络脉,颜色青的,主痛症;颜色黑的,则为痹证;颜色黄赤的,主热病;颜色白的,则为寒病。若五色相兼出现,即为寒热错杂的病。络脉在外属阳,经脉在内属阴,表里之气相通,所以感受外邪而络脉盛满的,其邪气就会由络传经,由表及里,从而传变经脉。

因为少阳居于表里之间,主转动出入,如同户枢。所以,少阳经的阳喻为"枢杼"。在少阳经脉循行的部位上浮现的络脉,皆属于少阳经的络脉,若络脉的邪气盛,就会向内传入少阳本经。通常情况下,邪在络脉的,就会内传经脉;邪在经脉的,就会外传络脉,或者渗入于内。各经邪气内入外出的传变情况皆如此。

因为太阳主一身之表,具有固护阳气,抗邪卫外的作用,所以,太阳经的阳喻为"关枢"。在太阳经脉循行的部位上浮现的络脉,都属于太阳经的络脉。如果络脉的邪气盛,就会内传于太阳本经。

因为少阴介于太阴、厥阴之间,具有运转阴阳的作用,所以,少阴经的阴喻为"枢橘"。在少阴经脉循行部位上浮现的络脉,都属于少阴经的络脉。若络脉的邪气盛,就会向内传入少阴本经。邪气的传变途径是,先从属阳的络脉注入经脉,然后从属阴的经脉出来,再向内注于骨中。

因为厥阴心包络的经脉抵腋下,聚合阴气于肩腋之处,其阴气强盛,盛极必衰,阳气开始生发,而与阴相争,阴渐衰而阳渐盛。所以厥阴经的阴喻为"害肩"。在厥阴经脉循行部位上浮现的络脉,都属于厥阴经的络脉。若络脉的邪气盛,就会向内传入厥阴本经。

因太阴有护卫阳气,使之潜藏于内而不外泄的作用,故太阴经的阴喻为"关蛰"。在太阴经脉循行部位上浮现的络脉,都属于太阴经的络脉。如果络脉的邪气盛,就会向内传入太阴本经。

以上十二经脉的络脉,皆分属于十二经脉相应的皮肤部位。感受各种外感疾病时,邪气首先侵犯皮毛,皮毛受邪则腠理开张,邪气便进入络脉,若邪留不去,就会向内而传于经脉,经脉之邪还可再传至六腑,于肠胃处停聚。病邪开始侵犯皮毛时,其腠理开泄,会有恶寒而毫毛直竖的现象出现;邪气侵入络脉,则络脉邪盛而颜色异常;邪气侵入经脉,则经脉邪盛,这是由于经气虚而致病邪陷入的。倘若病邪停留在筋骨间,寒邪盛的,则血脉凝滞而筋脉挛急,骨节疼痛;热邪盛的,则津液耗伤而筋骨痿软,皮肉破损,毛发枯槁。

黄帝问道:皮肤分属于十二经脉的各个部位,其发生病变的情况是怎样的呢?

岐伯回答说:皮肤为十二经脉及其络脉分属的部位,邪气侵犯皮肤,则腠理开泄,腠理开则邪气侵入络脉,络脉邪盛则传入经脉,经脉邪盛则内传六腑和五脏,故体表有病,若治疗不及时,邪气就会由表及里,由浅入深,通过络脉、经脉而传入内脏,以致传变为大病。

问:络脉显露于体表皮肤,有各种不同的颜色,原因是什么呢?

答:经脉的颜色一般是固定不变的,络脉的颜色则多有变化,常随四季气候的变化而改变。

问:经脉所主的颜色是什么样的呢?

答:经脉的主色相应于其所属的脏,即属心者为赤色,属肺者为白色,属肝者为青色,属脾者为黄色,属肾者为黑色。

问:深部的阴络和浅表的阳络,其所主的颜色也相应于经脉吗?

答：阴络的颜色相应于其经脉，而阳络的颜色则随四时气候的变化而改变。例如，气候寒冷的冬季，则血气凝涩不畅，多出现青黑色；气候炎热的夏季，则血气滑利通畅，多出现黄赤的颜色。正如此，只要与四时相应，就是正常无病的颜色。若五色同时显露，即为阴阳紊乱，寒热交错的病变。

问：据说人与天地间的事物是相应的。人体属阴的五脏相应于外界的五音、五味、五时、五位；属阳的六腑相应于六律（古代的音律，其音由低至高共十二律，奇数为阳称六律，偶数为阴称六吕）。六律又有六阴和六阳，分别对应于人体的手足三阴三阳十二经脉，以及自然界时令的十二月、十二辰、十二节、十二时和大地上的十二经水。刚才讲的就是人体五脏六腑与自然界的事物相应的情况。十二经脉是人体气血运行的主要通道，正常情况下，它们维持着人体的生命活动，而一旦发生病变时，它们就会成为病邪传变的途径。根据经脉的循行部位及其异常变化，可以帮助我们诊断疾病。经脉理论，还可以指导临床治疗。因此，经脉理论的重要性不言而喻，初学者必须首先学习和掌握它，即使学识渊博的人，也必须深入钻研，细心领会，体察其精深微妙的理义，以便达到更高的境界。学识浅薄而粗率的医生，认为经脉理论简单易学，因而浅尝辄止。只有那些高明的医生，才知道其理论深奥，故反而觉得难以精通。十二经脉别出的正经，它们各是如何从本经离出，而又合入腑经的？请你再谈一谈其中的规律。

答：粗率的医生往往忽略经脉的离合与出入的情况，只有高明的医生，才会悉心来研究它。请听我详细谈谈。

足太阳经脉别出而行的正经，入于膝部腘窝中，其中一条上行至骶骨下五寸处，别行入于肛门，向内行于腹中，属膀胱本腑，再散行至肾脏，沿脊旁肌肉深部上行，到心脏部位入内而散；其直行的脉，从脊旁肌肉上行出于项部，再入属于足太阳本经，内外合为一经。

足少阴经脉别出而行的正经，至膝部腘窝中，别出一脉相合于足太阳经，上行至肾，在十四椎处，出而联属带脉；其直行的脉，从肾上行系于舌根，又出于颈项，合并于足太阳经脉。此乃阴阳表里相配的第一合。

足少阳经脉别出而行的正经，上行绕于髀部而入阴毛中，相合于与足厥阴经脉；其别行的脉，进入季胁之内，沿着胸部里侧，入属于胆本腑，散行上至肝脏，上贯于心脏，上行挟咽喉两旁，出于颔部与颌部的中间，散于面部，系于目系，在外眼角处与足少阳本经相合。

足厥阴经脉别出而行的正经，从足背别行，上至阴毛处，相会于足少阳经别行的正经而上行。此乃阴阳表里相配的第二合。

足阳明经脉别出而行的正经，上行至髀部，进入腹内，入属于胃本腑，散行至脾脏，上通于心，循咽喉出于口，再上行至鼻柱的上部及眼眶的下方，联系目系，相合于足阳明本经。

足太阴经脉别出而行的正经，上行至髀部，相合于足阳明经别行的正经而上行，络于咽喉，贯入舌根。此乃阴阳表里相配的第三合。

手太阳经脉别出而行的正经，自上而下循行，从肩后骨缝处别出，行入腋下，进入心脏，再下行联结于小肠本腑。

手少阴经脉别出而行的正经，走入腋下三寸，在足少阳经渊腋穴处两筋之间，入属于心本脏，上行于喉咙，出于面部，于眼内角与手太阳经的支脉会合处。此乃阴阳表里相配的第四合。

手少阳经脉别出而行的正经，上行至巅顶，而后从巅顶别出，入于锁骨上窝，向下走入三焦本腑，散行于胸中。

手厥阴经脉别出而行的正经，别出于腋下天池穴，入于胸中，别走联属于三焦，沿喉咙上行，出于耳后，在耳后高骨的下方会合于手少阳经脉。此乃阴阳表里相配的第五合。

手阳明经脉别出而行的正经，从手上行，沿侧胸和乳部之间，别行出于肩髃穴处，入于天柱骨，经过锁骨上窝，向下走入大肠本腑，又上行联属于肺脏，再向上沿喉咙出于锁骨上窝，会合于手阳明本经。

手太阴经脉别出而行的正经，别出入于渊腋穴，行手少阴心经的前方，入走于肺脏，散行至大肠，再上行至锁骨上窝，会合于手阳明经脉。此乃阴阳表里相配的第六合。

奇经八脉第二

【题解】本篇着重阐述奇经八脉的循行路线及其生理病理表现，还对三阴三阳经脉循行的规律和少阴之脉独下行的原因加以讨论。

【原文】

黄帝问曰：脉行之逆顺①奈何？

岐伯对曰：手之三阴，从脏走手；手之三阳，从手走头；足之三阳，从头走足；足之三阴，从足走腹。

曰：少阴之脉独下行何也？

曰：冲脉者，五脏六腑之海也，五脏六腑皆禀焉。其上者出于颃颡②，渗诸阳，灌诸阴。其下者注少阴之大络，出于气冲，循阴股内廉，斜入腘中，伏行骭骨内，下至内踝之后属而别；其下者，并于少阴之经，渗三阴；其前者，伏行出跗属，下循跗入大指间，渗诸络而温肌肉。故别络结则跗上不动，不动则厥，厥则寒矣。

曰：何以明之？

曰：以言道之，切而验之，其非必动，然后可以明逆顺之行也。

曰：冲脉、任脉者，皆起于胞中，上循脊里，为经络之海。其浮而外者，循腹上（一作右）行，会于咽喉，别而络唇口。血气盛则充肤热肉，血独盛则渗灌皮肤，生毫毛。妇人有余于气，不足于血，以其月水下，数脱血，任冲并伤故也。任冲之脉，不营其唇，故髭须不生焉。

任脉者，起于中极之下，以上毛际，循腹里，上关元，至咽喉，上颐，循面入目。

冲脉者，起于气冲，并少阴之经，侠脐上行，至胸中而散（其言冲脉与《九卷》异）。

任脉为病，男子内结七疝③，女子带下瘕聚。

冲脉为病，逆气里急。

督脉为病，脊强反折（亦与《九卷》互相发也）。

曰：人有伤于阴，阴气绝而不起，阴不为用，髭须不去，宦者独去，何也？

曰：宦者，去其宗筋④，伤其冲脉，血泻不复，皮肤内结，唇口不营，故无髭须。天宦者，其任冲之脉不盛，宗筋不成，有气无血，口唇不营，胡髭须不生。（督脉者，经缺不具，见于营气曰：上额循巅下项中，循脊入骶，是督脉也。）

《素问》曰：督脉者，起于少腹以下骨中央，女子入系廷孔，其孔，溺孔之端也。其络循阴器，合篡间，绕篡后，别绕臀，至少阴，与巨阳中络者，合少阴上股内后廉，贯脊属肾；与太阳起于目内眦，上额交巅上，入络脑，还出别下项，循肩髆内，侠脊抵腰中，入循膂，络肾。其男子循茎下至篡，与女子等。其小腹直上者，贯脐中中央，上贯心，入喉，上颐环唇，上系两目之下中央。此生病，从小腹上冲心而痛，不得前后，为冲疝，其女子不孕，癃痔遗溺嗌干。督脉生病，治督脉。

《难经》曰：督脉者，起于下极之腧，并于脊里，上至风府，入属于脑，上巅循额，至鼻柱，阳脉之海也（《九卷》言营气之行于督脉，故从上下。《难经》言其脉之所起，故从下上。所以互相发也。《素问》言督脉似谓在冲，多闻阙疑，故并载以贻后之长者云）。

曰：跷脉安起安止，何气营也？

曰：跷脉者，少阴之别，起于然骨之后，上内踝之上，直上循阴股，入阴,上循胸里入缺盆,上循人迎之前,上入頄顺,属目内眦,合于太阳、阳跷而上行。气相并相还,则为濡(一作深)目,气不营则目不合也。

曰:气独行五脏,不行六腑,何也?

曰:气之不得无行也,如水之流,如日月之行不休,故阴脉营其脏,阳脉营其腑,如环之无端,莫知其纪,终而复始。其流溢之气,内溉脏腑,外濡腠理。

曰:跷脉有阴阳,何者当其数?

曰:男子数其阳,女子数其阴。当数者为经,不当数者为络也。

《难经》曰:阳跷脉者起于跟中,循外踝上行,入风池。阴跷脉者,亦起于跟中,循内踝上行,入喉咙,交贯冲脉。此所以互相发明也。

又曰:阳维、阴维者,维络于身。溢畜不能环流溉灌也。故阳维起于诸阳会,阴维起于诸阴交也。

又曰:带脉起于季胁,回身一周(自冲脉已下,是谓奇经八脉)。

又曰:阴跷为病,阳缓而阴急;阳跷为病,阴缓而阳急。阳维维于阳,阴维维于阴。阴阳不能相维,则怅然失志,溶溶不能自收持。带之为病,腹满腰溶溶如坐水中状。

此八脉之诊⑤也。(维脉、带脉皆见如此,详《素问》痿论及见于《九卷》)

【注释】

①脉行逆顺:经脉从躯体走向四肢为顺,从四肢走向躯体为逆。

②頄䪼:䪼之上窍,与鼻相通之处。

③七疝:指七种疝证。马莳《素问注证发微》注:"七疝,乃五藏疝及狐疝,颓疝。"

④宗筋:泛指前阴,此指阴茎。

⑤八脉之诊:八脉,指奇经八脉。诊,证候的意思。

【译文】

黄帝问道:十二经脉的循行走向规律如何呢?

岐伯回答说:手三阴经脉,皆从内脏走到手;手三阳经脉,皆从手走到头;足三阳经脉,皆从头走到足;足三阴经脉,皆从足走到腹。

问:足三阴经脉皆自足部而上行的,为什么只有足少阴经是向下行的呢?

答:这并不是足少阴经向下循行,而是冲脉并于足少阴经之大络而下行的缘故。冲脉气血最旺盛,为十二经脉之海,五脏六腑都禀受其气而得以营养,故又被称为五脏六腑之海。冲脉上行的分支,出于喉咙上口上腭骨旁的鼻道,渗灌气血于三阳经;其下行的支脉,注入足少阴肾经的大络(大钟),从气街穴处浮出,沿大腿内侧下行,进入腘窝中,再向下伏行于小腿胫骨内侧,下至内踝后的跟骨上缘,分为二支,一支向下行,与足少阴肾经相并,渗灌气血于三阴经;一支向前行,从内踝后跟骨上缘处向外浮出,沿足背进入足大趾间,渗灌气血于诸络脉,以温养肌肉。故冲脉在下肢别出的络脉若郁结不通,足背的动脉就搏动不明显,或者不搏动,其足部就会出现厥冷的现象。

问:怎样才能进一步诊断清楚呢?

答:检查时,先用语言开导病人,使其放松心态,然后仔细循按足背的动脉,若非冲脉受邪而脉气厥逆,其脉就一定会搏动,动则为顺,不动为逆。这样,根据脉动与不动,就可辨别足部寒冷是否为冲脉受邪所致。

冲脉和任脉皆起于女子胞,向上循行于脊柱之内,为经脉、络脉气血汇聚之处,故被称为经络之海。其浮行于外的脉,沿腹部上行,交会于咽喉部,从咽喉部别行,环绕于口唇周围。此二脉的血气充盛,则能充养皮肤,温煦肌肉。若血独盛,则渗灌到皮肤中而生长毫毛。妇女因月经来潮而经常失血,其气常有余而血常不足,以致冲任之血不能上行以营养口唇,故没有胡须。

任脉起于中极穴的下面,向上行至毛际曲骨穴处入腹,循腹里上行到关元穴,直上达于咽喉,再上行于腮部,循面部而入于目。

冲脉起于气冲穴,与足少阴肾经相并,夹脐左右上行,到达胸中而散。

任脉发生病变,则脉气滞涩不行,男子腹内可发为七疝,即寒疝、筋疝、水疝、气疝、血疝、颓疝、狐疝,女子则可导致带下病和痃癖积聚等腹内包块发生。

冲脉发生病变,则脉气逆而上冲,腹内拘急疼痛。

督脉发生病变,则脊背强直,角弓反张。

问:有的人损伤了阴器,阴茎痿软而不能勃起,降低性功能,但仍能生长胡须,而太监却没有胡须,这其中的道理何在呢?

答:太监割去了阴茎、睾丸,损伤冲脉而血液外泄过多,不能恢复正常的运行,皮肤经脉郁滞不通,血气不能营运而上达口唇,故不长胡须。先天性生殖器官发育不全者,其禀赋不足,冲任二脉气血不充,性功能不健全,虽形气较充盛,血液却亏虚,不能充盈口唇,故也没有胡须。

《素问》说:督脉起于小腹下横骨的中央,女子则内系于廷孔,廷孔即阴道的外口。从此处分出一支络脉,循着阴器向后,于会阴部处会合,再行于会阴部后面,绕行臀部,至少阴经脉处,与太阳经的络脉相合于少阴之脉,经股内后缘上贯脊柱,连属于肾脏;又一别络,则与足太阳经起于目内眦,上行至额交于巅顶,入络于脑,还出分别下行至项部,沿肩内挟脊下行达腰中,内入循脊旁肌肉深部联络于肾。男子的督脉,循阴茎下至会阴,相同于女子。其从小腹直上的脉,贯入肚脐中央,再上行贯心入喉,到腮部,环绕口唇,向上系于两目之下中央。督脉出现病变,则气从小腹向上冲心而痛,大小便受阻,这叫做"冲疝",若女子则为不孕,或出现小便不利、痔疮、遗尿、咽干等症。凡是督脉所生的病,均应以调治督脉为主。

《难经》说:督脉起于阴部的会阴穴,入于脊柱内,上行至风府穴,内入联属于脑,再上行至头顶,循额中到鼻部准头。督脉能总领诸阳经气血,故称之为阳脉之海。

黄帝问道:跷脉的循行,是从哪里起到哪里止的?其运行又是依附于哪一经的经气的呢?

岐伯回答说:跷脉是足少阴肾经的别络,起于足内踝下照海穴,上行至内踝上的交信穴,直向上行,循大腿内侧注入前阴,再向上行,沿胸内入缺盆,向上出于人迎穴的前面,入于颧骨部,连属于眼内角的睛明穴,相会合于足太阳经和跷脉而上行。阴跷和阳跷的脉气相交,并行往复,滋润眼目,使之正常开合。若阴阳二气偏盛偏衰,不能营运,则不能濡养双目而使其开合失常。

问:阴跷脉之气,独行于五脏,而不行于六腑,其中的原因是什么呢?

答:阴阳二气的运行无休无止,如同水的流动、日月的运转,永不停息。阴脉营运五脏后,注入阳脉;阳脉营运六腑后,注入阴脉,阴阳之脉出入有序,相互贯通流注,周而复始,无法计算其流转的次数。故二跷脉流溢于全身的脉气,在内灌溉于五脏六腑,在外则濡润皮肤腠理。

问:跷脉有阴跷、阳跷之分,计算经脉的总长度时,哪一条脉是被计入其中的呢?

答:在计算经脉总长度时,男子计入其中的为阳跷脉,女子计入其中的为阴跷脉,计入其中的为经,不计入其中的为络。

《难经》说:阳跷脉起于足跟部,循外踝上行,抵达后项部的风池穴。阴跷脉也起于足跟部,循内踝上行,抵达喉咙,与冲脉交接贯通。

《难经》又说:阴维脉和阳维脉,维系联络周身表里,其气能充满蓄积于脉中,却不能环流灌溉十二经脉。阳维脉起于诸阳会合之处,阴维脉起于诸阴相交之处。

《难经》又说:带脉从季胁部的章门穴发出,如同腰带环绕腰腹部一周。

《难经》又说：阴跷脉发生病变，则下肢外侧弛缓，内侧拘急；阳跷脉发生病变，则下肢内侧弛缓，外侧拘急。阳维脉维系一身的阳经，阴维脉维系一身的阴经，若阴阳不能相互维系，就会怅然失志，全身无力而不能自持。若带脉发生病变，则诸脉失去约束，致使腹部胀满，腰部纵缓无力而怕冷，如同坐在冷水中。

上述讲述的是奇经八脉的病候。

脉 度 第 三

【题解】本篇着重论述六阴六阳经脉和督脉、任脉、跷脉的长度，还讨论了经脉与络脉的区别以及诊察治疗的法则。

【原文】

黄帝问曰：愿闻脉度？

岐伯对曰：手之六阳[①]**，从手至头，长五尺，五六合三丈；手之六阴，从手至胸中，长三尺五寸，三六一丈八尺，五六合三尺，凡二丈一尺；足之六阳，从头至足，长八尺，六八合四丈八尺；足之六阴，从足之胸中，长六尺五寸，六六合三丈六尺，五六三尺，凡三丈九尺；跷脉从足至目，长七尺五寸，二七一丈四尺，二五合一尺，凡一丈五尺；督脉、任脉各长四尺五寸，二四合八尺，二五合一尺，凡九尺。凡都合一十六丈二尺，此气之大经隧也。**

经脉为里，支而横者为络，络之别者为孙络。孙络之盛而有血者[②]**，疾诛之。盛者泻之，虚者饮药以补之。**

【注释】

①手之六阳：指手之三阳经，左右各二，共为六阳。余仿此。

②盛而有血者：络脉盛满而有淤血停留的意思。

【译文】

黄帝问道：全身经脉的长度是如何呢？请你谈一谈。

岐伯回答说：行于上肢外侧的六条阳经，从手至头，每条长五尺，五六共三丈；行于上肢内侧的六条阴经，从手至胸中，每条长三尺五寸，三六一丈八尺，五六三尺，共为二丈一尺；行于下肢外侧的六条阳经，从头至足，每条长八尺，六八共四丈八尺；行于下肢内侧的六条阴经，从足至胸中，每条长六尺五寸，六六三丈六尺，五六三尺，共为三丈九尺；跷脉从足至目，长七尺五寸，二七一丈四尺，二五一尺，共为一丈五尺；督脉和任脉,每条脉长四尺五寸,二四合八尺,二五合一尺,共为九尺。上述诸脉总共长十六丈二尺,这是脉气循行于全身的主要通道。

经脉直行于体内较深的部位,络脉为其分支,横行于人体较浅表的部位,从络脉分出而散行于全身的细脉是孙络。若孙络中见有瘀血留聚,应当立即针刺,以刺出其瘀血。在疗法上,邪气盛的用泻法,正气虚的用补法,可用药物以补其虚。

十二经标本第四

【题解】本篇着重论述十二经脉标本的主要部位,同时介绍了头、胸、腹、胫四街的部位及其主治。

【原文】

黄帝问曰:五脏者,所以藏精神魂魄也。六腑者,所以受水谷而化物者也。其气内循于五脏,而外络支节。其浮气之不循于经者为卫气,其精气之行于经者为营气。阴阳相随,外内相贯,如环无端,亭亭淳淳①乎,孰能穷之。然其分别阴阳,皆有标本虚实所离之处。能别阴阳经者,知病之所生;候虚实之所在者,能得病之高下;知六经之气街②者,能知解结纽于门户;能知虚实之坚濡者,知补泻之所在;能知六经标本者,可以无惑于天下也。

岐伯对曰:博哉圣帝之论。臣请悉言之。

足太阳之本,在跟上五寸中,标在两络命门。命门者,目也。

足少阴之本,在内踝下上三寸中,标在背腧与舌下两脉。

足少阳之本,在窍阴之间,标在窗笼之前。窗笼者,耳也(《千金》云窗笼者,耳前上下脉,以手按之动者是也)。

足阳明之本在厉兑,标在人迎颊上侠颃颡。

足厥阴之本,在行间上五寸所,标在背腧。

足太阴之本,在中封前上四寸之中,标在背腧与舌本。

手太阳之本,在外踝之后,标在命门之上一寸(千金云:命门在心一寸)。

手少阳之本,在小指、次指之间上二寸,标在耳后上角下外眦。

手阳明之本,在肘骨中,上至别阳,标在颊下合钳上。

手太阴之本,在寸口之中,标在腋下,内动脉是也。

手少阴之本,在兑骨之端,标在背腧。

手心主之本,在掌手两筋之间,标在腋下三寸。

凡候此者,主下虚则厥,下盛则热;上虚则眩,上盛则热痛。故实者,绝而止之③;虚者,引而起之④。

请言气街:胃气有街,腹气有街,头气有街,胫气有街。故气在头者,止之于脑;在胸中者,止之膺与背腧;气在腹者,止之于背腧,与冲脉于脐左右之动脉者;气在胫者,止之气街,与承山踝上以下。取此者,用毫针,必先按而久存之,应于手乃刺而予之。所刺者,头痛、眩仆、腹痛、中满、暴胀,及有新积痛可移者,易已也;积不痛者,难已也。

【注释】
①亭亭淳淳:长远流行貌。形容卫气运行像流水一样长流不止。
②气街:此指气通行的道路。
③实者,绝而止之:实证当用泻法祛邪以绝其病根。
④虚者,引而起之:虚证当引其气而补之以扶助正气。

【译文】
黄帝问道:五脏的功能是化生和贮藏精、神、血、气、魂、魄等,六腑的功能是受纳消化水谷,传导和排泄糟粕。脏腑化生的水谷精微之气,在内循行于五脏,在外到达于四肢,以补充全身营养。水谷精气中,不行于经脉之内而浮行于外的,叫做卫气;其精专柔和而循行于经脉之中的,叫做营气。营为阴,卫为阳;营卫二气阴阳相随,内外贯通,周而复始地运行着,永无止休谁能穷尽其理呢?经脉虽有阴经和阳经的不同,但皆有标本虚实和离合所在的部位。故能分辨三阴三阳十二经脉的起止部位及循行路线,就能测知哪一条经脉发生病变;能诊察出疾病的虚实所在,就能明确发病的上下部位;能了解六经之气的运行通道,就能知道邪气结聚在哪,以及祛除邪气的方法;能从经脉的濡软或坚硬来判断病变的虚实,就可以准确地运用补虚泻实的手法。若再能明确六经的标本部位,就能灵活准确地治疗疾病了。

岐伯回答说:你谈的这些理论太博大精深了。我再把经脉的标本详细地谈一谈。

足太阳膀胱经之本(根本),位于足跟上五寸中的跗阳穴,标(标末)在两目的睛明穴。

足少阴肾经之本,位于内踝下上三寸的交信穴,标在背部的肾腧穴和舌下阴维脉、任脉交会的廉泉穴。

足少阳胆经之本,位于足第四趾端的窍阴穴处,标在两耳前的听宫穴。

足阳明胃经之本,位于足次趾端的厉兑穴,标在结喉两旁的人迎穴与颊车之间的颅颥(上颚通鼻之窍)处。

足厥阴肝经之本,位于行间穴上五寸中封穴处,标在背部的肝腧穴。

足太阴脾经之本,位于中封穴前上四寸中的三阴交穴,标在背部的脾腧穴和舌根。

手太阳小肠经之本,位于手外踝的养老穴,标在睛明穴上一寸处。

手少阳三焦经之本,位于手小指、次指之间上二寸的液门穴,标在耳后上角的角孙穴和眼外角的丝竹空穴。

手阳明大肠经之本,位于肘骨中曲池穴,直上至臂臑穴处,标在颊车下,人迎穴后,扶突穴上颈钳处。

手太阴肺经之本,位于寸口中的太渊穴,标在腋下内侧动脉处的天府穴。

手少阴心经之本,位于锐骨端的神门穴,标在背部的心腧穴。

手厥阴心包经之本,位于掌后距腕二寸,两筋间的内关穴,标在腋下三寸的天池穴。

诊察上述十二经标本上下的病变,一般而言,下为本,在下阳气衰虚则为厥逆,阳气亢盛则会发热;上为标,在上阳气亏虚,清阳不升,则为眩晕,阳气亢盛则会发生热痛。治疗时,属实的宜用泻法,以去其病根;属虚的宜用补法,以扶助正气。

接下来我们再谈一谈气街的情况。气街为气所通行的道路。胸、腹、头、胫之气,各有其汇聚和通行的道路。气在头部的,聚于脑;气在胸之前部的,聚于胸两侧的膺部,气在胸之后部的,聚于背部膈膜以上的腧穴;气在腹部的,后面则聚于背部膈膜以下的腧穴,前面则聚于腹前冲脉及脐左右动脉处的穴位;气在胫部的,则聚于足阳明经的气冲穴,和足太阳经的承山穴,以及足踝上下等处。凡针刺四街的部位,要用毫针,操作时,先用手按压穴位较长时间,待其气至应手,再用补泻手法进行针刺。感受了头痛、眩晕、中风、昏仆、腹痛、胸中胀闷、腹中胀满,以及积聚等病症,则可针刺以上部位。凡新患的积聚病,疼痛而按之移动的,容易治愈,如果积聚不痛而有形,则是邪气已深,不易治愈。

经脉根结第五

【题解】本篇主要讨论三阴三阳经的根节部位,以及开、阖、枢的作用和所主疾病,还讨论了手足左右十二阳脉的根、流、注、入部位。

【原文】

黄帝曰:天地相感,寒热相移,阴阳之数,孰少孰多?阴道偶而阳道奇①。发于春夏,阴气少而阳气多,阴阳不调,何补何泻?发于秋冬,阳气少而阴气多,阴气盛阳气衰,故茎叶枯槁,湿雨下归,阴阳相离,何补何泻?奇邪②离经,不可胜数,不知根结,五脏六腑,折关败枢,开阖而走,阴阳大失,不可复取。九针之要,在于终始③,能知终始,一言而毕,不知终始,针道绝矣。

太阳根于至阴,结于命门。命门者,目也。

阳明根于厉兑,结于颡颅。颡颅者钳大,钳大者,耳也。

少阳根于窍阴,结于窗笼。窗笼者,耳也。

太阳为开,阳明为阖,少阳为枢。故开折则肉节渎缓,而暴病起矣;故候暴病者,取之太阳,视有余不足。渎缓者,皮肉缓胎臁而弱也。阖折则气无所止息④,而痿病起矣;故痿病者,皆取之阳明,视有余不足。无所止息者,真气稽留,邪气居之也。枢折则骨摇而不能安于地;故骨摇者,取之少阳,视有余不足。骨摇者节缓而不收也,当镊⑤其体。

太阴根于隐白,结于太仓。

少阴根于涌泉,结于廉泉。

太阴为开,厥阴为阖,少阴为枢。开折则仓廪无所输,膈洞;膈洞者,取之太阴,视有余不足。故开折者,则气不足而生病。阖折则气弛而善悲;善悲者,取之厥阴,视有余不足。枢折则脉有所结而不通;不通者,取之少阴,视有余不足,有结者,皆取之。

足太阳根于至阴,流于京骨,注于昆仑,入于天柱、飞扬。

足少阳根于窍阴,流于丘墟,注于阳辅,入于天冲、光明。

足阳明根于厉兑,流于冲阳,注于下陵,入于人迎、丰隆。

手太阳根于少泽,流于阳谷,注于小海,入于天窗(疑误)、支正。

手少阳根于关冲,流于阳池,注于支沟,入于天牖、外关。

手阳明根于商阳,流于合谷,注于阳溪,入于扶突、偏历。

此所谓十二经络也。络盛者,当取之。

【注释】

①阴道偶而阳道奇:双数属阳,单数属阴。

②奇邪:此指侵入经络的六淫邪气。

③终始:指脏腑经脉气血运行的始终。

④无所止息:谓真气阻滞气不行,邪气留滞不去。

⑤覈:古"核"字。

【译文】

黄帝问道:自然界四时气候的变化,呈现出寒热互相往来,阴阳相互消长的状态,其阴阳寒热消长的多少,皆有一定的规律可循,阴道为偶数,阳道为奇数。人相应于自然,春夏季节,阴气少而阳气多,若发生阴阳失调的病变,治疗时,应根据阴阳多少的具体情况,而决定是运用补,还是泻的方法。秋冬季节,阳气少而阴气多,草木茎叶枯槁,水湿下渗于根部,此时若有阴阳不调的病变发生,同样应根据阴阳的多少而决定补泻之法。邪气侵入经脉,变化复杂,难以胜数。若经脉的根节部位,以及经脉与脏腑的生理关系不明确,就难以施以正确的施治方法,反而会因邪气内扰,而致使三阴三阳经开、阖、枢的作用失常,阴阳相互分离,经气耗散,这时再治疗起来就会困难重重了。九针治病的要领,在于掌握阴阳气血经脉运行的终始,掌握了这个要领,就明白了针刺的道理。而不懂得这个要领,针刺的道理也就无从谈起了。

足太阳膀胱经的脉气,根(脉气发出之处)于足小趾外侧的至阴穴,结(脉气归结之处)于面侧部的命门。所谓命门,即两内眼角的睛明穴。

足阳明胃经的脉气,根于厉兑穴,结于额角的颡大。所谓颡大,即两耳上方的头维穴。

足少阳胆经的脉气,根于窍阴穴,结于窗笼。所谓窗笼,即耳部的听宫穴。

太阳主三阳之表,为开;阳明主三阳之里,为阖;少阳介于表里之间,转输内外,犹如为枢的枢纽。太阳为开,宣发阳气,护卫于外,若损害其开的功能,就会发生皮肉消瘦干枯的病变,外邪易侵袭,而发生暴疾之病。所以,对于一般暴发的疾病,可针刺足太阳膀胱经,以泻其有余,补其不足。阳明为阖,能蓄积阳气,充养内脏,若损害其阖的功能,则阳气阻滞,邪气停留不去,容易发生四肢痿软无力的病变,所以治疗痿病,可针刺足阳明胃经,以泻其有余,补其不足。少阳为枢,能传输内外的阳气,若损害其枢的功能,就会发生骨节弛缓,站立不稳的骨摇病。所以,治疗骨摇病,可针刺足少阳胆经,以泻其有余,补其不足。以上种种疾病,应根据三阳经开阖枢的作用,找出病源,从而予以恰当的治疗方法。

足太阴脾经的脉气,根于隐白穴,上行结于中脘穴。

足厥阴肝经的脉气,根于大敦穴,结于玉堂穴,络于膻中。

足少阴肾经的脉气,根于涌泉穴,结于廉泉穴。

太阴主三阴之表,为开;厥阴主三阴之里,为阖;少阴介于表里之间,为枢。若损害了太阴开的功能,脾失健运,不能转输水谷精气,就会因脾气不足而发生中焦郁滞不通或泻泄不止的病症。治疗时,可针刺足太阴脾经的穴位,根据病证的虚实,泻其有余,补其不足。若损害了厥阴阖的功能,则肝气弛缓,时常悲哀,治疗时可针刺足厥阴肝经的穴位,根据病证的虚实,泻其有余,补其不足。损害少阴枢的功能,则肾经脉气结滞而下焦不通,治疗时可针刺足少阴肾经的穴位,根据病症的虚实,泻其有余,补其不足。凡脉中有结滞瘀阻者,皆应用针刺以祛除其瘀血和邪气。

足太阳膀胱经的脉气,根于本经的至阴穴,流(脉气流经的部位)于京骨穴,注(脉气所行之处)于昆仑穴,上入(指脉气别走入大络)于项部的天柱穴,下入于足太阳之大络飞扬穴。

足少阳胆经的脉气,根于本经的窍阴穴,流于丘墟穴,注于阳辅穴,上入于头部的天冲穴,下入于足胫部的光明穴。

足阳明胃经的脉气,根于本经的厉兑穴,流于冲阳穴,注于足三里穴,上入于颈部的人迎穴,下入于足胫部的丰隆穴。

手太阳小经的脉气,根于本经的少泽穴,流于阳谷穴,注于小海穴,上入于颈部的天窗穴,下入于前臂的支正穴。

手少阳三焦经的脉气,根于本经的关冲穴,流于阳池穴,注于支沟穴,上入于颈部的天牖穴,下入于外关穴。

手阳明大肠经的脉气,根于本经的商阳穴,流于合谷穴,注于阳溪穴,上入于颈部的扶突穴,下入于腕后的偏历穴。

以上论述的,就是手足三阳左右十二条经脉的根、流、注、入的部位及其穴位名称。凡是络脉有充盛淤阻征象的,皆可用针刺法而泻之。

经筋第六

【题解】本篇着重阐述十二经筋的循行部位、发病机理、病理表现以及其病变的治疗原则和方法。

【原文】

足太阳之筋起于足小指。上结于踝,斜上结于膝。其下者,从足外侧结于踵①,上循跟结于腘。其别者,结于腨外,上腘中内廉,与腘中并,上结于臀,上侠脊上项。其支者,别入结于舌本。其直者,结于枕骨,上头下额(一作颜),结于鼻。其支者,为目上纲②,下结于頄(《灵枢》作頯字。)其支者,从腋后外廉,结于肩髃。其支者,入腋下,出缺盆,上结于完骨。其支者,出缺盆,斜上入于頄。其病小指支踵

跟痛（一作小指支踵痛），腘挛急，脊反折，项筋急，肩不举，腋支缺盆中纽痛③，不可左右摇。治在燔针劫刺④，以知为数，以痛为输，名曰仲春痹。

足少阳之筋，起于小指次指之上，结于外踝，上循胫外廉，结于膝外廉。其支者，别起于外辅骨，上走髀，前者结于伏兔，后者结于尻。其直者，上乘䏚、季胁，上走腋前廉系于膺乳，结于缺盆。直者，上出腋贯缺盆，出太阳之前，循耳后，上额角，交巅上，下走颔，上结于頄。其支者，结于目外眦，为外维。其病小指次指支转筋，引膝外转筋，膝不可屈伸，腘筋急，前引髀，后引尻，上乘䏚季胁痛，上引缺盆、膺、乳、颈维筋急，从左之右，右目不开，上过右角，并蹻脉而行，左络于右，故伤左角，右足不用，命曰维筋相交。治在燔针劫刺，以知为数，以痛为输。名曰孟春痹。

足阳明之筋，起于中三指，结于跗上，斜外上加于辅骨，上结于膝外廉，直上结于髀枢，上循胁，属脊。其直者，上循骭，结于膝。其支者，结于外辅骨，合少阳。其直者，上循伏兔，上结于髀，聚于阴器，上腹而布，至缺盆而结，上颈，上挟口，合于頄，下结于鼻，上合于太阳。太阳为目上纲，阳明为目下纲。其支者，从颊结于耳前。其病足中指支胫转筋。脚跳坚⑤，伏兔转筋，髀前肿，㿉疝，腹筋乃急，引缺盆及颊，卒口僻，急者目不合，热则筋弛纵缓不胜，目不开。颊筋有寒则急，引颊移口，有热则筋弛纵不胜收，故僻。治之以马膏，膏其急者，以白酒和桂涂其缓者，以桑钩钩之，即以生桑炭置之坎中，高下与坐等，以膏熨急颊，且饮美酒，啖炙肉，不饮酒者，自强也，为之三拊而已。治在燔针劫刺，以知为数，以痛为输。名曰季春痹。

足太阴之筋，起于大指之端内侧，上结于内踝。其直者，上结于膝内辅骨，上循阴股，结于髀，聚于阴器，上腹结于脐，循腹里，结于胁，散于胸中。其内者，著于脊。其病足大指支内踝痛，转筋，膝内辅骨痛，阴股引髀而痛，阴器纽痛，上引脐与两胁痛，膺中脊内痛。治在燔针劫刺，以知为数，以痛为输。名曰仲秋痹。

足少阴之筋，起于小指之下，入足心，并足太阴之筋，而斜走内踝之下，结于踵，则与太阳之筋合而上，结于内辅之下；并太阴之筋而上循阴股，结于阴器。循膂内侠脊上至项，结于枕骨，与足太阳之筋合。其病足下转筋，及所过而结者皆痛及转筋。病在此者，主痫瘛⑥及痉，病在外者，不能俯；在内者，不能仰。故阳病者腰反折，不能俯；阴病者，不能仰。治在燔针劫刺，以知为数，以痛为输。在内者，熨引饮药，此筋折纽，发数甚者，死不治。名曰孟秋痹。

足厥阴之筋，起于大指之上，结于内踝之前，上循胫，上结内辅之下，上循阴股,结于阴器,络诸筋。其病足大指支内踝之前痛,内辅痛,阴股痛,转筋,阴器不用,伤于内则不起,伤于寒则阴缩入,伤于热则纵挺不收。治在行水清阴气。其病转筋者,治在燔针劫刺,以知为数,以痛为输。名曰季秋痹。

手太阳之筋,起于小指之上,结于腕,上循臂内廉,结于肘内兑骨之后,弹之应小指之上,入结于腋下。其支者,从腋走后廉,上绕臑外廉,上肩胛,循颈出足太阳之筋前,结于耳后完骨。其支者,入耳中。直者,出耳上,下结于颔,上属目外眦。其病小指支肘内兑骨后廉痛,循臂阴,入腋下,腋下痛,腋后廉痛,绕肩胛,引颈而痛,应耳中鸣,痛引颔,目瞑良久乃能视,颈筋急则为筋痿,颈肿,寒热在颈者。治在燔针劫刺,以知为数,以痛为输。其为肿者,复而兑之⑦。名曰仲夏痹(原本"复而兑之"下有"本支者,上曲牙,循耳前属目外眦,上颔,结于角,其病当所过者支转筋,治在燔针劫刺,以知为数,以痛为输"一段)。

手少阳之筋,起于小指次指之端,结于腕,上循臂,结于肘,上绕臑外廉,上肩走颈,合手太阳。其支者,上当曲颊入系于舌本。其支者,上曲牙,循耳前,属目外眦,上乘颔,结于角。其病当所过者即支转筋,舌卷。治在燔针劫刺,以知为数,以痛为输。名曰季夏痹。

手阳明之筋,起于大指次指之端,结于腕,上循臂,上结于肘外,上绕臑,结于髃。其支者,绕肩胛,侠脊。其直者,从肩髃上颈。其支者,上颊,结于頄。其直者,上出手太阳之前,上左角,络头,下右颔。其病当所过者,支痛及转筋,肩不举,颈不可左右视。治在燔针劫刺,以知为数,以痛为输,名曰孟夏痹。

手太阴之筋,起于大指之上,循指上行,结于鱼后,行寸口外侧,上循臂,结肘中,上臑内廉,入腋下,上出缺盆,结肩锅前,上结缺盆,下结于胸里,散贯贲,合胁下,抵季肋。其病当所过者,支转筋痛,其成息贲者,胁急吐血。治燔针劫刺,以知为数,以痛为输。名曰仲冬痹。

手心主之筋,起于中指,与太阴之筋并行,结于肘内廉。上臂阴,结腋下,下散前后侠胁。其支者,入腋散胸中,结于贲。其病当所过者,支转筋痛,及胸痛息贲。治在燔针劫刺,以知为数,以痛为输。名曰孟冬痹。

手少阴之筋,起于小指之内侧,结于兑骨上,结肘内廉,上入腋,交太阴,挟乳里,结于胸中,循贲下系于脐。其病内急,心承伏梁,下为肘纲。其病当所过者,支转筋痛。治在燔针劫刺,以知为数,以痛为输。其成伏梁吐脓血者,死不治。名曰季冬痹。

凡经筋之病,寒则反折筋急,热则筋从缓不收,阴痿不用,阳急则反折,阴急则俯不伸⑧。焠刺⑨者,刺寒急也,热则筋纵不收,无用燔针劫刺。

足之阳明,手之太阳,筋急则口目为之僻,目眦急,不能卒视,治此皆

如上方也。

【注释】

①踵：足后跟着地的部分。

②目上纲：指目上约束目开合之筋。

③纽痛：牵引挛急之类的疼痛。

④燔针劫刺：燔针，烧针。劫刺，疾刺疾出的刺法。

⑤脚跳坚：足部有跳动强硬感。

⑥痫瘈：痫，癫痫。瘈，引急。

⑦复而兑之：意为用兑针（镵针）复刺。

⑧阳急则反折，阴急则俯不伸：杨上善《太素》注："人背为阳，腹为阴，故在阳之筋急者，反折也；在阴之筋急，则俯而不伸也。"

⑨焠刺：即火刺法。

【译文】

足太阳经之筋，起于足小趾外侧的至阴穴，上行结聚于外踝，再斜上结聚于膝部。其在下的，沿足的外侧，结聚于足跟，又沿足跟上行，结聚于腘窝内。其别行的，由外踝上行，结聚于小腿肚的外侧，上至腘窝内缘，与前在腘窝中的一支并行，再上行结于臀部，上挟脊柱两旁至颈项部。由此分出的支筋，别行入内结于舌根；其直行的，向上结聚于枕骨，再上行头顶，下行至额部而结聚于鼻。从鼻分出一条支筋，网络于上眼胞，下行结聚于颧骨部。又一支筋，从腋窝后方的外缘，上行结聚于手阳明经的肩髃穴；从此处分出的支筋，又入腋窝下方，上行而出于缺盆，再向上行，结聚于耳后的完骨（耳廓后面隆起之骨）。从缺盆分出的支筋，斜上出于颧骨部，相合于前下结于頄的支筋。

足太阳经筋发生病变，可见足小趾牵引作痛，足跟部肿痛，腘窝部痉挛拘急，脊背反张，项部筋脉拘急，两肩不能抬举，腋部牵引缺盆部疼痛，左右不能摇摆的症状。治疗上述病症，宜用火针，快刺快出。针刺的次数，直至病愈止。针刺的部位，当于痛处取穴。此病乃仲春痹。

足少阳经之筋，起于足第四趾端，上行结聚于外踝，沿胫骨的外侧，向上结聚于膝部的外缘。其支筋，别起于外辅骨（腓骨），上行至髀部，分为两支：行于前的，结聚于伏兔；行于后的，结聚于骶骨部。其直行的，上行至胁下空软处及软肋部，再上走腋部前缘，横过胸旁，结聚于缺盆；其直行的，上出于腋部，穿过缺盆，与前结于缺盆的支筋相合，出行于足太阳经筋的前面，沿耳后上额角，交于巅顶，从头顶的侧面，下行至颔下，又向上行，结聚于頄部，从頄部分出的支筋，结聚于外眼角，为眼的外维。

足少阳经筋出现病变,可见足第四趾掣引转筋,并牵扯膝外侧部,膝关节不能随意曲伸,腘窝部的筋脉拘急之症,向前牵引髀部,向后牵引尾骨部,向上牵引胁下空软处及软肋部作痛,向上牵引缺盆、胸侧、颈等部位时,使其筋脉都发生拘急。若伤左侧之筋,则右眼无法睁开,这是此经筋上过右额角与跷脉并行,阴阳二跷脉在此相交的缘故。又因为跷脉起于足跟中,上交于目,左右在内眼角相交,所以,伤左侧额角的筋,也会引起右足不能活动,这叫做"维筋相交"。治疗时,宜用火针,快刺快出。针刺的次数,以病愈为度。针刺的部位,当于痛处取穴。此病为孟春痹。

足阳明经之筋,起于足次趾、中趾间,于足背上结聚,其斜行的,从足背外侧上行至辅骨,结聚于膝的外侧,再直行向上,结聚于髀枢,又向上,循胁部连属于脊。其直行的,从足背上行,沿胫骨结聚于膝部,由此分出的支筋,结聚于外辅骨,相合于足少阳经之筋。其直行的,沿伏兔上行,结于髀部而聚于前阴,向上散布于腹部,再上行至缺盆而结聚,又向上过颈部,挟口两旁至颧部,继而下行结于鼻旁,从鼻旁上行,相合于太阳经筋。太阳经的细筋网络上眼胞,阳明经的细筋网络下眼胞。另一从颧部分出的支筋,通过颊部而于耳前方处结聚。

足阳明经筋发生病变,可见足中趾上引胫部转筋,足部有跳动而强硬不舒的感觉,伏兔部转筋,髀前部肿痛,㿉疝,腹部筋脉拘急,向上牵引缺盆部及颊部,突然发生口角歪斜。口角歪斜一般多因面颊一侧感受寒邪而致,于是左侧受寒,则逼热于右,故左侧因寒而筋脉拘急牵引,牵动口角左移,眼睛无法闭合;右侧因热而筋脉弛缓不收,牵动口角向左歪斜,眼睛无法睁开。反之也如此。治疗口角歪斜,可用马脂涂抹在拘急一侧的面颊上,以润养其筋;用白酒调和肉桂末涂抹在弛缓一侧的面颊上,以温通经络;并用桑钩钩其口角,以调整歪斜。另外还可配合温熨之法,即将桑柴炭火放于壁坎中适当的高度,以熏烤患者拘急一侧的面颊,再用手不停地按摩涂有马脂的面颊,而且让患者饮酒吃肉,以活血舒筋,不能喝酒的,也要勉强喝一点,这样其病就可以治愈了。其他如转筋、颊疝等病症,也可运用火针,快刺快出。针刺的次数,直至病愈为止。针刺的部位,当于痛处取穴。这种病叫做季春痹。

足太阴经之筋,起于足大趾尖端的内侧,上行结聚于内踝。其直行的,向上结聚于膝内辅骨(胫骨),沿股内侧上行,结于髀部,结聚于前阴,又上行至腹部,结聚于脐,再沿腹内上行,结于两胁,向上散布于胸中。其在内循行者,由阴器上行而附着于脊旁。

足太阴经筋发生病变,可见足大趾牵引内踝作痛,转筋,膝内辅骨痛,股内侧牵引髀部作痛,阴器有扭转而痛的感觉,同时向上牵引膝、两胁、胸膺和脊内等处都发生疼痛。治疗时,宜用火针,快进快出。针刺的次数,至病愈为止。针刺的部位,当于痛处取穴。这种病叫做仲秋痹。

足少阴经之筋,起于足小趾的下方,入于足心,行于内侧与足太阴经筋相合,再斜行向上,至内踝之下,结聚于足跟,与足太阳经筋相合,再向上,结聚于内辅骨之下,在此与足太阴经筋并行,向上循股内侧,结于阴器。又沿脊旁肌肉深部上行至项,结于头后部的枕骨,与足太阳经筋相合。

足少阴经筋发生病变,可见足下转筋,本经所循行和结聚的部位,皆有疼痛和转筋的现象出现。另外还可以出现癫痫、抽搐和项背反张等病症。病在背部的,不能前俯;在胸腹部的,不能后仰。因背为阳,腹为阴,阳病则项背部的筋强急,腰向后反折,故身体不能前俯;阴病则腹部的筋强急,故身体不能后仰。治疗时,宜用火针,快进快出。针刺的次数,以病愈为度。针刺的部位,当于痛处取穴。若胸腹内部生病,则不宜针刺,可用熨贴药物和按摩导引之法,配合服用汤药,以舒筋养血。这种转筋,若发作次数频繁而又剧烈,往往是阴精亏损至极,筋脉严重失养的不治之症。这种病叫做孟秋痹。

足厥阴经之筋,起于足大趾端,上行于内踝之前结聚,再向上沿着胫骨而结于内辅骨之下,又循股内侧,上行结于前阴,联络足三阴与足阳明等经的经筋。

足厥阴经筋出现病变,可见足大趾牵引内踝前部疼痛,内辅骨部亦痛,股内侧疼痛转筋,前阴不用。若房劳过度,内伤阴精,则发为阳痿不举;若感受寒邪,则阴器缩入;伤于热邪,则阴器挺长不收。治疗时,应通过治肾以调理厥阴之气。若为转筋、疼痛之类的病症,当用火针,快进快出。针刺的次数,以病愈为度。针刺的部位,应于痛处取穴。这种病叫做季秋痹。

手太阳经之筋,起于手小指上,于手腕处结聚,沿前臂内侧上行,结于肘内高骨之后(如用手指弹拨此处的筋,即有酸麻之感反应到小指上),再上行入内结于腋下。其支筋,向后走腋窝后缘,绕臂外侧,上至肩胛,沿颈部出于足太阳经筋之前,于耳后完骨结聚。由此分出的支筋,入于耳中。其直行的筋,出于耳上,下行结于颔部,又上行连属外眼角。

手太阳经筋发生病变,可见手小指掣引肘内高骨后缘疼痛,沿臂的内侧及腋下后侧等处也都会痛,围绕肩胛牵引颈部作痛,并有耳鸣耳痛,而且其疼痛牵引颔部,痛时眼睛闭合,看清东西须经较长时间。若颈部的筋拘急,可发生筋痿、颈肿、寒热邪气滞留颈内等症。治疗时,当采用火针，快进快出。针刺的次数，以病愈为度。针刺的部位，当于痛处取穴。若刺后不消其肿，可用锐针再刺。这种病叫做仲夏痹。

手少阳经之筋，起于无名指之端，上行结聚于腕部，再沿臂上行而结聚于肘部，向上绕臑部外侧经肩至颈，相合于手太阳的经筋。从颈部分出的支筋，在曲颊部入内，系于舌根。从曲颊下分出的一条支筋，上走曲牙（颊车），沿耳前连属外眼角，上至额部，结于额角。

手少阳经筋发生病变，在本脉经筋循行和结聚的部位可出现掣引、转筋和舌卷等症。治疗时，当采用火针，快进快出。针刺的次数，以病愈为度。针刺的部位，当于痛处取穴。这种病叫做季夏痹。

手阳明经之筋，起于食指的尖端，上行结聚于腕部，沿臂上行，结于肘外侧，向上行臑部而结于肩髃。从肩髃分出的支筋，绕过肩胛，挟脊两侧。其直行的，从肩髃上行至颈。从颈分出的支筋，上行至面颊，结聚于两颧。其直行的，从颈上行，出于手太阳经筋的前方，再上行至左额角，络于头部而下行入右颔部。

手阳明经筋发生病变，在本经筋所循行和结聚的部位可能会出现掣引、转筋及疼痛，肩不能抬举，颈部强硬而无法左右转动。治疗时，当采用火针，快进快出。针刺的次数，以病愈为度。针刺的部位，当于痛处取穴。这种病叫做孟夏痹。

手太阴经之筋，自手大指之端，循手指上行，结聚于手鱼际，从寸口外侧沿臂上行，结于肘中，由肘沿臑内侧上行，入腋下，出缺盆，聚结于肩髃前。其从腋上行的筋，结于缺盆，自腋下行的筋，就会进入胸中，于胸内结聚，散布于膈，与手厥阴之筋合于胁下，下行抵季胁部。

手太阴经筋发生病变，可出现本经筋所循行和结聚的部位牵引、转筋和疼痛。病重的可传变为息贲病，而出现胸部拘急、吐血等症。治疗时，应采用火针，快进快出。针刺的次数，以病愈为度。针刺的部位，当于痛处取穴。这种病叫做仲冬痹。

手厥阴心包经之筋，起于手中指之端，沿手指上行，经过掌后，与手太阴经筋并行，于肘内侧结聚。上行臂的内侧，于腋下处结聚，从腋下前后布散，挟于两胁部。其支筋，从胁下分出，入于腋下，散布于胸中，于膈部处结聚。

手厥阴心包经筋发生病变，本经筋所循行和结聚的部位可出现掣引、转筋，以及胸痛和息贲病。治疗时，当采用火针，快进快出。针刺的次数，以病愈为度。针刺的部位，当于痛处取穴。这种病叫做孟冬痹。

手少阴经之筋，起于手小指内侧，循手指上行，结于掌后小指侧的高骨,再向上行,结于肘的内侧,上走腋内,与手太阴经筋相交,再走胸,行乳内侧,结于胸中,沿膈下行,系于脐部。

手少阴经筋发生病变,可见胸内拘急,心下有包块结聚而成伏梁病,两肘曲屈不利,在本经筋所循行和结聚的部位有掣引、转筋和疼痛。治疗时,当采用火针,快进快出。针刺的次数,以病愈为度。针刺的部位,当于痛处取穴。若伏梁已成而吐脓血,已伤脏气的不治之症。这种病叫做季冬痹。

一般而言,经筋所出现的病变,属寒的则筋脉拘急,腰背反张;属热的则筋脉弛纵不收,或阳痿不举。背部筋脉拘急,则背脊向后反张;腹部的筋脉拘急,则身体向前弯曲而不能伸直。所谓焠(火)刺法,是用来治疗因寒而致筋脉挛急之症的,若因热而筋脉弛缓不收,此法就不适用了。

足阳明经筋和手太阳经筋拘急,就会发生口眼㖞斜,眼角拘急而突然不能视物的症状,治疗时都可以采用以上所说的火针针刺,其针刺的次数,以病愈为度;针刺的部位,当取于痛处取穴。

骨度肠度肠胃所受第七

【原文】

黄帝问曰:脉度言经脉之长短,何以立之?

伯高对曰:先度其骨节之大小,广狭、长短,而脉度定矣。

曰:人长七尺五寸者,其骨节之大小长短,知各几何?

曰:头(一作颈)之大骨围①二尺六寸。胸围四尺五寸。腰围四尺二寸。

曰:发所覆者,颅至项一尺二寸。发以下至颐长一尺,君子参(又作三,又作终)折②。

结喉以下至缺盆中长四寸。缺盆以下至髃骬③长九寸,过则肺大,不满则肺小。髃骬以下至天枢,长八寸,过则胃大,不及则胃小。天枢以下至横骨④长六寸半,过则回肠广长,不满则狭短。

横骨长六寸半。横骨上廉以下至内辅之上廉,长一尺八寸。内辅之上廉以下至下廉,长三寸半。内辅下廉下至内踝,长一尺三寸。内踝以下至地长三寸。膝腘以下至跗属,长一尺六寸。跗属以下至地长三寸。故骨围大则太过,小则不及。

角以下至柱骨,长一尺(一作寸)。行腋中不见者,长四寸。腋以下至季胁长一尺二寸。季胁以下至髀枢长六寸。髀枢以下至膝中,长一尺九寸。膝以下至外踝,长一尺六寸。外踝以下至京骨,长三寸。京骨以下至地,长一寸。

耳后当完骨者,广九寸。耳前当耳门者,广一尺二寸(一作三寸)。两颧之间,广九寸半(《九墟》作七寸¹)。两乳之间,广九寸半。两髀之间,广六寸半,尺长一尺二寸,广四寸半。

肩至肘,长一尺七寸。肘至腕,长一尺二寸半。腕至中指本节,长四寸。本节至其末,长四寸半。

项发以下至脊骨长三寸半(一作二寸)。脊骨以下至尾骶二十一节,长三尺。上节长一寸四分分之一,奇分在下⑤,故上七节下至膂骨,九寸八分分之七。

此众人骨之度也,所以立经脉之长短也。是故视其经脉之在于身也,其见浮而坚,其见明而大者多血,细而沉者多气,乃经之长短也。

曰:愿闻六腑传谷者,肠胃之大小长短,受谷之多少奈何?

曰:谷之所从出入浅深远近长短之度:唇至齿长九分,口广二寸半。齿以后至会厌,深三寸半,大容五合。舌重十两,长七寸,广二寸半。咽门重十两,广二寸半,至胃长一尺六寸。胃纡曲屈,伸之长二尺六寸,大一尺五寸,径五寸,大容三(一作二)斗五升。小肠后附脊,左环回周叶(一作叠,下同)积,其注于回肠者,外附于脐上,回运环反十六曲,大二寸半,径八分分之少半,长三丈二尺(一作三尺)。回肠当脐左环回周叶积而下,回运环反十六曲,大四寸,径一寸寸之少半,长二丈一尺。广肠附脊以受回肠,左环叶积(一作脊)上下⑥,辟大⑦八寸,径二寸寸之大半,长二尺八寸。肠胃所入至所出,长六丈四寸四分,回曲环反三十二曲。

曰:人不食七日而死者,何也?

曰:胃大一尺五寸,径五寸,长二尺六寸,横屈受水谷三斗五升,其中之谷,常留者二斗,水一斗五升而满。上焦泄气,出其精微,慓悍滑疾,下焦下溉,泄诸小肠。小肠大二寸半,径八分分之少半,长三丈二尺,受谷二斗四升,水六升三合合之大半。回肠大四寸,径一寸寸之少半,长二丈一尺,受谷一斗,水七升半。广肠大八寸,径二寸寸之大半,长二尺八寸,受谷九升三合八分合之一。肠胃之长凡五丈八尺四寸,受水谷九斗二升一合合之大半,此肠胃所受水谷之数也。

平人则不然,胃满则肠虚,肠满则胃虚,更满更虚,故气得上下,五脏安定,血脉和利,精神乃居。故神者,水谷之精气也。故肠胃之中,常留谷二斗四升,水一斗五升。故人一日再至后⑧,后二升半,一日中五升。

五七三斗五升,而留水谷尽矣。故平人不饮不食,七日而死者,水谷精气津液皆尽,故七日死矣。

【注释】

①头之大骨围:即头颅骨的周径。

②君子参折:参,三也。君子,指体格端正而匀称的人。参折,即三折,具体为上、中、下三停:以发际到眉中为一停,从眉中到鼻端为二停,从鼻端到颐端为三停。一般情况,三停的长度相等。

③髑肝:指剑突。

④横骨:即耻骨。

⑤奇分在下:意谓其余未尽之余数,在以下六节之内。

⑥叶积上下:即如树叶之状叠积于上下。

⑦辟大:最大。

⑧一日再至后:一日二次大便。

【译文】

黄帝问道:脉度篇记载了人身经脉的长短,它确定的标准是什么呢?

伯高回答说:度量各个骨节的大小、宽窄和长短,经脉的长度就可以确定了。

问:一般人的身长为七尺五寸,其各部骨节的大小、长短又分别是多少呢?

答:一般人头颅骨周围长二尺六寸,胸围是四尺五寸,腰围是四尺二寸。

头发覆盖的部位叫做颅,从头颅的前发际到项部的后发际,长一尺二寸;前发际到颐端,长一尺。骨骼端正匀称的人,面部上、中、下三部的长度皆应相等。

从结喉下至左右缺盆之间的天突穴处,长四寸。从天突穴到胸骨剑突,长九寸。若超过九寸,其肺脏也大;不满九寸者,其肺脏也小。从胸骨剑突到脐部神阙穴,长八寸。若超过八寸,其胃腑就大;不满八寸者,其胃腑就小。从脐部神阙穴到两股之间的横骨(耻骨联合),长六寸半。超过六寸半者,其回肠粗而长;不满六寸半的,其回肠窄而短。

两股之间的横骨,横长六寸半。从横骨上缘向下至股骨内上缘,长一尺八寸。膝骨内侧上缘至下缘,长三寸半。从膝骨内侧下缘至内踝骨,长一尺三寸。从内踝骨向下到足底部,长三寸。从腘窝中点到跟骨结节上缘,长一尺六寸。从跟骨结节上缘到足底部,长三寸。一般而言,骨围大的,骨亦大;骨围小的,骨亦小。

人体的侧面,从额角至颈根部,长一尺。从颈根下至腋窝正中处,长四寸。从腋窝至季胁,长一尺二寸。从季胁到股骨上端关节部,长六寸。从股骨上端关节部至膝盖骨外侧中点,长一尺九寸。从膝中到外踝,长一尺六寸。从外踝到京骨(足小趾本节后圆骨),长三寸。从京骨到足底部,长一寸。

耳后两高骨之间的宽度,为九寸。耳前两耳门之间,宽一尺二寸。左右两颧之间,宽九寸半。两乳之间,宽九寸半。两髀之间,宽六寸半。脚的长度为一尺二寸,宽度为四寸半。

从肩端至肘尖,长一尺七寸。从肘尖至腕关节,长一尺二寸半。从腕关节至中指本节,长四寸。中指本节至指尖,长四寸半。

人体背部,从项后发际至脊柱的大椎穴,长三寸半。第一胸椎上缘至尾骶骨有二十一椎,长三尺。上七椎每节长一寸四分一厘,长九寸八分七厘,其余的在以下各椎中平均计算。

上述所述,就是一般人周身骨节的尺度,以这个尺度为标准,则可确定经脉的长短度数了。此外,诊察气血的虚实,也可通过观察其经脉情况,如浮浅而坚实,或明显而粗大的,则其经多血;细而沉伏的,则其经多气。

问:六腑中消化器官的状况如何呢?肠胃的大小长短及其受纳水谷的多少如何呢?我想了解一下。

答:从饮食物进入口中到排出体外的整个消化系统中,各消化器官的深浅、远近、长短等情况:从口唇到牙齿长九分,口阔二寸半。牙齿到会厌的深度为三寸半,最多可容纳食物五合。舌头重十两,长七寸,宽二寸半。咽门的重量是十两,宽二寸半。从咽门至胃,长一尺六寸。胃弯曲不直,伸直后其长度是二尺六寸,周围为一尺五寸,直径为五寸,最大容量是三斗五升。小肠上连于胃,后附于脊柱,从左向右环绕堆叠,下接回肠,外附于脐的上方,共有十六个弯曲,周围二寸半,直径不足八分半,长三丈二尺。回肠在脐部,向左环旋而重叠,共有十六个弯曲,周围四寸,直径不足一寸半,长二丈一尺。广肠附于脊椎部,接受回肠下传的内容物,向左环绕重叠于脊之上下,周围八寸,直径二寸半有余,长二尺八寸。

以上整个消化道,从水谷入口处到排出体外,全程共长六丈四尺四分,有弯曲的地方共计三十二处。

问:为什么人七天不进饮食就会死亡呢?

答:胃的周长为一尺五寸,直径为五寸,长二尺六寸,它弯曲而横置于腹中,能容纳水谷三斗五升,通常情况下,其存谷二斗,水一斗五升。胃中水谷通过消化吸收之后,其精微部分经上焦宣发而布散全身,粟悍滑利部分形成阳气；其余下部分，通过下焦传导，输于肠中。小肠的周长为二寸半，直径略小于八分半，长三丈二尺，能容纳食物二斗四升，水液略多于六升三合半。回肠周长四寸，直径略小于一寸半，长二丈一尺，能受纳食物一斗，水液七升半。广肠周长八寸，直径略大于二寸半，长二尺八寸，能受纳食物糟粕九升三又八分之一合。胃肠的总长度，共计为五丈八尺四寸，容纳水谷九斗二升一合半稍多，此乃肠胃受纳水谷的总量。

通常情况下，人受纳水谷的数量并不完全相等于肠胃的实际总容量。这是因为当胃中充满食物时，肠中往往早已排空；当胃中食物下传于肠中时，肠中充实而胃中又空虚了。正是由于肠胃对水谷的更替传化，才能使水谷化为精微之气，并流行上下，充养全身，以维持五脏安定，血脉通利，精神充沛的正常状态。因此，水谷精气为维持人体生命活动不可缺少的基本物质。正常人在肠胃中经常存留谷二斗四升，水一斗五升，每天排便两次，每次排出约二升半，一天共排便五升，七天就要排出三斗五升，若完全不进饮食，胃肠中所存留的水谷就会逐日减少，至第七日便全部耗尽。由于水谷的来源断绝，精气不能化生，生命活动则会即将终结。这就是一般人七天不进饮食就会死亡的原因。

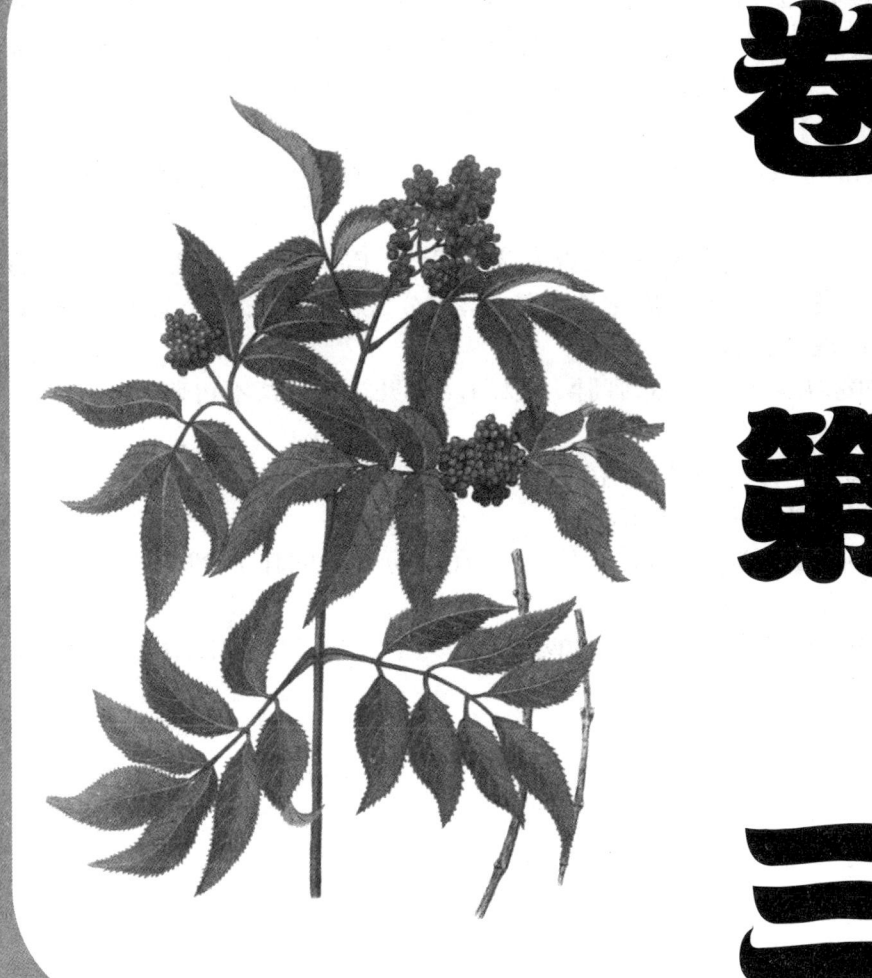

巻第三

头直鼻中发际旁行至头维凡七穴第一

【题解】本篇着重论述了头部正中线(督脉)发际内,从神庭并由此向两旁行至头维,左右共七穴的部位及其刺灸方法。另外,还讨论了孙络、溪谷、三百六十五穴会的作用。

【原文】

黄帝问曰:气穴①三百六十五,以应一岁,愿闻孙络溪谷,亦各有应乎?

岐伯对曰:孙络溪谷,三百六十五穴会,以应一岁,以溢奇邪②,以通荣卫。肉之大会为谷,肉之小会为溪,肉分之间,溪谷之会,以行荣卫,以舍(《素问》作会)大气也。

神庭,在发际,直鼻,督脉,足太阳、阳明之会。禁不可刺,令人癫疾,目失精。灸三壮③。

曲差,一名鼻冲,侠神庭两旁各一寸五分,在发际,足太阳脉气所发,正头取之,刺入三分,灸五壮。

本神,在曲差两旁各一寸五分,在发际,足少阳、阳维之会,刺入三分,灸三壮。

头维,在额角发际侠本神两旁,各一寸五分,足少阳、阳明之会。刺入五分,禁不可灸。

【注释】

①气穴:即腧穴。因其为脉气发会之处,故曰气穴。

②奇邪:此指从皮毛溢于络脉,此左注右,以右注左,其气无常处,而不入于经之邪气。

③灸三壮:灸治时,以一个艾柱为一壮,灸三壮,即灸完三个艾柱。

【译文】

黄帝问道:人体的气穴(腧穴)共计365个,相应于一年的365天。此外,人身还有孙络与溪谷,它们也与一年相应吗?

岐伯回答说:孙络和溪谷都分别与365穴相会合,所以它们也相应于一年的日数。孙络外通皮毛,内通经脉,具有抗御外邪,疏通营卫的作用。溪谷为肌肉与肌肉会合的部位,其较大的叫做谷,较小的称为溪。它们都是营卫运行和宗气会合的地方。

神庭，位于头部正中线入前发际五分处，与鼻在同一直线上，属督脉。足太阳、阳明经会合于神庭穴。该穴禁针刺，若误针，可致病人癫狂，或视物不清。可施灸，每次灸三壮。

曲差，又名鼻冲。位于神庭穴旁开一寸五分发际内，为足太阳脉气所过的地方。正坐取穴，针刺深度是三分，艾灸每次五壮。

本神，位于曲差穴两旁各一寸五分发际内，为足少阳经与阳维脉交会之处。针刺深度为三分，艾灸每次为三壮。

头维，位于额角发际直上五分，本神穴两旁各一寸五分处，是足少阳经与足阳明经交会之处。针刺深度为五分，禁止施用灸法。

头直鼻中入发际一寸循督脉却行至风府凡八穴第二

【题解】本篇主要论述头部正中线（督脉）发际内，从上星向后行至风府共八穴的部位及其刺灸方法。

【原文】

上星一穴，在颅上，直鼻中央，入发际一寸陷者中，可容豆，督脉气所发。刺入三分，留六呼①，灸三壮。

囟会，在上星后一寸，骨间②陷者中，督脉气所发。刺入四分，灸五壮。

前顶，在囟会后一寸五分，骨间陷者中，督脉气所发。刺入四分，灸五壮。

百会，一名三阳五会，在前顶后一寸五分，顶中央旋毛中，陷可容指，督脉足太阳之会。刺入三分，灸三壮。

后顶，一名交冲，在百会后一寸五分，枕骨上，督脉气所发，刺入四分，灸五壮。

强间，一名大羽，在后顶后一寸五分，督脉气所发，刺入三分，灸五壮。

脑户，一名匝风，一名会额，在枕骨上，强间后一寸五分，督脉、足太阳之会，此别脑之会。刺入四分。不可灸，令人瘖。（《素问》刺禁论云：刺头中脑户入脑立死。王冰注云：灸五壮。又骨空论云：不可妄灸。《铜人经》云：禁不可灸，灸之令人痖）。

风府，一名舌本，在项上入发际一寸，大筋内宛宛中，疾言其肉立起，言休其肉立下③，督脉、阳维之会。禁不可灸，灸之令人瘖。刺入四分，留三呼。

【注释】

①六呼：此为留针的计时方法。一呼一吸为一呼，六呼即六次呼吸的时间。

②骨间：指额骨与顶骨相连接处。

③疾言其肉立起，言休其肉立下：说话快时其肉马上膨起，说完话后其肉立即平复。

【译文】

上星，位于前发际正中直上一寸凹陷中，其凹陷处可容纳豆大般的物体。该穴为督脉之气所过之处。针刺的深度是三分，留针的时间为六次呼吸的时间，艾灸每次为三壮。

囟会，位于头部正中线，上星穴后一寸骨间凹陷中，为督脉之气所过之处。针刺的深度为四分，每次艾灸为五壮。

前顶，位于头部正中线，囟会穴后一寸五分的凹陷处，为督脉之气所过之处。针刺的深度是四分，每次艾灸为五壮。

百会，又名三阳五会。位于前顶穴后一寸五分，即后发际正中直上七寸陷中，其凹陷处可以容纳手指顶端。该穴为督脉与足太阳经交会之处。针刺的深度为三分，每次艾灸为三壮。

后顶，又称交中。位于头顶正中线，百会穴直向后一寸五分，为督脉之气所过之处。针刺的深度为四分，每次艾灸为五壮。

强间，又称大羽，位于头部正中线，后顶穴直向后一寸五分，为督脉之气所过之处。针刺的深度是三分，艾灸每次为五壮。

脑户，又名匝风、会额。位于头部正中线，强间穴直向后一寸五分，正当枕骨粗隆上缘。该处是督脉和足太阳经交会的地方。针刺的深度为四分，刀刀不可施灸。灸之，可使人髑哑。

风府，又名舌本。位于头顶正中线，后项入发际一寸，正当枕骨粗隆直下，两大筋之间凹陷处。说话过急时，此处肌肉立即胀起，说话完毕，则其肌肉立即平伏。该穴是督脉与阳维脉交会之处。针刺的深度为四分，留针的时间是三次呼吸的时间。刀刀不可施灸，灸之可使人出现髑哑。

头直侠督脉各一寸五分却行至玉枕凡十穴第三

【题解】本篇着重阐述头部从正中线（督脉）旁开各一寸五分的五处，向后行至玉枕，左右共十穴的部位及其刺灸方法。

【原文】

五处,在督脉旁去上星一寸五分,足太阳脉气所发。刺入三分,留七呼。灸三壮。

承光,在五处后二寸,足太阳脉气所发。刺入三分,禁不可灸。

通天,一名天臼,在承光后一寸五分,足太阳脉气所发。刺入三分,留七呼,灸三壮。

络却,一名强阳,一名脑盖,在通天后一寸五分,足太阳脉气发。刺入三分,留五呼,灸三壮。

玉枕,在络却后七分,侠脑户旁一寸三分,起肉枕骨①,入发际三寸,足太阳脉气所发。刺入三分,留三呼,灸三壮。

【注释】

①起肉枕骨:指玉枕骨而言。

【译文】

五处,位于前发际内一寸,督脉的上星穴旁开一寸五分处,为足太阳脉气所过的之处。针刺的深度为三分,留针的时间为七次呼吸的时间。艾灸每次为三壮。

承光,位于督脉旁开一寸五分,五处穴后一寸五分处,为足太阳脉气所经过的地方。针刺的深度为三分,不可施灸。

通天,又名天臼。位于督脉旁开一寸五分,承光穴后一寸五分处。为足太阳脉气所经过的地方。针刺的深度是三分,留针的时间为七次呼吸的时间。艾灸每次为三壮。

络却,又名强阳、脑盖。位于督脉旁开一寸五分,通天穴后一寸五分处,为足太阳脉气所经过的地方。针刺的度是三分,留针的时间为五次呼吸的时间。艾灸每次为三壮。

玉枕,位于头部正中线(督脉)脑户穴旁开一寸三分,即络却穴后一寸五分,正当枕骨外粗隆上缘外侧,入后发际三寸处。该穴是足太阳脉气所经过的地方。针刺的深度是三分,留针的时间为三次呼吸的时间。艾灸每次为三壮。

头直目上入发际五分却行至脑空凡十穴第四

【题解】本篇着重阐述的是头部从瞳孔直上入发际五分的临泣,向后行至脑空,左右共十穴的部位及其刺灸方法。

【原文】

临泣,当目上眦直入发际五分陷者中①、足太阳、少阳、阳维之会。刺入三分,留七呼,灸五壮。

目窗,一名至营,在临泣后一寸,足少阳、阳维之会。刺入三分,灸五壮。

正营,在目窗后一寸,足少阳、阳维之会。刺入三分,灸五壮。

承灵,在正营后一寸五分,足少阳、阳维之会。刺入三分,灸五壮。

脑空,一名颞颥,在承灵后一寸五分,侠玉枕骨下陷者中,足少阳、阳维之会。刺入四分,灸五壮(《素问》气府论注云:侠枕骨后枕骨上)。

【注释】

①陷者中:即凹陷处的正中。

【译文】

临泣(头临泣),位于前头部,正当目正视时,瞳孔直上入发际五分凹陷中,为足太阳经、足少阳经和阳维脉交会之处。针刺的深度是三分,留针的时间为七次呼吸的时间。每次艾灸为五壮。

目窗,又名至营。位于临泣穴后一寸五分处,是足少阳经与阳维脉交会的地方。针刺的深度为三分,艾灸每次为五壮。

正营,位于目窗后一寸五分,为足少阳经与阳维脉交会之处。针刺的深度是三分,艾灸每次为五壮。

承灵,位于正营后一寸五分,为足少阳经与阳维脉交会之处。针刺的深度是三分,艾灸每次为五壮。

脑空,又名颞颥。位于承灵穴后一寸五分,正当枕骨粗隆外侧凹陷中,为足少阳经与阳维脉交会之处。针刺的深度是四分,艾灸每次为五壮。

头缘耳上却行至完骨凡十二穴第五

【题解】本篇主要阐述头部两侧耳的上方,从天冲向后行至完骨,左右共十二穴的部位及其刺灸方法。

【原文】

天冲,在耳上如前①三分。刺入三分,灸三壮(气府论注云:足太阳、少阳之会)。

率谷,在耳上入发际一寸五分,足太阳、少阳之会。嚼而取之。刺入

四分,灸三壮。

曲鬓,在耳上入发际,曲隅②陷者中,鼓颔有空,足太阳少阳之会。刺入三分、灸三壮。

浮白,在耳后,入发际一寸,足太阳、少阳之会。刺入三分,灸二壮(气穴注云:灸三壮,刺入三分)。

窍阴,在完骨上,枕骨下,摇动应手③,足太阳、少阳之会。刺入四分,灸五壮(气穴注云:灸三壮,刺入三分)。

完骨,在耳后,入发际四分,足太阳、少阳之会。刺入二分,留七呼,灸七壮(气穴注云:刺入三分,灸三壮)。

【注释】

①如前:稍向前。
②曲隅:即颧骨弓的后上方处。
③摇动应手:取穴时让患者摇动头部,以手按之,该处有活动的感觉。

【译文】

天冲,位于耳廓后上方,入发际二寸处,为足太阳经与足少阳经交会之处。针刺的深度是三分,艾灸每次为三壮。

率谷,位于耳廓尖上方,入发际一寸五分处,为足太阳经和足少阳经交会之处。此处在咀嚼时能鼓起,故可在嚼牙时取穴。针刺的深度是四分,艾灸每次为三壮。

曲鬓,位于耳前上方鬓发内,当颧骨弓之后上方处,叩击上下牙时可摸到凹陷。为足太阳经和足少阳经交会之处。针刺的深度是三分,艾灸每次为三壮。

浮白,位于耳后乳头后上方,入发际一寸处,为足太阳经和足少阳交会之处。针刺的深度是三分,艾灸每次为二壮。

窍阴,位于耳后乳头后上方,枕骨下,头部摇动时,此处有应手而动的感觉。该穴为足太阳经和足少阳经交会之处。针刺的深度是四分,艾灸每次为五壮。

完骨,位于耳后乳头后下方,入发际四分凹陷中,为足太阳经和足少阳经交会之处。针刺的深度为二分,留针的时间为七次呼吸的时间。艾灸每次为七壮。

头自发际中央旁行凡五穴第六

【题解】本篇着重阐述的是头部后发际正中的哑门,及其旁侧的天柱(双)、风池(双)等五个穴位的部位和刺灸方法。

【原文】

瘖门①,一名舌横,一名舌厌,在项后,发际宛宛中,入系舌本②,督脉、阳维之会。仰头取之。刺入四分,不可灸,灸之令人瘖(气府论注云:去风府一寸)。

天柱,在侠项后发际,大筋外廉陷者中,足太阳脉气所发。刺入二分,留六呼,灸三壮。

风池,在颞颥后发际陷者中,足少阳、阳维之会。刺入三分,留三呼,灸三壮(气府论注云:在后陷者中,按之引耳,手、足少阳脉之会。刺入四分)。

【注释】

①瘖门:即哑门穴。

②入系舌本:谓督脉从哑门内连舌根。

【译文】

瘖门(哑门),又称舌横、舌厌。位于项后正中入发际五分凹陷中,为督脉和阳维脉交会之处,督脉由此处内系于舌根。仰头时此穴处项部肌肉凹陷,故当仰头取穴。针刺深度为四分。不可施灸,误施会致人瘖哑。

天柱,位于督脉的哑门穴旁开一寸三分,当项后发际内大筋外缘凹陷中,为足太阳脉气所过之处。针刺的深度是二分,留针的时间是七次呼吸的时间。艾灸每次为三壮。

风池,位于后发际中风府穴外侧凹陷处,为足少阳经和阳维脉交会的地方。针刺的深度是三分,留针的时间是为三次呼吸的时间。艾灸每次为三壮。

背自第一椎循督脉下行至脊骶凡十一穴第七

【题解】本篇着重阐述背部从第一胸椎棘突上的大椎,沿督脉下行至尾骶骨的长强,上下共十一穴的部位及其刺灸方法。

【原文】

大椎，在第一椎上陷者中，三阳督脉之会。刺入五分，灸九壮。

陶道，在大椎节下间①，督脉、足太阳之会。俯而取之②。刺入五分，留五呼，灸五壮。

身柱，在第三椎节下间，督脉气所发。俯而取之。刺入五分，留五呼，灸五壮。

神道，在第五椎节下间，督脉气所发。俯而取之。刺入五分，留五呼，灸五壮。

至阳，在第七椎节下间，督脉气所发。俯而取之。刺入五分，灸三壮。

筋缩，在第九椎节下间，督脉气所发。俯而取之。刺入五分，灸三壮（气府论注云：灸五壮）。

脊中，在第十一椎节下间，督脉气所发。俯而取之。刺入五分，禁不可灸，灸则令人痿。

悬枢，在第十三椎节下间，督脉气所发。伏而取之。刺入三分，灸三壮。

命门，一名属累，在十四椎节下间，督脉气所发。伏而取之。刺入五分，灸三壮。

腰腧，一名背解，一名髓空，一名腰户。在第二十一椎节下间，督脉气所发。刺入三分（气府论注云：刺入二分，刺热注，水穴注同。热穴注作二寸，缪刺论同），留七呼，灸五壮。

长强，一名气之阴郄，督脉别络③，在脊骶端，少阴所结。刺入三分（气府论注及水穴注云刺入二分），留七呼，灸三壮。

【注释】

①大椎节下间：即第一胸椎棘突下。

②俯而取之：谓低头取穴。

③督脉别络：此指由长强别出挟脊上行之脉。

【译文】

大椎，位于第一胸椎棘突上凹陷中，为手足三阳经和督脉交会之处。针刺的深度是五分，每次艾灸为五壮。

陶道，位于大椎之下，即第一胸椎棘突下，为督脉与足太阳经交会之处。端坐低头时，此胸椎明显棘突，故宜低头取穴。针刺的深度是五分，留针的时间为五次呼吸的时间。艾灸每次为五壮。

身柱，位于第三胸椎棘突下，为督脉之气所过之处。宜低头取穴。针刺的深度是五分，留针的时间为五次呼吸的时间。艾灸每次为五壮。

神道，位于第五胸椎棘突下，为督脉之气所过之处。宜低头取穴。

针刺的深度是五分,留针的时间为五次呼吸的时间。艾灸每次为五壮。

至阳,位于第七胸椎棘突下,为督脉之气所过之处。宜低头取穴。针刺的深度是五分,艾灸每次为五壮。

筋缩,位于第九胸椎棘突下,为督脉之气所过之处。低头取穴。针刺的深度是五分,艾灸每次为五壮。

脊中,位于第十一胸椎棘突下,为督脉之气所过之处。低头取穴。针刺的深度是五分,禁施灸。误灸则使人发生痿症。

悬枢,位于第十三椎(即第一腰椎)棘突下,为督脉之气所过之处。伏卧取穴。针刺的深度是三分,艾灸每次为五壮。

命门,又名属累。位于第二腰椎棘突下,为督脉之气所过之处。针刺的深度是五分,艾灸每次为三壮。

腰腧,又名背解、髓空、腰户。位于第四骶椎棘突下,为督脉之气所过之处。针刺的深度是三分,留针的时间为七次呼吸的时间。艾灸每次为五壮。

长强,又名气之阴郄。位于尾骶骨尖端与肛门之中央。督脉由此别出挟脊上项。本穴为足少阴经与足少阳经交会之处。针刺的深度为三分,留针的时间为七次呼吸的时间。艾灸每次为三壮。

背自第一椎两旁侠脊各一寸五分下至节凡四十二穴第八

【题解】本篇着重阐述了背部从第一胸椎旁开各一寸五分的大杼,挟脊柱向下行至尾骶骨下端的会阳,左右共四十二穴的部位及其刺灸方法。

【原文】

凡五脏之腧,出于背者,按其处,应在中而痛解,乃其腧也。灸之则可,刺之则可。气盛则泻之;虚则补之。以火补之者,无吹其火,须自灭也;以火泻之者,疾吹其火,柎其艾①,须其火灭也。

大杼,在项第一椎下,两旁各一寸五分陷者中,足太阳、手太阳之会。刺入三分,留七呼,灸七壮(气穴论注云:督脉别络,手、足太阳三脉之会)。

风门,一名热府,在第二椎下,两旁各一寸五分,督脉、足太阳之会。刺入五分,留五呼,灸三壮。

肺腧,在第三椎下,两旁各一寸五分。刺入三分,留七呼,灸三壮(气府论注云:五脏腧并足太阳脉之会)。

心腧,在第五椎下,两旁各一寸五分。针入三分,留七呼,禁灸。

膈腧,在第七椎下,两旁各一寸五分。针入三分,留七呼,灸三壮。

肝腧,在第九椎下,两旁各一寸五分。针入三分,留六呼,灸三壮。

胆腧,在第十椎下,两旁各一寸五分,足太阳脉气所发。正坐取之。刺入五分,灸三壮。(气府论注云:留七呼。痹论云:胆、胃、三焦、大、小肠、膀胱腧,并足太阳脉气所发)。

脾腧,在第十一椎下,两旁各一寸五分。刺入三分,留七呼,灸三壮。

胃腧,在第十二椎下,两旁各一寸五分。刺入三分,留七呼,灸三壮。

三焦腧,在第十三椎下,两旁各一寸五分,足太阳脉气所发。刺入五分,灸三壮。

肾腧,在第十四椎下,两旁各一寸五分。刺入三分,留七呼,灸三壮。

大肠腧,在第十六椎下,两旁各一寸五分,刺入三分,留六呼,灸三壮。

小肠腧,在第十八椎下,两旁各一寸五分。刺入三分,留六呼,灸三壮。

膀胱腧,在第十九椎下,两旁各一寸五分。刺入三分,留六呼,灸三壮。

中膂腧,在第二十椎下,两旁各一寸五分。侠脊起肉刺入三分,留六呼,灸三壮。

白环腧,在第二十一椎下,两旁各一寸五分,足太阳脉气所发。伏而取之。刺入八分,得气则泻,泻讫多补之,不宜灸(水穴注云:刺入五分、灸三壮。自大肠腧至此五穴,并足太阳脉气所发)。

上髎,在第一空②腰髁③下一寸,侠脊陷者中,足太阳、少阳之络。刺入三分,留七呼,灸三壮。

次髎,在第二空侠脊陷者中。刺入三分,留七呼,灸三壮(《铜人经》云:刺入三分,灸七壮)。

中髎,在第三空侠脊陷者中。刺入二寸,留十呼,灸三壮(《铜人经》云:刺入二分)。

下髎,在第四空侠脊陷者中。刺入二寸,留十呼,灸三壮(《铜人经》云:刺入二分。《素问·缪刺论》云:足太阳、厥阴、少阳所结)。

会阳,一名利机,在阴尾骨两旁,督脉气所发。刺入八分,灸五壮(气府论注云:灸三壮)。

【注释】

①扪其艾:用手护着艾柱的意思。

②第一空:指骶骨两旁最上方的一个骶骨孔。

③腰髁:即髂后上嵴。

【译文】

五脏的腧穴皆分布在背部的足太阳经脉上,用手按之,若局部出现酸麻胀痛等感觉,或者原有的酸痛反而得以缓解,此处为腧穴所在的部位。这些腧穴,可以施灸,也可以针刺,但都不宜过深。施灸时,邪气盛的用泻法,正气虚的用补法。施灸以补时,不要用嘴把火吹灭,应待其慢慢燃烧而自灭;施灸以泻时,则用嘴吹火,同时用手扶持艾柱,以便加速艾火燃烧而迅速熄灭。

大杼,位于项后第一胸椎棘突下,陶道(督脉)两旁各一寸五分凹陷中,为手足太阳经和少阳经交会之处。针刺的深度为三分,留针的时间长短为七次呼吸的时间。每次艾灸为七壮。

风门,又名热府。位于第二胸椎棘突下,督脉旁开各一寸五分。为督脉与足太阳经交会之处。针刺的深度是五分,留针的时间长短为五次呼吸的时间。每次艾灸为三壮。

肺腧,位于第三胸椎棘突下,身柱(督脉)两旁各一寸五分处。针刺的深度为三分,留针的时间长短为七次呼吸的时间。每次艾灸为三壮。

心腧,位于第五胸椎棘突下,神道(督脉)两旁各一寸五分处。针刺的深度为三分,留针的时间为七次呼吸的时间。误用施灸法。

膈腧,位于第七胸椎棘突下,至阳(督脉)两旁各一寸五分处。针刺的深度为三分,留针的时间为七次呼吸的时间。每次艾灸为三壮。

肝腧,位于第九胸椎棘突下,筋缩(督脉)两旁各一寸五分处。针刺的深度为三分,留针的时间为六次呼吸的时间。每次艾灸为三壮。

胆腧,位于第十胸椎棘突下,中枢(督脉)两旁各一寸五分处。是足太阳脉气所经过之处。正身端坐取穴。针刺的深度是五分,每次艾灸为三壮。

脾腧,位于第十一胸椎棘突下,脊中(督脉)两旁各一寸五分处。针刺的深度为三分。留针的时间为七次呼吸的时间。每次艾灸为三壮。

胃腧,位于第十二胸椎棘突下,督脉旁开各一寸五分处。针刺的深度为三分,留针的时间为七次呼吸的时间。每次艾灸为三壮。

三焦腧,位于第一腰椎棘突下,悬枢(督脉)两旁各一寸五分处。为足太阳脉气所经过之处。针刺的深度是五分,每次艾灸为三壮。

肾腧,位于第二腰椎棘突下,命门(督脉)两旁各一寸五分处。针刺的深度为三分,留针的时间长短为七次的呼吸时间。每次艾灸为三壮。

大肠腧,位于第四腰椎棘突下,腰阳关(督脉)两旁各一寸五分处。针刺的深度为三分,留针的时间为六次呼吸的时间。每次艾灸为三壮。

小肠腧,位于第十八椎下(平第一骶骨孔),督脉两旁各一寸五分处。针

刺的深度为三分,留针的时间为六次呼吸的时间。艾灸每次为三壮。

膀胱腧,位于平第二骶骨孔,督脉两旁各一寸五分处。针刺的深度为三分,留针的时间为六次呼吸的时间。每次艾灸为三壮。

中膂腧,位于平第三骶骨孔,督脉两旁各一寸五分,挟脊肌肉隆起处。针刺的深度为三分,留针的时间为六次呼吸的时间。每次艾灸为三壮。

白环腧,位于平第四骶骨孔,督脉两旁各一寸五分处。为足太阳脉气所过之处。伏卧取穴。针刺的深度是八分,得气后先行泻法,泻后再行补法。不应使用施灸法。

上髎,位于第一骶骨孔中,即髂后上嵴下一寸,脊柱两旁凹陷处。是足太阳经与足少阳经联络之处。针刺的深度为一寸,留针的时间为七次呼吸的时间。每次艾灸为三壮。

次髎,位于脊柱两旁第二骶骨孔凹陷中。针刺的深度是一寸,留针的时间是七呼。每次艾灸为三壮。

中髎,位于脊柱两旁第三骶骨孔凹陷中。针刺的深度为一寸,留针的时间为十次呼吸时间的长短。每次艾灸为三壮。

下髎,位于脊柱两旁第四骶骨孔凹陷中。针刺的深度为一寸,留针的时间为十次呼吸时间的长短。每次艾灸为三壮。

会阳,又名利机。位于尾骶骨下端的两旁,督脉旁开五分处。是督脉之气所过之处。针刺的深度为八,每次艾灸为五壮。

背自第二椎两旁侠脊各三寸下行至二十一椎下两旁侠脊凡二十六穴第九

【题解】本篇论述的是背部从第二胸椎旁开各三寸的附分,挟脊柱下行至二十一椎下的秩边,左右共二十六穴的部位及其刺灸方法。

【原文】

附分,在第二椎下,附项内廉,两旁各三寸,手、足太阳之会。刺入八分,灸五壮。

魄户,在第三椎下两旁,各三寸,足太阳脉气所发。刺入三分,灸五壮。

神堂,在第五椎下,两旁各三寸陷者中,足太阳脉气所发。刺入三分,灸五壮。

譩譆,在肩髆内廉,侠第六椎下,两旁各三寸,以手痛按之,病者言譩

譆，是穴，足太阳脉气所发。刺入六分，灸五壮(骨穴注云：以手压之，令病人呼譩譆之声，则指下动矣。灸三壮)。

膈关，在第七椎下，两旁各三寸陷者中，足太阳脉气所发。正坐开肩取之②。刺入五分，灸三壮(气府论注云：灸五壮)。

魂门，在第九椎下，两旁各三寸陷者中，足太阳脉气所发。正坐取之。刺入五分，灸五壮。

阳纲，在第十椎下，两旁各三寸陷者中，足太阳脉气所发。正坐取之。刺入五分，灸三壮。

意舍，在第十一椎下，两旁各三寸陷者中，足太阳脉气所发。刺入五分，灸三壮。

胃仓，在第十二椎下，两旁各三寸陷者中，足太阳脉气所发。刺入五分，灸三壮。

肓门，在第十三椎下，两旁各三寸，入肘间，足太阳脉气所发。刺入五分，灸三壮(经云：与鸠尾相值)。

志室，在第十四椎下，两旁各三寸陷者中，足太阳脉气所发。正坐取之。刺入五分，灸三壮(气府论注云：灸五壮)。

胞肓，在第十九椎下，两旁各三寸陷者中，足太阳脉气所发。伏而取之。刺入五分，灸三壮。

秩边，在第二十一椎下，两旁各三寸陷者中，足太阳脉气所发。伏而取之。刺入五分，灸三壮。

【注释】

①病者言譩譆：病人因压痛而发出的呼叫之声。

②开肩取之：使肩胛骨外展而取穴。

【译文】

附分，在第二胸椎棘突下外方，肩胛骨内侧缘，督脉两旁各三寸处，为手足太阳经脉交会之处。针刺的深度为八分，艾灸每次为五壮。

魄户，在第三胸椎棘突下，身柱(督脉)两旁各三寸处。为足太阳脉气所过之处。针刺的深度为三分，艾灸每次为五壮。

神堂，在第五胸椎棘突下，神道(督脉)两旁各三寸凹陷中，为足太阳脉气所过之处。针刺的深度为三分，艾灸每次为五壮。

譩譆，在第六胸椎棘突下，肩胛骨内侧缘，灵台(督脉)两旁各三寸处。用手按其处，患者常因疼痛而惊叫。该穴为足太阳脉气所过之处。针刺的深度为六分，艾灸每次为五壮。

膈关，在第七胸椎棘突下，至阳(督脉)两旁各三寸凹陷中，为足太阳脉气所过之处。正坐使肩胛骨外展，然后取穴。针刺的深度为五分，艾灸每次为三壮。

魂门，在第九胸椎棘突下，筋缩（督脉）两旁各三寸凹陷中，为足太阳脉气所过之处。正坐取穴。针刺的深度为五分，艾灸每次为五壮。

阳纲，在第十胸椎棘突下，中枢（督脉）两旁各三寸凹陷中，为足太阳脉气所过之处。正坐取穴，针刺的深度为五分，艾灸每次为三壮。

意舍，在第十一胸椎棘突下，脊中（督脉）两旁各三寸凹陷中，为足太阳脉气所过之处。针刺的深度为五分，艾灸每次为三壮。

胃仓，在第十二胸椎棘突下，督脉两旁各三寸凹陷中，为足太阳脉气所过之处。针刺的深度为五分，艾灸每次为三壮。

肓门，在第一腰椎棘突下，悬枢（督脉）两旁各三寸凹陷中。为足太阳脉气所过之处。针刺的深度为五分，艾灸每次为三壮。

志室，在第二腰椎棘突下，命门（督脉）两旁各三寸凹陷中。为足太阳脉气所过之处。正坐取穴，针刺的深度为五分，艾灸每次为三壮。

胞肓，在第二骶椎棘突下，督脉两旁各三寸凹陷中。为足太阳脉气所过之处。伏卧取穴，针刺的深度为五分，艾灸每次为三壮。

秩边，在第四骶椎棘突下，腰腧（督脉）两旁各三寸凹陷中。为足太阳脉气所过之处。伏卧取穴。针刺的深度为五分，艾灸每次为三壮。

面凡三十九穴第十

【题解】本篇着重论述面部悬颅、颔厌等三十九穴的部位及其刺灸方法。

【原文】

悬颅，在曲周上颞颥中，足少阳脉气所发。刺入三分，留七呼，灸三壮（气府注云：在曲周上颞颥中）。

颔厌，在曲周颞颥上廉，手少阳、足阳明之会。刺入七分，留七呼，灸三壮（气府注云：在曲周颞颥之上，刺深令人耳无闻）。

悬厘，在曲周颞颥下廉，手足少阳、阳明之会。刺入三分，留七呼，灸三壮（气府论注云：在曲周颞颥之上，刺深令人耳无闻）。

阳白，在眉上一寸直瞳子①，足少阳、阳维之会。刺入三分，灸三壮（气府论注云：足阳明、阴维二脉之会。今详阳明之经，不到于此，又阴维不与阳明会，疑《素问》注非是）。

攒竹，一名员柱，一名始光，一名夜光，又名明光。在眉头陷者中，足太阳脉气所发。刺入三分，留六呼，灸三壮。

丝竹空,一名目髎,在眉后陷者中,足少阳脉气所发。刺入三分,留三呼,不宜灸,灸之不幸,令人目小及盲(气府论注云:手少阳。又云:留六呼)。

睛明,一名泪孔,在目内眦外,手足太阳、足阳明之会。刺入六分,留六呼,灸三壮(气府论注云:手足太阳、足阳明、阴阳跷五脉之会)。

瞳子髎,在目外去眦五分,手太阳、手足少阳之会。刺入三分,灸三壮。

承泣,一名鼷穴,一名面髎,在目下七分,直目瞳子,阳跷、任脉、足阳明之会。刺入三分,不可灸。

四白,在目下一寸,向頄骨颧空,足阳明脉气所发。刺入三分,灸七壮(气府论注云:刺入四分,不可灸)。

颧髎,一名兑骨,在面頄骨下廉陷者中,手少阳、太阳之会。刺入三分。

素髎,一名面王,在鼻柱上端,督脉气所发。刺入三分,禁灸。

迎香,一名冲阳,在禾髎上,鼻孔旁,手、足阳明之会。刺入三分。

巨髎,在侠鼻孔旁八分,直瞳子,跷脉、足阳明之会。刺入三分。

禾髎,在直鼻孔下,侠水沟旁五分,手阳明脉气所发。刺入三分。

水沟,在鼻柱下人中,督脉、手、足阳明之会。直唇取之。刺入三分,留七呼,灸三壮。

兑端,在唇上端,手阳明脉气所发。刺入三分,留六呼,灸三壮。

断交,在唇内齿上断缝中。刺入三分,灸三壮(气府论注云:任督脉二经之会)。

地仓,一名会维。侠口旁四分,如近下是,跷脉、手足阳明之会。刺入三分。

承浆,一名天池,在颐前下唇之下,足阳明、任脉之会。开口取之。刺入三分,留六呼,灸三壮(气穴论注云:作五呼)。

颊车,在耳下曲颊端②陷者中,开口有孔,足阳明脉气所发。刺入三分,灸三壮。

大迎,一名髓孔。在曲颔前一寸三分骨陷者中,动脉,足阳明脉气所发。刺入三分,留七呼,灸三壮。

【注释】

①直瞳子:谓此穴在目正视时与瞳子垂直。

②曲颊端:即下颌曲骨角之端。

【译文】

悬颅,位于鬓发中,正当头维与曲鬓两穴之中点处。为足少阳脉气所过之处。针刺的深度为三分,留针的时间为七次呼吸的时间。艾灸每

次为三壮。

颔厌，位于鬓发中，正当头维与悬颅两穴之中点处。为手少阳经和足阳明经交会之处。针刺的深度为七分，留针的时间为七次呼吸的时间。艾灸每次为三壮。

悬厘，位于鬓角的上际，正当悬颅与曲鬓两穴之中点处。为手足少阳经和阳明经交会之处。针刺的深度为三分，留针的时间为七次呼吸的时间。艾灸每次为三壮。

阳白，位于前额眉毛中点上一寸处，当目正视时，正好直对于瞳孔。为足少阳经和阳维脉交会之处。针刺的深度为三分，艾灸每次为三壮。

攒竹，又名员柱、始光、夜光、明光。位于眉毛内侧端凹陷中。为足太阳脉气所过之处。针刺的深度为三分，留针的时间长短为六次呼吸的时间。艾灸每次为三壮。

丝竹空，又名目髎。位于瞳子髎直上，眉梢的凹陷中。为足少阳脉气所过之处。针刺的深度为三分，留针的时间为三次呼吸的时间。不宜施灸，若误施，可使人眼睛变小，甚者成为色盲。

睛明，又名泪孔。位于目内眦（内眼角）的内上方凹陷中，为手足太阳经和足阳明经交会之处。针刺的深度为六分，留针的时间长短为六次呼吸的时间。艾灸每次为三壮。

瞳子髎，位于目外眦（外眼角）旁五分，眶骨外缘凹陷中。为手太阳经与手少阳经交会之处。针刺的深度为三分，艾灸每次为三壮。

承泣，又名鼷穴、面髎。位于瞳孔直下眶下缘处，是阳跷脉、任脉和足阳明经交会之处。针刺的深度为三分，不可施灸。

四白，位于瞳孔直下，眶下孔凹陷中。为足阳明脉气所过之处。针刺的深度为三分，艾灸每次为七壮。

颧髎，又名兑骨。位于目眦角直下，颧骨下缘凹陷中。为手少阳经和太阳经交会之处。针刺的深度为三分。

素髎，又名面王。位于鼻尖端的中央，为督脉之气所过之处。针刺的深度为三分，不可施灸。

迎香，又名冲阳。位于禾髎穴上部，鼻翼外缘旁开五分处。为手足阳明经交会之处。针刺的深度为三分。

巨髎，位于瞳孔直下方，与鼻翼下缘平齐处。为跷脉和足阳明经交会之处。针刺的深度为三分。

禾髎，位于鼻孔外缘直下方，水沟穴旁五分处。为手阳明脉气所过之处。针刺的深度为三分。

水沟，又名人中。位于鼻柱下，人中沟的上、中三分之一交界处。是督脉和手足阳明经交会之处。针刺的深度为三分，留针的时间长短为七次呼吸的时间。艾灸每次为三壮。

兑端，位于上唇尖端，正当人中沟与口唇连接处。为手阳阳脉气所过之处。针刺的深度为三分，留针的时间为六次呼吸的时间。艾灸每次为三壮。

断交，位于上唇系带与齿龈连接处。针刺的深度为三分，艾灸每次为三壮。

地仓，又名会维。位于口角外侧四分动脉应手处，为跷脉和手足阳明经交会之处。针刺的深度为三分。

承浆，又名天池。位于颏唇沟正中凹陷处，为足阳明经和任脉交会之处。针刺的深度为三分，留针的时间为六次呼吸的时间。艾灸每次为三壮。

颊车，位于耳下，下颌角前上方一横指处，张口时其处肌肉稍有凹陷。该穴为足阳明脉气所过之处。针刺的深度为三分，艾灸每次为三壮。

大迎，又名髓孔。位于下颌角前一寸三分凹陷处，为足阳明脉气过之处。针刺时应避开动脉，针刺的深度为三分，留针的时间为七次呼吸时间的长短。艾灸每次为三壮。

耳前后凡二十穴第十一

【题解】本篇着重论述两侧耳部前后的上关、下关等共二十六的部位及其刺灸方法。

【原文】

上关，一名客主人。在耳前上廉起骨①端，开口有孔，手、足少阳、足阳明三脉之会。刺入三分，留七呼，灸三壮，刺太深，令人耳无闻。

下关，在客主人下，耳前动脉下空下廉，合口有孔，张口即闭，足阳明，少阳之会。刺入三分，留七呼，灸三壮。耳中有乾螚扺，不可灸(螚扺一作适之，不可灸，一作针久留针)。

耳门，在耳前起肉当耳缺者。刺入三分，留三呼，灸三壮。

和髎，在耳前兑发下横动脉，手、足少阳、手太阳之会。刺入三分，灸三壮(气府论注云：手、足少阳二脉之会)。

听会，在耳前陷者中，张口得之，动脉应手，少阳脉气所发。刺入四分，灸三壮(缪刺注云：正当手阳脉之分)。

听宫,在耳中珠子②,大明如赤小豆,手、足少阳、手太阳之会。刺入三分,灸三壮(气穴注云:刺入一分)。

角孙,在耳廓中间上,开口有孔,手、足少阳、手阳明之会。刺入三分,灸三壮(气府论注云:在耳上廓表之间,发际之下,手太阳、手、足少阳三脉之会)。

瘈脉,一名资脉。在耳本③后鸡足青络脉。刺出血,如豆汁,刺入一分,灸三壮。

颅息,在耳后间青络脉,足少阳脉气所发。刺入一分,出血多则杀人,灸三壮。

翳风,在耳后陷者中,按之引耳中,手、足少阳之会,刺入四分,灸三壮。

【注释】

①耳前上廉起骨:指颧骨弓上缘。

②耳中珠子:即指耳屏。

③耳本:即耳根。

【译文】

上关,又名客主人。位于耳前,颧骨弓上缘,正当下关穴直上方凹陷处,张口有孔,故宜开口取穴。该穴为手足少阳经和足阳明经交会之处。针刺的深度为三分,留针的时间为七次呼吸时间的长短。不宜深刺,刺过深,则致耳聋。艾灸每次为三壮。

下关,位于上关的下方,颧骨弓下缘凹陷处,闭口有孔,张口即关闭,故当闭口取穴。该穴为足阳明经和少阳经交会之处。针刺的深度为三分,留针的时间为七次呼吸时间的长短。艾灸每次为三壮。若耳中有耵聍或脓液积存,施灸的方法则不适用。

耳门,位于耳屏上切迹的前方,正当下颌骨髁状突后缘凹陷中,开口取穴。针刺的深度为三分,留针的时间为三次呼吸时间的长短。艾灸每次为三壮。

和髎,位于耳门穴前上方,平耳廓根前,鬓发后下缘颞浅动脉横过处。为手足少阳经和手太阳经交会之处。针刺的深度为三分,艾灸每次为三壮。

听会,位于耳屏间切迹前方,正当听宫穴之下,下颌骨髁状突后缘,张口有孔,其处有动脉搏动。该穴为足少阳脉气所过之处。针刺的深度是四分,艾灸每次为三壮。

听宫,位于耳屏中点与下颌髁状突之间,张口凹陷处。为手足少阳经和手太阳经交会之处。针刺的深度为三分,艾灸每次为三壮。

角孙，位于耳尖正中，正当鬓角发际处，开口有孔。为手足少阳经和手阳明经交会之处。针刺的深度是三分，艾灸每次为三壮。

瘛脉，又名资脉。位于耳根后方乳头中央，正当翳风与角孙两穴连线的中、下三分之一交界处。针刺的深度为一分，也可点刺出血如豆粒大。艾灸每次为三壮。

颅息，位于耳后，正当翳风与角孙两穴连线的上、中三分之一交界处。为手少阳脉气所过之处。针刺的深度为一分，也可点刺出血，但不宜过多，若大量出血，易发生危险。艾灸每次为三壮。

翳风，位于耳垂后，下颌骨与乳头之间凹陷中，用手按之则牵引耳中作痛。为手足少阳经交会之处。针刺的深度为四分，艾灸每次为三壮。

颈凡十七穴第十二

【题解】本篇着重论述颈部廉泉、人迎（双）等十七穴的部位及其刺灸方法。

【原文】

廉泉，一名本池。在颔下，结喉①上，舌本下，阴维、任脉之会。刺入二分，留三呼，灸三壮(气府论注云：刺入三分)。

人迎，一名天五会。在颈大脉动应手，侠结喉，以候五脏气②足阳明脉气所发。禁不可灸，刺入四分，过深不幸杀人(《素问》阴阳类论注云：人迎在结喉旁一寸五分动脉应手)。

天窗，一名窗笼。在曲颊下，扶突后，动脉应手陷者中，手太阳脉气所发。刺入六分，灸三壮。

天牖，在颈筋间、缺盆上，天容后，天柱前，完骨下，发际上，手少阳脉气所发。刺入一分，灸三壮。

天容，在耳下曲颊后，手太阳脉气所发。刺入一寸，灸三壮。

水突，一名水门。在颈大筋前，直人迎下，气舍上，足阳明脉气所发。刺入一寸，灸三壮。

气舍，在颈直人迎下，侠天突陷者中，足阳明脉气所发。刺入三分，灸五壮。

扶突，在人迎后一寸五分，手阳明脉气所发。刺入三分，灸三壮(《针经》云：在气舍后一寸五分)。

天鼎，在缺盆上，直扶突，气舍后一寸五分，手阳明脉气所发。刺入四分,灸三壮(气府论注云:在气舍后半寸)。

【注释】

①结喉:即喉头结节。

②以候五脏气:人迎为足阳明脉气所发,脏气以胃气为本,故人迎可候五脏之气。

【译文】

廉泉,又名本池。位于结喉上方,正当舌骨下缘凹陷中。为阴维脉和任脉交会之处。针刺的深度为二分,留针的时间为三次呼吸的时间,艾灸每次为三壮。

人迎,又名天五会。位于结喉旁一寸五分,正当颈总动脉之后,胸锁乳头肌前缘。为足阳明脉气所过之处。针刺的深度为四分,不可深刺。若针刺过深,易发生危险。不可用施灸法。

天窗,又名窗笼。位于胸锁乳头肌后缘,正当扶突穴后方动脉应手处。为手太阳脉气所过之处。针刺的深度为六分,艾灸每次为三壮。

天牖,位于乳头后下部,胸锁乳突肌后缘,前与天容穴,后与天柱穴相平。为手少阳脉气所过之处。针刺的的深度为一分,艾灸每次为三壮。

天容,位于下颌角后方,胸锁乳突肌前缘凹陷中。为手太阳脉气所过之处。针刺的深度为一寸,艾灸每次为三壮。

水突,又名水门。位于人迎穴与气舍穴连线的中点,正当胸锁乳突肌前缘。为足阳明脉气所过之处。针刺的深度为一寸,艾灸每次为三壮。

气舍,位于人迎穴直下,锁骨内侧端上缘凹陷处。为足阳明脉气所过之处。针刺的深度为三分,艾灸每次为五壮。

扶突,位于人迎穴外侧一寸五分,胸锁乳突肌的后缘。为手阳明脉气所过之处。针刺的深度为三分,艾灸每次为三壮。

天鼎,位于扶突穴直下一寸,胸锁乳突肌后缘。为手阳明脉气所过之处。针刺的深度为四分,艾灸每次为三壮。

肩凡二十八穴第十三

【题解】本篇主要阐述左右两侧肩部的肩井、肩贞等二十八穴的部位及其刺灸方法。

【原文】

肩井,在肩上陷者中,缺盆上大骨①前,手足少阳、阳维之会。刺入五分,灸五壮(气府论注云:灸三壮)。

肩贞,在肩曲胛下,两骨解②间,肩髃后陷者中,手太阳脉气所发。刺入八分,灸三壮。

巨骨,在肩端上行两叉骨间陷者中,手阳明、跷脉之会。刺入一寸五分,灸五壮(气府论注云:灸三壮)。

天窌,在肩缺盆中上,毖骨③之间陷者中,手少阳、阳维之会。刺入八分,灸三壮。

肩髃,在肩端两骨间,手阳明、跷脉之会。刺入六分,留六呼,灸三壮。

肩窌,在肩端臑上,斜举臂取之。刺入七分,灸三壮(气府论注云:气少阳脉气所发)。

臑腧,在肩膊后大骨下胛胂廉陷者中,手足太阳、阳维、跷脉之会,举臂取之。刺入八分,灸三壮。

秉风,侠天窌在外,肩上小髃骨后,举臂有空,手阳明、太阳、手、足少阳之会。举臂取之。刺入五分,灸五壮(气府论注云:灸三壮)。

天宗,在秉风后大骨下陷者中,手太阳脉气所发。刺入五分,留六呼,灸三壮。

肩外腧,在肩胛上廉,去脊三寸陷者中。刺入六分,灸三壮。

肩中腧,在肩胛内廉,去脊二寸陷者中。刺入三分,留七呼,灸三壮。

曲垣,在肩中央曲胛陷者中,按之动脉应手。刺入九分,灸十壮。

缺盆,一名天盖,在肩上横骨④陷者中。刺入三分,留七呼,灸三壮,刺太深,令人逆息(骨空论注云:手阳明脉气所发。气府论注云:足阳明脉气所发)。

臑会,一名臑窌,在臂前廉,去肩头三寸,手阳明之络。刺入五分,灸五壮(气府论注云:手阳明、手少阳结脉之会)。

【注释】
①大骨:指肩胛棘而言。
②两骨解:即指肩关节。
③毖骨:即肩井后高突之骨。
④肩上横骨:即锁骨。

【译文】
肩井,位于肩上,正当大椎穴与肩峰连线的中点。为手足少阳经和阳维脉交会之处。针刺的深度为五分,艾灸每次为五壮。

肩贞,位于肩关节后下方,肩胛骨外侧缘,肩髃骨后凹陷处。为手太阳脉气所过之处。针刺的深度为八分,艾灸每次为三壮。

巨骨,位于肩髃上,锁骨尖峰端与肩胛岗之间凹陷中,为手阳明经和

跷脉交会之处。针刺的深度为一寸五分,艾灸每次为五壮。

天髎,位于肩胛骨上角,正当肩井与曲垣两穴连线之中点。为手少阳经和阳明经交会之处。针刺的深度为八分,艾灸每次为三壮。

肩髃,位于肩峰端下缘,正值肩峰与肱骨大结节之间,当臂上举时,在肩峰前凹陷处。该穴为手阳明经和跷脉交会之处。针刺的深度为六分,留针的时间是六呼。艾灸每次为三壮。

肩髎,位于肩峰后下方,上臂外展时,在肩髃穴后一寸凹陷处。针刺的深度为七分,艾灸每次为三壮。

臑腧,位于肩贞穴直上,肩胛骨下缘凹陷中。为手足太阳经、阳维脉和跷脉等交会之处。举臂取穴。针刺的深度为八分,艾灸每次为三壮。

秉风,位于肩胛骨岗上窝,天宗穴直上,举臂有凹陷处。为手阳明经、太阳经和手足少阳经交会之处。举臂取穴,针刺的深度为五分,艾灸每次为五壮。

天宗,位于秉风穴下,肩胛骨岗下窝之中央。为手太阳脉气所过之处。针刺的深度为五分,留针的时间为六次呼吸的时间。艾灸每次为三壮。

肩外腧,位于肩胛骨内侧上方,第一胸椎棘突下旁开三寸处。针刺的深度为六分,艾灸每次为三壮。

肩中腧,位于肩胛骨内侧,大椎(督脉)旁开二寸凹陷中。针刺的深度为三分,留针的时间为七次呼吸的时间。艾灸每次为三壮。

曲垣,位于肩胛骨岗上窝之内,正当天髎穴直下处,用手按之有疼痛感。针刺的深度为九分,艾灸每次为十壮。

缺盆,又名天盖。位于乳中线直上,锁骨上窝之中点,天突穴旁四寸凹陷处。针刺的深度为三分,留针的时间为七次呼吸时间的长短,艾灸每次为三壮。此处禁此深刺,刺入太深,会使病人气逆喘息。

臑会,又名臑髎。位于臂的前缘,肩髎穴下三寸,正当三角肌后缘处。为手少阳经和阳维脉交会之处。针刺的深度为五分,艾灸每次为五壮。

胸自天突循任脉下行至中庭凡七穴第十四

【题解】本篇着重论述胸部从胸骨上窝正中的天突,循任脉下行至中庭,上下共七穴的部位其刺灸方法。

【原文】

天突,一名玉户,在颈结喉下二寸(气府论注云:五寸),中央宛宛中[1],阴维、任脉之会,低头取之。刺入一寸,留七呼,灸三壮(气府论注云:灸五壮)。

璇玑,在天突下一寸中央陷者中,任脉气所发。仰头取之。刺入三分,灸五壮。

华盖,在璇玑下一寸陷者中,任脉气所发。仰头取之。刺入三分,灸五壮。

紫宫,在华盖下一寸六分陷者中,任脉气所发。仰头取之。刺入三分,灸五壮。

玉堂,一名玉英,在紫宫下一寸六分陷者中,任脉气所发。仰头取之。刺入三分,灸五壮。

膻中,一名元儿,在玉堂下一寸六分陷者中,任脉气所发。仰而取之。刺入三分,灸五壮。

中庭,在膻中下一寸六分陷者中,任脉气所发。仰而取之。刺入三分,灸五壮。

【注释】

①中央宛宛中:即凹陷处中央。

【译文】

天突,又名玉户。位于颈部结喉下二寸,胸骨上窝正中凹陷处。为阴维脉和任脉交会之处。低头取穴。针刺的深度为一寸,留针的时间为七次呼吸的时间。艾灸每次为三壮。

璇玑,位于天突下一寸,正当胸骨正中线,平第一肋上缘凹陷中。为任脉之气所过之处。仰头取穴,针刺的深度为三分,艾灸每次为五壮。

华盖,位于璇玑下一寸,正当胸骨正中线上,平第一肋间隙凹陷中。为任脉之气所过之处。仰头取穴,针刺的深度为三分,艾灸每次为五壮。

紫宫,位于华盖下一寸六分,正当胸骨正中线上,平第二肋间隙凹陷中。为任脉之气所过之处。仰头取穴,针刺的深度为三分,艾灸每次为五壮。

玉堂,又名玉英。位于紫宫下一寸六分,正当胸骨正中线上,平第三肋间隙凹陷中。为任脉之气所过之处。仰头取穴,针刺的深度为三分,艾灸每次为五壮。

膻中,又名元儿。位于玉堂下一寸六分,正当胸骨正中线上,平第四肋间隙凹陷中,即两乳连线的中点。为任脉之气所过之处。仰卧取穴,针刺的深度为三分,艾灸每次为五壮。

中庭,位于膻中下一寸六分,正当胸骨正中线上,平第五肋间隙凹陷中。为任脉之气所过之处。仰卧取穴,针刺的深度为三分,艾灸每次为五壮。

胸自输府侠任脉两旁各二寸下行至步廊凡十二穴第十五

【题解】本篇着重论述胸部从第一肋上缘、任脉两旁各二寸的输府,直向下行至步廊,左右共十二穴的部位及其刺灸方法。

【原文】

输府,在巨骨①下,去璇玑旁各二寸陷者中,足少阴脉气所发。仰而取之。刺入四分,灸五壮。

彧中,在输府下一寸六分陷者中,足少阴脉气所发。仰而取之。刺入四分,灸五壮。

神藏,在彧中下一寸六分陷者中,足少阴脉气所发。仰而取之。刺入四分,灸五壮。

灵墟,在神藏下一寸六分陷者中,足少阴脉气所发。仰而取之。刺入四分,灸五壮。

神封,在灵墟下一寸六分陷者中,足少阴脉气所发。仰而取之。刺入四分,灸五壮。

步廊,在神封下一寸六分陷者中,足少阴脉气所发。仰而取之。刺入四分,灸五壮。

【注释】

①巨骨:此指锁骨。

【译文】

输府,在第一肋上缘与锁骨下缘之间,璇玑(任脉)旁开各二寸凹陷中。为足少阴脉气所过之处。仰卧取穴。针刺的深度为四分,艾灸每次为五壮。

彧中,在输府直下一寸六分,正当第一肋间隙凹陷中。为足少阴脉气所过之处。仰卧取穴。针刺的深度为四分,艾灸每次为五壮。

神藏,在彧中直下一寸六分,正当第二肋间隙凹陷中。为足少阴脉气所过之处。仰卧取穴,针刺的深度为四分,艾灸每次为五壮。

灵墟,在神藏直下一寸六分,正当第三肋间隙凹陷中。为足少阴脉气所过之处。仰卧取穴,针刺的深度为四分,艾灸每次为五壮。

神封,在灵墟直下一寸六分,正当第四肋间隙凹陷中。为足少阴脉气所过之处。仰卧取穴,针刺的深度为四分,艾灸每次为五壮。

步廊,在神封直下一寸六分,正当第五肋间隙凹陷中。为足少阴脉气所过之处。仰卧取穴,针刺的深度为四分,艾灸每次为五壮。

胸自气户侠输府两旁各二寸下行至乳根凡十二穴第十六

【题解】本篇着重论述胸部从输府穴旁开二寸的气户,向下行至乳根,左右共十二穴的部位及其刺灸方法。

【原文】
气户,在巨骨下输府两旁各二寸陷者中,足阳明脉气所发。仰而取之。刺入四分,灸五壮(气府论注云:去膺窗上四寸八分,灸三壮)。

库房,在气户下一寸六分陷者中,足阳明脉气所发。仰而取之。刺入四分,灸五壮(气府论注云:灸三壮)。

屋翳,在库房下一寸六分。刺入四分,灸五壮(气府论注云:在气户下三寸二分,灸三壮)。

膺窗,在屋翳下一寸六分。刺入四分,灸五壮(气府论注云:在胸两旁侠中行各四寸,巨骨下四寸八分陷者中,足阳明脉气所发,仰而取之)。

乳中,禁不可刺灸,灸刺之,不幸生蚀疮,疮中有脓血清汁者可治,疮中有息肉若蚀疮①者死。

乳根,在乳下一寸六分陷者中,足阳明脉气所发。仰而取之。刺入四分,灸五壮(气穴论注云:灸三壮)。

【注释】
①蚀疮:因腐蚀而生疮疡。

【译文】
气户,在锁骨下方,输府穴两旁各二寸,正当第一肋上缘凹陷中,为足阳明脉气所过之处。仰卧取穴,针刺的深度为四分,艾灸每次为五壮。

库房,在气户下一寸六分,正当第一肋间隙凹陷中,为足阳明脉气所过之处。仰卧取穴,针刺的深度为四分,艾灸每次为五壮。

屋翳,在库房下一寸六分,正当第二肋间隙凹陷中。为足阳明脉气所过之处。仰卧取穴,针刺的深度为四分,艾灸每次为五壮。

膺窗,在屋翳下一寸六分,正当第三肋间隙凹陷中,为足阳明脉气所过之处。仰卧取穴,针刺的深度为四分,艾灸每次为五壮。

乳中，在乳头的中央。禁止使用针刺和施灸法。误施，易生疮疡。若疮疡流脓血清水者，可以治愈；若疮疡出现溃烂腐肉者，则不易治愈。

乳根，在乳中下一寸六分，正当第五肋间隙凹陷中，为足阳明脉气所过之处。仰卧取穴，针刺的深度为四分，艾灸每次为五壮。

胸自云门侠气户两旁各二寸下行至食窦凡十二穴第十七

【题解】本篇着重论述胸部从气户穴旁开二寸的云门，向下行至食窦。左右共十二穴的部位及其刺灸方法。

【原文】

云门，在巨骨下，气户两旁各二寸陷者中，动脉应手，手太阴脉气所发。举臂取之。刺入七分，灸五壮，刺太深令人逆息(气府论注云：在巨骨下任脉两旁各六寸。刺热穴论注云：手太阳脉气所发)。

中府，肺之募也。一名膺中腧，在云门下一寸，乳上三肋间①陷者中，动脉②应手，仰而取之，手、中太阴之会。刺入三分，留五呼，灸五壮。

周荣，在中府下一寸六分陷者中，足太阴脉气所发。仰而取之。刺入四分，灸五壮。

胸乡，在周荣下一寸六分陷者中，足太阴脉气所发。仰而取之。刺入四分，灸五壮。

天溪，在胸乡下一寸六分陷者中，足太阴脉气所发。仰而取之。刺入四分，灸五壮。

食窦，在天溪下一寸六分陷者中，足太阴脉气所发。仰而取之。刺入四分，灸五壮(气府论注云：手太阴脉气所发)。

【注释】

①乳上三肋间：即第一肋下缘。
②动脉：指胸肩峰动脉。

【译文】

云门，在锁骨下，气户两旁各二寸，正当肩胛骨喙突内方的凹陷中，其处有动脉搏动，按之应手。该穴为手太阴脉气所过之处。举臂取穴，针刺的深度为七分，艾灸每次为五壮，不可深刺。若针刺过深，则致病人气逆喘息。

中府，又名膺中腧，为肺的募穴。在云门下一寸，乳上三肋（即第一肋)间隙凹陷处,有动脉搏动,按之应手。该穴为手足太阴经交会之处。仰卧取穴,针刺的深度为三分,留针的时间为五次呼吸的时间。艾灸每次为五壮。

周荣,在中府下一寸六分,正当第二肋间隙凹陷中,为足太阴脉气所过之处。仰卧取穴,针刺的深度是为四分,艾灸每次为五壮。

胸乡,在周荣下一寸六分,正当第三肋间隙凹陷中,为足太阴脉气所过之处,仰卧取穴,针刺的深度为四分,艾灸每次为五壮。

天溪,在胸乡下一寸六分,正当第四肋间隙凹陷中,为足太阴脉气所过之处。仰卧取穴,针刺的深度为四分,艾灸每次为五壮。

食窦,在天溪下一寸六分,正当第五肋间隙凹陷中,为足太阴脉气所过之处。仰卧取穴,针刺的深度为四分,艾灸每次为五壮。

腋胁下凡八穴第十八

【题解】本篇着重论述腋部胁下的渊腋、大包等左右共八穴的部位及其刺灸方法。

【原文】

渊腋,在腋下三寸宛宛中,举臂取之。刺入三分,不可灸,灸之不幸,生肿蚀马刀伤,内溃者死,寒热生马疡可治(气穴论注云:足少阳脉气所发)。

大包,在渊腋下三寸,脾之大络,布胸胁中,出九肋间,及季胁端,别络诸阴者。刺入三分,灸三壮。

辄筋,在腋下三寸,复前行一寸,著胁①,足少阳脉气所发。刺入六分,灸三壮。

天池,一名天会,在乳后一寸(气府论注云二寸),腋下三寸,著胁,直腋撅肋间②,手厥阴、足少阳之会(一作手心主足少阳脉之会)。刺入七分,灸三壮(气府论注云:刺入三分)。

【注释】

①著胁:附着胁肋的意思。
②撅肋间:语义难明,存疑等考。

【译文】

渊腋,在腋下三寸处,正当腋中线上第四肋间隙凹陷中。举臂取穴。针刺的深度为三分,禁止施灸。若误灸,可致痈肿、马刀疮等,其疮痈内溃者,预后不良;无内溃而仅有恶寒发热者,则可治愈。

大包，在渊腋下三寸处，正当腋中线上第六肋间隙凹陷中，为脾之大络，其脉分布于胸胁，出于九肋及季胁端，能总统阴阳诸络。该穴针刺的深度为三分，艾灸每次为三壮。

辄筋，在腋下三寸，渊腋前一寸，正当第四肋间隙凹陷中。为足少阳脉气所过之处。针刺的深度为六分，艾灸每次为三壮。

天池，又名天会。在乳头外侧一寸处，腋下三寸，正当第四肋间隙凹陷中。为手厥阴经和足少阳经交会之处。针刺的深度为七分，艾灸每次为三壮。

腹自鸠尾循任脉下行至会阴凡十五穴第十九

【题解】本篇着重论述腹部从剑突下的鸠尾，循任脉下行至会阴，上下共十五穴的部位及其刺灸方法。

【原文】

鸠尾，一名尾翳，一名𩩲骬，在臆前蔽骨下五分①，任脉之别。不可灸刺。(鸠尾盖心上，人无蔽骨者，当从上岐骨度下行一寸半。气府论注云：一寸为鸠尾处，若不为鸠尾处，则针巨阙者中心，人有鸠尾短者，少饶今强一寸)。

巨阙，心募也，在鸠尾下一寸，任脉气所发。刺入六分，留七呼，灸五壮(气府论注云：刺入一寸二分)。

上脘，在巨阙下一寸五分，去蔽骨三寸，任脉、足阳明、手太阳之会。刺入八分，灸五壮。

中脘，一名太仓，胃募也，在上脘下一寸，居心蔽骨与脐之中，手太阳、少阳、足阳明所生，任脉之会。刺入一寸二分，灸七壮(《九卷》云：𩩲骬至脐八寸，太仓居其中，为脐上四寸。吕广撰《募输经》云：太仓在脐上三寸非也)。

建里，在中脘下一寸。刺入五分，留十呼，灸五壮(气府论注云：刺入六分，留七呼)。

下脘，在建里下一寸，足太阴、任脉之会。刺入一寸，灸五壮。

脐中，神阙穴也，一名气舍，灸三壮，禁不可刺，刺之令人恶疡溃矢出者，死不治。

水分，在下脘下一寸，脐上一寸，任脉气所发。刺入一寸，灸五壮。

阴交，一名少关，一名横户，在脐下一寸，任脉气冲之会。刺入八分，灸五壮。

气海，一名脖胦，一名下肓，在脐下一寸五分，任脉气所发。刺入一寸三分,灸五壮。

石门,三焦募也,一名利机,一名精露,一名丹田,一名命门,在脐下二寸,任脉气所发。刺入五分,留十呼,灸三壮,女子禁不可刺,灸中央,不幸使人绝子(气府论注云:刺入六分,留七呼,灸三壮)。

关元,小肠募也,一名次门,在脐下三寸,足三阴、任脉之会。刺入二寸,留七呼,灸七壮(气府论注云:刺入一寸二分)。

中极,膀胱募也,一名气原,一名玉泉,在脐下四寸,足三阴、任脉之会。刺入二寸,留七呼,灸三壮(气府论注云:刺入一寸二分)。

曲骨,在横骨上中极下一寸,毛际陷者中②,动脉应手,任脉、足厥阴之会。刺入一寸五分,留七呼,灸三壮(气府论注云:自鸠尾至曲骨十四穴,并任脉气所发)。

会阴,一名屏翳,在大便前小便后两阴之间,任脉别络侠督脉、冲脉之会。刺入二寸,留三呼,灸三壮(气府论注云:留七呼)。

【注释】

①蔽骨下五分:蔽骨,即蔽心骨,亦今之剑突。若无蔽骨者,则从岐骨下行一寸为本穴。

②毛际陷者中:即耻骨上阴毛部凹陷处。

【译文】

鸠尾,又名尾翳、髑骬。在胸前剑突下,正当脐上七寸腹部正中线上,为任脉之别络。不应用针刺和施灸法。

巨阙,为心的募穴。在鸠尾下一寸处,正当脐上六寸腹部正中线上。为任脉之气所过之处。针刺的深度为六分,留针的时间为七次呼吸的时间。艾灸每次为五壮。

上脘,在巨阙下一寸处,剑突下三寸,正当脐上五寸腹部正中线上。为任脉、足阳明经和手太阳经交会之处。针刺的深度为八分,艾灸每次为五壮。

中脘,又名太仓,为胃的募穴。在上脘下一寸处,剑突与脐连线之中点。正当脐上四寸腹部正中线上。该穴是任脉、手太阳经、手少阳经和足阳明经交会之处。针刺的深度为一寸二分,艾灸每次为七壮。

建里,在中脘下一寸处,正当脐上三寸腹部正中线上。针刺的深度为五分,留针的时间为十次呼吸的时间。艾灸每次为五壮。

下脘,在建里下一寸处,正当脐上二寸腹部正中线上。为足太阴经和任脉交会之处。针刺的深度为一寸,艾灸每次为五壮。

脐中,又名神阙、气舍。在脐窝正中。艾灸每次为三壮。不可针刺。若误刺,可使人生恶疮溃烂,甚至流出大便流出,预后不良。

水分，在下脘下一寸处，正当脐上一寸腹部正中线上。为任脉之气所过之处。针刺的深度为一寸，艾灸每次为五壮。

阴交，又名少关、横户。在脐下一寸腹部正中线上，为任脉、冲脉和足少阴经交会之处。针刺的深度为八分，艾灸每次为五壮。

气海，又名脖胦、下肓。在脐下一寸五分处，腹部正中线上。为任脉之气所过之处。针刺的深度为一寸三分，艾灸每次为五壮。

石门，又名利机、精露、丹田、命门，为三焦的募穴。在脐下二寸腹部正中线上。为任脉之气所过之处。针刺的深度为五分，留针的时间为十次呼吸的时间，艾灸每次为三壮。女子不可针刺，可施灸，但若施灸方法不当，可使人失去生育能力。

关元，又名次门，为小肠的募穴。在脐下三寸腹部正中线上，为足太阴、少阴、厥阴经和任脉交会之处。针刺的深度为二寸，留针的时间为七次呼吸的时间，艾灸每次为七壮。

中极，又名气原、玉泉，为膀胱的募穴。在脐下四寸腹部正中线上。为足三阴经和任脉交会之处。针刺的深度为二寸，留针的时间为七次呼吸的时间，艾灸每次为三壮。

曲骨，在耻骨联合上方，中极下一寸阴毛部凹陷处，有动脉搏动，按之应手。该穴为任脉、足厥阴经交会之处。针刺的深度为一寸五分，留针的时间为七次呼吸的时间，艾灸每次为三壮。

会阴，又名屏翳。在会阴部正中，男子正当在肛门与阴囊之间，女子正当在肛门与阴唇后联合之间。该穴为任脉、督脉和冲脉交会之处。针刺的深度为二寸，留针的时间为三次呼吸的时间，艾灸每次为三壮。

腹自幽门侠巨阙两旁各半寸循冲脉下行至横骨凡二十二穴第二十

【题解】本篇着重论述腹部从巨阙（任脉）两旁各五分的幽门，循冲脉下行至横骨，左右共二十二穴的部位及其刺灸方法。

【原文】

幽门，一名上门，在巨阙两旁各五分陷者中①，冲脉、足少阴之会。刺入五分，灸五壮（气府论注云：刺入一寸）。

通谷，在幽门下一寸陷者中，冲脉、足少阴之会。刺入五分，灸五壮（气府论注云：刺入一寸）。

阴都，一名食宫，在通谷下一寸，冲脉、足少阴之会。刺入一寸，灸五壮。

石关，在阴都下一寸，冲脉、足少阴之会。刺入一寸，灸五壮。

商曲，在石关下一寸，冲脉、足少阴之会。刺入一寸，灸五壮。

肓俞，在商曲下一寸，直脐旁五分，冲脉、足少阴之会。刺入一寸，灸五壮。

中注，在肓俞下五分，冲脉、足少阴之会。刺入一寸，灸五壮（《素问》水穴论注云：在脐下五分，两旁相去任脉各五分）。

四满，一名髓府，在中注下一寸，冲脉、足少阴之会。刺入一寸，灸五壮。

气穴，一名胞门，一名子户，在四满下一寸，冲脉、足少阴之会。刺入一寸，灸五壮。

大赫，一名阴维，一名阴关，在气穴下一寸，冲脉、足少阴之会。刺入一寸，灸五壮。

横骨，一名下极，在大赫下一寸，冲脉、足少阴之会。刺入一寸，灸五壮。

【注释】

①陷者中：即凹陷处。

【译文】

幽门，又名上门，在巨阙（任脉）两旁各五分凹陷中，为冲脉和足少阴经交会之处。针刺的深度为五分，艾灸每次为五壮。

通谷，在幽门下一寸处，正当上脘（任脉）两旁各五分凹陷中。为冲脉和足少阴经交会之所。针刺的深度为五分，艾灸每次为五壮。

阴都，又名食宫。在通谷下一寸处，正当中脘（任脉）两旁各五分处，为冲脉和足少阴经交会之处。针刺的深度为一寸，艾灸每次为五壮。

石关，在阴都下一寸处，正当建里（任脉）两旁各五分处。为冲脉和足少阴经交会之所。针刺的深度为一寸，艾灸每次为五壮。

商曲，在石关下一寸处，正当下脘（任脉）两旁各五分处。为冲脉和足少阴经交会之处。针刺的深度为一寸，艾灸每次为五壮。

肓俞，在商曲下一寸处，正当脐中（神阙）两旁各五分处。为冲脉和足少阴经交会之处。针刺的深度为一寸，艾灸每次为五壮。

中注，在肓俞下一寸处，正当阴交（任脉）两旁各五分处。为冲脉和足少阴经交会之处。针刺的深度为一寸，艾灸每次为五壮。

四满，又名髓府。在中注下一寸处，正当石门（任脉）两旁各五分处。为冲脉和足少阴经交会之处。针刺的深度为一寸，艾灸每次为五壮。

气穴,又名胞门、子户。在四满下一寸处,正当关元(任脉)两旁各五分处。为冲脉和足少阴经交会之处。针刺的深度为一寸,艾灸每次为五壮。

大赫,又名阴维、阴关。位于气穴下一寸,正当中极(任脉)两旁各五分处。为冲脉和足少阴经交会之处。针刺的深度为一寸,艾灸每次为五壮。

横骨,又名下极。在大赫下一寸处,耻骨联合上际,正当曲骨(任脉)两旁各五分处。为冲脉和足少阴经交会之处。针刺的深度为一寸,艾灸每次为五壮。

腹自不容侠幽门两旁各一寸五分至气冲凡二十四穴第二十一

【题解】本篇着重论述腹部从幽门两旁各一寸五分的不容,向下行至气冲,左右共二十四穴的部位及其刺灸方法。

【原文】

不容,在幽门旁各一寸五分,去任脉二寸,直四肋端,相去四寸。足阳明脉气所发。刺入五分,灸五壮。(气府论注云:刺入八分。又云:下至太乙各上下相去一寸。)

承满,在不容下一寸,足阳明脉气所发。刺入八分。灸五壮。

梁门,在承满下一寸,足阳明脉气所发。刺入八分,灸五壮。

关门,在梁门下,太乙上,足阳明脉中间穴外延,足阳明脉气所发。刺入八分,灸五壮。

太乙,在关门下一寸,足阳明脉气所发。刺入八分,灸五壮。

滑肉门,在太乙下一寸,足阳明脉气所发。刺入八分,灸五壮。

天枢,大肠募也,一名长溪,一名谷门,去肓腧一寸五分,侠脐两旁各二寸陷者中,足阳明脉气所发。刺入五分,留七呼,灸五壮(气府论注云:在滑肉门下一寸,正当脐)。

外陵,在天枢下,大巨上,足阳明脉气所发。刺入八分,灸五壮(气府论注云:在天枢下一寸。水穴论注云:在脐下一寸,两旁去冲脉各一寸五分)。

大巨,一名腋门,在长溪下二寸,足阳明脉气所发。刺入八分,灸五壮(气府论注云:在外陵下一寸)。

水道,在大巨下三寸,足阳明脉气所发。刺入二寸五分,留七呼,灸五壮。

归来,一名溪穴,在水道下二寸。刺入八分,灸五壮(水穴论注云:足阳明脉气所发)。

气冲,在归来下,鼠鼷①上一寸,动脉应手,足阳明脉气所发。刺入三分,留七呼,灸三壮,灸之不幸使人不得息(气府论注云:在腹脐下横骨两端,鼠鼷上一寸。刺禁论注云:在腹下侠脐两旁相去四寸,鼠鼷上一寸,动脉应手。骨空注云:在毛际两旁,鼠鼷上一寸)。

【注释】

①鼠鼷(xī 希):鼷,小鼠。此指腹股沟旁有肉高起如鼠处。

【译文】

不容,在脐上六寸处,幽门旁各一寸五分,正当巨阙(任脉)两旁各二寸处。为足阳明脉气所过之处。针刺的深度为五分,艾灸每次为五壮。

承满,在不容下一寸处,正当上脘(任脉)两旁各二寸处。为足阳明脉气所过之处。针刺的深度为八分,艾灸每次为五壮。

梁门,在承满下一寸处,正当中脘(任脉)两旁各二寸处。为足阳明脉气所过之处。针刺的深度为八分,艾灸每次为五壮。

关门,在梁门下一寸,太乙上一寸处,正当建里(任脉)两旁各二寸处,为足阳明脉气所过之处。针刺的深度为八分,艾灸每次为五壮。

太乙,在关门下一寸处,正当下脘(任脉)两旁各二寸处。为足阳明脉气所过之处。针刺的深度为八分,艾灸每次为五壮。

滑肉门,在太乙下一寸处,正当水分(任脉)两旁各二寸处。为足阳明脉气所过之处。针刺的深度为八分,艾灸每次为五壮。

天枢,又名长溪、谷门,为大肠的募穴。在肓腧旁开一寸五分处,正当脐中(神阙)两旁各二寸凹陷中。为足阳明脉气所过之处。针刺的深度为五分,留针的时间为七次呼吸的时间。艾灸每次为五壮。

外陵,在天枢下一寸,大巨上一寸处,正当阴交(任脉)两旁各二寸处。为足阳明脉气所过之处。针刺的深度为八分,艾灸每次为五壮。

大巨,又名腋门。在天枢下二寸处,正当石门(任脉)两旁各二寸处。为足阳明脉气所过之处。针刺的深度为八分,艾灸每次为五壮。

水道,在大巨下一寸处,正当关元(任脉)两旁各二寸处。为足阳明脉气所过之处。针刺的深度为二寸五分,留针的时间为七次呼吸的时间。艾灸每次为五壮。

归来,又名溪穴。在水道下一寸处。正当中极(任脉)两旁各二寸处。为足阳明脉气所过之处。针刺的深度为八分,艾灸每次为五壮。

气冲,在归来下一寸处,正当曲骨(任脉)旁开二寸,其处有动脉搏动,按之应手,为足阳明脉气所过之处。针刺的深度为三分,留针的时间为七次呼吸的时间,艾灸每次为三壮。灸之不当,则致人呼吸困难。

腹自期门上直两乳侠不容两旁各一寸五分下行至冲门凡十四穴第二十二

【题解】本篇着重论述腹部从不容两旁各一寸五分,正当乳中线上的期门,向下行至冲门,左右共十四穴的部位及其刺灸方法。

【原文】

期门,肝募也,在第二肋端①,不容旁各一寸五分,上直两乳,足太阴厥阴、阴维之会。举臂取之,刺入四分,灸五壮。

日月,胆募也。在期门下五分,足太阴、少阳之会。刺入七分,灸五壮(气府论注云:在第三肋端,横直心蔽骨旁各二寸五分,上直两乳)。

腹哀,在日月下一寸五分,足太阴、阴维之会。刺入七分,灸五壮。

大横,在腹哀下三寸,直脐旁,足太阴、阴维之会。刺入七分,灸五壮。

腹屈,一名腹结,在大横下一寸三分。刺入七分,灸五壮。

府舍,在腹结下三寸,足太阴、阴维、厥阴之会。此脉上下入腹络胸,结心肺,从胁上至肩,此太阴郄②,三阴阳明支别。刺入七分,灸五壮。

冲门,一名慈宫,上去大横五寸,在府舍下横骨两端③,约文④中动脉,足太阴、厥阴之会。刺入七分,灸五壮。

【注释】

①第二肋端:即乳下二肋间,实指六与七肋间的尖端处。

②郄:即郄穴。

③横骨两端:即耻骨两端。

④约文:即腹股沟纹。

【译文】

期门,为肝之募穴。在乳中线上,乳头下二肋间(即第六肋间隙),不容两旁各一寸五分处。为足太阴经、厥阴经和阴维脉交会之处。举臂取穴。针刺的深度为四分,艾灸每次为五壮。

日月,为胆之募穴。在期门下五分处,正当第七肋间隙处。为足太阴经和足少阳经交会之处。针刺的深度为七分,艾灸每次为五壮。

腹哀,在日月下一寸五分处,正当建里(任脉)两旁各四寸处。为足太阴经和阴维脉交会之处。针刺的深度为七分,艾灸每次为五壮。

大横，在腹哀下三寸处，正当脐中(任脉)两旁各四寸处。为足太阴经和阴维脉交会之处。针刺的深度为七分，艾灸每次为五壮。

腹屈，又名腹结。在大横下一寸三分处，府舍上三寸。针刺的深度为七分，艾灸每次为五壮。

府舍，在腹结下三寸处，正当冲门上七分，任脉旁开四寸处。为足太阴经、厥阴经和阴维脉交会之处。此三脉从下入腹，向上络于胸中，联结心肺，从胁部上至于肩部。此穴为足太阴经的郄穴。针刺的深度为七分，艾灸每次为五壮。

冲门，又名慈宫。在大横下五寸处，府舍穴下腹股沟股动脉外侧，正当耻骨联合上缘，曲骨(任脉)旁开三寸五分处。此穴为足太阴和厥阴经交会之处。针刺的深度为七分，艾灸每次为五壮。

腹自章门下行至居髎凡十二穴第二十三

【题解】本篇着重论述腹部从章门向下行至居髎，左右共十二穴的部位及其刺灸方法。

【原文】
章门，脾募也，一名长平，一名胁髎，在大横外，直脐季胁端①，足厥阴、少阳之会。侧卧屈上足，伸下足，举臂取之。刺入八分，留六呼，灸三壮。

带脉，在季胁下一寸八分。刺入六分，灸五壮(气府论注云：足少阳、带脉二经之会)。

五枢，在带脉下三寸。一曰：在水道旁一寸五分。刺入一寸，灸五壮(气府论注云：足少阳、带脉二经之会)。

京门，肾募也，一名气府，一名气腧，在监骨下腰中挟脊，季胁下一寸八分。刺入三分，留七呼，灸三壮。

维道，一名外枢，在章门下五寸三分，足少阳、带脉之会。刺入八分，灸三壮。

居髎，在章门下八寸三分，监骨上陷者中，阳跷、足少阳之会。刺入八分，灸三壮(气府论注云：监骨作髂骨)。

【注释】
①在大横外，直脐季胁端：本穴位于大横穴的外上方，正当第十一肋端，但不与脐相平。

【译文】
章门，又名长平、胁髎，为脾之募穴。在侧腹部第十一肋端，正当大横的外上方。此穴为足厥阴经和足少阳经交会之处。宜侧卧,伸下腿屈上腿并举臂而取穴。针刺的深度为八分,留针的时间为六次呼吸的时间。艾灸每次为三壮。

带脉,在季胁下一寸八分处,正当第十一肋端直下平脐处。针刺的深度为六分,艾灸每次为五壮。

五枢,在腹侧部带脉下三寸处,正当水道旁一寸五分。针刺的深度为一寸,艾灸每次为五壮。

京门,又名气府、气腧,为肾之募穴。在腹侧部,髂骨下腰中挟脊处,季胁下一寸八分,正当第十二肋端下缘。针刺的深度为三分,留针的时间为七次呼吸的时间。每次艾灸为三壮。

维道,又名外枢。在髂前上棘之前下方,章门下五寸三分,正当五枢穴前下五分处。为足少阳经和带脉交会之处。针刺的深度为八分,艾灸每次为三壮。

居窌,在章门下八寸三分处,正当髂前上棘与股骨大转子高点连线中点之凹陷中。为阳蹻脉和足少阳经交会之处。针刺的深度为八分,艾灸每次为三壮。

手太阴及臂凡一十八穴第二十四

【原文】

黄帝问曰:愿闻五脏六腑所出之处。

岐伯对曰:五脏五腧①,五五二十五腧;六府六腧②,六六三十六腧。经脉十二,络脉十五,凡二十七气③,上下行。所出为井,所溜为荥,所注为腧,所过为原,所行为经,所入为合。别而言之,则所注为腧;总而言之,则手太阴井也,荥也、原也、经也、合也,皆谓之腧。非此六者谓之间④。

凡穴:手太阴之脉,出于大指之端内侧,循白肉际,至本节后太渊,溜以澹⑤,外屈,上于本节之下(一作本于上节),内屈与诸阴络,会于鱼际,数脉并注此,其气滑利,伏行壅骨⑥之下,外屈出于寸口而行,上至于肘内廉,入于大筋之下,内屈上行臑阴⑦,入腋下,内屈走肺,此顺行逆数之屈折也。

肺出少商,少商者,木也。在手大指端内侧,去爪甲角如韭叶,手太阴脉之所出也,为井。刺入一分,留一呼,灸一壮(气穴论注作三壮)。

鱼际者，火也。在手大指本节后内侧散脉中，手太阴脉之所溜也，为荥。刺入二分，留三呼，灸三壮。

太渊者，土也。在掌后陷者中，手太阴脉之所注也，为腧。刺入二分，留二呼，灸三壮。

经渠者，金也。在寸口陷者中，手太阴脉之所行也，为经。刺入三分，留三呼，不可灸，灸之伤人神明。

列缺，手太阴之络，去腕上一寸五分，别走阳明者。刺入三分，留三呼，灸五壮。

孔最，手太阴之郄，去腕七寸，专（此处缺文）金二七水之父母，刺入三分，留三呼，灸五壮。

尺泽者，水也，在肘中约纹上动脉，手太阴脉之所入也，为合。刺入三分，灸三壮（素问气穴论注去，留三呼）。

侠白，在天府下，去肘五寸动脉中，手太阴之别。刺入四分，留三呼，灸五壮。

天府，在腋下三寸，臂臑内廉动脉中，手太阴脉气所发。禁不可灸，灸之令人逆气，刺入四分，留三呼。

【注释】

①五脏五腧：五脏之经脉各有井、荥、腧、经、合五个腧穴。

②六府六腧：六腑之经脉各有井、荥、腧、原、经、合六个腧穴。

③二十七气：指十二经脉与十五络脉等二十七脉之气。

④非此六者谓之间：间，间穴。全句意谓井、荥、腧、原、经、合之间的六位均称为间穴。

⑤溜以澹：澹，水动貌。溜以澹，谓脉气流行到太渊穴处而跳动不息。

⑥壅骨：指手第一掌骨。

⑦臑阴：内侧属阴。臑阴，即臑内侧。

【译文】

黄帝问道：请你谈一下五脏六腑脉气所出之处的情况。

岐伯回答说：五脏的经脉分别有井、荥、腧、经、合五个腧穴，五五共25个腧穴；六腑的经脉分别有井、荥、腧、原、经、合六个腧穴，六六共36个腧穴。人体共有12条经脉，15条络脉，共计27脉。这27脉之气在全身上下循行出入，其脉气所出之处，如同水的源头，称为井；脉气自井流出而经过之处，像刚出的山泉，水流微小，称为荥；脉气所贯注之处，如同输注于深处的源水，称为输；脉气所通行之处，像渠道通畅中的水流迅速流过,称为经;脉气所进入之处,如同海纳百川,称为合。分别而言,脉气所注之处称为输;总而言之,则如手太阴经的井、荥、原、经、合等,都叫做腧穴。凡是肘膝以下,除井、荥、输、原、经、合以外的穴位,皆被称为"间穴"。

手太阴肺经的脉气,出于大指尖端的少商,循内侧的白肉际,至本节之后寸口部的太渊处,在此停留而做无休止地搏动,然后再屈向外行,上达于本节的下方,复屈向内行,与诸阴络会合于鱼际部。数条经脉合并流注。其经气滑利,开始复行在手鱼骨之下,再由此屈而向外,于寸口部浮出,上行至肘内侧,入于大筋的下方,再屈而向内,上行至臑内侧,进入腋窝,复屈而向内,抵达肺脏。手太阴之脉从脏走手为顺行,从手走脏为逆行。上述就是手太阴脉气发出于手指端,从手走胸的屈折逆行的情况。

肺之脉气出于少商,少商在五行属木,在手大指端内侧指甲角旁约一分处。因其少商为手太阴脉气所出之所,故为井穴,其针刺的深度为一分,留针的时间是一次呼吸的时间,艾灸每次为三壮。

鱼际,在五行属火。在手大指本节后内侧赤白肉际处。为手太阴脉气自井流出而经过之处,为荥穴。针刺的深度为二分,留针的时间为三次呼吸的时间,艾灸每次为三壮。

太渊,在五行属土。在手掌后横纹头动脉应手处。为手太阴脉气所贯注之处,为腧穴。针刺的深度为二分,留针的时间为两次呼吸的时间,艾灸每次为三壮。

经渠,在五行属金。位于手桡侧腕横纹上一寸,正当寸口脉的关部处。为手太阴脉气所通行之处,为经穴。针刺的深度为三分,留针的时间为三次呼吸的时间,不可施灸。若误灸,会损伤人的神气。

列缺,为手太阴经之络穴。在腕横纹上一寸五分处,正当桡骨茎突上凹陷处。手太阴经由此别出联络于手阳明经。针刺的深度为三分,留针的时间为三次呼吸的时间,艾灸每次为五壮。

孔最,为手太阴经之郄穴。在腕横纹上七寸处,正当太渊与尺泽两穴的连线上。针刺的深度为三分,留针的时间为三次呼吸的时间,艾灸每次为五壮。

尺泽,在五行属水。位于肘横纹中,正当肱二头肌腱的桡侧缘,其处有动脉搏动。为手太阴脉气所进入之所,为合穴。针刺的深度为三分,艾灸每次为三壮。

侠白,在上臂内侧,天府下一寸处,正当肘横纹尺泽上五寸处。手太阴经脉别出而行的正经,其内行的分支从天府别入渊腋。侠白穴针刺的深度为四分,留针的时间为三次呼吸的时间,艾灸每次为五壮。

天府,位于上臂内侧,腋横纹头下三寸,正当臂臑内侧动脉搏动处。为手太阴脉气所过之处。不可施灸。若误灸,可使肺脏受损而发生气逆咳嗽。针刺的深度为四分,留针的时间为三次呼吸的时间。

手厥阴心主及臂凡一十六穴第二十五

【题解】本篇着重论述手厥阴心包经行于臂及上肢的中冲、劳宫等,左右共十六穴的部位及其刺灸方法。还讨论了手厥阴经从手走脏的循行路线。

【原文】

手心主之脉,出于中指之端,内屈循中指内廉,以上留于掌中①,伏(一本下有行字)两骨之间,外屈出两筋之间,骨肉之际,其气滑利,上二寸外屈(一本下有出字),行两筋之间,上至肘内廉,入于小筋之下(一本下有留字),两骨之会,上入于胸中,内络心胞。

心主出中冲,中冲者,木也。在手中指之端②,去爪甲如韭叶陷者中,手心主脉之所出也,为井。刺入一分,留三呼,灸一壮。

劳营者,火也。一名五里,在掌中央动脉中,手心脉之所溜也,为荥。刺入三分,留六呼,灸三壮。

大陵者,土也。在掌后两筋间陷者中,手心主脉之所注也,为腧。刺入六分,留七呼,灸三壮。

内关,手心主络,在掌后去腕二寸,别走少阳。刺入二分,灸五壮。

间使者,金也。在掌后三寸,两筋间陷者中,手心主脉之所行也,为经。刺入六分,留七呼,灸三壮。

郄门,手心主郄,去腕五寸。刺入三分,灸三壮。

曲泽者,水也。在肘内廉下陷者中③,屈肘得之,手心主脉之所入也,为合。刺入三分,留七呼,灸三壮。

天泉,一名天温,在曲腋下,去臂二寸,举臂取之。刺入六分,灸三壮。

【注释】

①留于掌中:留,音义同"溜""流"。留于掌中,即流行于掌中。
②中指之端:中指尖端处。

③肘内廉下陷者中：即肘内侧的凹陷处。

【译文】
　　手厥阴心包的脉气，自中指尖端的中冲而出，由此屈而向内，沿中指内侧上行，流注于掌中，伏行于两骨之间，又屈而向外，自前臂掌侧两筋中间腕关节骨肉交界处而出，其脉气流行滑利。从腕上行三寸后，又屈而向外，行于两筋的中间，上至肘内侧，进入小筋之下，流注于两骨的会合之处，复沿臂上行进入胸中，内络于心包。
　　心包的脉气出于中冲，中冲在五行中属木，位于手中指尖端的中央，距爪甲约一分凹陷处。由于中冲为手厥阴脉气所出之处，故为井穴，其针刺的深度为一分，留针的时间为三次呼吸的时间，艾灸每次为一壮。
　　劳营，又名五里，在五行中属火。在手掌中央动脉处。为手厥阴脉气自井流出而经过之处，为荥穴。针刺的深度为三分，留针的时间为六次呼吸的时间，艾灸每次为三壮。
　　大陵，在五行属土。在腕横纹正中两筋之间凹陷处。为手厥阴脉气所贯注之处，为腧穴。针刺的深度为六分，留针的时间为七次呼吸的时间，艾灸每次为三壮。
　　内关，为手厥阴经之络穴。在腕横纹上二寸两筋之间。手厥阴经由此别出联络于手少阳经。针刺的深度为二分，艾灸每次为五壮。
　　间使，在五行中属金。在腕横纹上三寸两筋之间凹陷处。为手厥阴脉气所通行之处。为经穴。针刺的深度为六分，留针的时间为七次呼吸的时间，艾灸每次为三壮。
　　郄门，为手厥阴经的郄穴。在腕横纹上五寸两筋之间。针刺的深度为三分，艾灸每次为三壮。
　　曲泽，在五行属水。在肘横纹中内侧凹陷处，屈肘时非常明显。为手厥阴脉气进入之所，为合穴。针刺的深度为三分，留针的时间七次呼吸的时间，艾灸每次为三壮。
　　天泉，又名天温，在上臂掌侧腋前纹头下二寸处。举臂取穴。针刺的深度为六分，艾灸每次为三壮。

手少阴及臂凡一十六穴第二十六

【题解】本篇着重论述手少阴心经行于臂及上肢的少冲、少府等，左右共十六穴的部位及其刺灸方法。还讨论了手少阴之脉独无腧的道理。

【原文】

黄帝问曰：手少阴之脉独无腧①，何也？

岐伯对曰：少阴者，心脉也。心者，五脏六腑之大主也，为帝王，精神之舍也。其脏坚固，邪弗能客也。客之则心伤，心伤则神去，神去则死矣。故诸邪之在于心者，皆在心之包络。包络者，心主之脉也，故独无腧焉。

曰：少阴脉独无腧者，心不病乎？

曰：其外经脉病而脏不病，故独取其经于掌后兑骨之端，其余脉出入曲折，其行之疾徐，皆如手少阴（少阴少字宜作太字，《铜人经》作厥字）。心主之脉行也。故本腧②者，皆因其气之虚实疾徐以取之，是谓因冲而泄③，因衰而补。如是者，邪气得去，真气坚固，是谓因天之叙。

心出少冲。少冲者，木也。一名经始，在手小指内廉之端，去爪甲角如韭叶，手少阴脉之所出也，为井。刺入一分，留一呼，灸一壮。少阴八穴，其七有治，一无治者，邪弗能客也，故曰无腧焉。

少府者，火也。在小指本节后陷者中，直劳营，手少阴脉之所溜也，为荥。刺入三分，灸三壮。

神门者，土也。一名兑冲，一名中都，在掌后兑骨之端陷者中④，手少阴脉之所注也，为腧。刺入三分，留七呼，灸三壮（《素问》阴阳类论注云：神门在掌后五分，当小指间）。

手少阴郄，在掌后脉中⑤，去腕五分。刺入三分，灸三壮（阴阳类论注云：当小指之后）。

通里，手少阴络，在腕后一寸，别走太阳。刺入三分，灸三壮。

灵道者，金也。在掌后一寸五分。或曰：一寸。手少阴脉之所行也，为经。刺入三分，灸三壮。

少海者，水也。一名曲节，在肘内廉节后陷者中，动脉应手，手少阴脉之所入也，为合。刺入五分，灸三壮。

极泉，在腋下筋间动脉入胸中，手少阴脉气所发。刺入三分，灸五壮。

青灵，在肘上三寸，伸肘举臂取之，可灸七壮。

【注释】

①无腧：意谓没有肘膝以下的井、荥、腧、经、合等腧穴。

②本腧：指少阴本经的腧穴。

③因冲而泄：冲，动的意思，此指脉气亢盛。全句谓依据脉气的亢盛而施行泻法。

④掌后兑骨之端陷者中：指掌后豆骨与尺骨相连接的凹陷处。

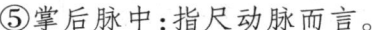

⑤掌后脉中：指尺动脉而言。

【译文】

黄帝问道：唯手少阴经脉没有腧穴的原因是什么呢？

岐伯回答说：手少阴为心的经脉，心为五脏六腑之大主，为产生精神意识思维活动的地方，其脏器坚固，一般情况下，邪气不易侵入其中。若有邪气侵入，就会使心脏受损，心气受伤则神气耗散，甚至导致死亡。所以，凡是外邪侵犯心脏者，皆在心的外围心包络的部位上。心包络为心主之脉，可以代心受邪，其腧穴便可治疗心脏的疾病，因此手少阴心经则无治疗本脏的腧穴。

问：手少阴心经没有治疗本脏的腧穴，难道它就不会生病吗？

答：心脏外有经脉卫护，而且心脏坚固不易受邪，所以在一般情况下，主要是手少阴在外的经脉受病，而心脏不病。当其外行的经脉有病时，可在掌后锐骨之端取用心经的腧穴神门加以施救。其余经脉的所出所入和屈折的方向，以乃运行的快慢，皆基本相同于手太阴、手厥阴二脉。因此，病在心经的，可取手少阴本经的腧穴，而邪入心包的，则宜取手厥阴本经的腧穴。治疗时，均应根据其经气的虚实缓急，分别施治。邪气亢盛的用泻法，正气虚衰的用补法。只有这样才能除邪气，固护正气，这是符合治疗规律的正确疗法。

心的脉气出于少冲，少冲又名经始，在五行中属木，位于小指内侧（桡侧）指甲角旁约一分处。因少冲为手少阴脉气所出之处，故为井穴，其针刺的深度是一分，留针的时间为一次呼吸的时间，艾灸每次为一壮。手少阴经八个穴中，其中七穴有主治，一穴无主治。由于心脏不易受邪，因此手少阴经无治疗少阴本脏的腧穴。

少府，在五行中属火。在手掌内第四、五掌骨之间，正当小指本节后凹陷中，其穴横向与劳营相平。为手少阴脉气自井流出而经过之处，为荥穴。针刺的深度是三分，艾灸每次为三壮。

神门，又名兑冲、中都，在五行中属土。在腕横纹尺侧端凹陷中，为手少阴脉气所贯注之处，为腧穴。针刺的深度为三分，留针的时间为七次呼吸的时间，艾灸每次为三壮。

阴郄，为手少阴经之郄穴。在腕横纹上五分动脉旁。针刺的深度为三分，艾灸每次为三壮。

通里，为手少阴经之络穴。在腕横纹（神门穴）上一寸处。手少阴经由此别出联络于手太阳经。针刺的深度为三分，艾灸每次为三壮。

灵道，在五行属金。位于腕横纹（神门穴）上一寸五分。为手少阴

脉气所通行之处,为经穴。针刺的深度为三分,艾灸每次为三壮。

少海,又名曲节,在五行中属水。位于掌侧肘横纹内端与肱骨内上髁连线之中点凹陷中,其处有动脉应手。宜屈肘取穴。为手少阴脉气所进之处,为合穴。针刺的深度为五分,艾灸每次为三壮。

极泉,在腋窝正中,腋动脉搏动处之内侧。为手少阴脉气所过之处。针刺的深度为三分,艾灸每次为五壮。

青灵,在肘(少海穴)上三寸处。伸肘举臂取穴。可以施灸,每次灸七壮。

手阳明及臂凡二十八穴第二十七

【题解】本篇主要阐述手阳明大肠经行于臂及上肢的商阳、二间等,左右共二十八穴的部位及其刺灸方法。

【原文】

大肠上合手阳明,出于商阳。商阳者,金也。一名绝阳,在手大指次指内侧,去爪甲角如韭叶,手阳明脉之所出也,为井。刺入一分,留一呼,灸三壮。

二间者,水也。一名间谷,在手大指次指本节前内侧陷者中,手阳明脉之所溜也,为荥。刺入三分,留六呼,灸三壮。

三间者,木也。一名少谷,在手大指次指本节后内侧陷者中,手阳明脉之所注也,为腧。刺入三分,留三呼,灸三壮。

合谷,一名虎口,在手大指次指歧骨间,手阳明脉之所过也,为原。刺入三分,留六呼,灸三壮。

阳溪者,火也。一名中魁,在腕中上侧两筋间陷者中,手阳明脉之所行也,为经。刺入三分,留七呼,灸三壮。

偏历,手阳明络,在腕后三寸,别走太阴者。刺入三分,留七呼,灸三壮。

温溜,一名逆注,一名蛇头①,手阳明郄,在腕后少士五寸,大士六寸,刺入三分,灸三壮(大士少士谓大人小儿也)。

下廉,在辅骨②下去上廉一寸,恐(疑误)辅齐兑肉其分外邪③。刺入五分,留五呼,灸三壮。

上廉,在三里下一寸,其分抵阳之会外邪。刺入五分,灸五壮。

手三里,在曲池下二寸,按之肉起兑肉之端。刺入三分,灸三壮。

曲池者,土也。在肘外辅骨肘骨之中,手阳明脉之所入也,为合。以手按胸取之。刺入五分,留七呼,灸三壮。

肘髎,在肘大骨外廉陷者中。刺入四分,灸三壮。

五里,在肘上三寸,行向里大脉中央。禁不可刺,灸三壮。

臂臑,在肘上七寸,腘肉端④,手阳明络之会。刺入三分,灸三壮。

【注释】

①蛇头:指温溜穴处的肌肉隆起如蛇之头,故名。

②辅骨:此指桡骨。

③辅齐兑肉其分外邪:指臂上隆起之肌肉外斜缝中。

④腘肉端:即三角肌下端。

【译文】

大肠上合于手阳明经,手阳明之脉气出于商阳。商阳又名绝阳,在五行中属金,在食指桡侧端,距指甲角旁约一分处。由于商阳是手阳明脉气所出之处,故为井穴。其针刺的深度为一分,留针的时间为呼吸一次的时间,艾灸每次为三壮。

二间,又名间谷,在五行中属水。在食指桡侧掌指关节前凹陷中。为手阳明脉气自井流出而经过之所,为荥穴。针刺的深度为三分,留针的时间为六次呼吸的时间,艾灸每次为三壮。

三间,又名少谷,在五行中属木。在第二掌骨小头桡侧后凹陷中。为手阳明脉气所贯注之所,为腧穴。针刺的深度为三分,留针的时间为三次呼吸的时间,艾灸每次为三壮。

合谷,又名虎口。在手背第一、二掌骨之间,约当第二掌骨桡侧中点处。为手阳明脉气所经过之处,为原穴。针刺的深度为三分,留针的时间为六次呼吸的时间,艾灸每次为三壮。

阳溪,又名中魁,在五行中属火。在腕背横纹桡侧端,两筋之间凹陷中。为手阳明脉气所通行之处,为经穴。针刺的深度为三分,留针的时间为七次呼吸的时间,艾灸每次为三壮。

偏历,为手阳明经的络穴。在腕后(阳溪)上三寸处。手阳明经由此别出联络于手太阴经。此穴针刺的深度为三分,留针的时间为七次呼吸的时间,艾灸每次为三壮。

温溜,又名逆注、蛇头。为手阳明经之郄穴。在腕后阳溪穴上五寸处。针刺的深度为三分,艾灸每次为三壮。

下廉,在桡骨下,距上廉穴一寸处,相当于曲池穴下四寸,臂上隆起之肌肉外斜缝中。针刺的深度为五分,留针的时间为五次呼吸的时间,艾灸每次为三壮。

上廉,在手三里下一寸处,相当于曲池穴下三寸处。针刺的深度为五分,艾灸每次为五壮。

手三里,在曲池下二寸处,相当于桡侧腕伸长肌的上端,以手按之,其肉隆起明显。针刺的深度为三分,艾灸每次为三壮。

曲池,在五行属土。在肘外桡骨上端关节处,屈肘时正当肘横纹外端与肱骨外上髁连线之中点。为手阳明脉气所进之处,为合穴。屈手挺胸取穴。针刺的深度为五分,留针的时间为七次呼吸的时间,艾灸每次为三壮。

肘窌,位于肱骨外侧,屈肘时,正当曲池穴外上方一寸,肱骨边缘凹陷处。针刺的深度为四分,艾灸每次为三壮。

五里(手五里),在肘横纹(曲池)上三寸大筋处;正当曲池穴与肩井穴的连线上。不可针刺,可用施灸法,每次灸三壮。

臂臑,在肘横纹(曲池)上七寸处,相当于三角肌的下端处。为手阳明络脉,手足太阳经脉和阳维脉交会之处。针刺的深度为三分,艾灸每次为三壮。

手少阳及臂凡二十四穴第二十八

【题解】本篇着重论述手少阳三焦经行于臂及上肢的关冲、腋门等,左右共二十四穴的部位及其刺灸方法。

【原文】

三焦上合手少阳,出于关冲。关冲者,金也。在手小指次指①之端,去爪甲角如韭叶,手少阳脉之所出也,为井。刺入一分,留三呼,灸三壮。

腋门者,水也。在小指次指间陷者中,手少阳脉之所溜也,为荥。刺入三分,灸三壮。

中渚者,木也。在手小指次指本节后间陷者中,手少阳脉之所注出也,为腧。刺入二分,留三呼,灸三壮。

阳池,一名别阳,在手表腕上陷者中,手少阳脉之所过也,为原。刺入二分,留三呼,灸五壮(《铜人经》云:不可灸)。

外关,手少阳络,在腕后二寸陷者中,别走心主。刺入三分,留七呼,

灸三壮。

支沟者,火也。在腕后三寸两骨之间陷者中,手少阳脉之所行也,为经。刺入二分,留七呼,灸三壮。

会宗,手少阳郄,在腕后三寸空中。刺入三分,灸三壮。

三阳络,在臂上大交脉②,支沟上一寸,不可刺,灸五壮。

四渎,在肘前五寸外廉陷者中。刺入六分,留七呼,灸三壮。

天井者,土也。在肘外大骨之后,两筋间陷者中,屈肘得之,手少阳脉之所入也,为合。刺入一分,留七呼,灸三壮。

清冷渊,在肘上一寸(一本作二寸),伸肘举臂取之。刺入三分,灸三壮。

消泺,在肩下臂外开腋斜肘分下胻(一本无胻字)。刺入六分,灸三壮(气府论注云:手少阳脉之会)。

【注释】

①小指次指:即无名指。
②大交脉:义不详。

【译文】

三焦上合于手少阳经,手少阳之脉气自关冲而出。关冲在五行中属金,在手无名指尺侧指甲角旁约一分处。因关冲为手少阳脉气所出之处,故为井穴。针刺的深度为一分,留针的时间为呼吸三次的时间,艾灸每次为三壮。

腋门(液门),在五行属水。位于手第四、五指之间,指掌关节前凹陷中。为手少阳脉气自井流出而经过之处,为荥穴。针刺的深度为三分,艾灸每次为三壮。

中渚,在五行属木。位于手背第四、五掌骨间,正当掌指关节后一寸凹陷处。为手少阳脉气所贯注之处,为腧穴。针刺的深度为二分,留针的时间为三次呼吸的时间,艾灸每次为三壮。

阳池,又名别阳。在腕背横纹中,正当指总伸肌腱尺侧缘凹陷处。为手少阳脉气所经之处,为原穴。针刺的深度为二分,留针的时间为三次呼吸的时间,艾灸每次为五壮。

外关,为手少阳之络穴。在腕背横纹上二寸,正当尺桡两骨之间凹陷处,本经由此别出联络于手厥阴经。针刺的深度为三分,留针的时间为七次呼吸的时间,艾灸每次为三壮。

支沟,在五行属火。在腕背横纹上三寸处,桡骨与尺骨之间凹陷处。为手少阳脉气所通行之处,为经穴。针刺的深度为二分,留针的时间为七次呼吸的时间,艾灸每次为三壮。

会宗，为手少阳经之郄穴。在腕背横纹上三寸处，正当支沟穴尺侧约一寸凹陷处。针刺的深度为三分，艾灸每次为三壮。

三阳络，在支沟穴上一寸处，桡骨与尺骨之间。不可针刺，可以施灸，艾灸每次为五壮。

四渎，在尺骨鹰嘴下五寸处，桡骨与尺骨之间的凹陷中。针刺的深度为六分，留针的时间为七次呼吸的时间，艾灸每次为三壮。

天井，在五行属土。在尺骨鹰嘴上约一寸处，屈肘时呈凹陷处。为手少阳脉气所进之处，为合穴。针刺的深度为三分，留针的时间为七次呼吸的时间，艾灸每次为三壮。

清冷渊，在尺骨鹰嘴上二寸处，天井穴上一寸处。屈肘取穴。针刺的深度为三分，艾灸每次为三壮。

消泺，在尺骨鹰嘴与肩髎穴连线上，清冷渊穴上三寸处。针刺的深度为六分，艾灸每次为三壮。

手太阳及臂凡一十六穴第二十九

【题解】本篇着重论述手太阳小肠经行于臂及上肢的少泽、前谷等，左右共十六穴的部位及其刺灸方法。

【原文】

小肠上合手太阳，出于少泽。少泽者，金也。一名小吉，在手小指之端，去爪甲下一分陷者中，手太阳脉之所出也，为井。刺入一分，留二呼，灸一壮。

前谷者，水也。在手小指外侧，本节前陷者中，手太阳脉之所溜也，为荥。刺入一分，留三呼，灸三壮。

后溪者，木也。在手小指外侧，本节后陷者中，手太阳脉之所注也，为腧。刺入二分，留二呼，灸一壮。

腕骨，在手外侧腕前，起骨下陷者中，手太阳脉之所过也，为原。刺入二分，留三呼，灸三壮。

阳谷者，火也。在手外侧腕中，兑骨下陷者中，手太阳脉之所行也，为经。刺入二分，留二呼，灸三壮（气穴论注云：留三呼）。

养老，手太阳郄，在手踝骨上一空①，腕后一寸陷者中。刺入三分，灸三壮。

支正，手太阳络，在腕后五寸，别走少阴者。刺入三分，留七呼，灸三壮。

小海者，土也。在肘内大骨外②，去肘端五分陷者中，屈肘乃得之，手太阳脉之所入也，为合。刺入二分，留七呼，灸三壮(气穴论注云作少海)。

【注释】

①手踝骨上一空：踝骨，尺骨茎突。全句指手尺骨茎突上的一骨缝。

②肘内大骨外：指肘内茎骨外侧。

【译文】

小肠上合于手太阳经，手太阳之脉气自少泽而出。少泽又名小吉，在五行中属金，在手小指尺侧端，指甲角旁约一分处。由于少泽为手太阳脉气所出之处，故为井穴，其针刺的深度为一分，留针的时间为两次呼吸的时间，艾灸每次为一壮。

前谷，在五行中属水。在手小指掌指关节前尺侧，横纹头赤白肉际凹陷处。为手太阳脉气自井流出而经过之处，为荥穴。针刺的深度为一分，留针的时间为三次呼吸的时间，艾灸每次为三壮。

后溪，在五行中属木。在手小指掌指关节后，掌横纹头赤白肉际凹陷处。为手太阳脉气所贯注的地方，为输穴。针刺的深度为二分，留针的时间为两次呼吸的时间，艾灸每次为一壮。

腕骨，在手掌尺侧，第五掌骨基底与三角骨之间，赤白肉际凹陷处。针刺的深度为二分，留针的时间为三次呼吸的时间，艾灸每次为三壮。

阳谷，在五行属火。在腕背横纹尺侧端，正当尺骨茎突前凹陷处。为手太阳脉气所通行的地方，为经穴。针刺的深度为二分，留针的时间为两次呼吸的时间，艾灸每次为三壮。

养老，为手太阳经之郄穴。在尺骨小头上方空陷处，屈肘掌心向胸时，正当尺骨茎突桡侧缘凹陷中。针刺的深度为三分，艾灸每次为三壮。

支正，为手太阳经之络穴。在腕后阳谷穴上五寸处，本经由此别出联络于手少阴经。针刺的深度为三分，留针的时间为七次呼吸的时间，艾灸每次为三壮。

小海，在五行属土。在肘关节内侧，屈肘时，正当尺骨鹰嘴与肱骨内上髁之间凹陷中。为手太阳脉气所进入的地方，为合穴。针刺的深度为二分，留针的时间为七次呼吸的时间，艾灸每次为七壮。

足太阴及股凡二十二穴第三十

【题解】本篇着重论述足太阴脾经行于股部及下肢的隐白、大都等,左右共二十二穴的部位及其刺灸方法。

【原文】

脾出隐白。隐白者,木也。在足大指端内侧,去爪甲角如韭叶,足太阴脉之所出也,为井。刺入一分,留三呼,灸三壮。

大都者,火也。在足大指本节后陷者中,足太阴脉之所溜也,为荥。刺入三分,留七呼,灸一壮。

太白者,土也。在足内侧核骨下陷者中,足太阴脉之所注也,为腧。刺入三分,留七呼,灸三壮。

公孙,在足大指本节后一寸,别走阳明,太阴络也。刺入四分,留二十呼,灸三壮。

商丘者,金也。在足内踝下微前陷者中,足太阴脉之所行也,为经。刺入三分,留七呼,灸三壮(气穴论注云:刺入四分)。

三阴交,在内踝上三寸骨下陷者中,足太阴、厥阴、少阴之会。刺入三分,留七呼,灸三壮。

漏谷,在内踝上六寸骨下陷者中,足太阴络。刺入三分,留七呼,灸三壮。

地机,一名脾舍,足太阴郄,别走上一寸,空①在膝下五寸。刺入三分,灸三壮。

阴陵泉者,水也。在膝下内侧辅骨下陷者中,伸足乃得之,足太阴脉之所入也,为合。刺入五分,留七呼,灸三壮。

血海,在膝膑上内廉白肉际二寸中,足太阴脉气所发。刺入五分,灸五壮。

箕门,在鱼腹②上越两筋间,动脉③应手,太阴内市,足太阴脉气所发。刺入三分,留六呼,灸三壮(《素问》三部九候论注云:直五里下宽巩足单衣沉取乃得之,动脉应于手)。

【注释】

①空:指空穴。

②鱼腹:指膝上股内的肌肉隆起处。

③动脉:指股动脉。

【译文】

脾之脉气自隐白而出,隐白在五行中属木,在足拇指内侧,趾甲角旁约一分处。由于隐白为足太阴脉气所出之处,故为井穴。针刺的深度为一分,留针的时间为三次呼吸的时间,艾灸每次为三壮。

大都,在五行中属火。在足拇趾内侧本节前凹陷中,正当第一跖趾关节前缘赤白肉际处。为足太阴脉气自井流出所经之处,为荥穴。针刺的深度为三分,留针的时间为七次呼吸的时间,艾灸每次为一壮。

太白,在五行属土。位于足拇趾内侧第一跖骨小突后下方赤白肉际处。为足太阴脉气所贯注之处,为输穴。针刺的深度为三分,留针的时间为七次呼吸的时间,艾灸每次为三壮。

公孙,在足拇趾本节后一寸处,正当第一跖骨小突后缘赤白肉际处。本经由此别出联络于手阳明经,为手太阴经之络穴。针刺的深度为四分,留针的时间为七次呼吸的时间,艾灸每次为三壮。

商丘,在五行属金。在足内踝前下方凹陷处,为舟骨结节与内踝尖连线的中点。为足太阴脉气所通行之处,为经穴。针刺的深度为三分,留针的时间为七次呼吸的时间,艾灸每次为三壮。

三阴交,位于内踝尖上三寸,胫骨后缘凹陷处。为足太阴、足厥阴、足少阴三脉交会之处。针刺的深度为三分,留针的时间为七次呼吸的时间,艾灸每次为三壮。

漏谷,位于足内踝上六寸,胫骨后缘凹陷中,正当三阴交穴上三寸处。针刺的深度为三分,留针的时间为七次呼吸的时间,艾灸每次为三壮。

地机,又名脾舍,为足太阴经之郄穴。在膝下五寸处,正当阴陵泉下三寸,胫骨后缘处。针刺的深度为三分,艾灸每次为三壮。

阴陵泉,在五行中属水。在膝下胫骨内侧髁下缘凹陷处。伸足取穴。为足太阴脉气所进入之处,为合穴。针刺的深度为五分,留针的时间为七次呼吸的时间,艾灸每次为三壮。

血海,位于膝膑骨内上缘上二寸肌肉隆起处。为足太阴脉气所过之处。针刺的深度为五分,艾灸每次为五壮。

箕门,位于膝上股内肌肉隆起处上方,两筋间动脉应手处,正好在血海穴上六寸,血海与冲门两穴的连线上。为足阳明脉气所过之处。针刺的深度为三分,留针的时间为六次呼吸的时间,艾灸每次为三壮。

足厥阴及股凡二十二穴第三十一

【题解】本篇着重论述足厥阴肝经行于股部及下肢的大敦、行间等，左右共二十二穴的部位及其刺灸方法。

【原文】

肝出大敦，大敦者，木也。在足大指端，去爪甲如韭叶及三毛中①，足厥阴脉之所出也，为井。刺入三分，留十呼，灸三壮。

行间者，火也。在足大指间动脉应手陷者中，足厥阴之所溜也，为荥。刺入六分，留十呼，灸三壮。

太冲者，土也。在足大指本节后二寸，或曰一寸五分，陷者中，足厥阴脉之所注也，为腧。刺入三分，留十呼，灸三壮（《素问》刺腰痛论注云：在足大指本节后内间二寸陷者中，动脉应手）。

中封者，金也。在足内踝前一寸，仰足取之，陷者中，伸足乃得之②，足厥阴脉之所行也，为经。刺入四分，留七呼，灸三壮（气穴论注云：在内踝前一寸五分）。

蠡沟，足厥阴之络，在足内踝上五寸，别走少阳。刺入二分，留三呼，灸三壮。

中都，足厥阴郄，在内踝上七寸䯒骨中，与少阴相直。刺入三分，留六呼，灸五壮。

膝关，在犊鼻③下二寸陷者中，足厥阴脉气所发。刺入四分，灸五壮。

曲泉者，水也。在膝内辅骨下，大筋上，小筋下，陷者中，屈膝得之，足厥阴脉之所入也，为合。刺入六分，留十呼，灸三壮。

阴包，在膝上四寸股内廉两筋间，足厥阴别走太阴。刺入六分，灸三壮。

五里，在阴廉下，去气冲三寸，阴股中动脉。刺入六分，灸五壮（《外台秘要》作去气冲三寸，去外廉二寸）。

阴廉，在羊矢下，去气冲二寸动脉中。刺入八分，灸三壮。

【注释】

①三毛中：足大指爪甲后为三毛。全句谓爪甲后如韭叶的丛毛中。

②仰足取之，陷者中，伸足乃得之：足上屈时，腕内侧大筋外有凹陷处即是本穴，伸足时穴在两筋之间。

③犊鼻：此非穴名，而指犊鼻骨。

【译文】

肝之脉气自大敦而出，大敦在五行中属木，位于足拇趾外侧趾甲角旁约一分的丛毛中。由于大敦为足厥阴脉气所出之处,故为井穴,其针刺的深度为三分,留针的时间为呼吸十次的时间,艾灸每次为三壮。

行间,在五行中属火。位于足背第一、二跖趾关节之间缝纹端凹陷中,其处有动脉应手。为足厥阴脉气自井流出而经之处,为荥穴。针刺的深度为六分,留针的时间为呼吸十次的时间,艾灸每次为三壮。

太冲,在五行中属土。位于足拇趾本节后二寸,正当第一、二跖骨间隙中点凹陷处。为足厥阴脉气所贯注之处,为输穴。针刺的深度为三分,留针的时间为十次呼吸的时间,艾灸每次为三壮。

中封,在五行中属金。位于足内踝前一寸,胫骨前肌腱内缘,此穴当足上屈时,足背内侧大筋外出现凹陷,伸足时正当两筋之间。为足厥阴脉气所通行之处,为经穴。针刺的深度为四分,留针的时间为七次呼吸的时间,艾灸每次为三壮。

蠡沟,为足厥阴经之络穴。位于足内踝上五寸,胫骨内侧面的中央。本经由此别出联络于足少阳经。针刺的深度为二分,留针的时间为三次呼吸的时间,艾灸每次为三壮。

中都,为足厥阴经之郄穴。位于足内踝上七寸,胫骨内侧面的中央。针刺的深度为三分,留针的时间为六次呼吸的时间,艾灸每次为五壮。

膝关,在胫骨内髁后下方凹陷处,正当腓肠肌内侧头的上部,阴陵泉穴后一寸凹陷处。为足厥阴脉气所经之处。针刺的深度为四分,艾灸每次为五壮。

曲泉,在五行属水。位于膝关节内侧,大筋的上方,小筋的下方,正当膝内侧横纹头上方凹陷中。屈膝取穴。为足厥阴脉气所进入之处,为合穴。针刺的深度为六分,留针的时间为十次呼吸的时间,艾灸每次为三壮。

阴包,在股骨内上髁上四寸处,正当股内肌与缝匠肌之间,足厥阴经由此别出联络于足太阴经。针刺的深度为六分,艾灸每次为三壮。

五里(足五里),在阴廉穴下方,距离气冲穴三寸处,正当曲骨穴旁开二寸、直下三寸股动脉处。针刺的深度为六分,艾灸每次为五壮。

阴廉,在羊矢穴(气冲穴外一寸)下,距气冲穴二寸处,正当曲骨穴旁开二寸、直下二寸股动脉处。针刺的深度为八分,艾灸每次为三壮。

足少阴及股并阴跷阴维凡二十穴第三十二

【题解】本篇着重论述足少阴肾经及阴跷、阴维脉行于股部和下肢的涌泉、然骨等,左右共二十穴的部位及其刺灸方法。

【原文】

肾出涌泉。涌泉者,木也。一名地冲,在足心陷者中,屈足卷指宛宛中,足少阴脉之所出也,为井。刺入三分,留三呼,灸三壮。

然骨者,火也。一名龙渊,在足内踝前,起大骨①下陷者中,足少阴脉之所溜也,为荥。刺入三分,留三呼,灸三壮。刺之多见血,使人立饥欲食。

太溪者,土也。在足内踝后跟骨上动脉陷者中,足少阴脉之所注也,为腧。刺入三分,留七呼,灸三壮。

大钟,在足跟后冲中,别走太阳,足少阴络。刺入二分,留七呼,灸三壮(《素问》水热穴论注云:在内踝后。刺腰痛论注云:在足跟后冲中动脉应手)。

照海,阴跷脉所生,在足内踝下一寸。刺入四分,留六呼,灸三壮。

水泉,足少阴郄,去太溪下一寸,在足内踝下;刺入四分,灸五壮。

复溜者,金也。一名伏白,一名昌阳,在足内踝上二寸陷者中,足少阴脉之所行也,为经。刺入三分,留三呼,灸五壮(刺腰痛论注云:在内踝上二寸动脉)。

交信,在足内踝上二寸,少阴前,太阴后②,筋骨间,阴跷之郄,刺入四分,留三呼,灸三壮。

筑宾,阴维之郄,在足内踝上腨分中。刺入三分,灸五壮(刺腰痛论注云:内踝后)。

阴谷者,水也。在膝下内辅骨后③,大筋之下,小筋之上,按之应手,屈膝得之,足少阴脉之所入也,为合。刺入四分,灸三壮。

【注释】

①大骨:指然骨,即舟骨粗隆。

②少阴前,太阴后:即指复溜穴前,三阴交穴后。

③内辅骨后:指胫骨内上踝后方。

【译文】

肾之脉气自涌泉而出,涌泉又名地冲,在五行中属木,位于脚的底部,当足趾向下卷曲时,足心之凹陷处。由于涌泉为足少阴脉气所出之处,故为井穴。针刺的深度为三分,留针的时间为三次呼吸的时间,艾灸每次为三壮。

然骨,又名龙渊,在五行属火。位于足内踝前方,舟骨粗隆下缘凹陷中。为足少阴脉气自井流出而经之处,为荥穴。针刺的深度为三分,留针的时间为三次呼吸的时间,艾灸每次为三壮。刺之容易出血,若出血太过,可使人感到饥饿而欲饮食。

太溪,在五行属土。位于足内踝后方跟骨之上,动脉旁凹陷中,正当内踝与跟腱之间。为足少阴脉气所贯注之处,为腧穴。针刺的深度为三

分,留针的时间为七次呼吸的时间,艾灸每次为三壮。

大钟,位于足内踝后下方,正当太溪穴下五分,跟腱内侧缘动脉旁凹陷中。本经由此别出联络于足太阳经,为足少阴经之络穴。针刺的深度为二分,留针的时间为七次呼吸的时间,艾灸每次为三壮。

照海,为八脉交会穴之一,通于阴跷脉。位于足内踝下缘凹陷中。针刺的深度为四分,留针的时间为六次呼吸的时间,艾灸每次为三壮。

水泉,为足少阴经之郄穴。位于足内踝下方,太溪穴直下一寸,正当跟骨结内侧前凹陷中。针刺的深度为四分,艾灸每次为五壮。

复溜,又名伏白、昌阳,在五行中属金。位于足内踝太溪穴上二寸,正当跟腱前缘凹陷中。为足少阴脉气所通行之处,为经穴。针刺的深度为三分,留针的时间为三次呼吸的时间,艾灸每次为五壮。

交信,位于足内踝上二寸,复溜穴前约五分,拇长屈肌与胫骨之间。为阴跷脉之郄穴。针刺的深度为四分,留针的时间为三次呼吸的时间,艾灸每次为三壮。

筑宾,为阴维脉之郄穴,在足内踝上部,腓肠肌内侧肌腹下端,正当太溪穴上五寸处,太溪与阴谷两穴的连线上。针刺的深度为三分,艾灸每次为五壮。

阴谷,在五行属水。在胫骨内上髁后方,大筋与小筋之间,按其处有动脉应手。屈膝取穴。为足少阴脉气所进入之处,为合穴。针刺的深度为四分,艾灸每次为三壮。

足阳明及股凡三十穴第三十三

【题解】本篇着重论述足阳明胃经行于股部及下肢的厉兑、内庭等,左右共三十穴的部位及其刺灸方法。

【原文】

胃出厉兑。厉兑者,金也。在足大指次指之端,去爪甲如韭叶,足阳明脉之所出也,为井。刺入一分,留一呼,灸三壮。

内庭者,水也。在足大指次指外间陷者中,足阳明脉之所溜也,为荥。刺入三分,留二十呼,灸三壮(气穴论注云:留十呼,灸三壮)。

陷谷者,木也。在足大指次指外间,本节后陷者中,去内庭二寸,足阳明脉之所注也,为腧。刺入五分,留七呼,灸三壮。

冲阳,一名会原,在足跗上五寸,骨间动脉①上,去陷谷三寸,足阳明脉之所过也,为原。刺入三分,留十呼,灸三壮。

解溪者,火也。在冲阳后一寸五分,腕上陷者中,足阳明脉之所行也,为经。刺入五分,留五呼,灸三壮(气穴论注云:二寸五分。刺疟论注云:三寸五分)。

丰隆,足阳明络也。在外踝上八寸,下廉胻外廉陷者中,别走太阴者。刺入三分,灸三壮。

巨虚下廉,足阳明与小肠合,在上廉下三寸,足阳明脉气所发。刺入三分,灸三壮。

条口,在下廉上一寸,足阳明脉气所发。刺入八分,灸三壮。

巨虚上廉,足阳明与大肠合,在三里下三寸,足阳明脉气所发。刺入八分,灸三壮。

三里,土也。在膝下三寸,胻外廉,足阳明脉气所入也,为合。刺入一寸五分,留七呼,灸三壮(《素问》云:在膝下三寸胻外廉两筋间分间)。

犊鼻,在膝膑下胻上②侠解③大筋中,足阳明脉气所发。刺入六分,灸三壮。

梁丘,足阳明郄,在膝上二寸两筋间。刺入三分,灸三壮。

阴市,一名阴鼎,在膝上三寸,伏兔下,若拜而取之④,足阳明脉气所发。刺入三分,留七呼,禁不可灸(刺腰痛论注云:伏兔下陷者中,灸三壮)。

伏兔,在膝上六寸,起肉间,足阳明脉气所发。刺入五分,禁不可灸。

髀关,在膝上伏兔后,交分中⑤。刺入六分,灸三壮。

【注释】

①骨间动脉:即足背动脉。

②胻上:指胫骨上端。

③解:义同"髁",指膝盖骨与胫骨之空隙。

④若拜而取之:好像跪拜一样而取穴,即屈膝取穴。

⑤交分中:指缝匠肌与阔筋膜张肌之间。

【译文】

胃之脉气出于厉兑,厉兑在五行中属金,位于足第二趾外侧,距趾甲角旁约一分处。由于厉兑为足阳明脉气所出之处,故为井穴,其针刺的深度为一分,留针的时间为呼吸一次的时间,艾灸每次为一壮。

内庭,在五行属水。位于足第二、三跖趾关节之间缝纹端凹陷处。为足阳明脉气自井流出而经之处,为荥穴。针刺的深度为三分,留针的时间为呼吸十次的时间,艾灸每次为三壮。

陷谷,在五行中属木。位于第二、三跖趾关节后凹陷中,距内庭穴二寸。为足阳明脉气所贯注之处,为腧穴。针刺的深度为五分,留针的时间为七次呼吸的时间,艾灸每次为三壮。

冲阳,又名会原。位于中背部上方,解溪穴下方,正当第二、三跖骨与楔状骨之间,为足背动脉搏动处。为足阳明脉气所过之处,为原穴。针刺的深度为三分,留针的时间为呼吸十次的时间,艾灸每次为三壮。

解溪,在五行属火。位于冲阳穴后一寸五分,正当足背踝关节横纹中央凹陷处。为足阳明脉气所通行之处,为经穴。针刺的深度为五分,留针的时间为呼吸五次的时间,艾灸每次为三壮。

丰隆,为足阳明经之络穴。位于外踝上八寸,条口穴后方一寸凹陷中。本经由此别出联络于足太阴经。针刺的深度为三分,艾灸每次为三壮。

巨虚下廉(下巨虚),为足阳明经与小肠经相合之处,为小肠经的下合穴。位于上巨虚穴下三寸处。为足阳明脉气所过之处。针刺的深度为三分,艾灸每次为三壮。

条口,位于上巨虚穴下二寸处,正当犊鼻穴与解溪穴连线的中点处。为足阳明脉气所过之处。针刺的深度为八分,艾灸每次为三壮。

巨虚上廉(上巨虚),为足阳明经与大肠经相合之处,为大肠经的下合穴。位于足三里穴下三寸处。为足阳明脉气所过之处。针刺的深度为八分,艾灸每次为三壮。

三里(足三里),在五行属土。位于犊鼻穴下三寸,胫骨前嵴外一横指处。为足阳明脉气所进入的地方,为合穴。针刺的深度为一寸,留针的时间为呼吸七次的时间,艾灸每次为三壮。

犊鼻,位于膝膑下方,胫骨上端,膑韧带外侧凹陷中。为足阳明脉气所过之处。针刺的深度为六分,艾灸每次为三壮。

梁丘,为足阳明经之郄穴,位于膑骨外上缘上二寸,两筋之间凹陷处。针刺的深度为三分,艾灸每次为三壮。

阴市,又名阴鼎,位于膑骨外上缘上三寸,屈膝时正当膝膑外上缘与伏兔穴连线之中点处。为足阳明脉气所过之处。针刺的深度为三分,留针的时间为呼吸七次的时间。禁施灸。

伏兔,位于膑骨外上缘上六寸肌肉隆起处。为足阳明脉气所过之处。针刺的深度为五分,禁施灸。

髀关,在膝上伏兔直上之处,正当缝匠肌与阔筋膜张肌之间。针刺的深度为六分,艾灸每次为三壮。

足少阳及股并阳维四穴凡二十八穴第三十四

【题解】本篇主要阐述足少阳胆经及阳维脉行于股部及下肢的窍阴、侠溪等,左右共二十八穴(其中阳维脉有四穴)的部位及其刺灸方法。

【原文】

胆出于窍阴。窍阴者,金也。在足小指次指之端,去爪甲角如韭叶,足少阳脉之所出也,为井。刺入一分,留三呼,灸三壮(气穴论注云作一呼)。

侠溪者,水也。在足小指次指歧骨间,本节前陷者中,足少阳脉之所溜也,为荥。刺入三分,留三呼,灸三壮。

地五会,在足小指次指本节后间陷者中。刺入三分,不可灸,灸之令人瘦,不出三年死。

临泣者,木也。在足小指次指本节后间陷者中,去侠溪一寸五分,足少阳脉之所注也,为腧。刺入二分,留五呼,灸三壮。

丘墟,在足外踝上如前陷者中,去临泣三寸,足少阳脉之所过也,为原。刺入五分,留七呼,灸三壮。

悬钟,在足外踝上三寸动者脉中,足三阳络,按之阳明脉绝①乃取之。刺入六分,留七呼,灸五壮。

阳辅者,火也。在足外踝上四寸(气穴论注无四寸二字),辅骨前绝骨端,如前三分,去丘墟七寸,足少阳脉之所行也,为经。刺入五分,留七呼,灸三壮。

光明,足少阳络,在足外踝上五寸,别走厥阴者。刺入六分,留七呼,灸五壮(骨空论注云:刺入七分,留十呼)。

外丘,足少阳郄,少阳所生,在外踝上七寸。刺入三分,灸三壮。

阳交,一名别阳,一名足䯒,阳维之郄。在外踝上七寸,斜属三阳分肉间②。刺入六分,留七呼,灸三壮。

阳陵泉者,土也。在膝下一寸,䯒外廉陷者中,足少阳脉之所入也,为合。刺入六分,留十呼,灸三壮。

阳关,在阳陵泉上三寸,犊鼻外陷者中。刺入五分,禁不可灸。

中渎,在髀骨外③,膝上五寸,分肉间陷者中,足少阳脉气所发也。刺入五分,留七呼,灸五壮。

环跳,在髀枢中,侧卧伸下足屈上足取之,足少阳脉气所发。刺入一寸,留二十呼,灸五壮(气穴论注云:髀枢后足少阳太阳二脉之会,灸三壮)。

【注释】

①按之阳明脉绝：用手重按局部则足背动脉跳动消失的意思。

②斜属三阳分肉间：三阳，疑"二阳"之误，指足阳明胃经与足太阳膀胱经。全句谓阳交穴位于足阳明与足太阳两经之间的肌肉处。

③髀骨外：指股骨外侧。

【译文】

胆之脉气自窍阴而出，窍阴在五行中属金，位于足第四趾外侧趾甲角旁约一分处。由于窍阴为足少阳脉气所出之处，故为井穴，其针刺的深度为一分，留针的时间为三次呼吸的时间，艾灸每次为三壮。

侠溪，在五行属水。位于足背第四、五跖趾关节之间缝纹端凹陷处。为足少阳脉气自井流出而经之处，为荥穴。针刺的深度为三分，留针的时间为三次呼吸的时间，艾灸每次为三壮。

地五会，位于足第四、五跖骨之间，正当小趾伸肌腱的内侧缘凹陷处。针刺的深度为三分，禁止施灸。若误灸，会使人消瘦，甚者三年内就会丧命。

临泣，在五行中属木。在第四、五跖骨结合部的前方，小趾伸肌腱的外侧，距侠溪穴一寸五分凹陷处。为足少阳脉气所贯注之处，为腧穴。针刺的深度是二分，留针的时间为五次呼吸的时间，艾灸每次为三壮。

丘墟，在外踝前下方凹陷中，距临泣穴三寸。为足少阳脉气所过之处，为原穴。针刺的深度为五分，留针的时间为七次呼吸的时间，艾灸每次为三壮。

悬钟，又名绝骨。在外踝上三寸，腓骨后缘动脉处，用手用力按此处，足背动脉跳动就会消失。为足三阳之大络脉。针刺的深度为六分，留针的时间为七次呼吸的时间，艾灸每次为五壮。

阳辅，在五行中属火。在足外踝上四寸，腓骨前缘稍前处，距丘墟穴约五寸处。为足少阳脉气通行之处，为经穴。针刺的深度为五分，留针的时间为七次呼吸的时间，艾灸每次为三壮。

光明，为足少阳经之络穴。在足外踝上五寸，腓骨前缘处。本经由此别出联络于足厥阴经。针刺的深度为六分，留针的时间为七次呼吸的时间，艾灸每次为五壮。

外丘，为足少阳经之郄穴。为足少阳脉气所过之处。在外踝上七寸，腓骨前缘处。针刺的深度为三分，艾灸每次为三壮。

阳交，又名别阳、足窌，为阳维脉之郄穴。在外踝上七寸，腓骨后缘。此脉行于足太阳膀胱与足阳明胃两经肌肉之间。针刺的深度为六分，留针的时间为七次呼吸的时间,艾灸每次为三壮。

阳陵泉,在五行属土。位于膝下一寸处,腓骨小头前下方凹陷中。为足少阳脉气所进之处,为合穴。针刺的深度是六分,留针的时间是十次呼吸的时间,艾灸每次为三壮。

阳关,在阳陵泉上三寸处,股骨外上髁的上方凹陷中。针刺的深度为五分,不可施灸。

中渎,在大腿外侧,腘横纹上五寸处,正当股外侧肌与股二头肌之间凹陷中。为足少阳脉气所过之处。针刺的深度为五分,留针的时间为七次呼吸的时间,艾灸每次为五壮。

环跳,位于股骨大转子与骶骨裂孔的连线上,正当中、外三分之一的交界处。侧卧伸下腿屈上腿取穴。为足少阳脉气所过之处。针刺的深度为一寸,留针的时间为十次呼吸的时间,艾灸每次为五壮。

足太阳及股并阳跷六穴凡三十四穴第三十五

【题解】本篇着重论述足太阳膀胱经及阳跷脉行于股部和下肢的至阴、通谷等,左右共三十四穴(其中阳跷脉有六穴)的部位及其刺灸方法。

【原文】
膀胱出于至阴。至阴者,金也。在足小指外侧,去爪甲角如韭叶,足太阳之所出也,为井。刺入三分,留五呼,灸五壮。

通谷者,水也。在足小指外侧,本节前陷者中,足太阳脉之所溜也,为荥。刺入二分,留五呼,灸五壮。

束骨者,木也。在足小指外侧,本节后陷者中,足太阳脉之所注也,为腧。刺入三分留三呼,灸三壮(气穴论注云:本节后赤白肉际)。

京骨,在足外侧大骨下[①],赤白肉际陷者中,按而得之,足太阳脉之所过也,为原。刺入三分,留七呼,灸三壮。

申脉,阳跷所生也,在足外踝下陷者中,容爪甲许。刺入三分,留六呼,灸三壮(刺腰痛论注云:外踝下五分)。

金门,在足太阳郄,一空在足外踝下,一名关梁,阳维所别属也[②]。刺入三分,灸三壮。

仆参,一名安邪,在跟骨下陷者中,拱足得之,足太阳脉之所行也,为经。刺入五分,留十呼,灸三壮(刺腰痛论注云:陷者中细脉动应手)。

昆仑,火也。在足外踝后跟骨上陷中,细脉动应手,足太阳脉之所行也,为经。刺入五分,留十呼,灸三壮。

付阳,阳跷之郄,在足外踝上三寸,太阳前,少阳后,筋骨间。刺入六分,留七呼,灸三壮。

飞扬,一名厥阳,在足外踝上七寸,足太阳络,别走少阴者。刺入三分,灸三壮。

承山,一名鱼腹,一名肉柱,在兑腨肠下分肉间陷者中。刺入七分,灸三壮。

承筋,一名腨肠,一名直肠,在腨肠中央陷者中,足太阳脉气所发。禁不可刺,灸三壮(刺腰痛论注云:在腨中央)。

合阳,在膝约文中央③下二寸。刺入六分,灸五壮。

委中者,土也。在腘中央约文中动脉,足太阳脉之所入也,为合。刺入五分,留七呼,灸三壮(《素问》骨空论注云:腘谓膝解之后曲脚之中背面取之,刺腰痛论注云:在膝后屈处)。

委阳,三焦下辅腧也④,在足太阳之前,少阳之后,出于腘中外廉两筋间,扶承下六寸,此足太阳之别络也。刺入七分,留五呼,灸三壮。屈身而取之。

浮郄,在委阳上一寸,屈膝得之。刺入五分,灸三壮。

殷门,在肉郄下六寸。刺入五分,留七呼,灸三壮。

承扶,一名肉郄,一名阴关,一名皮部,在尻臀下股阴肿上约文中。刺入二寸,留七呼,灸三壮。

欲令灸发者,灸履䩞熨之,三日即发。

【注释】

①大骨下:指第五跖骨粗隆下方。

②阳维所别属也:金门本属太阳经,但又别属于阳维。

③膝约文中央:膝,疑"腘"之误。全句谓腘横纹中央,正当委中穴处。

④三焦下辅腧也:委阳本属太阳经,但又为三焦之下输。

【译文】

膀胱的脉气自至阴而出,至阴在五行中属金,位于足小趾外侧趾甲角旁约一分处。由于至为足太阳脉气所出之处,故为井穴,其针刺的深度为一分,留针的时间为五次呼吸的时间,艾灸每次为五壮。

通谷(足通谷),在五行属水。位于足小趾的跖趾关节前下方凹陷处。为足太阳脉气自井流出所经之处,为荥穴。针刺的深度为二分,留针的时间为五次呼吸的时间,艾灸每次为五壮。

束骨,在五行中属木。位于足外侧,正当小趾跖骨小头后缘赤白肉际凹陷处。为足太阳脉气所贯注之处，为腧穴。针刺的深度为三分，留针的时间为三次呼吸的时间，艾灸每次为三壮。

京骨，位于足外侧小趾跖骨粗隆下方赤白肉际凹陷中。按而取穴。为足太阳脉气所经之处，为原穴。针刺的深度为三分，留针的时间为七次呼吸的时间，艾灸每次为三壮。

申脉，为八脉交会穴之一，通于阳跷脉。位于足外踝下缘凹陷处。针刺的深度为三分，留针的时间为六次呼吸的时间，艾灸每次为三壮。

金门，又名关梁，为足太阳经之郄穴。在足外踝下一寸处，申脉前下方，正当骰骨外侧凹陷处。本穴既属足太阳经，又别属于阳维脉。针刺的深度为三分，艾灸每次为三壮。

仆参，又名安邪。位于足外踝后下方，昆仑穴直下赤白肉际凹陷中。拱足取穴。为足太阳经与阳跷脉交会之处。针刺的深度为五分，留针的时间为十次呼吸的时间，艾灸每次为三壮。

昆仑，在五行中属火。位于足外踝与跟腱之间凹陷中，其处有细小动脉搏动应手。为足太阳脉气所通行之处，为经穴。针刺的深度为五分，留针的时间为十次呼吸的时间，艾灸每次为三壮。

付阳（跗阳），为阳跷脉之郄穴。位于足外踝昆仑穴直上三寸处。本穴属阳跷脉，故又在足太阳经脉之前，足少阳经脉之后，正当腓骨与跟腱之间。针刺的深度为六分，留针的时间为七次呼吸的时间，艾灸每次为三壮。

飞扬，又名厥阳。位于足外踝上七寸，正当跟腱外缘处。为足太阳经之络穴，本经由此别出与足少阴经相联络。针刺的深度为三分，艾灸每次为三壮。

承山，又名鱼腹、肉柱。位于腓肠肌肌腹下尖端处凹陷中。针刺的深度为七分，艾灸每次为三壮。

承筋，又名膊肠、直肠。位于腓肠肌肌腹中央凹陷处，恰似合阳与承山两穴连线的中点。为足太阳脉气所过之处。针刺的深度是三分，艾灸每次为三壮。

合阳，位于腘横纹中央（正当委中穴）直下二寸处。针刺的深度为六分，艾灸每次为五壮。

委中，在五行属土。在腘横纹中央动脉处。为足太阳脉气所进之处，为合穴。针刺的深度为五分，留针的时间为七次呼吸的时间，艾灸每次为三壮。

委阳，为三焦经的下合穴，在足太阳经脉之前，足少阳经脉之后。位于腘横纹委中穴外侧,股二头肌腱内缘,正当承扶穴下一尺四寸处。它是足太阳经的另外的一条脉络。宜屈膝取穴。针刺的深度为七分,留针的时间为五次呼吸的时间,艾灸每次为三壮。

浮郄,位于委阳上一寸,股二头肌腱内侧。俯卧微屈膝取穴。针刺的深度为五分,艾灸每次为三壮。

殷门,位于承扶穴下六寸,正当承扶与委中两穴的连线上。针刺的深度为五分,留针的时间为七次呼吸的时间,艾灸每次为三壮。

承扶,又名肉郄、阴关、皮部。位于臀下横纹正中处。针刺的深度是二分,留针的时间为七次呼吸的时间,艾灸每次为三壮。若要使灸疮复发,可用旧鞋底灸之使热,并在灸疮处熨烫,大约三日灸疮即发,发则病愈。

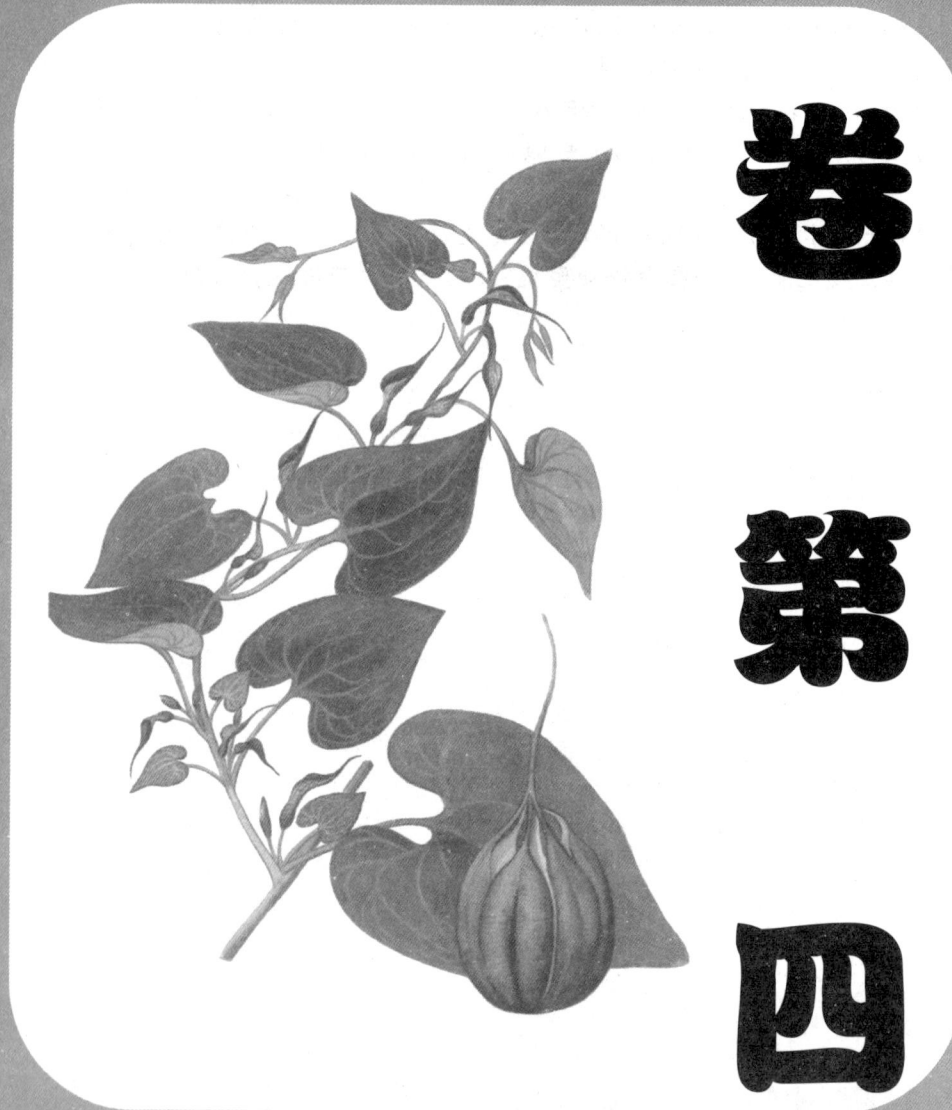

卷第四

经脉第一 上

【题解】本篇主要阐述了从人迎气口脉象的变化,诊察疾病的病变部位、病情的轻重进退,以及常人和病人脉象的区别等,强调了脉中胃气的重要性。另外,还论述了五脏的平、病、死脉,以及五脏与四时相应的太过和不及等脉证。

【原文】

雷公问曰:《外揣》言浑束为一,未知其所谓,敢问约之奈何?

黄帝答曰:寸口主中,人迎主外①,两者相应,俱往俱来,若引绳,大小齐等。春夏人迎微大,秋冬寸口微大者,故名曰平也。

人迎大一倍于寸口,病在少阳;再倍,病在太阳;三倍,病在阳明。盛则为热,虚则为寒,紧则为痛痹,代则乍甚乍间。盛则泻之,虚则补之,紧则取之分肉,代则取之血络,且饮以药,陷下者则灸之,不盛不虚者以经取之,名曰经刺。人迎四倍,名曰外格。外格者,且大且数,则死不治。必审按其本末,察其寒热,以验其脏府之病。

寸口大一倍于人迎,病在厥阴;再倍,病在少阴;三倍,病在太阴。盛则胀满,寒中食不消化,虚则热中、出糜②、少气、溺色变,紧则为痛痹,代则乍痛乍止。盛则泻之,虚则补之,紧则先刺之而后灸之,代则取血络而后调(《太素》作泄字)之,陷下者则徒灸之。陷下者,其脉血结于中,中有着血,血寒,故宜灸。不盛不虚,以经取之。寸口四倍者,名曰内关。内关者,且大且数,则死不治。必审按其本末,察其寒热,以验其脏腑之病。

通其荥腧,乃可传于大数。大曰盛则徒泻,小曰虚则徒补。紧则灸刺之,且饮药。陷下则徒灸之。不盛不虚,以经取之。所谓经治③者,饮药,亦用灸刺。脉急则引,脉代(一本作脉大以弱)则欲安静,无劳用力。

黄帝问曰:病之益甚,与其方衰何如?

岐伯对曰:外内皆在焉。切其脉口,滑小紧以沉者,病益甚,在中;人迎气大紧以浮者;病益甚,在外。其脉口浮而滑者,病日损;人迎沉而滑者,病日损。其脉口滑而沉者,病日进,在内;其人迎脉滑盛以浮者,病日进,在外。脉之浮沉及人迎与气口气大小齐等者,其病难已。病在脏,沉而大者,其病易已,以小为逆;病在腑,浮而大者,其病易已。人迎盛紧者伤于寒;脉口盛紧者伤于食。其脉滑大以代而长者,病从外来,目有所

见,志有所存,此阳之并也,可变而已。

曰:平人何如?

曰:人一呼脉再动,一吸脉亦再动,呼吸定息,脉五动,闰(疑误)以太息;名曰平人。平人者,不病也。常以不病之人,以调病人。医不病,故为病人平息以调之。人一呼脉一动,一吸脉一动者,曰少气。人一呼脉三动而躁,尺热④,曰病温,尺不热,脉滑曰病风(《素》作脉涩为痹)。人一呼脉四动以上曰死,脉绝不至曰死,乍疏乍数曰死⑤。人常禀气于胃,脉以胃气为本,无胃气曰逆,逆者死。

持其脉口,数其至也,五十动而不一代者,五脏皆受气矣;四十动而一代者,一脏无气;三十动而一代者,二脏无气;二十动而一代者,三脏无气;十动而一代者,四脏无气;不满十动而一代者,五脏无气,与之短期⑥,要在《终始》。所谓五十动而不一代者,以为常也,以知五脏之期也。与之短期者,乍数乍疏也。

肝脉弦,心脉钩,脾脉代,肺脉毛,肾脉石。

心脉来,累累然如连珠,如循琅玕,曰平。喘喘连属,其中微曲,曰病。前钩后居,如操带钩,曰死。

肺脉来,厌厌聂聂⑦,如落榆荚,曰平。不上不下,如循鸡羽曰病。如物之浮,如风吹毛,曰死。

肝脉来,耎弱招招,如揭长竿末梢,曰平。盈实而滑,如循长竿,曰病。急而益劲,如新张弓弦,曰死。

脾脉来,和柔相离,如鸡足践地,曰平。实而盈数,如鸡举足,曰病。坚兑如鸟之喙,如鸟之距,如屋之漏,如水之流,曰死。

肾脉来,喘喘累累如钩,按之坚,曰平。来如引葛,按之益坚,曰病。发如夺索,辟辟如弹石,曰死。

脾脉虚浮似肺,肾脉小浮似脾,肝脉急沉散似肾。

曰:见真脏⑧曰死,何也?

曰:五脏者皆禀气于胃,胃者五脏之本。脏气者,皆不能自致于手太阴,必因于胃气,乃能至于手太阴。故五脏各以其时,自为而至于手太阴。故邪气胜者,精气衰也。故病甚者,胃气不能与之俱至于手太阴,故真脏之气独见。独见者病胜脏也,故曰死。

春脉,肝也,东方木也,万物之所始生也,故其气来耎弱轻虚而滑,端直以长,故曰弦,反此者病。其气来实而强,此谓太过,病在外;其气来不实而微,此谓不及,病在中。太过则令人善怒,忽忽眩冒而巅疾;不及则令人胸痛引背,下则两胁胠满。

夏脉，心也，南方火也，万物之所盛长也，故其气来盛去衰，故曰钩。反此者病。其气来盛去亦盛，此谓太过，病在外；其气来不盛，去反盛，此谓不及，病在内。太过则令人身热而肤痛，为浸淫⑨；不及则令人烦心，上见咳唾，下为气泄。

秋脉，肺也，西方金也，万物之所收成也，故其气来轻虚以浮，来急去散，故曰浮。反此者病。其来毛而中央坚，两旁虚，此谓太过，病在外；其气来毛而微，此谓不及，病在中。太过则令人逆气而背痛，愠愠然；不及则令人喘呼，少气而咳，上气见血，下闻病音⑩。

冬脉，肾也，北方水也，万物之所合藏也，故其气来沉以濡（《素问》作搏），故曰石。反此者病。其气来如弹石者，此谓太过，病在外；其去如数者，此谓不及，病在中。太过则令人解㑊，脊脉痛而少气，不欲言；不及则令人心悬如病饥，炒中清，脊中痛，小腹满，小便变赤黄。

脾脉，土也，孤脏⑪，以灌四旁者也，其善者不可见，恶者可见；其来如水之流者，此谓太过，病在外；如鸟之喙者，此谓不及，病在中，太过则令人四肢不举；不及则令人九窍不通，名曰重强。

【注释】

①寸口主中，人迎主外：张介宾《类经》注："太阴行气于脏，故寸口主中；阳明行气于腑，故人迎主外。"

②出糜：泄出糜烂之物。

③经治：取本经治疗的意思。马莳《灵枢注证发微》注："以经取之，则取阳经者，不取阴经；取阴经者，不取阳经，此之谓经治。"

④尺热：尺部（手腕至肘部）的皮肤发热。

⑤乍疏乍数曰死：脉来忽快忽慢，为脏腑气血阴阳严重紊乱，精气即将竭绝，故属死证。

⑥与之短期：意为预计死期临近。

⑦厌厌聂聂：脉象轻浮和缓流利，为有胃气之肺脉。

⑧真脏：即真脏脉，为无胃气而真脏之气独现之脉。

⑨浸淫：即浸淫疮，乃心火亢盛所致。

⑩病音：指喘息而喉间有声音发出。

⑪孤脏：脾不专主四时，而独旺于四季各十八日，与其他四脏不同，故称孤脏。

【译文】

雷公问道：《外揣》篇里说的"浑束为一"，我还不能完全理解其中的道理，能否将它再简明扼要地说明一下呢？

黄帝回答说：寸口脉属太阴，太阴行气于脏，主候内部五脏的变化；人迎脉属阳明，阳明行气于腑，主察在外六腑的变化。寸口脉与人迎脉内外相应，随着呼吸而往来不息，其搏动力量大小相等，似牵引的绳索，但春夏阳气盛，人迎脉就会略大些。秋冬阴气盛，寸口脉略大些。此上为正常人的脉象。

人迎脉大于寸口的脉象一倍者，是病在少阳；大两倍，病在太阳；大三倍，病在阳明。人迎脉盛大，则阳气内盛，为热症；人迎脉虚小，则阳气虚，为寒症；脉紧的，是寒湿侵犯肌肉，为痛痹；脉代的，是邪气侵犯血脉，其病情大多时轻时重。治疗时，脉盛的用泻法，脉虚的用补法，脉紧的宜取肌肉之间的腧穴，脉代的可刺血络放血，同时服用汤药。脉虚陷不起者，当用灸法；脉不盛不虚而病邪留滞于经络者，就取治本经的腧穴，此乃"经刺"。人迎脉若比寸口脉大四倍，叫做"外格"。外格是阳气独盛，格阴于外之症。若脉来大而且数，是独阳无阴，为不治之症。所以必须审察致病的根源，辨别症状的寒热虚实，从而确定其脏腑的病变，而进行正确地治疗。

寸口脉大人迎脉一倍者，为病在厥阴；大二倍，为病在少阴；大三倍，为病在太阴。寸口脉象盛实的，为阴气盛，表现为腹部胀满，饮食不消化等中寒症状；寸口脉象虚衰的，为阴气虚，表现为排出糜烂状大便，少气，小便颜色变黄等内热症状。寸口脉紧的，属寒，可见痛痹症；脉代的，是血脉不调，其痛时作时止。治疗时，脉盛的实证，就用泻法；脉虚的虚证，则用补法；脉紧的，宜先针刺而后施灸；脉代的，宜先刺络出血而后服药调治；脉虚陷而不起的，宜采用灸法治疗。脉虚陷不起，是因为脉中瘀血结聚，阳气不通而生内寒所致，所以当用灸法以温阳散寒。脉不盛不虚而病邪留滞于经络的，治疗时从本经取穴。寸口脉比人迎脉大四倍的，叫做"内关"。内关是阴气过盛，格阳于外，其脉既大又数，症属独阴无阳，阴阳隔绝，为不治之症。因此，必须详细审察其致病的根源及寒热虚实的不同表现，而得知脏腑的病变性质，以便确定治疗方法。

总之，必须通晓经脉理论及其腧穴的作用，才能传授针灸治病的大法。所谓针灸的大法，即脉盛的用泻法；脉虚的用补法；脉紧的可针刺艾灸，并加以服药；脉虚陷不起的，只用灸法；脉不盛不虚的，治疗时可从本经取穴。所谓"经治"，就是按经服药，或用针灸，随本经所宜而取治的治疗方法。脉急的为邪盛，治疗时可兼用导引法；脉代的，是气血虚衰，血脉淤滞，病人须安静休养，切忌过度劳累。

黄帝问道：如何诊察病势的轻重进退呢？

岐伯回答说:病势的轻重进退,从主内的寸口脉和主外的人迎脉可以反映出来。切按病人的寸口脉,若脉象表现为滑小紧而沉的,为阴邪盛于内,病在五脏,表明病势逐渐加重;若人迎脉见大紧而浮的,是阳邪盛于外,病在六腑,同样表明病势逐渐加重。若寸口脉出现浮而滑的,是阳邪衰退,表明病势逐渐减轻;人迎脉出现沉而滑的,是阳邪衰退,同样表明病势逐渐减轻。若寸口脉出现滑而沉的,是阴邪渐盛,其病在五脏,表明病势日益加重;若人迎脉出现滑盛而浮的,是阳邪逐渐强盛,其病在腑,同样表明病势日益加重。若寸口与人迎部的脉象浮沉大小一样,是脉与四时阴阳不相应,其病不易治愈。病在脏,脉沉而大的,是正气旺盛,其病易愈;如果脉现沉小,是正气虚衰,无力抗邪,其病难治。病在腑,脉浮而大的,为正气充盛,其病易愈,人迎脉盛大而紧的,为受风寒邪气所伤。寸口脉见盛大而紧的,则是被饮食所伤。若脉滑大长而代,为病由外而感受,阳邪向里传变,内合于阴,从而神明被扰而出现幻视,意念久存心中不可除去,这是阳邪并于阴分所致。治疗时,要根据阴阳的盛衰选择适当的调治方法。阴阳经协调达到平衡,病即可愈。

问:正常人的脉象如何呢?

答:人一呼脉跳动两次,一吸脉同样跳动两次。一呼一吸为一息,一息既尽,而另息未起之时为定息。如果一息脉跳动五次,是偶尔呼吸较长,以尽脉跳余数的缘故。上述为平人的脉象。诊脉时,一般是根据常人的呼吸,来测候病人的呼吸及脉跳次数是否正常。医生无病,所以能用自己的呼吸来测知病人的脉搏次数。如果一呼一吸脉各跳动一次,为正气衰少,称之少气。如果一呼一吸脉各跳动三次,且躁动急疾,尺部皮肤兼有发热的,则是阳热亢盛的温病;如果尺部皮肤不热,而脉见滑象的,则为感受风邪而发生的风病;如果脉现涩象,是为痹症。人一呼一吸脉跳动次数超过八次的,是精气衰败的死脉;脉气断绝不至的,为真气竭绝,同样为死脉;脉来忽迟忽数的,为阴阳气血败乱,亦属死脉。正常人的脉气禀受于脾胃所化生的水谷精气,所以说脉以胃气为本。大多为脉中无胃气的为逆象,大多为预后不良的危重之症。

诊察寸口脉象时,要计算脉搏跳动的次数,如果脉搏跳动五十次而无歇止的,表明五脏都能正常地接受精气。如果脉搏跳动四十次而出现一次歇止的,为一脏精气衰败的表现;脉搏跳动三十次而有一次歇止的,为两脏精气衰败的表现;脉搏跳动二十次而有一次歇止的,为三脏精气衰败的表现;脉搏跳动十次而有一次歇止的,为四脏精气衰败的表现;脉搏跳动不满十次就有一次歇止的,为五脏精气均已衰败的表现。根据上述脉搏跳动歇止的情况，则可预测病人的死期。这些重要内容在《终始》篇中已有详细阐述。所谓脉搏跳动五十次而无歇止的正常脉象，反映了五脏精气充盛。如果脉搏跳动忽快忽慢，或忽跳忽止，反映阴阳气血已经败乱，可以预测其很快身亡。

　　肝的正常脉象为弦脉，其形象端直而长，按之如琴弦。心的正常脉象为钩脉，其形象来盛去衰，如钩之曲。脾的正常脉象为代脉，其形象为软弱，可随四时而更替。肺的正常脉象为毛脉，其形象为轻浮如毛。肾的正常脉象为石脉（沉脉），其形象沉下如石。

　　心脉出现时，如圆珠般不断地流过，又像琅玕美玉一样的柔滑，为心脏正常的脉象。如果脉来流动连贯，急促不断而带有微曲之象，表明胃气少，为心脏的病脉。如果脉来前曲而后端直，像皮带钩一样坚硬，表明无胃气，为心脏的死脉。

　　肺脉出现时，如果轻虚而浮，像榆荚飘落一样轻浮和缓，为肺脏正常的脉象。如果脉象往来艰涩，不上不下，如抚摸鸡毛般，两旁虚软，中间坚硬，表明胃气少，为肺脏的病脉。如果脉来轻浮而无根，好像物质飘浮不定，又像风吹乱的羽毛，表明无胃气，为肺脏的死脉。

　　肝脉出现时，如果柔软而弦长，柔长如举起的长竿末梢，为肝脏正常的脉象。如果脉来盛满滑利，像长竿一样弦硬而不柔软，表明胃气少，为肝脏的病脉。如果脉来弦急而坚劲，紧硬的如新张的弓弦一样，表明无胃气，这是肝脏的死脉。

　　脾脉出现时，如果从容和缓，至数匀调，从容不迫如鸡足踏地，这是脾脏正常的脉象。如果脉来强急不和而疾数，急迫快速如鸡举足，这是胃气少的表现，为脾脏的病脉。如果脉象坚锐而不柔和，坚硬而锐利如鸟嘴和鸡爪，又好像屋顶漏水，点滴而下，或如水之流逝，去而不返，表明无胃气，为脾脏的死脉。

　　肾脉出现时，如果沉实滑利，连续不断，形虽似钩，但按之坚实柔和，为肾脏正常的脉象。如果脉来坚搏，似牵引葛藤，越按越坚硬，表明胃气少。为肾脏的病脉。如果脉来坚实，似拉紧的绳索，来去不定，坚如弹石，表明无胃气，为肾脏的死脉。

　　有病的脾脉，有时虚浮而类似肺脉；有病的肾脉，有时小浮而类似脾脉；有病的肝脉，有时急而沉散，类似肾脉。这些脉象都须认真辨别、分析比较。

　　黄帝问道：病人出现真脏脉就会发生死亡，原因是什么呢？

　　岐伯回答说：五脏的精气，皆来自脾胃所化生的水谷精微，所以说脾

胃为五脏的根本。脏腑之气都不能自行到达手太阴的寸口部位,它们必须借胃气的输布,才能行于手太阴经而反映于寸口,并在四时分别出现其所主的脉象。一般来说,邪气盛必然导致精气虚衰,故病重时,则胃气衰败,无法与脏气一同到达手太阴的寸口,无胃气的真脏脉就单独显现出来。可见真脏脉独见的,表明邪气胜过脏气,故主死。

春天的脉主应肝脏,肝在五方为东,在五行属木,春季,万物复苏,肝的脉气来时,软弱轻虚而滑,端直而长,有如弓弦一样,所以称为弦脉,与此相反的脉象就是病脉。如果其脉来坚实有力,即太过,主病在外;如果脉气来时虚弱微小而无力,即不及,主病在里。肝脉太过,常常令人发怒,精神恍惚,头昏眩晕,巅顶不适;肝脉不及,则使人胸部疼痛,并牵引背部向下累及两胁肋部胀满。

夏天的脉象主应心脏,心在五方为南,在五行属火。夏天,万物茂盛,心的脉气来时充盛,去时衰减,有如钩状,所以称为钩脉。与此相反的脉象就是病脉。如果其脉气来时充盛,去时亦充盛,即太过,主病在外;如果脉气来时不盛,去时反盛,即不及,主病在里。心脉太过,令人身体发热,皮肤疼痛,易发为浸淫疮;心脉不及,则令人心胸烦闷,在上出现咳嗽,唾涎沫,在下出现矢气。

秋天的脉象主应肺脏,肺在五方为西,在五行属金。秋天,万物成熟,肺的脉气来时轻虚而浮,来急去散,所以称为浮脉。与此相反的脉象就是病脉。如果其脉来轻浮而中央坚硬,两旁虚软,即太过,主病在外;如果脉气来时浮而微弱无力,即不及,主病在里。肺脉太过,令人气上逆,背部疼痛,胸中郁闷不舒;肺脉不及,则令人喘息气短,气上逆而咯血,喉间有喘鸣之声。

冬天的脉象主应肾脏,肾在五方为北,在五行属水,冬天,万物沉眠,肾的脉气来时沉而搏指,有如石之沉底,所以称为石脉。与此相反的脉象就是病脉。如果其脉来如指弹石一样坚硬,即太过,主病在外;如果其脉去虚数,即不及,主病在里。肾脉太过,令人懈惰而肢体无力,背及筋脉疼痛,少气懒言;肾脉不及,则令人心中空虚,有如饥饿的感觉,腰部当肾处清冷,脊骨疼痛,少腹胀满,小便黄赤。

脾在五行属土,位居中央,不正主四时,所以脾为孤脏。脾能运化水谷,化生精气,灌溉全身。脾的正常脉象不单独反映于四时。若其脉如流动的水而洪盛的,这叫做太过,主病在外;若其脉来如雀鸟之嘴坚锐而短雀鸟之嘴,就叫做不及,主病在里。脾脉太过,令人四肢不能举动;脾脉不及,则令人九窍不通,叫做"重强"。

经脉第一 中

【题解】本篇着重论述了脉象与四时相应的关系，五脏的平、病、死脉，胃气在脉象中的意义，虚里的诊察方法及临床意义等。另外，还讨论了寸口脉象的主病，六经有余与不足的脉证和六经经气厥逆的辨证。

【原文】

春得秋脉，夏得冬脉，长夏得春脉，秋得夏脉，冬得长夏脉，不治，是谓五邪，皆同，死不治。

春胃微弦曰平，弦多胃少曰肝病，但弦无胃曰死，胃而有毛曰秋病，毛甚曰今病。脏真①散于肝，肝藏筋膜之气也。

夏胃微钩曰平，钩多胃少曰心痛，但钩无胃曰死。胃而有石曰冬病，石甚曰今病。脏真通于心，心藏血脉之气也。

长夏胃微耎弱曰平，胃少耎弱多曰脾病，但代无胃曰死。耎弱有石曰冬病，石（《素》作弱）甚曰今病。脏真濡于脾，脾藏肉之气也。

秋胃微毛曰平，毛多胃少曰肺病，但毛无胃曰死。毛而有弦曰春病，弦甚曰今病。脏真高于肺，肺行营卫阴阳也。

冬胃微石曰平，胃少石多曰肾病，但石无胃曰死，石而有钩曰夏病，钩甚曰今病。脏真下于肾，肾藏骨髓之气也。

胃之大络，名曰虚里，贯膈络肺，出于左乳下，其动应手，脉之宗气也。盛喘数绝②者，则病在中；结而横，有积矣③；绝不至曰死。

诊得胃脉实则胀，虚则泄也。

心脉揣（《素问》作搏）坚而长，病舌卷不能言。其耎而散者，病消渴（《素问》作烦）自已。

肺脉揣（《素问》作搏下同）坚而长，病唾血。其耎而散者，病灌汗，至令不复。

肝脉揣坚而长，色不青，病坠④；若搏，因血在胁下，令人喘逆。其耎而散，色泽者，病溢饮。溢饮者，渴暴多饮，而溢入肌皮肠胃之外也。

胃脉揣坚而长，其色赤，病折髀⑤。其耎而散者，病食痹、痛髀。

脾脉揣坚而长，其色黄，病少气。其耎而散，色不泽者，病足胻肿，若水状。

肾脉揣坚而长，其色黄而赤者，病折腰。其耎而散者，病少血，至令不复。

夫脉者，血之府也。长则气和，短则气病，数则烦心，大则病进，上盛则气高，下盛则气胀，代则气衰，细则气少，涩则心痛，浑浑革革至如涌泉⑥，病进而危，弊弊绰绰(一本作绵绵)，其去如弦绝者死。

寸口脉中手短者，曰头痛；寸口脉中手长者，曰足胫痛；寸口脉沉而坚者，病在中；寸口脉浮而盛者，病在外；寸口脉中手促上击者，曰肩背痛；寸口脉紧而横坚(《素问》作沉而横)者，曰胁下腹中有横积痛⑦；寸口脉浮而喘(《素问》作沉而弱)者，曰寒热；寸口脉盛滑坚者，曰病在外；寸口脉小实而坚者，曰病在内；脉小弱以涩者，谓之久病；脉浮滑而实大(《素问》作浮而疾)者，谓之新病；病甚有胃气而和者，曰病无他；脉急者，曰疝瘕少腹痛。脉滑曰风，脉涩曰痹，盛而紧曰胀，缓而滑曰热中。按寸口得四时之顺，曰病无他，反四时及不间脏曰死。

太阳脉至，洪大以长；少阳脉至，乍数乍疏，乍短乍长；阳明脉至，浮大而短。

厥阴有余，病阴痹；不足，病生热痹；滑则病狐疝风⑧；涩则病少腹积气(一本作积厥)。

少阴有余，病皮痹瘾疹；不足，病肺痹；滑则病肺风疝；涩则病积，溲血。

太阴有余，病肉痹寒中；不足，病脾痹；滑则病脾风疝；涩则病积，心腹时满。

阳明有余，病脉痹，身时热；不足，病心痹；滑则病心风疝；涩则病积，时善惊。

太阳有余，病骨痹身重；不足，病肾痹⑨；滑则病肾风疝；涩则病积，时善巅疾。

少阳有余，病筋痹胁满；不足，病肝痹；滑则病肝风疝；涩则病积，时筋急目痛。

太阴厥逆，䯒急挛，心痛引腹，治主病者。

少阴厥逆，虚满呕变，下泄清。治主病者。

厥阴厥逆，挛，腰痛，虚满，前闭，谵语。治主病者。

三阴俱逆，不得前后，使人手足寒，三日死。

太阳厥逆，僵仆呕血善衄。治主病者。

少阳厥逆，机关不利。机关不利者，腰不可以行，项不可以顾。发肠痈，不可治，惊者死。

阳明厥逆，喘咳身热，善惊，衄血，呕血，不可治，惊者死。

手太阴厥逆，虚满而咳，善呕吐沫。治主病者。

手心主、少阴厥逆,心痛引喉。身热者死,不热者可治。

手太阳厥逆,耳聋泣出,项不可以顾,腰不可以俯仰,治主病者。

手阳明、少阳厥逆,发喉痹,嗌肿痛,治主病者。

来疾去徐,上实下虚,为厥癫疾;来徐去疾,上虚下实,为恶风也。故中恶风者,阳气受也,有脉俱沉细数者,少阴厥也;沉细数散者,寒热也;浮而散者,为眴仆。诸浮而不躁者,皆在阳,则为热;其有躁者,在手。诸细而沉者,皆在阴,则为骨痛;其有静者,在足。数动一代者,病在阳之脉也。其涩者,阳气有余也;滑者,阴气有余也。阳气有余则为身热无汗;阴气有余则为多汗身寒;阴阳有余则为无汗而寒。推而外之⑩,内而不外者,有心腹积也推而内之,外而不内者,中有热也。推而上之⑪,下而不上者,腰足清也。推而下之,上而不下者,头项痛也。按之至骨,脉气少者,腰脊痛而身有痹也。

【注释】

①脏真:五脏以胃气为本,五脏所禀受的胃气即是脏真之气。

②盛喘数绝:指脉动盛实而急迫,时有歇止。

③结而横,有积矣:谓虚里脉横坚有力,跳动慢而有歇止,是积聚在内。

④色不青,病坠:张介宾《类经》注:"脏病于中,色必外见,其色当青,而不青者,以病不在脏而在经也,必有坠伤。"

⑤折髀:即髀如折而活动不利。

⑥浑浑革革至如涌泉:形容脉来奔腾急迫,有如泉水上涌。

⑦横积痛:谓积块横居于腹中而作痛。

⑧狐疝风:疝病之一种,因其病在厥阴,出入上下不定,与狐相似,故名。

⑨肾痹:肾的气机痹阻之病,其证有"善胀,尻以代踵,脊以代头。"

⑩推而外之:意谓属表证者,应当用表证、表脉(浮脉)来推求它。

⑪推而上之:意谓病如在上,则应从寸部脉及上部之证候来推求它。

【译文】

春季若有无胃气的毛脉(秋脉)出现,夏季若有无胃气的石脉(冬脉)出现,长夏若有无胃气的弦脉(春脉)出现,秋季若有无胃气的钩脉(心脉)出现,冬季出现无胃气的代脉(脾脉),这些都是本脏之气不胜,反见克我之脏的脉象,属于五脉相胜,叫做五邪。由于其脉均为真脏脉现而胃气败竭,故预后不良,皆属不治的死症。

春天的脉象,微弦之中而有柔和之象的,是有胃气,叫做平脉。若脉弦明显而不太柔和,是胃气虚衰而肝脏邪气较盛,表明肝脏有病;若但弦而毫无柔和之象,则为胃气竭绝,真脏脉现,表明很快死去。若脉弦而柔和,又兼见毛脉,是肺金克肝木而胃气未衰,一般延至秋季发病;毛脉太过,则肺金克肝本太过而胃气已衰,当时就会发病。胃的精气散布于肝脏,其精气可滋养肝脏所主的筋膜,从而不会有筋脉挛急之类的病变。

夏天的脉象,微钩之中而有柔和之象的,是有胃气,叫做平脉。若脉钩明显而不太柔和的,表明胃气虚衰而心火偏盛,主心脏有病;若但钩而毫无柔和之象,则为胃气竭绝,真脏脉现,主死。若脉钩而柔和,同时又见石脉,表明肾水克心火而胃气未衰,一般拖延到冬季发病;若石脉太过,则肾水克心火太过而胃气已衰,当时就会发病。胃的精气散布于心脏,则心脏所主的血脉能够得到精气的充养,从而不会有血脉壅滞之类的病变。

长夏的脉象,微软弱之中而有柔和之象的,是有胃气,叫做平脉。若脉软弱明显而不太柔和的,表明胃气虚衰而脾脏邪气较盛,主脾脏有病;若但见相代之脉而毫无柔和之象的,则为胃气竭绝,真脏脉现,主死。若脉软弱而见沉石之象,是肾水侮脾土而胃气未衰,一般拖延到冬季发病;若石脉过甚,则肾水侮脾土过甚而胃气已衰,即刻病发。胃的精气散布于脾脏,则其精气能够充养脾脏所主的肌肉。

秋天的脉象,微毛之中而有柔和之象的,是有胃气,叫做平脉。若脉毛明显而不太柔和,表明胃气虚衰而肺脏邪气较盛,主肺脏有病;若脉毛而毫无柔和之象的,则为胃气竭绝,真脏脉现,主死。若脉毛而柔和,同时见弦脉,表明肝木侮肺金而胃气未衰,一般拖延到春季发病;如果弦脉过甚,则肝木侮肺金太过而胃气已衰,即刻病发。胃的精气上布于肺脏,则肺脏能通行营卫阴阳之气于内外。

冬天的脉象,微沉之中而有柔和之象的,是有胃气,叫做平脉。若脉沉石明显而不太柔和,表明胃气虚衰而肾脏邪气较盛,主肾脏有病;若脉沉石而毫无柔和之象,则为胃气竭绝,真脏脉现,主死。若脉沉石而柔和,同时见钩脉,表明心火侮肾水而胃气未衰,一般拖延到夏季发病;若钩脉太过,则心火侮肾水太过而胃气已衰,当时就会发病。胃的精气下达于肾脏,则其精气可以充养肾所主的骨髓,从而精神旺盛,形体强壮。

胃经的大络,名叫虚里。其络从左乳下穿过膈膜,上络于肺。其脉在搏动时,手按有跳动之感,这是积于胸中的宗气推动血脉运行的表现。若虚里脉搏动急数而时有短暂歇止的,表明宗气不能内守的,主病在胸中;若脉来迟缓而时有歇止,按之长而坚的,主有积聚;若脉断绝而无跳动,为宗气已竭,主死。诊察虚里之脉,脉实表明邪气有余,腹部出现胀满;脉虚表明胃气不足,有泄泻出现。

心脉坚实而长的,表明心经邪盛,可见舌卷缩而不能言语。其脉软而散的,表明胃气正在逐渐恢复,如患口渴喜饮,可不治自愈。

肺脉坚实而长的,表明火邪犯肺,易患唾血。其脉软而散的,为肺虚卫表不固,易患大汗出之症,身体常常难以复原。

肝脉坚实而长,面色不青的,其病不在脏而在经,多为跌仆损伤。若因击打损伤而淤血停聚于胁下,则往往损伤肝气,气机上逆,导致喘息气逆之症。若肝脉软而散,而面色鲜泽的,多患溢饮之症。溢饮的发生,常因大渴多饮,导致水液溢于肌肉皮肤之间、肠胃之外而起。

胃脉坚实而长,面色赤的,为阳明火盛,当病髀部疼痛,如同折断般。若脉软而散,表明胃气不足,易患食后不能消化,闷痛气逆,吐出乃止的食痹病,或髀部疼痛之症。

脾脉坚实而长,面色黄的,是脾虚运化无力,易患少气。其脉软而散,而面色无光泽的,为脾虚不能运化水液,水湿下注,可使足胫浮肿,其症状如同水肿病。

肾脉坚实而长,面色黄赤的,表明湿热之邪侵犯肾脏,易患腰部折断般疼痛。其脉软而散的,表明精血虚少,元气已亏,在短期内身体难以恢复健康。

脉为血液会聚流行之所,所以脉为血之府。脉长,表示气血平和流畅;脉短,多为气虚之病;脉数,多病心烦内热;脉大,表示病势正在发展。上部脉盛的,为邪气壅阻于上;下部脉盛的,则为邪气阻滞于下而见腹胀。脉代,为元气虚衰;脉细,为正气虚少;脉涩为血少气滞,主心痛之证;脉来大而急速,如泉水上涌,表明病情恶化;脉来隐约,断断续续,或如弓弦突然断绝而去的,表明真气竭绝,生机已断,预后不良。

诊察寸口的脉象,其脉应指而短的,是阳气不足,多患头痛;其脉应指而长的,表明阳气有余,阴气不足,主足胫痛。寸口脉沉而坚实的,表明邪在阴分,主病在内;寸口脉浮而盛实的,表明邪在阳分,主病在外。寸口脉急促而击指的,表明阳邪在上部,主肩背疼痛;寸口脉紧弦而坚实的,表明阴邪结于内,主胁下或腹中有积聚疼痛;寸口脉浮而跳动明显的,表明邪气在表,主恶寒发热之病;寸口脉洪滑而有力的,为阳气亢盛,主病在外;寸口脉小实而有力的,表明阴气偏盛,主病在内。脉象小弱而涩的,为气血虚少,主久病;脉象浮滑而实的,表明在表之阳邪过盛,主新病。病情虽重,如果脉象和缓而有胃气,就不会有什么危险。脉象紧急,为寒凝气滞,易病疝瘕积聚,少腹疼痛。脉滑的,主阳邪,多为风病;脉涩的,主阴邪,多为痹病;脉来盛实而紧的,主寒凝气滞,易腹部胀满;脉缓而滑的,表明热客脾胃,主热中病。总的来说,寸口的脉象相应于四时,为顺,虽然患病,也较易治愈。如果寸口之脉与四时相反,或疾病以相克的次序传变,主病重,预后多不良。

脉气的变化相应于四时阴阳,太阳所主的月份,阳气极盛,脉象洪大而长;少阳所主的月份,阳气初生,脉象或快或慢,时长时短;阳明所主的月份,阳气未盛,脉象浮大而短。

厥阴之气有余,则邪气结于阴分而为阴痹;厥阴之气不足,则阴虚阳盛而为热痹。脉滑则患狐疝风;有气积聚于脉涩则少腹中。

少阴之气有余,则易出皮痹和隐疹;少阴之气不足,则易出肺痹。脉滑则易患肺风疝;脉涩则病积聚和尿血。

太阴之气有余,则病肉痹和寒中;太阴之气不足,则易出脾痹。脉滑则易患脾风疝;脉涩则易患积聚和心腹时常胀满等症。

阳明之气有余,则病脉痹和不定时发热;阳明之气不足,则易出心痹。脉滑易患心风疝;脉涩则易病积聚和时常惊恐。

太阳之气有余,则病骨痹和身体沉重;太阳之气不足,则易出肾痹。脉滑易患肾风病;脉涩则易病积聚和头顶部疾患。

少阳之气有余,则病筋痹和胁部胀满;少阳之气不足,则易发生肝痹。脉滑易患肝风疝;脉涩则易患积聚、筋脉拘急、两目疼痛等症。

足太阴经的经气厥逆,症见小腿拘急痉挛,心痛牵引腹部。可取本经的腧穴治疗。

足少阴经的经气厥逆,症见腹部虚饱胀满,上见呕吐,下见泄利清冷。可取本经的腧穴治疗。

足厥阴经的经气厥逆,症见筋脉挛急,腰部疼痛,腹部胀满,小便不利,谵语妄言等,可取本经的腧穴治疗。

足三阴经脉的经气厥逆,症见大小便不通,手足厥冷,三天内就会死亡。

足太阳经的经气厥逆,症见身体僵直仆倒,呕血,经常鼻出血。可取本经的腧穴治疗。

足少阳经的经气厥逆,症见筋骨关节屈伸不利,腰部活动受限,颈项强硬而不能左右回顾。若同时患有肠痈,便为不易治愈的危重之症;若再发惊,就会丧命。

足阳明经的经气厥逆,可见喘息咳嗽,全身发热,容易发惊。且兼有

鼻出血、呕血等症,属于难以治愈的危重之证。若再发惊而致精神错乱,就会丧命。

手太阴经的经气厥逆,症见胸部满闷,咳嗽,时常呕吐涎沫,治疗时可取本经的腧穴。

手厥阴和手少阴经的经气厥逆,症见心痛牵引咽喉。若全身发热,多预后不良;若不发热,还可治愈。

手太阳经的经气厥逆,症见耳聋,流泪,项部强硬无法左右回顾,腰部无法前俯后仰。治疗时可取本经的腧穴。

手阳明和手少阳经的经气厥逆,症见喉痹,咽喉肿痛。治疗时可取本经的腧穴。

诊察寸口的脉象,若脉急疾而来徐缓而去,为阳盛于上而阴虚于下,气机上逆,易患厥逆和癫疾;若脉徐缓而来急疾而去,为阴盛于下而阳虚于上,易发为恶风之病。患这种病,是阳气虚衰,失于卫外的缘故。其脉象沉细而数的,为水亏火旺的征象,易患少阴肾气厥逆的阳厥病;脉象沉细而数散的,则为阴血亏损,易患阴虚阳亢的虚劳寒热病。脉浮而散的,多为气血极虚之象,易患头目眩晕而仆倒之病。凡见脉浮而不躁急的,其病在阳分,易患发热之症,为病在足三阳经;如果脉浮而躁急,则病在手三阳经。凡是脉细而沉的,其病在阴分,易患骨节疼痛,为病在手三阴经;如果脉沉细而静,则为阴中之阴,其病在足三阴经。脉象数动而兼见一次歇止的,是病在阳经。疾病的病气过甚,其脉会以不同于常脉的方式出现。例如,阳气有余当见阳脉,却反见属阴的涩脉;阴气过甚当见阴脉,却反见属阳的滑脉。此外,疾病的症状也有可能出现不符病机的情况。如阳气有余,出现身体发热而反无汗;阴气有余,反而腠理开泄,出现多汗而身凉;阴气阳气均有余,而出现无汗身寒。凡是病好像在表,而脉反沉迟不浮,是病在内,主心腹有积聚之症;凡是病好像在里,而脉反浮数不沉,是病在外,主发热之症。凡是病好像在上部,而脉却只现于尺部,是阴盛于下,主腰足清冷之病;凡是病好像在下部,而脉却只现于寸部,是阳盛于上,为头项疼痛之病。诊察其脉,若重按至骨而脉细微欲绝的,表明阳气虚衰,阴寒内盛,易发生腰脊疼痛和痹症。

经脉第一 下

【题解】本篇着重论述了三阴三阳的生理和病理,指出色、脉、形气、

虚实等脉证相参的辨证方法，还讨论了五逆、五实、五虚的脉象证候，以及不同脉象所主病证及其病机和预后。

【原文】

三阳为经，二阳为维，一阳为游部①。三阳者，太阳也，至手太阴而弦，浮而不沉，决以度，察以心，合之阴阳之论。二阳者，阳明也，至手太阴弦而沉急不鼓，炅至以病皆死。一阳者，少阳也，至手太阴上连人迎弦急悬不绝，此少阳之病者，专阴则死②。三阴者，六经之所主也，交于太阴，伏鼓不浮，上空至心。二阴至肺，其气归于膀胱，外连脾胃。一阴独至，经绝气浮，不鼓钩而滑。此六脉者，乍阴乍阳，交属相关，缪通五脏，合于阴阳，先至为主，后至为客。

三阳为父，二阳为卫，一阳为纪，三阴为母，二阴为雌，一阴为独使。

二阳一阴，阳明主病，不胜一阴，脉耎而动，九窍皆沉。三阳一阴，太阳脉胜，一阴不能止，内乱五脏，外为惊骇。二阴一阳，病在肺，少阴脉沉，胜肺伤脾，故外伤四肢。二阴二阳皆交至，病在肾，骂詈妄行，癫疾为狂。二阴一阳，病出于肾，阴气客游于心，脘下空窍，堤闭塞不通，四支别离。一阴一阳代绝，此阴气至心，上下无常，出入不知，喉咽干燥，病在土脾。二阳三阴，至阴皆在，阴不过阳，阳气不能止阴，阴阳并绝，浮为血瘕，沉为脓胕也。三阳独至者，是三阳并至，并至如风雨，上为巅疾，下为漏病。三阳者，至阳也。积并则为惊，病起如风礔砺，九窍皆塞，阳气滂溢，嗌干喉塞；并于阴则上下无常，薄为肠澼。此谓三阳直心，坐不得起卧者，身重，三阳之病也。

黄帝问曰：脉有四时动奈何？

岐伯对曰：六合之内，天地之变，阴阳之应，彼春之暖，为夏之暑；彼秋之忿，为冬之怒。四变之动，脉与之上下。以春应中规，夏应中矩，秋应中衡，冬应中权。是故冬至四十五日，阳气微上，阴气微下；夏至四十五日，阴气微上，阳气微下。阴阳有时，与脉为期，期而相失，知脉所分。分之有期，故知死时，微妙在脉，不可不察，察之有纪，从阴阳始。是故声合五音，色合五行，脉合阴阳。持脉有道，虚静为宝③。春日浮，如鱼之游在波；夏日在肤，泛泛乎万物有余；秋日下肤，蛰虫将去；冬日在骨，蛰虫周密，君子居室。故曰知内者，按而纪之；知外者，终而始之。此六者，持脉之大法也。

赤④，脉之至也喘而坚，诊曰，有积气在中，时害于食，名曰心痹。得之外疾，思虑而心虚，故邪从之。

白，脉之至也喘而浮，上虚下实，惊，有积气在胸中，喘而虚，名曰肺痹,寒热。得之醉而使内也。

黄,脉之至也大而虚,有积气在腹中,有厥气,名曰厥疝,女子同法。得之疾使四肢汗出当风。

青,脉之至也长而弦,左右弹,有积气在心下,支胠,名曰肝痹,得之寒湿,与疝同法。腰痛、足清、头痛(一本云头脉紧)。

黑,脉之至也上坚而大,有积气在少腹与阴,名曰肾痹。得之沐浴清水而卧。

形气有余,脉气不足,死;脉气有余,形气不足,生;形气相得,谓之可治。脉弱以滑,是有胃气,命曰易治,治之趋之,无后其时。形气相失,谓之难治;色夭不泽,谓之难已;脉实以坚,谓之益甚;脉逆四时,谓之不治。所谓逆四时者,春得肺脉,夏得肾脉,秋得心脉,冬得脾脉,其至皆悬绝沉涩者,名曰逆四时。未有脏形⑤,于春夏而脉沉涩,秋冬而脉浮大,病热脉静,泄而脉大,脱血而脉实,病在中而脉实坚,病在外而脉不实坚者,皆为难治,名曰逆四时也。

曰:愿闻虚实之要。

曰:气实形实,气虚形虚,此其常也;反此者病。谷盛气盛⑥,谷虚气虚,此其常也;反此者病。脉实血实⑦,脉虚血虚,此其常也;反此者病。气盛身寒,气虚身热曰反,谷入多而气少曰反,谷不入而气多曰反,脉盛血少曰反,脉小血多曰反。气盛身寒,得之伤寒;气虚身热,得之伤暑。谷入多而气少者,得之有所脱血,湿居其下也;谷入少而气多者,邪在胃及与肺也。脉小血多者,饮中热也;脉大血少者,脉有风气,水浆不入,此谓反也。夫实者,气入也;虚者,气出也。气实者,热也;气虚者,寒也。入实者,左手开针孔也;入虚者,左手闭针孔也。

脉小色不夺者,新病也;脉不夺,色夺者,久病也。脉与五色俱夺者,久病也;脉与五色俱不夺者,新病也。肝与肾脉并至,其色苍赤,当病毁伤,不见血,已见血,湿若中水也。

尺内两旁则季胁也,尺外以候肾,尺里以候腹。中附上⑧,左外以候肝,内以候膈;右外以候胃,内以候脾。上附上⑧,右外以候肺,内以候胸中;左外以候心,内以候膻中。前以候前,后以候后。上竟上者⑨,胸喉中事也;下竟下者⑨,少腹、腰、股、膝、胫中事也。粗大者,阴不足,阳有余,为热中也。

腹胀身热脉大(一作小)是一逆也;腹鸣而满,四肢清泄脉大者,是二逆也;血衄不止脉大者,是三逆也;咳且溲血脱形,脉小而劲者,是四逆也;咳脱形,身热脉小而疾者,是五逆也。如是者,不过十五日死矣。

腹大胀,四末清,脱形泄甚,是一逆也;腹胀便(一作后)血,其脉大时绝,是二逆也;咳溲血,形肉脱,脉喘,是三逆也;呕血胸满引背,脉小而疾,是四逆也;咳呕腹胀,且飧泄,其脉绝,是五逆也。如是者,不及一时而死矣。工不察此者而刺之,是谓逆治。

热病脉静,汗已出,脉盛躁,是一逆也;病泄脉洪大,是二逆也;着痹不移,䐃肉破,身热,脉偏绝,是三逆也;淫而夺形,身热色夭然白,及后下血衃,笃重,是四逆也;寒热夺形,脉坚搏,是五逆也。

五实死,五虚死。脉盛、皮热、腹胀、前后不通、闷瞀⑩,是谓五实。脉细、皮寒、气少、泄利前后、饮食不入,是谓五虚。浆粥入胃,泄注止,则虚者活。身汗得后利,则实者活。此其候也。

心脉满大,痫瘛筋挛。

肝脉小急,痫瘛筋挛。

肝脉骛暴,有所惊骇,脉不至若喑,不治自已。

肾脉小急,肝脉小急,心脉小急,不鼓,皆为瘕。

肾脉大急沉,肝脉大急沉,皆为疝。

肝肾脉并沉为石水,并浮为风水,并虚为死⑪,并小弦欲为惊⑫。

心脉揣(《素问》揣作搏)滑急为心疝。

肺脉沉揣为肺疝。

三阳急为瘕。

三阴急为疝。

二阴急为痫厥(一本作二阴急为疝)。

二阳急为惊。

脾脉外鼓沉,为肠澼,久自已。

肝脉小缓为肠澼,易治。

肾脉小揣沉,为肠澼下血,血温身热者死⑬。

心肝澼亦下血,二脏同病者可治;其脉小沉涩为肠澼,其身热者死;热其(《素》作热见)七日死。

胃脉沉鼓涩,胃外鼓大,心脉小坚急,皆鬲偏枯。男子发左,女子发右。不瘖舌转者,可治,三十日死起。其从者,瘖三岁起。年不满二十者三岁死。

脉至而揣,衄血身有热者死。脉来悬钩浮者为热(《素》作常脉)。脉至而揣,名曰暴厥,暴厥者,不知与人言。脉至而数,使人暴惊,三四日自已。脉至浮合,浮合如数,一息十至以上,是经气予不足也,微见九十日死。脉至如火薪然,是心精予夺也,草干而死。脉至如丛棘(《素》作如散叶),是肝

气予虚也,木叶落而死。脉至如省客,省客者,脉塞如鼓也,是肾气予不足也,悬去枣华而死。脉至如丸泥,是胃精予不足也,榆荚落而死。脉至如横格,是胆气予不足也,禾熟而死。脉至如弦缕,是胞精予不足也,病善言,下霜而死;不言可治。脉至如交棘(《素》作交漆),交棘者,左右旁至也,微见三十日而死。脉至如涌泉,浮鼓肌中,是太阳气予不足也,少气味,韭花生而死。脉至如颓土之状,按之不足,是肌气予不足也,五色见黑,白垒发而死。脉至如悬离,悬离者,浮揣切之益大,是十二腧之气予不足也,水冻而死。脉至如偃刀,偃刀者,浮之小急,按之坚大,五脏寒热(《素》作菀熟),寒热独并于肾,如此其人不得坐,立春而死。脉至如丸滑不著(《素》作手不直)手,丸滑不著者,按之不可得也,是大肠气予不足也,枣叶生而死。脉至如舂者,令人善恐,不欲坐卧,行立常听,是小肠气予不足也,季秋而死。

【注释】

①三阳为经,二阳为维,一阳为游部:张介宾《类经》注:"经,大经也,周身之脉,惟足太阳为臣,通巅下背,统属阳分,故曰经。维,维络也,阳明经上布头面,下循胸腹,独居三阴之中,维络于前,故曰维。少阳在侧,前行则会于阳明,后行则会于太阳,出入于二阳之间,故曰游部。"

②专阴则死:专阴,独阴无阳。孤阴不生,独阳不长,故专阴则死。

③持脉有道,虚静为宝:切脉时医者必须虚心静志,聚精会神,排除干扰。

④赤:指面色赤。余色白、黄、青、黑同此。

⑤未有脏形:指未见脏腑的病形。

⑥谷盛气盛:精气赖水谷精气以化生,故谷盛则气盛。

⑦脉实血实:脉为血之府,脉搏强则脉中之血气充实。

⑧中附上、上附上:将腕后至肘的皮肤(即尺肤)分为三段,靠掌部者为上段,靠肘部者为下段,中间者为中段。中附上,指中段。上附上,指上段。

⑨上竟上者、下竟下者:上竟上,指尺肤上段直达鱼际处。下竟下,指尺肤下段直达肘横纹处。

⑩冒瞀(máo冒):指胸中郁闷,眼目昏花。

⑪并虚为死:肝肾两虚,生机不固,故死。

⑫并小弦欲为惊:肝肾脉小为虚,弦为肝病,肝虚胆怯,故欲发惊骇之病。

⑬血温身热者死:血温身热是热邪炽盛,气血两燔,故主死。

【译文】

　　三阳为经,总统阳分;二阳为维,维络于前;一阳在侧,前后出入于两阳之间,为游部。三阳,即所谓的太阳。太阳的脉象现于寸口,本应洪大而长,反见浮弦而不沉,为反常之脉。诊察时,应根据脉学理论,结合阴阳学说,细心体察,确定其预后的好坏。二阳,即所谓的阳明。阳明的脉象现于寸口,本应浮大而短,反见弦且沉急,应指不明显,此乃阴气胜阳的病脉,若见发热,则为虚阳上浮,回光反照之象,主死。一阳,即所谓的少阳。少阳的脉象现于寸口,其经上连人迎,其脉当时快时慢,时短时长,若反见弦急且悬而不绝者,为少阳邪盛的病脉,若见纯阴无阳的真脏脉,则主死。三阴,即所谓的太阴。肺主气而朝百脉,为六经之主。太阴的脉象现于寸口,其脉本应轻浮,反见沉伏鼓动而不浮,为阴盛阳衰,肺气不足,脉行无力,致使上焦空虚,心神受伤。二阴,即所谓的少阴。肾与膀胱为表里而为胃之关,少阴之脉气上行至手太阴寸口,其气内达膀胱,外连脾胃。一阴,即所谓的厥阴。厥阴的脉象现于寸口,本应弦而柔和,反见浮而不明显,如钩而滑,为有阴无阳,经气内绝的所谓"独至"之象。上述六种脉象,有的是阴脏见阳脉,有的是阳脏见阴脉,阴阳各经的脉象均错综复杂地反映于手太阴的寸口。所以,诊察寸口则可知五脏阴阳的盛衰变化。若见这些脉象,凡是先见于寸口的为主,后见于寸口的为客。

　　三阳总领诸经,其地位如父;二阳悍卫诸经,抵御外邪,其主要功能为卫外;一阳出入于二阳之间,为阳之交会,有如纲纪。三阴养育诸经,其地位如母;二阴属水,其作用如水能滋养生木;一阴是阴尽阳生,能交通阴阳,其功能独特,故为"独使"。

　　二阳一阴合病,是肝邪犯胃而阳明受病。二阳不胜一阴,脉软而动,是胃为肝气所伤,胃气不行,九窍皆沉滞而不通利。三阳一阴合病,太阳经脉邪气过盛,一阴的肝气无法制止,进一步内乱五脏,症见惊骇。二阴(手少阴)一阳(足少阳)合病,是心火过旺,风木偏盛,若木火犯肺,其病在肺;若胆木乘脾土,则病在脾。脾主四肢,故进而又可损伤四肢肌肉。二阴二阳皆交至,为土邪乘水,其病在肾。如果阳明邪盛,则可见骂詈妄行,癫疾成狂。二阴(足少阴)一阳(手少阳)合病,则肾水为病,阴气充斥三焦,上至胃脘,下及诸窍,胃气虚衰,不能制水,所以脘下孔窍皆堵塞不通,四肢无法运动。一阴一阳合病,其脉跳动之中而有歇止,这是厥阴与少阳不能枢转阴阳的缘故。其病位或上或下而不固定,饮食无味,泄利无度,咽喉干燥,病因虽为肝胆合病,而症状却见脾土的运化失常。二阳胃腑、三阴肺脏及至阴脾土均发病,则阴气、阳分不能相互到达阴阳之气相互隔绝,脉与证相反的现象就会出现。例如,脉浮者,病应在外,而反为在内的血瘀病;脉沉者,病应在内,而反见在外的脓肿病。三阳独至,即手足太阳之气合并而至,其来势如暴风骤雨。邪气上犯头部,则为巅顶的疾患;邪气犯于下部,则为二便漏泄的疾病。三阳阳气最盛,所以叫做至阳。如果阳气积聚至盛,则心肾阴气受伤,神志受伤而发为惊骇,其发病有如疾风霹雳般迅猛。阳盛气机不通,九窍因此而闭塞。如果阳盛伤阴,则咽干喉塞;如果阳气并入于阴脏,则病位上下无常,无定处,若影响下焦,则为肠澼下利;如果三阳热邪直冲心膈,则心阴耗竭,损伤血脉,发为身重不得卧的太阳病。

　　黄帝问道:脉象有四时不同的变化,其原因是什么呢?

　　岐伯回答说:天地之间,四时阴阳与自然界的变化是相应的,春天的温暖,逐渐变为夏天的炎热;秋天的凉爽,逐渐变为冬天的严寒。人的脉搏往来上下,相应于四时的阴阳消长,具体表现为:春脉像圆规一样圆活,夏脉像方矩那样方正,秋脉像秤杆那样平衡,冬脉像秤锤那样沉实。四时气候的变化,冬至到立春的四十五天,阳气微升,阴气微降;夏至到立秋的四十五天,阴气微升,阳气微降。这种阴阳的升降具有一定时间性,一致于人体脉象的变化。如果脉象与四时不相应合,即为病脉。根据其脉象的变化,则可预知病在何脏,再根据四时脏气的盛衰,则可以测知病人的死期。所以诊脉是最精妙的技术,须细心地体察,诊脉的要领就是首先辨别阴阳。因此,在诊察疾病时,听声音要结合五音,察气色要结合五行,诊脉象要结合阴阳的变化。切脉也有一定方法和要求的,须虚心静气,聚精会神,这样才能保证诊断正确无误。四时的脉象,春天应该如鱼游水波上浮而在外;夏天的脉应充于皮肤,洪大而浮,如水波涨溢,又似万物充盛;秋天的脉就像将要伏藏的蛰虫处于皮肤之下;冬天的脉好像密藏于洞穴中的蛰虫沉而在骨,人们深居室内一样。总之,要知道内部脏腑的变化,可以从脉象上进行辨别;要知道外部经脉的变动,可以从经脉循行的部位上进行诊察。以上四时内外六个方面,就是诊脉的大法。

　　病人面部外现赤色,脉来急疾而坚实有力的,主病气积聚在胸中,常常饮食受阻,此为脏气不行,病气结聚,名叫心痹。其病多因思虑过度,心气受损,心气内虚,外邪乘虚而入所致。

　　病人面部外现白色,脉来急疾而浮大,属于上虚下实,肺气虚而心火盛,病气积聚于胸中,迫肺作喘,症见心神不安而发惊骇,有时兼有恶寒

发热之症。这种病叫做肺痹,其病多因酒醉之后行房所致。

病人面部呈黄色,脉来虚大的,这是病气积聚在腹中,自觉有逆气上冲疼痛,这种病叫做厥疝。女子也同样会出现这种情况。此病多为四肢过劳,汗出受风,腹中气逆的缘故。

病人面部外现青色,脉来长而弦,左右弹指有力,这是病气积聚于心下,支撑胁肋,或并见腰痛、足冷、头痛等症,这种病叫做肝痹,多因厥阴感受寒湿而致,发病机理同于疝气。

病人面部外现黑色,脉来坚实而大,这是邪气积聚在小腹和前阴,病名为肾痹。其病多由于冷水洗澡后睡卧,寒湿内侵引起的。

病人的形体和神气都比较旺盛,而脉气虚衰不足的,是形体虽盛而脏气衰竭,主死;脉气旺盛,而形体和神气都不足的,这是形体虚衰而脏气较盛,主生。形体一致于神气的,虽然有病,亦可治愈。脉来和缓流利,是有胃气的表现,其病治疗较易,治疗时要及时迅速,不可延误时机。如果形体不一致于神气,如形盛气衰,或气盛形衰,其病难治。如果面色晦暗枯槁而不润泽,病难以治愈。脉坚硬而不柔和的,表明病在逐步加剧。如果脉象相逆于四时相逆,为不治之症。所谓"脉逆四时",就是指春天出现肺之毛脉,夏天出现肾之石脉,秋天出现心之洪脉,冬天出现脾之代脉,而且以上脉象均毫无胃气,而表现为悬绝无根,或沉涩不起,即逆四时之脉。此外,脉与证相反的,如春夏脉反见沉涩,秋冬脉反见浮大,或热病而脉反静,泄泻而脉反大,脱血而脉反实,内伤虚损之病而脉反实坚,外邪正盛之病而脉反不实坚等,皆为不易治之症,也在脉逆四时之例。

黄帝问道:我愿闻有关虚实的道理。

岐伯回答说:气充实的,形体也充实,气亏虚的,形体也虚弱,为正常现象。如果相反于上述情况,为病态。纳谷多的气盛,纳谷少的则气虚,为正常现象,相反于此的为病态。脉搏大而有力的,血液也充实,脉搏虚小而无力的,血液也不足,这是正常现象,与此相反的,就是病态。阳气盛,而身体反畏寒,阳气虚,而身体反发热,皆为反常现象。饮食虽多而气不足,饮食虽少而气反盛,也是反常现象。脉搏盛而血液虚少,是反常现象,脉搏小而血液反多,也是反常现象。气盛而身寒冷,是被寒邪所伤;气虚而身发热,是被暑邪所伤。饮食多而气反少,是由于失血过多,或因为湿邪积聚于下部;饮食少而气反盛,是邪在肺胃二脏。脉搏小而血液多,是因饮酒多而中焦有热;脉搏大而血液少,是因感受风邪而饮水少。皆为反常现象。所谓实,是指邪气侵入人体;虚,是正气外泄而亏虚。气实则发热；气虚则畏寒。用针刺治疗实证，出针时，当用左手撑开针孔，以泻其邪气；用针刺治疗虚证，出针时，当用左手急按其针孔，不得外泄正气。

凡是脉象虽小而气色正常的，是新病；脉象正常而气色不正常的，为久病。脉象和气色皆不正常的，同样为久病。脉象和气色都基本正常的，为新病。如果脉沉弦，其面色青苍而赤的，为肝肾之脉并至，多因伤损而筋骨血脉同时生病，无论是否出血，内必结有淤血，经脉淤阻，以致气血凝滞而形成肿满，似被水湿所伤而出现肿胀。

上肢尺肤部的下段，两手相同，内侧候于季胁部，外侧候于肾脏，中间候于腹部。尺肤部的中段，左手的外侧以候肝脏，内侧以候膈部；右手的外侧候于胃腑，内侧候于脾脏。尺肤部的上段，右手外侧候于肺脏，内侧候于胸中；左手外侧候于心脏，内侧候于膻中。尺肤部的前面，候于身前胸腹部；后面候于身后背部。从尺肤上段直达鱼际处，主候胸中与喉中的疾病；从尺肤部下段直达肘横纹处，主候少腹、腰、股、膝、胫、足等处的疾病。尺肤部的皮肤粗大的，表明阴气不足，阳气有余，主热邪在内的热中病。

腹胀满，身发热，脉大，为表里邪气俱盛，此为一逆；肠鸣泄泻而腹部胀满，四肢厥冷，脉大，为脉与证相反，此为二逆；衄血不止，脉反见大，为脉证不符，此为三逆；咳嗽，小便出血，形体消瘦，反见脉小而有力，表明脉证不符，此为四逆；咳嗽，形体消瘦，身体发热，脉小而疾的，为阴虚火旺，此为五逆。凡出现上述五逆之症者，十五天内就会死亡。

腹部胀大，四肢清冷，形体消瘦而泄泻严重的，为脾土衰败，阳气衰竭，此为一逆；腹部胀满而便血，脉大而时有歇止，表明阴病在里，虚阳欲脱，此为二逆；咳嗽而小便出血，形瘦肉脱，脉象跳动厉害，表明气血俱病，脾气衰败，真脏脉现，此为三逆；呕血，胸部胀满，牵引背部，脉细小而数，表明真阴大亏，虚火内盛，此为四逆；咳嗽呕吐，腹部胀满，飧泄不止，脉绝不至，为三焦俱病，正气衰败，这是五逆。凡是有上述五种逆症出现者，一昼夜的时间内就会死亡。医生若没有仔细诊察这些危象，而冒然用针刺治疗，就叫做逆治。

热病脉应洪大而反见安静，为阳病见阴脉，汗出之后脉应安静而反见盛大躁动，为真阴衰败，阳气欲脱，此为一逆；病泄泻者，脉应虚小而反见洪大，为正虚不能胜邪，此为二逆；患着痹病，身体不能运动，以致大肉消瘦，身体发热，一侧脉绝而不至的，为元气将脱，虚阳外浮，此为三逆；淫欲过度，使形体消瘦，身体发热，面色枯槁苍白，大便有血块而下，病情

危笃,为阴血败亡,此为四逆;患寒热病已久,形体消瘦,脉反坚硬弹指,为阴精大伤,真脏脉现,此为五逆。

五脏的实证同显现,主死;五脏的虚证同显现,也主死。脉盛,主心邪实;皮热,主肺邪实;腹胀,主脾邪实;大小便不通,主,肾邪实;头部昏闷而视物不清,主肝邪实。这叫做五实。脉细,主心气虚;皮寒,主肺气虚;气少,主肝气虚;大小便失禁,主肾气虚;无法进食,主脾气虚。这叫做五虚。五虚的病人,若可进食稀粥,同时大便泄泻停止,这是脾胃之气恢复的征象,可以治愈。五实的病人,若身体出汗,同时大便通利,则表里之邪有出路,内外通利和调,亦可治愈。表明五虚五实证能够痊愈。

心脉满大为心经热盛,热扰心神,耗劫肝阴,筋脉失养,故见癫痫抽搐和筋脉挛急。

肝脉小急,为肝血虚而寒滞肝脉。血虚则心神失养,寒客则筋脉不利,所以也可现出癫痫抽搐和筋脉拘挛。

肝脉的跳动急疾而乱的,是受了惊吓的缘故。如果一时无法按到脉搏,或者突然出现失音,这是由于受惊气逆而致脉气不通,无需治疗,待其气顺脉通,即可康复。

肾、肝、心三脏之脉细小而急疾,按之不明显,表明寒邪内盛,气血凝滞,主腹中有积聚。

肾脉沉大而急疾,或肝脉沉大而急疾,多为阴邪盛的疝病。

肝肾均见沉脉的,多为石水病;均见浮脉的,多为风水病;均见虚脉的,多为死证;均见小而兼弦之脉的,惊病即将出现。

心脉搏动急疾而滑利的,表明寒邪乘心,多为心疝。

肺脉沉而搏击于指下的,表明寒邪犯肺,多为肺疝。

手足太阳之脉急疾者,表明感受寒邪而气聚为瘕。

手足太阴之脉急疾者,表明感受寒邪而气聚为疝。

手足少阴之脉急疾者,表明邪气乘犯心肾,易发生痫厥。

手足阳明之脉急疾者,表明木邪乘胃,易发生惊骇。

脾脉虽沉,但有向外鼓动之象,其患痫疾,虽暂时不可愈,由于气机能够外达,正气逐渐旺盛,日久必然自愈。

肝脉小而缓的痫疾,因其邪气较轻,未伤正气,所以容易治愈。

肾脉沉小而搏动,患痫疾而下血,若血热炽盛,身体发热,表明真阴伤败,正不胜邪,多为预后不良的死症。

心肝二脏失调所导致的痫疾,亦见便血,若二脏同时生病,因木火相生,属顺证,可以治愈;若心肝之脉都沉小而涩滞,兼身体发热的,大多预

后不良;若高热不退,不出七日就会死亡。

胃脉沉而应指涩滞,或者浮而应指甚大的,心脉细小坚硬急疾的,证属气血阻塞不通,易病偏枯而半身不遂。男子发病多在左侧,而女子发病则多在右侧。如果舌体转动灵活,能够正常说话,可以治疗,通常三十天可以痊愈。如果男病在右,女病在左,同时言语不利,说话困难者,需要三年才能治愈。如果病人年龄不满二十岁,则属禀赋不足,不出三年就会死亡。

脉来搏指有力,症见鼻出血而身体发热的,为真阴败脱的死症。若脉来如悬钩而浮的,为有内热。脉来急促,昏迷不醒,无法言语的,为暴厥之病。脉来如热盛之数,是突然受到惊恐的缘故,通常三四天就会自行恢复。脉来如浮波相合,疾速而动,一息跳动十次以上,为经脉之气灌注不足之象,从这种脉象出现开始,九十天过后就要死亡。脉来如火烧心,其形不定,来如焰之锐,去如灭之速,为心脏精气衰败的表现,待野草干枯的秋末冬初之季,就会发生死亡。脉来如树丛荆棘之坚硬滞涩,是无胃气的肝的真脏脉现,待树叶脱落的深秋时节,就会发生死亡。脉来如来访之客,或来或去,或停止不动,或搏动鼓指,为肾脏精气不足的表现,待枣花开落的初夏时节,火(夏)旺水(肾)败,就会死亡。脉来如泥丸而坚硬短涩,表明胃的精气不足,到了春末夏初榆钱枯落的时候,就会发生死亡。脉来有如横木挺于指下,长而坚硬,这是胆的精气不足的表现,待庄稼成熟的秋后时节,金旺木败,就会发生死亡。脉来紧急如弦,细小如线,是胞宫的精气不足,如果患者反多言语,是真阴亏损,虚阳外现,到了下霜的时候,就会死亡;如果患者安静而不言语,则可以治疗。脉象如荆棘交叉,左右劲急反转的,从开始出现这种脉象起,不出三十天就会发生死亡。脉来如泉水上涌,浮而有力,鼓动于肌肉之中,这是足太阳膀胱的精气不足,其小便清长而无气味,待韭菜花开的长夏六月,就会发生死亡。脉来如倾颓的腐土,虚大无力,重按则无,这是脾脏的精气不足,面部如果出现黑色,是脾土衰败,肾水乘侮的现象。待白垒发生的夏天,木旺土败,就会丧命。脉来浮动有力,按之愈大,与筋骨相离,表明十二腧的脏气不足,到了冬季结冰的时候,就会丧命。脉来浮小而急疾,如仰卧的刀口,或按之坚大而急疾,如循刀背,这是五脏寒热并于肾脏,其病人只可睡卧,无法坐起,到了立春阳盛阴衰之时,就会丧命。脉来如弹丸之短小而滑,按之无根,表明大肠的精气不足,到了初夏枣树生叶的时候,就会丧命。脉来如舂米,时而一至,撞击力大,其人易发惊恐,坐卧不宁,内心多疑而喜偷听,这是小肠的精气不足,待秋末阴盛阳衰的季节,

就会丧命。

病形脉诊第二 上

【题解】本篇着重论述了外邪侵犯人体上下内外阴阳等不同部位的情况,以及邪气侵犯五脏的脉证表现,还讨论了尺肤诊法以及色、脉、尺肤三者的关系。

【原文】

黄帝问曰:邪气之中人奈何?高下有度乎?

岐伯对曰:身半已上者,邪中之;身半已下者,湿中之。中于阴则留腑①;中于阳则留经。

曰:阴之与阳,异名同类,上下相会,经络之相贯也,如环之无端。夫邪之中人也,或中于阴,或中于阳,上下左右,无有恒常。其故何也?

曰:诸阳之会,皆在于面。人之方乘虚时,及新用力,若热饮食汗出,腠理开而中于邪。中于面则下阳明;中于项则下太阳;中于颊则下少阳。中于膺背两胁,亦中其经。中于阴者,常从臂胻始。夫臂与胻,其阴皮薄,其肉淖泽,故俱受于风,独伤于其阴也。

曰:此故伤其脏乎?

曰:身之中于风也,不必动脏,故邪入于阴经,其脏气实,邪气入而不能客。故还之于腑,是故阳中则留于经;阴中则留于腑。

曰:邪之中脏者奈何?

曰:恐惧忧愁则伤心,形寒饮冷则伤肺,以其两寒相感,中外皆伤,故气逆而上行。有所堕坠,恶血留内,有所大怒,气上而不能下,积于胁下则伤肝;有所击仆,若醉以入房,汗出当风则伤脾;有所用力举重,若入房过度,汗出浴水则伤肾。

曰:五脏之中风奈何?

曰:阴阳俱感,邪乃得往。十二经脉,三百六十五络,其血气皆上于面而走空窍。其精阳之气,上走于目而为睛,其别气走于耳而为听,其宗气上出于鼻而为臭,其浊气下出于胃走唇舌而为味②。其气之津液皆上熏于面,而皮又厚,其肉坚,故大热甚寒不能胜之也。虚邪③之中身也,洒淅动其形。正邪④之中人也微,先见于色,不知于身,若有若无,若存若亡,有形无形,莫知其情。夫色脉与尺之皮肤⑤相应,如桴鼓影响之相应,不得相失，此亦本末根叶之出候也，根死则叶枯矣。故色青者，其脉弦；色赤者，其脉钩；色黄者，其脉代；色白者，其脉毛；色黑者，其脉石。见其色而不得其脉，反得相胜之脉则死矣；得其相生之脉则病已矣。

曰：五脏之所生变化之病形何如？

曰：先定其五色五脉之应，其病乃可别也。

曰：色脉已定，别之奈何？

曰：调其脉之缓急大小滑涩，而病形定矣。

曰：调之何如？

曰：脉急者，尺之皮肤亦急；脉缓者，尺之皮肤亦缓；脉小者，尺之皮肤亦减而少气；脉大者，尺之皮肤亦大；脉沉者，尺之皮肤亦沉；脉滑者，尺之皮肤亦滑；脉涩者，尺之皮肤亦涩。凡此变者，有微有甚。故善调尺者，不待于寸；善调脉者，不待于色，能参合而行之者，可以为上工，十全其九；行二者为中工，十全其七；行一者为下工，十全其六。

尺肤滑以淖泽者，风也。尺肉弱者，解㑊也；安卧脱肉者，寒热也（一本下作不治）。尺肤涩者，风痹也⑥。尺肤粗如枯鱼鳞者，水泆饮也。尺肤寒甚脉小者，泄少气也。尺肤热甚脉盛躁者，病温也；其脉盛而滑者，汗且出也（一作病且出）。尺肤烧炙人手（一作炬然），先热后寒者，寒热也。尺肤先寒，久持之而热者，亦寒热也。尺肤炬然热，人迎大者，当夺血也。尺坚大，脉小甚，则少气，悗有加者，立死（《脉经》云尺紧于人迎者少气）。肘所独热者，腰已上热。肘后独热者，肩背热。肘前独热者，膺前热。肘后廉已下三、四寸热者，肠中有虫。手所独热者，腰已下热。臂中独热者，腰腹热。掌中热者，腹中热也；掌中寒者，腹中寒也。鱼际白肉有青血脉者，胃中有寒也。

曰：人有尺肤缓甚（一云尺脉数甚），筋急而见，此为何病？

曰：此所谓疹筋。疹筋者，是人腹必急⑦，白色黑色见，则病甚。

【注释】

①中于阴则留腑：杨上善《太素》注："邪中于臂胻之阴，独伤阴经，流入中脏，脏实不受邪客，故转至留于六腑者也。"

②浊气下出于胃走唇舌而为味：浊气，谷气。水谷精气出于胃，上达唇舌，而使唇舌功能正常，能辨别五味。

③虚邪：指四时反常的气候变化，即致病力强的邪气。

④正邪：指四时正常的气候变化，即致病力弱的邪气。

⑤尺之皮肤：即尺肤。

⑥尺肤涩者，风痹也：尺肤涩滞而不滑润，是气血亏虚，失于濡润所

致,属于风痹之类的疾病。

⑦腹必急:腹中必有拘急疼痛。

【译文】

黄帝问道:外邪侵犯人体的情况是如何呢?其侵犯部位的高低有一定的规律可循吗?

岐伯回答说:人体上半身发病的,多为感受了天之风寒暑热等邪气;下半身发病的,多是感受了地上的水湿邪气。邪气侵犯人体,可以传变不同部位传变,如邪气侵犯阴分,则传流于脏腑;邪气侵犯阳分,则传流于经脉。

问:阴经和阳经虽然名称各异,但均属于经脉一类,它们都是内连脏腑,外络肢节,上下左右相互贯通,有如圆环,无始无终。而邪气侵入人体,有的中于阴经,有的中于阳经,上下左右,其部位不固定,其中的道理何在呢?

答:手足三阳经脉交会于头面,在经脉的精气空虚时,或正当劳动用力之后,或刚进热饮食而汗出,腠理开泄之时,邪气就会趁虚而入。因足三阳经皆由头至足,自上而下循行的,所以当邪气侵犯面部时,就会由此经胸腹下行而入于足阳明经脉;邪气侵犯项部时,就会由此经脊背下行而入于足太阳经脉;邪气侵犯面颊部时,就会自此经两胁下行而入于足少阳经脉。若外邪没有侵犯头面,而是直接侵入了胸部、背部和两胁,也会分别传变以上三阳经脉。邪气侵入阴经,通常始于手臂和小腿内侧。因为手臂和小腿内侧的皮肤较薄,肌肉柔润滑利,邪气易于侵入。所以身体各部位同样感受了风邪,而这些部位的阴经却最易受邪气损伤。

问:风邪损伤阴经后,还会伤及其所属之脏吗?

答:人体感受了风邪,不一定损伤内脏。因为阴经虽然内连五脏,但邪气侵入阴经时,若五脏之气充盛,邪气就无法入里停留,仍然还至于腑。因此,一般情况下,属阳的部位受邪,则邪气流传于所属的经脉;属阴的部位受邪时,则邪气仍流注于所合的六腑。

问:邪气侵犯五脏的,又是什么原因造成的呢?

答:心藏神,精神受到愁忧恐惧刺激,就会损伤心脏。肺合皮毛而为娇脏,如果在外感受寒邪,在内复饮冷水,两寒相合,内伤于肺,则肺失肃降,其气上逆,发为喘、咳之症。肝藏血,在志为怒,其经脉布两胁,如因跌仆坠堕而致淤血于体内积留,或因大怒而肝气上逆,气血淤阻积于胁下,就会损伤肝脏。脾主肌肉而司运化,如果因击仆而损伤肌肉,或醉后入房,汗出受风,就会损伤脾脏。肾藏精而主骨,如果提举重物时用力过甚,或房事过度,或汗出之后沐浴水中,以致骨伤精耗,就会使肾脏受损。

问:五脏被风邪所伤的原因是什么呢?

答:五脏之气先伤于内,六腑感邪而受之于外,内外俱伤,阴阳失调,风邪可能侵入五脏。人体十二经脉,三百六十五络脉,其血气都上注于头面而灌注于耳、目、口、鼻等孔窍。经脉的精气上注于目,则目能视物;其精气从两则上行于耳,则耳能闻声;其宗气上通于鼻,则鼻能嗅香臭;其谷气从胃上通于唇舌,则舌能辨五味。其精气所化生的津液上行温润于面部,且面部皮肤较厚,肌肉也坚实,所以均能耐受大热严寒。病邪分为虚邪和正邪,虚邪是指四时反常的风邪,正邪则是指四时正常之风。虚邪伤人,发病较重,病人恶寒颤栗,形体震动。正邪伤人,发病较轻,开始仅有面色的轻微改变,身上并无大碍,似有病又似无病,似有形又似无形,很容易被忽略。病人的气色、脉象与尺部的皮肤是相应的,其关系就好像身影随形而现一样,是不会相失的。此关系,也同树木之根与叶的关系一样,根繁则叶茂,根死则叶枯。因此,病人面部出现青色的,主肝病,其脉当弦;面现赤色的,主心病,其脉当钩;色黄的,主脾病,其脉当代;色白的,主肺病,其脉当毛;色黑的,主肾病,其脉当石。若出现其色而未见与其相应的脉象,反而见到与其相克之脉,如见肝病而出现肺的毛脉,肺病而出现心的钩脉等,表明病情危重,预后多不良。如果出现其相生之脉,如肝病而见肾之石脉,心病而见肝之弦脉等,虽然有病,不久也将痊愈。

问:五脏所发生的疾病,如何认识其病理变化呢?

答:首先要确定五色与五脉的相应关系和所主的疾病,这样就可以辨别出五脏所发生的疾病了。

问:色和脉确定之后,又怎样进行辨别呢?

答:只要诊察出脉象的缓急、大小、滑涩等情况,病情的变化就可得知了。

问:怎样诊察呢?

答:脉来急促的,尺部的皮肤也紧急;脉来徐缓的,尺部的皮肤也弛缓;脉象小的,尺部的皮肤也瘦薄;脉象大的,尺部的皮肤也充盛;脉象沉的,尺部的皮肤也陷下;脉象滑的,尺部的皮肤也滑润;脉象涩的,尺部的皮肤也枯涩。这些变化,有的明显,有的则不太明显。若医生善于诊察尺肤,不必等到诊察寸口之脉,便可得知疾病的变化;若医生善于诊察脉象,不必等到望色,则可知知道疾病的变化。高明的医生能将望色、按脉及观察尺肤三者结合起来诊察疾病,十个病人可以治愈九个;中等的医生能掌握其中两种诊察方法,为中等医生,十个病人能治愈七个;下等的医生只能掌握其中一种诊察方法,十个病人只能治愈六个。

尺部皮肤光滑而润泽的,主风病。尺部肌肉松软而柔弱的,主肢体懈怠无力的解㑊病。嗜卧而肌肉瘦削的,主发寒热之病。尺部皮肤枯涩的,主风痹症。尺部皮肤粗糙不润如干枯的鱼鳞的,主脾土虚衰、水饮内停的溢饮病。尺部皮肤寒凉而脉小的,是阳气虚衰,主泄泻及气虚病。尺部皮肤灼热,脉盛大而躁动的,主阳邪亢盛的温病。若脉虽盛大,但不躁动滑利者,为汗将外出的征象。尺部皮肤火热灼手,先发热后发冷,主寒热往来一类的病变。尺部皮肤初按时感觉发凉,久按之后感觉发热的,也主寒热往来一类的病变。尺部皮肤火热,且颈部人迎脉大的,为热盛伤阴,主失血症。尺部皮肤坚硬,但脉象弱小的,表明形盛气虚,如果再出现烦闷现象,并逐渐加重的,为即刻就会死亡的阴阳俱绝之症。肘部皮肤单独发热的,其腰以上部位也发热。肘后单独发热的,其肩背部必然发热;肘前单独发热的,其胸膺部必然发热。肘后缘以下三四寸的部位发热的,表明肠中有虫。手腕部单独发热的,其腰部以下必然发热。手臂部单独发热的,其腰腹部也必然发热。手掌发热的,腹中也有热;手掌发凉的,腹中也有寒。手鱼际白肉出现青色血脉的,主胃中有寒。

问:有的病人尺部皮肤松软弛缓,其筋脉却拘急而外现,这是什么病的症状呢?

答:这是疹筋病。病人腹中挟脐两旁之筋必然拘急。若面部出现白色或者黑色,病情就会加剧。

病形脉诊第二 下

【题解】本篇着重论述脉象的缓、急、大、小、滑、涩所主的病证及其针刺方法,还讨论了荥穴、输穴治疗外经病,合穴治疗内腑病的原则及其取穴方法。

【原文】

黄帝问曰:脉之缓急小大滑涩之病形何如?

岐伯对曰:心脉急甚为瘛疭;微急为心痛引背,食不下。缓甚为狂笑;微缓为伏梁①,在心下,上下行,有时唾血。大甚为喉吤吤;微大为心痹引背,善泪。小甚为善哕;微小为消瘅。滑甚为善渴;微滑为心疝,引脐少腹鸣。涩甚为㿉，微涩为血溢②，维（经络有阳维阴维）厥③，耳鸣，癫疾。

肺脉急甚为癫疾；微急为肺寒热怠惰，咳唾血，引腰背胸，若鼻息肉不通。缓甚为多汗；微缓为痿瘘偏风④，头以下汗出不止。大甚为胫肿；微大为肺痹，引胸背，起恶日光。小甚为泄；微小为消瘅。滑甚为息贲上气；微滑为上下出血。涩甚为呕血；微涩为鼠瘘（一作漏），在颈、支腋之间，下不胜其上，甚能善酸。

肝脉急甚为恶言（一作忘言）；微急为肥气在胁下若覆杯。缓甚为善呕；微缓为水瘕痹⑤。大甚为内痈，善呕衄；微大为肝痹阴缩，咳引少腹。小甚为多饮；微小为消瘅。滑甚为㿗疝；微滑为遗溺。涩甚为溢饮；微涩为瘛疭挛筋。

脾脉急甚为瘛疭；微急为膈中，食饮入而还出，后沃沫。缓甚为痿厥；微缓为风痿，四肢不用，心慧然若无病。大甚为击仆；微大为疝气，裹大脓血在肠胃之外。小甚为寒热，微小为消瘅。滑甚为㿗癃，微滑为虫毒蚘蝎⑥腹热。涩甚为肠㿗⑦（一作溃）；微涩为内溃，多下脓血。

肾脉急甚为骨痿癫疾；微急为奔豚沉厥，足不收，不得前后。缓甚为折脊，微缓为洞泄。洞泄者，食不化，下嗌还出。大甚为阴痿；微大为石水，起脐下至小腹垂垂然，上至胃脘，死不治。小甚为洞泄，微小为消瘅。滑甚为癃㿗；微滑为骨痿，坐不能起，起则目无所见，视黑丸。涩甚为大痈，微涩为不月沉痔⑧。

曰：病之六变者，刺之奈何？

曰：诸急者多寒，缓者多热，大者多气少血，小者血气皆少，滑者阳气盛而微有热，涩者多血少气而微有寒。是故刺急者，深内而久留之；刺缓者，浅内而疾发针，以去其热；刺大者，微泻其气，无出其血；刺滑者，疾发针而浅内之，以泻其阳气，去其热；刺涩者，必中其脉，随其逆顺而久留之，必先按而循之，已发针，疾按其痏，无令出血，以和其脉；诸小者，阴阳形气俱不足，勿取以针，而调之以甘药。

曰：五脏六腑之气，荥腧所入为合，令何道从入，入安从道？

曰：此阳脉之别，入于内，属于腑者也。

曰：荥腧与合，各有名乎？

曰：荥腧治外经，合治内腑。

曰：治内腑奈何？

曰：取之于合。

曰：合各有名乎？

曰：胃合入于三里，大肠合入于巨虚上廉，小肠合入于巨虚下廉，三焦合入于委阳,膀胱合入于委中央,胆合入于阳陵泉(按大肠合于曲池小肠合于小海,三焦合于天井,今此不同者,古之别法也。又详巨虚上下廉,乃足阳明与大小肠相合之穴也。与胃合三里,膀胱合委中,胆合阳陵泉,以脉之所入为合不同。三焦合委阳,委阳者,乃三焦下辅腧也,亦未见有为合之说)。

曰:取之奈何?

曰:取之三里者,低跗取之。巨虚者,举足取之。委阳者,屈伸而取之。委中者,屈膝而取之。阳陵泉者,正立竖膝予之齐,下至委阳之阳取之。诸外经者,揄伸⑨而取之。

曰:愿闻六府之病?

曰:面热者,足阳明病。鱼络血者,手阳明病。两跗之上,脉坚若陷者,足阳明病。此胃脉也。

【注释】

①伏梁:此指心之积证,因心下热聚所致。

②微涩为血溢:血淤则脉涩,淤损血络则血溢脉外而为吐血,衄血等血溢之证。

③维厥:维,四维,即指手足。维厥,手足厥冷。

④痿瘘偏风:肺热津伤则为痿证。热结阴分则为鼠瘘之病。肺热外达,则汗漏不止,而为偏风病,亦称漏风病。

⑤水瘕痹:肝热疏泄失司,气不行津,则津聚为水。气聚不散,则为瘕。气不行血,气血痹阻,则为痹。

⑥蛕蝎:蛕,与"蚘""蛔"同,即指蛔虫。蝎,桑树中的蛀虫。蛕蝎,肠中寄生的蛔虫如同桑树中的蛀虫一样。

⑦肠癫:当指小肠疝气。

⑧不月沉痔:不月,即闭经。沉痔:痔疾久不愈。

⑨揄(yú 于)伸:揄,引的意思。揄伸,指伸缩活动。

【译文】

黄帝问道:缓、急、大、小、滑、涩等六种脉象所主的病症如何呢?

岐伯回答说:心脉太急的,为寒伤血脉,易发生筋脉拘挛和手足抽搐;心脉微急的,表明寒邪在胸中,易致心胸牵引背部作痛,饮食不下。心脉缓甚的,表明心气大热,神不守内,易致狂乱多笑;心脉微缓的,表明热积心下,易致积聚伏梁,其病位在心下,且上下移动,时常唾血。心脉大甚的,表明心火上炎,易有喉中如有异物梗塞难下的现象出现;心脉微大的,表明血脉不通,易发为心痹,疼痛时牵引背部,时常流泪。心脉太小的,表明阳气虚衰,易有胃气上逆的呃逆出现;心脉微小的,为阴虚内热,易消谷善饥的消瘅病。心脉滑甚的,为阳热炽盛,易出现口渴多饮;

心脉微滑的,为热在心下,易发为痛引脐腹而有肠鸣的心疝病。心脉涩甚的,表明气血淤滞于上,易喑哑不能言语;心脉微涩的,表明气血内阻,瘀伤血络,易血液外溢而吐血、衄血,或出现四肢厥逆、耳鸣、癫疾等病症。

肺脉太急的,表明风邪亢盛,木反乘金,易发为癫疾;肺脉微急的,表明寒邪犯肺,易发为恶寒发热、倦怠乏力、咳嗽唾血,并牵引腰背胸部作痛,以及呼吸不通如同鼻生息肉般。肺脉缓甚的,为肺热甚,易发生多汗;肺脉微缓的,为肺热津伤,易致痿症而不能行走,或阳结于阴而成瘘疮,或肺热外达而成漏风,出现头以下汗出不止的症状。肺脉过大的,表明心火灼肺,真阴耗损,易致足胫肿胀;肺脉微大的,表明热邪阻肺,易致痛引胸背,厌恶日光的肺痹。肺脉太小的,表明气虚不足,大肠不固,易致泄泻;肺脉微小的,表明阴虚内热,易致消谷善饥的消瘅病。肺脉滑甚的,表明实热壅肺,易致喘急上气;肺脉微滑的,表明肺脏有热,热伤血络,易致口鼻与二阴出血。肺脉涩甚的,表明血脉涩滞不行,易致呕血;肺脉微涩的,表明气机淤滞,易致鼠瘘病,多生于颈部及腋下。肺金实于上,欲克在下之肝木,故喜食酸味,以救肝木之虚。

肝脉太急的,表明肝气亢盛,易致多怒少喜,口出愤怒的言语;肝脉微急的,表明肝气聚于胁下,易致积聚病,其状似覆着的杯子,名叫肥气。肝脉缓甚的,表明肝脏热甚,肝气上逆,易致呕吐;肝脉微缓的,表明肝脏有热,肝热伤脾,水湿不化,易致水瘕痹症。肝脉过大的,表明肝热气盛,热邪结聚,易致内痛,或见呕吐、衄血症;肝脉微大的,表明气机闭阻,易致肝痹,或阴器收缩,咳而牵引小腹作痛等病。肝脉太小的,为阴血不足,易致口生渴多饮;肝脉微小的,表明阴虚血燥,易致消谷善饥的消瘅病。肝脉滑甚的,表明热壅肝经,易致阴囊肿大的㿗疝病;肝脉微滑的,表明阳气微甚而阴液亏虚,易致遗尿病。肝脉涩甚的,表明气血涩滞,水津泛溢,易致溢饮病;肝脉微涩的,表明气血不足,筋脉失养,易致筋脉挛急抽搐之病。

脾脉太急的,表明脾脏受寒,肝木乘土,易致四肢抽搐;脾脉微急的,表明寒邪伤脾,脾失健运,易致食入即吐,大便泄下清冷泡沫的膈中病。脾脉缓甚的,为脾脏有热,热灼津伤,易致肉痿及厥逆;脾脉微缓的,表明病在经络肌肉,而不在内脏,神志清楚,症似无病,易致四肢偏废的风痿瘫痪病。脾脉大甚的,表明阳气亢盛而阴气虚衰,易致突然仆倒的中风偏枯病;脾脉微大的,表明脾气壅滞,易致痞气病,包裹大脓血在肠胃之外。脾脉太小的,为中焦阳虚,易致恶寒发热;脾脉微小的,表明气血虚

少,虚热内蕴,易致消瘅病。脾脉滑甚的,表明脾有实热,热灼宗筋(聚于前阴的筋脉),易致㿉疝和小便不利;脾脉微滑的,表明湿热蕴脾,易致蛔虫等寄生虫病,常见腹部发热。脾脉涩甚的,表明寒凝血脉,气机郁滞,易致小肠下脘的㿉疝;脾脉微涩的,表明血脉淤滞,化热腐肉,易致痈脓,若脓溃破,则大便下脓血。

肾脉太急的,为寒邪深入于骨,邪气内闭,易致骨痿、癫疾;表明脉微急的,为肾中有寒,阳虚气逆,易致奔豚、沉厥之病,或见两足难以屈伸,二便不利。肾脉缓甚的,易致腰脊疼痛,似折断般;肾脉微缓的,表明肾气不足,命门火衰,易致泄泻无度的洞泄病。洞泄病患者,还可见饮食不消化,或下咽后立即吐出之象。肾脉大甚的,为火盛水衰,易致阳痿;肾脉微大的,为气不化水,水液内停,易致石水病,其表现是从脐下至小腹肿大,胀硬如石,若水邪上达胃脘,则为肾水侮脾土,脾肾俱败,属不治之症。肾脉小甚的,为肾阳虚衰,肾气失摄,易致洞泄;肾脉微小的,为阴精不足,虚热内盛,易致消瘅病。肾脉滑甚的,表明热结下焦,易致小便癃闭,阴囊肿大;肾脉微滑的,为肾虚内热,骨髓亏虚,易致骨痿,坐不能起,起则眼睛昏花,视物不清。肾脉涩甚的,表明气血阻滞,郁而化热,易致大痈;肾脉微涩的,表明气血不利,易致痔疮,日久不愈,或为女子月经不调。

黄帝问道:就五脏有病所表现出的六种脉象,其针刺的方法如何呢?

岐伯回答说:凡是脉象紧急的,多为有寒;脉缓的,多为有热。脉大的,多为阳气有余而阴血不足;脉小的,多为阳虚阴衰,气血俱少。脉滑的,多为阳盛有热,气血俱实;脉涩的,表明气滞血少,阳虚有寒。因此在使用针刺法治疗疾病时,对脉急有寒的,应深刺,留针时间稍长,使寒邪易去而阳气易生;对脉缓有热者,要浅刺而快速将针拔出,以散其热邪;对脉大而多气少血的,应该采用轻泻的刺法,微泻其气,莫出血,能调和气血;对脉滑而阳盛有热的,也要用浅刺快出的方法,以泻其过亢的阳热;对脉涩而气血俱虚的,必须刺中其经脉,随着气行的逆顺方向行针,并需久留针,同时要先按摩其肌肉,以利得气,出针之后,要很快地按压针孔,避免出血,得以调和经脉中之气血。至于各种细小之脉,因其阴阳虚衰,气血皆少,内外形气均不足,所以,这样的疾病用针刺治疗就不适宜了,可以用甘味药调和胃气。

问:五脏六腑的脉气,经过荥穴、腧穴等,最后进入合穴,其气血是从哪一条道路注入合穴的呢?进入后又通过什么道路合入内脏呢?

答:这里所说的合穴,并非五腧穴中的合穴,而是阳脉的别络,入于

内而属于腑。

问：在治疗上荥穴、腧穴与合穴，又有什么区别呢？

答：荥穴和腧穴的脉气浮浅，对治疗体表和外部经脉的病变非常适用；合穴的脉气深入，治疗内部六腑的病变非常适用。

问：六腑的病变如何治疗呢？

答：要取三阳经的合穴。

问：三阳经的合穴各有它的名称吗？

答：足阳明胃经的合穴在足三里；手阳明大肠经的脉气，循足阳明胃脉而下合于上巨虚；手太阳小肠的脉气，循足阳明胃脉而下合于下巨虚；手少阳三焦的脉气下合于足太阳之委阳穴；足太阳膀胱经的合穴，在本经的委中；足少阳胆经的合穴，在本经的阳陵泉。

问：合穴的取穴方法是怎样的呢？

答：取足三里时，须正坐屈膝，使足背低平。取上下巨虚穴时，皆虚举足而取。取委阳穴，应屈伸下肢，仔细寻找。委中穴，宜屈膝而取。阳陵泉，应正位蹲坐，使两膝相齐，于委阳的外侧寻取。用荥穴、腧穴治疗外部经脉的病变，应先活动四肢，使经脉舒展，气血流通，随之寻取。

问：六腑病变的表现如何呢？

答：足阳明胃脉行于面部，故面部发热表明足阳明经的病。手阳明经脉行于手鱼际之后，故手鱼际络脉充血或有淤滞的，表明手阳明经的病。两足背上的冲阳脉若有充实坚硬或虚弱内陷的情况出现，皆为足阳明胃经的病变，这是冲阳脉属于足阳明胃脉的缘故。

三部九候第三

【题解】本篇着重论述了三部九候的部位及其诊法，还介绍了通过诊察三部九候脉象来判断脏腑的病变，推测疾病的预后，以及经病治经、络病治络等诊断和治疗方法。

【原文】

黄帝问曰：何谓三部？

岐伯对曰：上部、中部、下部。其部各有三候。三候者，有天、有地、有人。

上部天，两额之动脉；上部地，两颊之动脉；上部人，耳前之动脉。

中部天,手太阴;中部地,手阳明;中部人,手少阴。

下部天,足厥阴;下部地,足少阴;下部人,足太阴。

下部之天以候肝;地以候肾;人以候脾胃之气。

中部之天以候肺;地以候胸中之气;人以候心。

上部之天以候头角之气;地以候口齿之气;人以候耳目之气。此三部者,三而成天,三而成地,三而成人,三而三之,合为九,九分为九野①,九野为九脏,故神脏五②,形脏四③,合为九脏。五脏已败,其色必夭,夭必死矣。

曰:以候奈何?

曰:必先度其形之肥瘦,以调其气之虚实,实则泻之,虚则补之,必先去其血脉而后调之。无问其病,以平为期。

曰:决生死奈何?

曰:形盛脉细,少气不足以息者死。形瘦脉大,胸中多气者死。形气相得者生。参伍不调者病。三部九候皆相失者死。上下左右之脉相应如参舂者病甚。上下左右相失不可数者死。中部之候虽独调,与众脏相失者死。中部之候相减者死。目内陷者死。

曰:何以知病之所在?

曰:察九候独小者病,独大者病,独疾者病,独迟者病,独热者病,独寒者病,独陷下者病。以左手于足上去踝五寸而按之,以右手当踝而弹之,其应过五寸以上,蠕蠕然者不病;其应疾,中手浑浑然者病;中手徐徐然者病;其应上不能至五寸,弹之不应者死。脱肉身不去者死④。中部乍疏乍数者死⑤。代脉而钩者,病在络脉。九候之要应也,上下若一⑥,不得相失。一候后则病;二候后则病甚;三候后则病危;所谓后者,应不俱也。察其腑脏,以知死生之期。必先知经脉,而后知病脉。真脏脉见者,邪(《素问》无邪字)胜,死也。足太阳之气绝者,其足不可以屈伸,死必戴眼。

曰:冬阴夏阳奈何?

曰:九候之脉皆沉细悬绝者为阴,主冬,故以夜半死;盛躁喘数者为阳,主夏,故以日中死;寒热病者,以平旦死;热中及热病者,又日中死;病风者,以日夕死;病水者,以夜半死;其脉乍数乍疏,乍迟乍疾者,以日乘四季死;形肉已脱,九候虽调者,犹死。七诊虽见,九候皆顺者,不死⑦。所言不死者,风气之病,及经月之病,似七诊之病而非也,故言不死;若有七诊之病,其脉候亦败者死矣,必发哕噫。必审问其所始病,与今之所方病,而后(《素问》下有各字)切循其脉,视其经络浮沉,以上下逆从循之,其脉疾者,不病;其脉迟者病;不往不来者(《素问》作不往来者)死;皮肤著者死。

曰：其可治者奈何？

曰：经病者，治其经；络病者，治其络（《素问》二络上有孙字）；身有痛者，治其经络。其病者在奇邪，奇邪之脉则缪刺⑧之。留瘦不移，节而刺之。上实下虚，切而顺之，索其结络脉，刺出其血，以通其气，瞳子高者太阳不足；戴眼者，太阳已绝。此决死生之要，不可不察也。

【注释】

①九野：指人体九个分野。

②神脏五：五脏藏神，故曰五神脏。

③形脏四：此指头角、耳目、口齿、胸中等四者。

④脱肉身不去者死：肌肉已脱，身不能动，是精气枯竭，故属死证。

⑤中部乍疏乍数者死：手部脉来忽快忽慢，是脉气败乱，故为死证。

⑥上下若一：上下各候之脉的大小迟数均相一致。

⑦七诊虽见，九候皆顺者，不死：杨上善《太素》注："虽有七诊死征，九候之脉顺四时者，谓之不死。"

⑧缪刺：指左病刺右，右病刺左的刺络法。

【译文】

黄帝问道：三部是什么呢？

岐伯回答说：三部是上部（头部）、中部（上肢）、下部（下肢）的合称。三部中每一部又分为天、地、人三候，它们分别代表其部上、中、下三处的动脉。上部天，就是指两额的动脉（颔厌、头维二穴处）；上部地，就是指两颊的动脉（大迎穴处）；上部人，就是指耳前的动脉（和髎穴处）。中部天，就是指两手太阴的动脉（经渠穴处）；中部地，就是指两手阳明的动脉（合谷穴处）；中部人，就是指两手少阴的动脉（神门穴处）。下部天，就是指足厥阴的动脉（五里穴处，女子取太冲穴）；下部地，就是指是足少阴的动脉（太溪穴处）；下部人，就是指足太阴的动脉（箕门穴处）。下部之天，肝脏的病变可察；下部之地，肾脏的病变可察；下部之人，脾胃的病变可察。中部之天，肺脏的病变可察；中部之地，胸中气机的变化可察；中部之人，心脏的病变可察。上部之天，头角部位气机的变化可察；上部之地，口齿部位气机的变化可察；上部之人，耳目的气机变化可察。三部之中，各有天、地、人三候，所以就有三个天候，三个地候，三个人候，三三得九，合为九候。脉之九候，把人体分为九野，相应于人之九脏。九脏是五神脏，即指肝、心、脾、肺、肾，和四形脏即头角、耳目、口齿、胸中。若五脏的精气衰败，其面色必然晦暗枯槁，凡是见这种面色出现，病情危笃，为死症。

问：怎样进行诊察呢？

答：首先必须审察病人的身形是肥是瘦，分别采用深刺或浅刺的方法，以调整其虚实，邪气盛的实证用泻法，正气不足的虚证用补法。若脉络滞有瘀血，应先刺去其血脉中的瘀滞，然后再进行调治。不论治疗何种疾病，其准则皆为气血恢复平和。

问：疾病的轻重预后如何判断呢？

答：形体肥大而脉反细弱，气少不足，难以维持呼吸的，病情危重，多主死。形体消瘦而脉反盛大，胸中胀满气盛的，同样为病情危重的死症。凡是形体相一致于脉气，预后良好，主生。脉来参差不齐，或大或小，或迟或疾，往来无常的，皆为病脉。三部九候之脉完全失去协调的，为脏腑阴阳皆病，预后不良，主死。上下左右之脉来如舂米的，其病危重。若上下左右之脉均不相应，而息数急乱，不可计数的，是危重的死症。中部的脉衰减，与上下各部之脉不相协调的，为死症。中部的脉象虽然独自匀调，但与其他脏腑之脉不相协调的，亦属死症。目珠内陷的，表明精气衰竭，主死症。

问：如何才能知道病变的所在部位呢？

答：诊察九候脉象的异常变化，则可得知病变之所在。若九候之中有一候独小，或独大，或独急，或独迟，或独滑，或独紧，或独沉伏，皆属病象。将左手按在病人足内踝上五寸处，以右手指在其内踝上弹动，左手即有振动的感觉，若感觉范围大于五寸，而且振动轻微的，是正常无病的现象；若振动急速而大，混乱不清的，是有病的征象；若振动迟缓微弱，也是病象；若振动范围不是五寸，而且弹指毫无反应，这是气脉已绝的死症。肌肉极度消瘦，且无法行动的，为即将死去的征象。中部之脉忽快忽慢无规律可循的，是气脉散乱之象，主死。如果脉象代而钩的，为病在络脉。这是钩为夏脉，夏季气血充盛于络的缘故。九候之脉，应相互呼应，上下一致，不应该失去协调。如果其脉有一候不相一致，即有病的征象；两候不一致的，表明病重；三候不一致的，表明病危。所谓不一致，就是指九候之脉搏劲失常，不相协调。一般通过诊察脏腑脉象的变化，就可以判断疾病的生死日期，但要做到这一点，必须首先熟知正常无病的脉象，然后才能诊得异常有病之脉。如果见到真脏脉，表明病邪胜脏，到了它相克相胜之时，就会死亡。足太阳膀胱经，上起于目内眦（内眼角），下合于腘中，所以足太阳经脉之气竭绝时，则两足不能屈伸，死亡时两眼上视而不动。

问：冬季为阴，夏季为阳，九候的脉象如何与之相应的呢？

答：九候的脉象，如果都沉细弦绝的，为阴极盛，主于冬令，而夜半为阴盛至极之时，故其人多在半夜死去；如果九候的脉象都是盛大躁动而疾数的，为阳极盛，主于夏令，而日中为阳气最旺之时，故其人多在日中死去。至于恶寒发热交替发作的，则多在阴阳交会的平旦之际死去。热中和热病者，多死于日中阳气极盛之时；风病者，多在金气旺盛的傍晚死去；水病者，多在阴气极盛的半夜死去；脉象败乱，或时快时慢，时急时缓，是脾土衰败的征象，多在一日之中的辰、戌、丑、未之时死去。如果形体消瘦，大肉已脱，九候的脉象虽然和调，也是死证。如果出现以上七种病候（脉沉细弦绝、脉盛躁而数、寒热病、热中及热病、风病、水病、形肉已脱），但其脉象都很协调，则不一定为死症，如果出现以上七种病候，其脉象复见败乱者，为死候，死时必见呃逆和嗳气。所以在诊治疾病的时候，必须问清楚开始发病的情况及现在的症状表现，然后再诊其九候之脉，察其经络之浮沉，以及上下部位和逆顺情况，依据病机，给予相应的治疗。凡是脉来流利的，为正气旺盛，表明无病；脉来迟缓的，为正气虚衰，有病。如果脉无往来而不跳动的，是精气已绝，为死症；如果病久血枯液燥，肌肉干枯着骨的，同样是死候。

问：那些可治的病，如何予以治疗呢？

答：病在经脉的，可直接刺其经；病在络脉的，则刺其络。身体疼痛的，应随其经络的所在而刺之。如果病邪留在大络，而不入于经脉的，治疗时宜用左病刺右、右病刺左的缪刺法。病邪久留而无移动，形体消瘦的，应利其于四肢八溪（上肢的肘、腕关节和下肢的膝、踝关节，左右共八处）、骨节交会之处。若病属上实下虚的，经脉必有阻滞不通之处，应当切按其经脉，寻求其脉络郁结之处，针刺使之出血，以通其气。如果病人两眼上视，表胆太阳经气不足；目睛上视而不转动的，则是太阳经气已绝之象。这些要领皆可判断疾病预后好坏的要领，须认真研究。

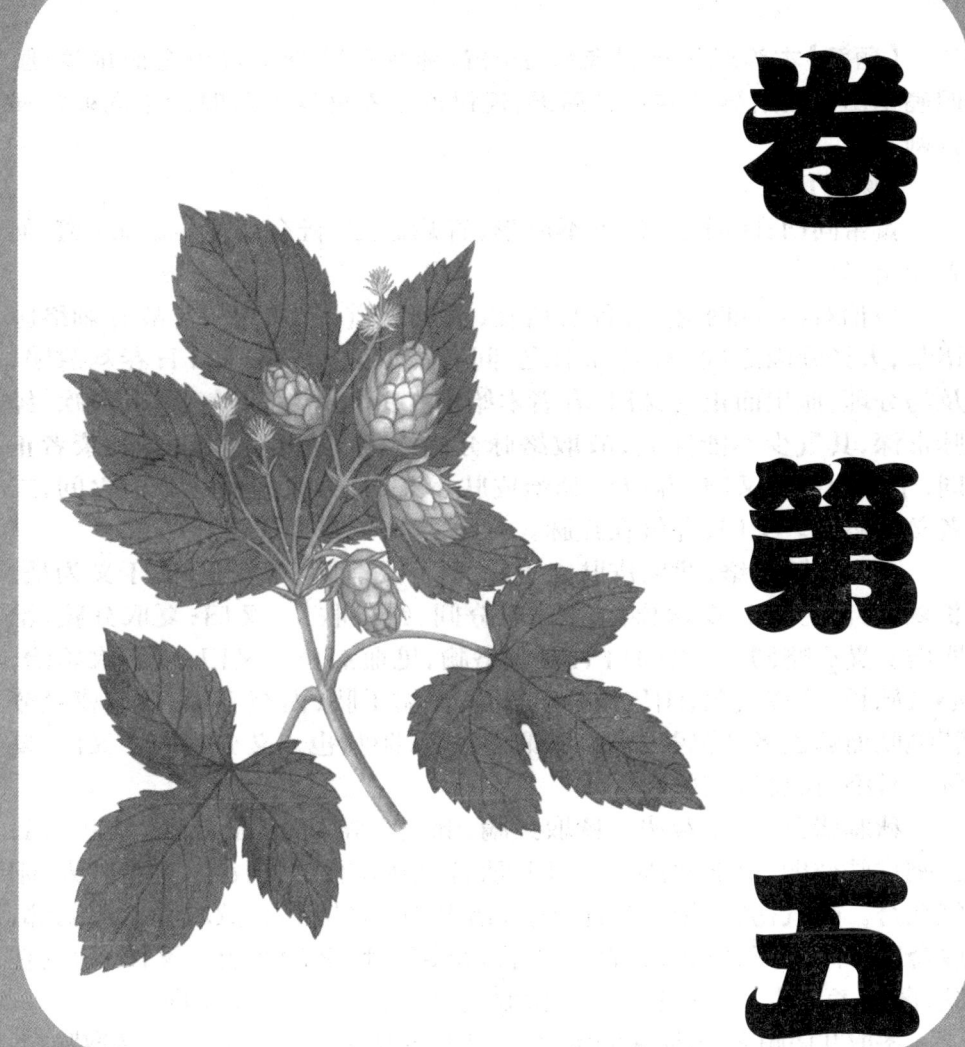

巻第五

针灸禁忌第一 上

【题解】本篇对施行针灸疗法的各种禁忌进行了较为全面地论述，明确指出误刺所导致的不良后果，还讨论了春夏秋冬四时的不同取穴和针刺方法。

【原文】

黄帝问曰：四时之气，各不同形，百病之起，皆有所生，灸刺之道，何者为宝①？

岐伯对曰：四时之气，各有所在，灸刺之道，气穴为宝。故春刺络脉诸荥，大经分肉之间，甚者深取之，间者浅取之。《素问》曰：春刺散腧，及与分理，血出而止。又曰：春者木始治②，肝气始生，肝气急，其风疾，经脉常深，其气少不能深入，故取络脉分肉之间。《九卷》云：春刺荥者正同，于义为是。又曰：春取络脉治皮肤。又曰：春取经血脉分肉之间，二者义亦略同。又曰：春气在经脉。

夏取诸腧孙络，肌肉皮肤之上。又曰：夏刺腧，二者正同，于义为是。长夏刺经。又曰：夏取盛经③络，取分间，绝皮肤④。又曰：夏取分腠，治肌肉。义亦略同。《素问》曰：夏刺络腧，见血而止。又曰：夏者火始治，心气始长，脉瘦气弱，阳气流（一作留）溢，血温于腠，内至于经，故取盛经分腠绝肤而病去者，邪居浅也。所谓盛经者，阳脉也。义亦略同。又曰：夏气在孙络，长夏气在肌肉。

秋刺诸合，余如春法。秋取经腧，邪气在腑，取之于合。《素问》曰：秋刺皮肤循理，上下同法⑤。又曰：秋者，金始治，肺将收杀，金将胜火，阳气在合，阴气初胜，湿气及体，阴气诸未盛，未能深入，故取腧以泻阴邪，取合以虚阳邪，阳气始衰，故取于合，是谓始秋之治变也。又曰：秋气在肤，闭腠者是也。《九卷》又曰：秋取气口，治筋脉。于义不同。

冬取井诸腧之分，欲深而留之。又曰：冬取井荥。《素问》曰：冬取腧窍，及于分理。甚者直下，间者散下。腧窍与诸腧之分，义亦略同。又曰：冬者，水始治，肾方闭，阳气衰少，阴气坚盛，巨阳伏沉⑥，阳脉乃去。故取井以下阴逆，取荥以通阳气（一云以实阳气）。故曰：冬取井荥，春不鼽衄。是谓末冬之治变也。又曰：冬气在骨髓。又曰：冬刺井，病在脏取之井，二者正同，于义为是。又曰：冬取经腧，治骨髓五脏。五脏则同，经腧有疑。

春刺夏分，脉乱气微，入淫骨髓。病不得愈，令人不嗜食，又且少气。春刺秋分，筋挛逆气，环为咳嗽。病不愈，令人时惊，又且哭。春刺冬分，邪气着脏，令人腹胀。病不愈，又且欲言语。

夏刺春分，病不愈，令人解堕⑦。夏刺秋分，病不愈，令人心中闷无言，惕惕如人将捕之。夏刺冬分，病不愈，令人少气，时欲怒。

秋刺春分，病不愈，令人惕然，欲有所为，起而忘之。秋刺夏分，病不愈，令人益嗜卧，又且善梦(谓立秋之后)。秋刺冬分病不愈，令人凄凄时寒。

冬刺春分，病不愈，令人欲卧不能眠，眠而有见⑧谓(十二月中旬以前)。冬刺夏分，病不愈，令不气上，发为诸痹。冬刺秋分，病不愈，令人善渴。

足之阳者，阴中之少阳也。足之阴者，阴中之太阴也。手之阳者，阳中之太阳也。手之阴者，阳中之少阴也。

正月、二月、三月，人气在左，无刺左足之阳。四月、五月、六月，人气在右，无刺右足之阳。七月、八月、九月，人气在右，无刺右足之阴。十月、十一月、十二月，人气在左，无刺左足之阴。

刺法曰：无刺熇熇⑨之热，无刺漉漉⑩之汗，无刺浑浑⑪之脉，无刺病与脉相逆者。上工刺其未生者也，其次刺其未成者也，其次刺其已衰者也；下工刺其方袭者，与其形之盛者，与其病之与脉相逆者也。故曰：方其盛也，勿敢毁伤；刺其已衰，事必大昌。故曰：上工治未病，不治已病。

天寒无刺，天温无疑。月生无泻；月满无补；月郭空无治。

新内⑫无刺，已刺勿内。大怒无刺，已刺勿怒。大劳无刺，已刺勿劳。大醉无刺，已刺勿醉。大饱无刺，已刺勿饱。大饥无刺，已刺勿饥。已渴无刺，已刺勿渴。乘车来者，卧而休之，如食顷乃刺之。步行来者，坐而休之，如行十里顷乃刺之。大惊大恐，必定其气乃刺之。

凡禁者，脉乱气散，逆其荣卫，经气不次。因而刺之，则阳病入于阴，阴病出为阳，则邪复生。粗工不察，是谓伐形，身体淫泺，反消骨髓，津液不化，脱其五味，是谓失气也。

曰：愿闻刺浅深之分。

曰：刺骨者，无伤筋。刺筋者，无伤肉。刺肉者，无伤脉。刺脉者，无伤皮。刺皮者，无伤肉。刺肉者，无伤筋。刺筋者，无伤骨。

曰：余不知所谓，愿闻其详。

曰：刺骨无伤筋者，针至筋而去，不及骨也。刺筋无伤肉者，至肉而去，不及筋也。刺肉无伤脉者，至脉而去，不及肉也。刺脉无伤皮者，至皮而去，不及脉也。刺皮无伤肉者，病在皮中，针入皮无中肉也，刺肉无伤筋者，过肉中筋；刺筋无伤骨者，过筋中骨，此之谓反也。

曰：刺中心，一日死，其动为噫。刺中肺，三日死，其动为咳。刺中肝，五日死，其动为欠（《素问》作"语"）。刺中脾，十五日死（《素问》作十日，一作五日），其动为吞。刺中肾，三日死，其动为嚏（《素问》作六日，一作七日）。刺中胆，一日半死，其动为呕。刺中膈，为伤中，其病虽愈，不过一岁必死。刺跗上，中大脉，血出不止死。刺阴股中大脉，血出不止死。刺面中流脉，不幸为盲。刺客主人，内陷中脉，为漏为聋。刺头中脑户，入脑立死。刺膝膑出液为跛。刺舌下中脉太过，出血不止为喑。刺臂太阴脉出血多，立死。刺足下布络中脉，血不出为肿。刺足少阴脉，重虚出血，为舌难以言。刺郄中大脉，令人仆脱色，刺膺中陷中肺，为喘逆仰息。刺气街中脉，血不出为肿鼠蹼⑬。刺肘中内陷，气归之，为不屈伸。刺脊间中髓，为伛⑭。刺阴股下三寸内陷，令人遗溺。刺乳上中乳房，为肿根蚀⑮。刺腋下胁间内陷，令人咳。刺缺盆中内陷，气泄，令人喘咳逆。刺少腹中膀胱，溺出，令人少腹满。刺手鱼腹内陷，为肿。刺踹肠内陷，为肿。刺匡上陷骨中脉，为漏为盲。刺关节中液出，不得屈伸。

【注释】

①宝：重要。

②治：主时。

③盛经：指阳经。

④绝皮肤：指针刺时，刺入皮肤即止。

⑤上下同法：手经与足经的刺法相同。

⑥巨阳伏沉：太阳之气深伏于体内。

⑦解堕（xiè duò 懈剁）：即倦怠无力。

⑧眠而有见：入眠后梦见一些怪异的形象。

⑨熇熇（hè hè 贺贺）：指热势很高。

⑩漉漉：即大汗淋漓。

⑪浑浑（hún hún 魂魂）：杂乱。

⑫内：指性交，也叫入房。

⑬肿鼠蹼（bǔ 补）：局部肿胀，形如小鼠。

⑭伛（yǔ 雨）：指腰背弯曲。

⑮肿根蚀：指乳房肿胀，乳根腐蚀而破溃、流脓。

【译文】

黄帝问道：春夏秋冬四季的气候变化各不相同，而各种疾病的发生均有其内在原因，在针灸治疗中，最重要的是什么呢？

岐伯回答说：四季的气候变化可直接影响人体，如果导致发病，其症状表现各有其相应的部位。因此，在针灸治疗中，最重要的是应根据病情，并结合季节特点而准确取穴。春天应针刺络脉和荥穴，因其外应春气。取穴在经脉、肌肉之间，病重者宜深刺，病轻者宜浅刺。《素问》记载：春天针刺络脉的腧穴时，应刺及肌肉腠理，见到血出即止。《素问》中还写道：春天属木，肝气升发。肝性急，若患风病，其变化也很迅速。而经脉分布于人体较深的部位，邪气还没有深入，所以施行针刺疗法时，在络脉与肌肉之间取穴，浅刺即可。《九卷》说：春天针刺荥穴也用这种方法，其原理也同于此。《九卷》又说：春天取络脉穴位针刺，邪在肌表的病变可用此法治疗。书中还写道：春天在血脉肌肉之间取穴。两者的意思基本相同。因此，《内经》又曰：春天之气反应在经脉之中。

十二经脉的腧穴、孙络皆相应于夏天之气，而夏季阳气旺盛于外，故此时施行针刺疗法，宜在十二经脉的腧穴和孙络上浅刺。《灵枢》又说：夏天应针刺腧穴，两者的说法一致，颇具道理。经穴之气外应长夏，故长夏宜刺经穴。《灵枢》又说：夏天应针刺三阳经的经穴和孙络，在肌肉之间取穴，刺及皮肤即止。还讲道：夏天应取肌腠，针刺肌腠可以治疗肌肉的病变。其道理也大致相同。《素问》说：夏天应针刺络脉的腧穴，见到血出即止。这是孙络与夏气相应的缘故。《素问》中还说：夏天火热之气当令，在人体则心气开始旺盛，脉气尚不充盈，当阳气流通时，其热势向外熏于肌肉腠理，向内则达于经脉，因此，应针刺三阳经的经穴，取穴于肌腠，若刺入皮肤则病邪即去的，是邪气尚浅，还未入里的缘故。古人所说的盛经，即指三阳经的经脉而言，其意基本同于上述说法。《素问》还讲道：夏气反应在孙络，长夏之气反应在肌肉。

秋天应取十二经的合穴，这是十二经的合穴之气外应秋气的缘故。秋以少阴当令，其气将降未降，类似于春天少阳之气将升未升之状，故其刺法亦同于春天。秋天应取各经的腧穴，如果邪气在腑，则宜取合穴。《素问》说：秋天应循着皮肤、肌肉的纹理刺之，刺入皮肤即可，手经与足经的刺法相同。其中还讲道：秋天以金气开始当令，在人体则肺气与之相应，其气收敛、肃杀。按照五行的配属关系，则属夏令的火气衰，属秋令的金气旺，金将胜火，阳气在各经的合穴。此时，阴气开始生长，寒湿之气开始逐渐侵犯人体，但此时阴气并不旺盛，不能深入发展，因此，取各经的腧穴以泻其阴邪，取合穴以衰其阳邪。由于此时阳气开始衰减，故治疗时当取合穴。秋天应取腧穴，此为常法，而秋取合穴，则为初秋之变法。《素问》中还讲道：秋天之气反应在皮肤，人体的腠理亦日渐密闭，相应于秋令收敛之性。《灵枢》还说过：秋天应取寸口，寸口可以治疗筋脉的病变。不过其原理则不同于上述说法。

冬天应取十二经的井穴和腧穴，且宜深刺而久留。《灵枢》又说：冬天应取井穴和腧穴。《素问》说：冬天在肌肉和筋骨之间取腧窍（孔穴之深者）。病重者应直刺深处，病轻者则宜上下左右，散布其针，且缓慢进针。腧窍与腧穴的意义也大致相同，孔穴之深者即为窍。《素问》又说：冬天以水气开始当令，在人体则肾气开始闭藏，阳气逐渐衰减，阴气逐渐旺盛，太阳之气深伏于体内，阳脉也随之沉伏不见。因此，取井穴以祛除阴盛，取荥穴以温通阳气。所以，《素问》中说：冬天取井穴和荥穴，则春天就不会染上鼻流涕和鼻出血的病患。即所谓的冬末之变法。《素问》又说：冬气反应在骨髓。《灵枢》又说：冬天针刺井穴，病在五脏者，亦取井穴。两种说法意思一致，颇具道理。《灵枢》又说：冬天取各经腧穴，以治疗骨髓和五脏的病变。五脏的说法基本与上述相同，而冬天取经腧的说法则似乎有些疑问。

在春天如果针刺了气应夏天的部位，则心气受损，而致脉乱气微，甚则病邪深入骨髓。这样，不仅疾病难以治愈，而且会因心火衰弱，火不生土，导致胃失受纳之功而不思饮食，并有气虚之症出现。若春天针刺了气应秋天的部位，必然损伤肺气，使肺失宣降而咳嗽。由于金乘木，故同时会导致肝气上逆，筋脉拘挛。这样，不仅疾病不易治愈，反会因肝气受损而致病人时感惊骇，又因肺气受伤而欲哭。若春天针刺了气应冬天的部位，必致肾气受损，使病邪深入而停留于内脏，患者自觉腹部胀满。这样，不仅疾病不易治愈，而且会由于水乘火，而使心气受伤，病人出现谵语。

在夏天如果针刺了气应春天的部位，必会损伤肝气。不仅疾病不易治愈，反会因肝气损伤，筋脉失养而倦怠乏力。若夏天针刺了气应秋天的部位，必使肺气受伤。不仅疾病不易治愈，反会因肺气损伤而感胸中胀闷，孤言寡语。由于母病及子，拖累肾脏，故患者常有恐惧感。若夏天针刺了气应冬天的部位，必会损伤肾气。不仅疾病不易治愈，反会因肾中精气的亏虚而感气短。由于肾精不足，水不涵木，故病人急躁易怒。

在秋天若针刺了气应春天的部位，必气损伤肝气。不仅疾病不易治愈，反会因肝病及心，心神失养，而见心悸、怔忡、健忘之症。若秋天针刺了气应夏天的部位，必会损伤心气。不仅疾病不易治愈，反会因心神不宁而多梦，火不生土而嗜睡。若秋天针刺了气应冬天的部位，必会损伤肾气。不仅疾病不易治愈，反会因肾阳虚弱，肢体失于温养而畏寒肢冷。

在冬天若针刺了气应春天的部位，必会损伤肝气。不仅疾病不易治愈，反会因肝气的损伤而魂不守舍，多见嗜睡而又难以入眠、梦幻等症。

若冬天针刺了气应夏天的部位,必会损伤心气。不仅疾病不易治愈,反会因心脉不畅,其气上逆,发为各种痹证。若冬天针刺了气应秋天的部位,必使肺气受伤。不仅疾病难以治愈,反会因金不生水,而亏损肾阴,故患者常感口渴。

按照阴阳属性归类,人体上部属阳,下部属阴。而阴阳中复有阴阳,故足的外侧属阳,为阴中的少阳。足的内侧属阴,为阴中的太阴。而手的外侧属阳,为阳中的太阳。手的内侧属阴,为阳中的少阴。

因正月、二月、三月之时,人气位于人体的左边,故针刺时忌刺及左足的阳经。四月、五月、六月之时,人气位于人体的右边,故针刺时忌刺及右足的阳经。七月、八月、九月之时,人气位于人体的右边,故针刺时忌刺及右足的阴经。十月、十一月、十二月之时,人气位于人体的左边,故针刺时忌刺及左足的阴经。若误刺,就会使人体的正气受损。

《刺法》上曾规定:当病人高热之时不要针刺,大汗淋漓之时莫针刺,脉象逆乱之时莫针刺,脉证不符之时莫针刺。医术高明的医生,在未发生疾病之前即行针刺;稍逊一等的医生,在疾病还没有严重之时进行针刺;再次一等的医生,在病邪将去之时进行针刺;而医术低劣的医生,往往难辨标本,无法正确把握针刺的良机,有的是在病之初针刺,有的是在病势正盛之时针刺,有的是在脉证不符之时针刺,如此误施针刺,必定贻患无穷。所以说:在病邪正盛之时,不要轻易针刺,避免邪气未除,而先伤正气;在病邪方衰之时,乘胜刺之,必会收到良效。所以说:"上工治未病,不治已病。"其理自在其中。

严寒之时,因血脉凝滞,不宜针刺;而风和日丽的温暖时节,人体气血流畅,为针刺良机,故不要迟疑。月生之时,莫施泻法;月盈之时,莫施补法;月亏之时,不宜针刺。

新入房的不可针刺,已行针刺的莫入房。大怒者不可针刺,已行针刺的莫发怒。劳累过度者不可针刺,已行针刺的莫过度疲劳。酒醉时不可针刺,已行针刺的莫饮酒。饮食过饱者不可针刺,已行针刺的莫摄食太多。饥饿者不可针刺,已行针刺的莫饥饿。口渴的时候不可针刺,已行针刺的莫使之口渴。乘车来求医者,应令其先卧床休息,约莫一顿饭的时间以后再行针刺。步行来求医者,应令其先坐着休息,约莫走十里路的时间再行针刺。大惊大恐的患者,一定要让其情绪稳定之后再行针刺。

凡需禁针者,皆属脉气逆乱,营卫不和,经脉之气运行不畅。若误施针刺,则可导致体表的阳病深入体内,而入阴分,体内的阴病影响体表,而入阳分,使表里俱病,邪气更盛。顽钝的医生不明诊断,而妄行针刺,

必然使病人身体受损,而导致肢体酸痛乏力,并消耗骨髓,损伤津液,从而使整个机体失去水谷精气的营养,这就是常言的"失气"。

黄帝问道:如何掌握针刺的深浅部位呢?

岐伯回答说:应该深刺者,切勿浅刺。如刺骨时,不要伤筋。刺筋时,不要伤肉。刺肉时,不要伤脉。刺脉时,不要伤皮。而应该浅刺者,切勿深刺。如刺皮时,不要伤肉。刺肉时,不要伤筋。刺筋时,不要伤骨。

黄帝问道:你能详细告诉我为什么要这样刺吗?

岐伯回答说:刺骨不能伤筋,是告诉医者治疗骨病应该深刺到骨,若没有到达病所,而只刺到筋膜之处,就会损伤筋膜,骨病就不可能痊愈。刺筋不能伤肉,是告诉医者治疗筋膜之病时,应该深刺到筋,如果仅仅刺及肌肉部位,而没到达病所,则会损伤肌肉,筋病也就不可能痊愈。刺肉不能伤脉,是告诉医者治疗肌肉之病时,应该刺到肌肉部位,如果仅仅刺及血脉而未达病所,则会损伤血脉,肌肉病变也就不可能痊愈。刺脉不能伤皮,是告诉医者治疗血脉之病时,应该直接刺到血脉,如果仅仅刺及皮肤而未达病所,则会损伤皮肤,血脉病变也就不可能痊愈。以上所述,使人们进一步明确了应深刺而不宜浅刺的道理。而下面讲述的是应浅刺而不宜深刺的原因。例如,刺皮不能伤肉,即言治疗皮肤病变时,应该刺及皮肤即止,不能深刺到肌肉,否则会使肌肉受损。治疗肌肉病变时,应该刺及肌肉即止,不能深刺到筋膜,否则会使筋膜受损。治疗筋膜病变时,应该刺到筋膜即止,不能深刺至骨,否则会使骨骼受损。总之,针刺时若刺之过深,则违背了针刺的深浅原则。

如果针刺时误刺到心脏,则患者一天内就会死亡,其临床表现主要是噫气。若误刺到肺脏,则不出三天就会死亡,其主要临床表现是咳嗽。若误刺到肝脏,则不出五天就会死亡,其主要临床表现是打呵欠。若误刺到脾脏,则不出十五天就会死亡,其主要临床表现是吞咽酸水。若误刺到肾脏,则不出三天就会死亡,其主要临床表现是打喷嚏。若误刺到胆,则不出一天半就会死亡,其主要临床表现是呕吐。若误刺到横膈膜,被称作"伤中",其病变似乎已经治愈,但不出一年患者就会死亡。若误刺到足背部大的血脉,则会导致患者出血不止而身亡。若误刺到大腿内侧的大血脉,也会导致出血不止而身亡。若误刺到面部与眼睛相通的血脉,则有可能致患者失明的不良后果。如果在针刺上关穴的过程中,进针过深而伤了血脉,则会引起耳内流脓,甚至耳聋。针刺头部脑户穴时,若伤及脑髓,则可导致即刻死亡。如果刺中膝部髌骨而出现关节液向外渗溢,则可致跛行。针刺舌下的血脉过深,可导致出血不止,使人音哑而不能言语。针刺臂部,若误伤手太阴经脉致出血过多,可致人即刻身亡。针刺足下布散之络,如果进针过深而误伤了较大的血脉,血液在内淤滞,可导致足部肿胀。如果肾脏已虚,又刺足少阴经脉使之出血,则可加重肾虚,并见舌强难言之症。针刺委中穴时,若刺中了大的血脉,则可使人卒然昏仆,并见面部苍白无华。针刺胸部穴位时,若伤及肺脏,则见咳嗽、气喘、端坐呼吸等症状。针刺气冲穴时,若误刺到血脉,致使血液在内瘀滞,则导致局部肿胀。针刺肘部时,若进针太深,致使气血阻滞,邪气深入,会引起上肢屈伸不利。针刺脊椎部位时,如果深刺至脊髓,使脊髓受损,易致人腰背伛偻。如果在大腿内侧下三寸之处进针过深,会导致遗尿。针刺乳房上部时,若误刺到乳房,易引起乳房肿胀、破溃、流脓,且迁延难愈。针刺胁肋部的穴位时,若深刺伤肺,而致肺失宣降,则使人咳嗽难止。针刺缺盆穴时,若进针过深,则耗伤肺气,引起咳嗽、气喘。针刺少腹部的穴位时,若伤及膀胱,则引起少腹胀满,小便失禁。针刺手部鱼际处时,若进针过深,则引起局部肿胀。针刺下肢承筋穴时,若进针过深,亦同样会导致局部肿胀。针刺目眶上部,若深刺至骨,且伤及血脉,则会导致流泪不止,甚至致人失明。针刺关节部位时,若引起关节液外溢,则会引起下肢屈伸不利。

针灸禁忌第一 下

【题解】本篇着重阐述了针刺深浅的原则,并列举了禁针和禁灸的穴位。

【原文】

黄帝问曰:愿闻刺要。

岐伯对曰:病有浮沉,刺有浅深,各至其理,无过其道,过之则内伤,不及则生外壅,壅则邪从之;浅深不及,反为大贼,内伤五脏,后生大病。故曰,病有在毫毛腠理者,有在皮肤者,有在肌肉者,有在脉者,有在筋者,有在骨者,有在髓者。是故刺毫毛腠理无伤皮,皮伤则内动肺,肺动则秋病温疟,热厥,淅然①寒栗。刺皮无伤肉,肉伤则内动脾,脾动则七十二日四季之月②,病腹胀烦满,不嗜食。刺肉无伤脉,脉伤则内动心,心动则夏病心痛。刺脉无伤筋,筋伤则内动肝,肝动则春病热而筋弛。刺筋无伤骨,骨伤则内动肾,肾动则冬病胀腰痛。刺骨无伤髓,髓伤则消铄胻酸,体解㑊然不去矣③。

神庭禁不可刺。上关禁不可刺深(深则令人耳无所闻)。颅息刺不可多出血。左角刺不可久留。人迎刺过深杀人。云门刺不可深(深则令人逆息不能食)。脐中禁不可刺。伏兔禁不可刺(本穴云刺入五分)。三阳络禁不可刺。复留刺无多见血。承筋禁不可刺。然谷刺无多见血,乳中禁不可刺,鸠尾禁不可刺。以上刺禁。

头维禁不可灸。承光禁不可灸。脑户禁不可灸。风府禁不可灸。喑门禁不可灸(灸之令人喑)。下关耳中有干掷抵,禁不可灸。耳门耳中有脓,禁不可灸。人迎禁不可灸。丝竹空禁不可灸(灸之不幸令人目)小或盲。承泣禁不可灸。脊中禁不可灸(灸之使人偻)。白环腧禁不可灸。乳中禁不可灸。石门女子禁不可灸。气街禁不可灸(灸之不幸不得息)。渊腋禁不可灸(灸之不幸生肿蚀)。经渠禁不可灸(伤人神)。鸠尾禁不可灸。阴市禁不可灸。阳关禁不可灸。天府禁不可灸(使人逆息)。伏兔禁不可灸。地五会禁不可灸(使人瘦)。瘈脉禁不可灸。以上禁灸。

凡刺之道,必中气穴,无中肉节④。中气穴则针游于巷⑤;中肉节则皮肤痛。补泻反则病益笃。中筋则筋缓,邪气不出,与真相薄,乱而不去,反还内著。用针不审,以顺为逆也。

凡刺之理,补泻无过其度,病与脉逆者无刺。形肉已夺,是一夺也,大夺血之后,是二夺也。大夺汗之后,是三夺也。大泄之后,是四夺也。新产及大下血,是五夺也。此皆不可泻也。

曰:针能杀生人,不能起死人乎?

曰:能杀生人,不能起死者也。人之所受气者谷,谷之所注者胃也。胃者,水谷气血之海也,海之所行云雨者,天下也。胃之所出气血者,经隧也。经隧者,五脏六腑之大络也,逆而夺之而已矣。迎之五里,中道而止,五至而已,五往(一作注)而脏之气尽矣,故五五二十五而竭其腧矣。此所谓夺其天气。故曰阙门而刺之者,死于家,入门而刺之者,死于堂⑥。

帝曰:请传之后世,以为刺禁。

【注释】

①浙然:恶寒貌。

②七十二日四季之月:指四季之末的各十八天,合为七十二天。

③解㑊(xiè懈亦)然不去:《类经刺禁》注:"解㑊者,懈怠困弱之名。阴之虚也。阴虚则气虚,气虚则不能举动,是谓不去也。"

④肉节:筋肉、骨节。

⑤针游于巷:形容针中穴位就好像针游于空巷一样,人体的经脉易

于疏通,气血畅通无阻。

⑥闚(kuī窥)门而刺之者,死于家,入门而刺之者,死于堂:《类经》注:"闚门而刺,言犹浅也,浅则害迟,故死于家中;入门而刺,言其深也,深则害速,故死于堂上。"

【译文】

黄帝问道:如何掌握针刺深浅的要领呢？我很想知道。

岐伯回答说:疾病有表有里,针刺有深有浅。故施行针刺疗法时,应以针达病所为度,表病宜浅刺,里病应深刺。如果刺得过深,则会使内脏受损,而刺得过浅,又会导致卫阳郁结,邪气乘虚而入。因此,针刺的深浅不当,不仅不能祛邪疗疾,反会使人体受损,殃及五脏,引起大病之祸。所以说,疾病的部位各不相同,有的在毫毛,有的在皮肤,有的在肌肉,有的在血脉,有的在筋膜,有的在骨骼,有的在骨髓。因此,针刺的深浅也应适度。针刺毫毛腠理时,莫让皮肤受损。由于肺在体合皮,若皮肤受损,则易内伤及肺,而肺在外又与秋季相应,故肺脏受损,秋季必然引发温疟,出现寒热往来,即初见高热、恶热,继之手足厥冷、恶寒、寒战等症。针刺皮肤时,应避免损伤肌肉。由于脾在体主肌肉,若肌肉受损,则易内伤及脾,而脾在外又与四季之末各十八天相应,故脾脏受损,会在四季的七十二日见腹部胀满,不思饮食等症。针刺肌肉时,应避免损伤血脉。由于心在体合脉,若血脉受损,则易内伤及心,而心又外应夏季,故损伤心脏,夏季会有心前区疼痛等症出现。针刺血脉时,应避免损伤筋膜。由于肝在体合筋,若筋膜受损,则易内伤及肝,而肝在外又与春季相应,故肝脏受损,春季会导致发热、筋脉弛缓等。针刺筋膜时,应避免损伤骨骼。由于肾在体合骨,若骨骼受损,则易内伤及肾,而肾在外又与冬季相应,故肾脏受损,冬季会出现腰部酸胀、疼痛等证。针刺骨骼时,应避免损伤骨髓,若骨髓耗损,无以使骨失去调养,则会出现下肢酸痛,四肢倦怠乏力等症状。

神庭穴禁止针刺。上关穴禁止深刺。颅息穴可刺,但不宜出血过多。左侧额角针刺时,不宜留针过久。人迎穴若深刺,则会危及生命。云门穴不可深刺。脐中穴禁止针刺。伏兔穴禁止针刺。三阳络禁止针刺。复溜穴可刺,但不能出血太过。承筋穴禁止针刺。然谷穴可刺,但不应出血太过。乳中穴禁止针刺。鸠尾穴禁止针刺。上述明确指出了禁针、禁深刺和禁止出血过多的穴位。

头维穴禁止艾灸。承光穴禁止艾灸。脑户穴禁止艾灸。风府穴禁止艾灸。哑门穴禁止艾灸。若耳中有干垢,则禁止艾灸下关穴。若耳中有脓,则禁止艾灸耳门穴。人迎穴、丝竹空、承泣穴、脊中穴、白环腧、乳中穴、妇女的石门穴、气街穴、渊腋穴、经渠穴、鸠尾穴、阴市穴、阳关穴、天府穴、伏兔穴、地五会、瘈脉穴,以上穴位,皆为禁止禁灸的穴位。

　　针刺的要旨,必须刺中经穴位置,即以"得气"为准,不可刺伤筋肉、骨节。刺中穴位,就如针游于空巷,人体的经脉易于疏通。若误刺到筋肉、骨节,则会引起皮肤疼痛。若违反补泻原则,则会使病情加重。若误刺及筋,易致筋脉弛缓,邪气郁滞于体内,与正气相争而不得祛除。以上均是因为未掌握针刺的要领,而滥施针法所造成的恶果。

　　针刺疗法的基本原则,是正确掌握补泻的尺度,勿使太过。脉证相逆者,不宜针刺。形体枯槁,肌肉消瘦,为"一夺";大失血之后,为"二夺";大汗出之后,为"三夺"。大泻、久泻之后,为"四夺";妇女产后和出血过多,称作"五夺"。以上情形皆属精气大伤,不宜再用泻法。

　　问:针刺既然能使活人致死,那为什么不能使死人复生呢?

　　答:庸医确实能致活人于死地,但再高明的医生也无法使死人复生。这是因为维持人体正常生命活动的基本物质,来源于胃所受纳、腐熟的水谷精微。水谷进入人体,容纳于胃,故称胃为水谷之海。大海蒸发水气化为云雨而弥漫于天下,而胃犹如大海,将水谷化为气血通过经隧而布散到全身。所谓经隧,即气血运行的通道,五脏六腑的大络。若误用迎而夺之的泻法,则易导致气血耗伤,胃气衰竭。若误泻手阳明经的五里穴,必然使脏气运行到中途而止。一脏的真气,大约是五至而已。若连续五次使用迎而夺之的泻法,就会引起一脏之气耗尽。若施行五五二十五次的泻法,则导致五脏之气皆衰,这种情形被称为耗竭了元真之气。因此,误刺到人体要害部位,是十分危险的。若进针较浅,其危害就会出现较晚,病人回到自己家中就会死去。若进针较深,其危害就会出现较早,病人当即就会死于医生面前。

　　黄帝说:请将针刺的原则、要领与禁忌症,传授于后世,使医者引以为戒。

九针九变十二节五刺五邪第二

　　【题解】本篇着重阐述了九针的来源、形状、适应部位、操作方法,以及九变、十二节、五刺、五邪等刺法的有关内容。

【原文】

黄帝问曰：九针安生？

岐伯对曰：九针者，天地之数也。天地之数，始于一，终于九。故一以法天，二以法地，三以法人，四以法四时，五以法五音，六以法六律，七以法七星，八以法八风，九以法九野①。

曰：以针应九数奈何？

曰：一者天，天者阳也。五脏之应天者，肺也。肺者，五脏六腑之盖也。皮者，肺之合也，人之阳也。故为之治镵针。

镵针者，取法于布（一作巾）针，去末半寸，卒兑②之，长一寸六分，大其头而兑其末，令无得深入，而阳气出，主热在头身，故曰病在皮肤无常处者，取之镵针于病所。肤白勿取。

二者地，地者土也。人之所以应土者，肉也。故为之治员针。

员针者，取法于絮针，筒其身而员其末，其锋如卵，长一寸六分，以泻分肉之气，令人不伤肌肉，则邪气得竭。故曰，病在分肉间，取以员针。

三者人也。人之所以成生者，血脉也。故为之治鍉针者，取法于黍粟，大其身而员其末，如黍粟之兑，长三寸五分，令可以按脉勿陷以致其气，使邪气独出。故曰，病在脉，少气，当补之以鍉针，针于井荥分腧。

四者时也。人于四时八正之风，客于经络之中，为痼病③者也。故为之治锋针。

锋针者，取法于絮针，筒其身而锋其末，其刃三隅④，长一寸六分，令可以泻热出血，发泄痼病。故曰，病在五脏固居者，取以锋针，泻于井荥分腧，取以四时也。

五者音也。音者，冬夏之分，分于子午。阴与阳别，寒与热争，两气相薄，合为痈肿者，故为之治铍针。

铍针者，取法于剑，令末如剑锋，广二分半，长四寸，可以取大脓出血。故曰，病为大脓血，取以铍针。

六者律⑤也。律者，调阴阳四时合十二经脉。虚邪客于经络而为暴痹者也，故为之治圆利针。

圆利针者，取法于氂针，且员且兑，身中微大，长一寸六分，以取痈肿暴痹，一曰，尖如氂，微大其末，反小其身，令可深内也，故曰痹气暴发者，取以圆利针。

七者星也。星者，人之七窍。邪之所客于经，舍于络，而为痛痹者也，故为之治毫针。

毫针者，取法于毫毛，长一寸六分，令尖如蚊虻喙⑥，静以徐往，微以久留，正气因之，真邪俱往，出针而养。主以治痛痹在络也。故曰，病痹气痛而不去者，取之毫针。

八者，风也。风者，人之股肱八节⑦也。八正之虚风伤人，内舍于骨解⑧腰脊节腠之间为深痹者也，故为之治长针。

长针者，取法于綦针，长七寸，其身薄而锋其末，令可以取深邪远痹。故曰，病在中者，取以长针。

九者野也，野者，人之骨解。虚风伤人，内舍于骨解皮肤之间也，淫邪流溢于身，如风水之状，不能过于机关大节者也，故为之治大针。

大针者，取法于锋针（一作锃针），其锋微员，长四寸，以泻机关内外大气之不能过关节者也。故曰，病水肿不能过关节者，取以大针。

凡刺之要，官针⑨最妙。九针之宜，各有所为。长短大小，各有所施。不得其用，病不能移。疾浅针深，内伤良肉，皮肤为痛；疾深针浅，病气不泻，反为大脓，病小针大，气泻太疾，后必为害；病大针小，气不泻泄，亦为后败。夫针之宜，大者大泻，小者不移。已言其过，请言其所施。

凡刺有九，以应九变：一曰腧刺，腧刺者，刺诸经荥腧脏腧也。二曰道刺。道刺者，病在上，取之下，刺腑腧也。三曰经刺。经刺者，刺大经之结络经分也。四曰络刺。络刺者，刺小络之血脉也。五曰分刺。分刺者，刺分肉之间也。六曰大泻刺（一作太刺）。大泻刺者，刺大脓以铍针也。七曰毛刺。毛刺者，刺浮痹于皮肤也。八曰巨刺。巨刺者，左取右，右取左也。九曰焠刺。焠刺者，燔针取痹气也。

凡刺有十二节，以应十二经：一曰偶刺。偶刺者，以手直心若背，直痛所，一刺前，一刺后，以治心痹，刺此者，旁针之也。二曰报刺。报刺者，刺痛无常处，上下行者，直内无拔针，以左手随病所按之，乃出针复刺之。三曰恢刺。恢刺者，直刺旁之，举之前后，恢筋急以治筋痹也。四曰齐刺。齐刺者，直入一，旁入二，以治寒气小深者。或曰参刺。参刺者，治痹气小深者也。五曰扬刺。扬刺者，正内一，旁内四而浮之，以治寒热之博大者也。六曰直针刺。直针刺者，引皮乃刺之，以治寒气之浅者也。七曰腧刺。腧刺者，直入直出，稀发针而深之，以治气盛而热者也。八曰短刺。短刺者，刺骨痹，稍摇而深之，致针骨所，以上下摩骨。九曰浮刺。浮刺者，旁入而浮之，此治肌急而寒者也。十曰阴刺。阴刺者，左右率刺之，此治寒厥中寒者，取踝后少阴也。十一曰旁刺。旁刺者，直刺旁刺各一，此治留痹久居者也。十二曰赞刺。赞刺者，直入直出，数发针而浅之出血，此治痈肿者也。

脉之所居深不见者刺之，微内针而久留之，致其脉空。脉气之浅者勿刺,按绝其脉刺之,无令精出,独出其邪气耳。所谓三刺⑩之则谷气出者,先浅刺绝皮以出阳邪;再刺则阴邪出者,少益深,绝皮致肌肉,未入分肉之间;后刺深之,已入分肉之间,则谷气出矣。故刺法曰:始刺浅之,以逐阳邪之气,后刺深之,以致阴邪之气;最后刺极深之,以下谷气,此之谓也(此文乃解后针道终始篇三刺至谷气之文也)。

故用针者,不知年之所加,气之盛衰,虚实之所起,不可以为工⑪矣。

凡刺有五,以应五脏:一曰半刺⑫。半刺者,浅内而疾发针,无针伤肉,如拔发(一作毛)状,以取皮气,此肺之应也。二曰豹文刺。豹文刺者,左右前后针之,中脉为故,以取经络之血者。此心之应也。三曰关刺。关刺者,直刺左右尽筋上,以取筋痹,慎无出血。此肝之应也。四曰合刺,或曰渊刺,又曰岂刺。合刺者。左右鸡足,针于分肉之间,以取肌痹。此脾之应也。五曰腧刺。腧刺者,直入直出,深内之至内,以取骨痹。此肾之应也。

曰:刺有五邪,何谓五邪?

曰:病有持痈⑬者,有大者,有小者,有热者,有寒者,是为五邪。

曰:凡刺痈邪(用铍针)无迎陇⑭,易俗移性⑮。不得脓,越道更行,去其乡,不安处所乃散亡。(诸阴阳遇痈所者,取之其腧泻也。)

凡刺大邪(用锋针)曰以小,泄夺(其)有余(乃益虚),摽其道⑯,针其邪,(于)肌肉亲,视之无有反其真(刺诸阳分肉之间)。

凡刺小邪(用员针)曰以大,补(益)其不足乃无害。视其所生,迎之界⑰,远近尽至,不得外侵而行之,乃自费(刺分肉间)。

凡刺热邪(用镵针)越而沧⑱,出游不归,乃无病。为开道乎辟门户,使邪得出,病乃已。

凡刺寒邪(用毫针)曰以温,徐往疾去,致其神,门户已闭气不分,虚实得调,真气存。

【注释】

①九野:《灵枢集注》张志聪注:"九野者,在天为分野,在地为九州,在人为头首膺喉手足腰胁,故曰其气九州九窍,皆通于天气。"

②兑:同锐。尖锐的意思。

③痼病:指顽固难以治愈的慢性疾病。

④三隅:隅,角也。即言锋针的形状为三面有锋棱。

⑤律:指六律。六支阳律,六支阴吕,合为十二律。与四时十二地支相应,又与人体十二经脉息息相关。

⑥蚊虻(méng 萌)喙(huì 会):形容毫针纤细,状如蚊虻的嘴。

⑦股肱八节：股，指大腿；肱，指前臂。人体手足股肱关节，左右共八，故称八节。此概指全身关节。

⑧骨解：即骨缝。

⑨官针：指符合法定规格的针具。

⑩三刺：指刺皮、刺肉、刺分肉三种深浅不同的刺法。

⑪工：此指好医生。

⑫半刺：《太素·五刺》注："凡刺不减一分，今言半刺，当是半分。"

⑬持痈：指毒邪壅滞导致的痈肿。

⑭无迎陇：《太素·五邪刺》注："陇，大盛也。壅之大盛将有脓，不可迎而泻之也。"

⑮易俗移性：指治疗痈肿如同改变风俗和性情一样，不可操之过急，而应缓缓而行。

⑯摽（biāo标）其道：摽，击也。即阻断邪气传变的道路。

⑰界：指界域、部位。

⑱越而沧：越，即发散。沧，即寒凉。指清泻热邪，使其散发于外而身体由热转凉。

【译文】

黄帝问道：九针是怎样产生的呢？

岐伯回答说：九针的产生，乃效法于自然界的基本数字。这些数字用以推演天地阴阳万物，其从一开始，到九而终止。因此，九针中的第一针取法于天，第二针取法于地，第三针取法于人，第四针取法于四季，第五针取法于五音，第六针取法于六律，第七针取法于七星，第八针取法于八风，第九针取法于九野。

问：用九针应九数的情况如何呢？

答：第一针（镵针）取法于天，天属阳，其高高在上。而五脏之中，肺与天相应。由于肺位最高，覆盖诸脏，故称肺为五脏六腑之华盖。肺又外合于皮，皮为人体的屏障，也属阳。因此，治疗皮肤的疾患，宜用镵针。

镵针是模仿古代布针的形状而制的。其主要特点是，在离针尖半寸处突然尖锐，形同箭头，针身长一寸六分，其头部较大且针尖锐利。这样进针不致于太深，使阳邪有外泄之处，用来主治邪在头身的热性病。因此，邪客皮肤，而没有定处，是火热之邪侵袭，宜采用镵针以刺其病变所在的部位。若皮肤呈现白色，则非火热为患，此时不宜针刺。

第二针（圆针）取法于地，地即是土。在人体之中，肌肉与土相应。因此，治疗肌肉的疾患，宜用圆针。

圆针是模仿古代絮针的形状而制的。其主要特点是,针身笔直而针尖呈圆形,针锋圆如卵状,针长一寸六分。运用圆针以泻除肌肉间的病邪,而针锋圆如卵状,又不致损伤肌肉,使病邪得以尽除。因此,病变在肌肉之间者,治疗时宜选用圆针。

第三针(鍉针)取法于人。而人的生存依赖于气血的正常运行。因此,治疗血脉的病变,宜用银针。

鍉针是模仿黍粟的形状而制的。其主要特点是针身大而针尖圆,针锋似黍粟样尖锐,针身长三寸五分。运用鍉针可以疏通血脉,扶助正气,祛邪外出,不致因针刺过深而致病邪内陷血脉。因此,病邪于血脉壅滞而兼见气虚者,宜选用鍉针以补之,针刺井穴和荥穴。

第四针(三棱针)取法于四季。人若感受四季八方的风邪,而阻滞于经络之中,就会导致缠绵难愈的顽疾。因此,治疗经络中的顽疾时宜用三棱针。

三棱针也是模仿絮针的形状而制的。其主要特点是,针身笔直而针尖锋利,三面有锋棱,针身长一寸六分。运用三棱针针刺,使之出血以泻热,祛除阻滞于经络中的顽固病邪。因此,邪气久留于五脏而难以祛除的疾病,治疗时宜选用三棱针治疗。针刺各经的井穴和荥穴以泻之,应在人体与四季之气的相应部位而取穴。

第五针(铍针)取法于五音。五音的五数,位居一(坎宫)九(离宫)两宫的中间,一代表冬至与子,九代表夏至与午,五可立于中间位置,即居于冬夏与子午之间。如果人体的阴阳失调,寒热相争,阴阳二气相互搏结,引起气血逆乱,腐蚀血肉而发为痈肿。因此,痈肿患者宜采用铍针治疗。

铍针是模仿剑的形状而制的。其主要特点是针尖似剑峰,针身宽二分半,长四寸。施用铍针可使大量脓血排出。因此,治疗病见脓血者,宜选用铍针。

第六针(圆利针)取法于六律。律有阴阳之分,即阴阳律各六支,合为十二律。十二律协调四时阴阳,相应于人体的十二经脉。若病邪侵入人体经络,导致气血阻滞而急性发作的痹症,宜用圆利针治疗。

圆利针是模仿古代牦针的形状而制的,其主要特点是针尖又圆又锐,针身中部略显粗大,长达一寸六分。圆利针主要用以治疗痈肿以及急性发作的痹症。还有一种说法,即针尖似牦毛,针尖微大,而针身反小,这样可以使其深刺体内,用来祛除经脉中的病邪。因此,痹症急性发作者,治疗时宜选用圆利针。

第七针(毫针)取法于七星。七星高高地悬挂于天空,可似人的七窍分布于面部,天空星辰密布,更如人身之诸多孔窍一般。若外邪侵入满布穴位的经脉,引起气血凝滞,不通则痛,而发为痛痹病症,宜用毫针治疗。

毫针是模仿毫毛纤细的形状而制的。其主要特点是,针身长一寸六分,针尖十分纤细,犹如蚊虻的喙一样尖锐。进针时应轻缓地刺入,微加捻转而留针持久,从而充实正气,使邪气得以祛除,出针后更使身体得到全面调养。毫针主要用以治疗外邪客于络脉的痛痹。因此,凡是各种痹症而难以缓解者,治疗时宜选用毫针。

第八针(长针)取法于八风。自然之风来自四面八方,正如人身的气血运行于四肢八节。若自然界的虚邪贼风侵袭人体,停留于骨缝腰脊关节与腠理之间,邪气深着而导致的痹症,宜用长针治疗。

长针是模仿古代綦针的形状而制的。其主要特点是,针身长达七寸,针尖锋利而针身细薄。运用长针以祛除深藏体内的邪气,治疗日久未愈的痹症。因此,病位较深者,治疗时宜选用长针。

第九针(大针)取法于九野。九野,即九州划分的区域。以此来对应人体周身的关节骨缝。若风邪侵犯人体,滞留于关节骨缝与皮肤之间,甚则邪气浸淫深入而流溢于全身,导致类似风水的现象出现,导致水湿停滞而难以通过关节的病症,治疗时宜用大针。

大针也是模仿絮针的形状而制的。其主要特点是,针锋略圆,针身有四寸长。大针用来治疗水湿停滞于关节的病证。因此,凡是水湿停滞于关节而致使气机不畅者,治疗时,皆可选用大针。

针刺疗法的要领,应是选用符合法定规格的针具,这样才是最理想的。九针各自的适应证不尽相同,其长、短、大、小也各有不同的治疗范围。因此,运用不当,则病邪不得除。若病位尚浅,而针刺过深,就会使体内肌肉受伤,导致皮肤痈肿;若病位较深,而针刺过浅,则非但病邪未除,反而皮肤出现较大的脓肿。若病情尚轻,而施用大针,就会导致泻之太过,而使病情恶化;若病情较重,而施用小针,则病邪难以祛除,而导致邪气深入,疾病加重。因此,应该正确选择针具的规格,即病位深、病情重者,宜选用大针以峻泻其邪,若用小针则疾病难除;病位浅、病情轻者,宜选用小针以缓泻其邪,若用大针则易使正气受伤,其后患无穷。上述已明确指出了误用针具的危害性,下面再具体说明针刺的不同方法。

针刺的具体方法有九种,分别适用于九种不同的病理变化:第一种叫腧刺。所谓腧刺,是指针刺诸经在四肢的五输穴(井、荥、输、经、合)和背部两侧的脏腑腧穴。第二种叫道刺。道刺,就是指病在上部的,在离病所较远的下部取穴,针刺六腑所属的六阳经的输穴。第三种叫经

刺。经刺，即直接针刺患病经脉的结聚不通之处。第四种叫络刺。络刺是浅刺皮下浮络，以泻其瘀血的方法。第五种叫分刺。分刺，即针刺直达肌肉的间隙处。第六种叫大泻刺。大泻刺，即用铍针切开脓疡以排出脓血的方法。第七种叫毛刺。毛刺，即一种浅刺皮肤的方法，以祛除人体浅表的痹气。第八种叫巨刺。巨刺，即左病刺右，右病刺左的交叉针刺法。第九种叫焠刺。焠刺的具体方法是，将针置火上烧红，迅速刺入穴位后即行拔出，主要用来治疗寒痹。

针刺方法总共有十二种，以适应十二经脉不同病症的治疗：第一种为偶刺。偶刺，即用手按其前胸和后背，在其压痛处进针，一针刺在前胸，一针刺在后背，以治疗心痹等症。但应注意的是，针宜斜刺，不能直刺，以免刺中心脏。第二种为报刺。报刺主要是治疗痛无定处而上下移动的疾病。其具体方法是，直刺痛处，并予留针，用左手上下循按其局部，找到另一个痛处后，拔出前针，在后一痛处复刺之。如此刺而复刺，故称报刺。第三种为恢刺。恢刺，即在疼痛拘急的筋肉附近斜针刺入，并提插针体，扩大针孔，用以缓解拘挛，主要治疗各种筋痹症。第四种为齐刺。齐刺，是指在患处正中刺一针，两侧各刺一针，三针齐下，故名。主要用于治疗寒邪滞留范围较小而病位较深的病症。这种刺法，又称三刺，主要用以治疗范围较小而病位较深的寒痹。第五种为扬刺。扬刺的方法是，在患处正中刺一针，四旁刺四针，皆采用浅刺法，主要用以治疗寒热邪气侵犯范围较广而病情较重的疾病。第六种为直针刺。直针刺，是直接在病处沿皮针刺的刺法。即针刺时先将穴位局部皮肤捏起，然后针刺入皮下，主要用以治疗病位较浅的寒痹。第七种为腧刺。腧刺，是指进针和出针皆很快速，取穴宜少，针刺宜深，以清泻病邪，主要用以治疗各种实热症。第八种为短刺。短刺是治疗骨痹的一种刺法。其具体方法是进针时稍加摇动，逐渐深入至骨，然后在近骨骼处上下进行短促提插。第九种为浮刺。浮刺，是在患部侧旁斜针浅刺，用以治疗各种感受寒邪而导致的肌肉挛急的病证。第十种为阴刺，即一种治疗寒厥的左右配穴针刺法。如下股寒厥，可针刺两侧足内踝后足少阴经的太溪穴。第十一种为旁刺。旁刺，是在患处正中刺一针，旁边又斜刺一针，用以治疗各种慢性风湿痹痛。第十二种为赞刺。赞刺，即一种在患处直入直出、反复多次地浅刺出血的刺法。主要用于治疗各种痈肿等病证。

经脉分布于人体较深的部位，肉眼看不见，故针刺时应轻微地进针，并久留其针，以引导孔穴中的经脉之气上行。浮现于浅表的血脉，莫轻易刺之，应先扪按、推开血脉，持针避开血脉再刺入，这样就不会刺伤血脉而耗损精气，达到独驱邪气的目的。所谓三刺，即三种不同的深浅刺法，可引导由谷气产生的针刺感应的出现。首先运用浅刺法，刺透皮肤，以宣泄卫分的阳邪；再稍深刺入，透过皮肤至肌肉，而不到达肌肉中间，以泻除营分的阴邪；最后深刺入内，而达肌肉中间，就会有由"得气"产生的酸、麻、胀、重等感应现象出现。因此医书刺法说：始刺宜浅，以泻体表的阳邪；再刺略深，以驱体内的阴邪；最后刺入更深，以通导经气，产生感应。这种说法与上述意思是一致的。

所以临床上的针灸医生，只有掌握了五运六气的演变规律、六气的盛衰状况以及导致虚实病证的原因，才能称得上良医。

概括地说，刺法有五种，以适应五脏不同的病变。第一种为半刺。半刺的特点是，浅刺入皮，而迅速出针，不可伤及肌肉，如同拔掉毫毛一样，用来祛除停留在皮肤的病邪。由于肺在体合皮，其华在毛，故半刺是一种与肺脏相应的刺法。第二种为豹文刺。豹文刺的特点是，针刺部位较多，即在患处的左右前后针刺，形如豹皮的斑点。其以刺中络脉并使之出血为原则，以消散经络中的淤血。由于心主血，在体合脉，故豹文刺为一种与心脏相应的刺法。第三种为关刺。关刺的特点是，主刺关节附近，即直接刺及四肢关节附近的筋膜的尽端处，用以治疗筋痹。值得注意的是，针刺时应避免出血。由于肝在体合筋，故关刺是一种与肝脏相应的刺法。第四种为合刺，又名渊刺、岂刺。合刺的特点是，将针刺及人体的肌肉之间，达一定深度后，将针提至皮部，然后从左右两侧各斜刺一针呈鸡爪形，主要用来治疗肌痹。由于脾在体合肌肉，故合刺是一种与脾脏相应的刺法。第五种为腧刺。腧刺的特点是，其进针和出针皆很快速，宜深刺至骨，用以治疗骨痹。由于肾在体合骨，故腧刺是一种与肾脏相应的治法。

黄帝问道：我曾听说有一种刺五邪的针法，那五邪又是什么呢？

岐伯回答说：有毒邪壅滞导致的痈肿，分为实邪、虚邪、寒邪、热邪，这就是所谓的五邪。

一般而言，治疗痈肿，宜选铍针。但值得注意的是，莫在邪气旺盛之时刺之，而应缓缓而行。若尚未成脓，则不宜轻易针刺，必须选用其他治法，以防止邪毒的深入发展，使其逐渐消散而不致滞留于一定的部位。如果痈肿病变发生在阴阳经脉的循行部位，则应采取泻法，以针刺本经的腧穴。

治疗实邪导致的病变，宜选三棱针连日刺之，以泻其有余，使邪气逐渐减弱而由实转虚。在针刺过程中，应刺中病邪所在的部位，阻断邪气传变的道路,以观察到肌肉中的病邪消除,而正气恢复为原则。由于实邪多侵犯三阳经脉,故治疗时主要针刺诸阳经的肌肉之间。

治疗虚邪导致的病变,宜选圆针刺之。针刺时一定要遵循补其不足的原则,使正气逐渐充实。只有正气充足,邪气才无机可乘。在针刺过程中,要辨清虚实部位,而分别进行补泻,即先补其不足之经,后泻其有余之经,使全身的正气完全恢复正常,则邪气无可乘之机而自动消散。此法通常要针对邪气所在的部位而针刺肌肉之间。

治疗热邪导致的病变,宜选镵针刺之。其原则是清泻热邪,使之散发于外而由热转凉。清除热邪,则疾病自愈。在针刺过程中,应疏通经络,排除郁滞,使邪有路可出,疾病即可痊愈。

治疗寒邪导致的病变,宜选毫针刺之。在针刺过程中,以逐渐温补阳气为原则,采用缓入急出的补益手法,使人体正常的生理功能得以恢复。出针后应按揉针孔,使其闭合,这样正气不致耗散,虚实得以调和,元真之气也就能够秘藏于体内。

缪刺第三

【题解】本篇着重阐述了缪刺与巨刺的区别、邪气停留于五脏、经络所导致的病证及其刺治的方法。

【原文】
黄帝问曰:何谓缪刺?

岐伯对曰:夫邪之客于形也,必先舍于皮毛,留而不去,入舍于孙脉,留而不去,入舍于络脉,留而不去,入舍于经脉,内连五脏,散于肠胃,阴阳俱感,五脏乃伤,此乃邪之从皮毛而入,极于五脏之次也。如此则治其经焉。

今邪客于皮毛,入舍于孙脉,留而不去,闭塞不通,不得入经,溢于大络而生奇病①焉。

夫邪客大络者,左注右,右注左,上下左右,与经相干,而布于四末。其气无常处,不及于经腧,名曰缪刺。

曰:以左取右,以右取左,其与巨刺,何以别之?

曰:邪客于经也,左盛则右病,右盛则左病,病易且移者,左痛未已,而右脉先病,如此者必巨刺之,必中其经,非络脉也。故络病者,其痛与经脉缪处②,故曰缪刺(巨刺者刺其经,缪刺者刺其络)。

曰：缪刺取之何如？

曰：邪客于足少阴之络，令人卒心痛，暴胀，胸胁支满。无积者，刺然骨之前出血，如食顷而已，左取右，右取左。病新发者，五日已。

邪客于手少阳之络，令人喉痹舌卷，口干心烦，臂外廉痛，手不及头。刺手小指次指爪甲上去端如韭叶，各一痏。壮者立已，老者有顷已，左取右，右取左。此新病，数日已。

邪客于足厥阴之络，令人卒疝暴痛。刺足大指爪甲上与肉交者③，各一痏。男子立已，女子有顷已。左取右，右取左。

邪客于足太阳之络，令人头项痛，肩痛。刺足小指爪甲上与肉交者，各一痏，立已。不已，刺外踝下三痏，左取右，右取左。如食顷已。

邪客于手阳明之络，令人气满胸中，喘急而支胠，胸中热。刺手大指次指爪甲上去端如韭叶，各一痏，左取右，右取左。如食顷已。

邪客于臂掌之间，不得屈。刺其踝后，先以指按之，痛乃刺之。以月死生为数④。月生一日一痏，二日二痏，十五日十五痏，十六日十四痏。

邪客于足阳跷之脉，令人目痛从内眦始。刺外踝之下半寸所，各二痏。左取右，右取左，如行十里顷而已。

人有所堕坠，恶血留于内，腹中胀满，不得前后。先饮利药⑤。此上伤厥阴之脉，下伤少阴之络，刺足内踝之下。然骨之前血脉出血，刺跗上动脉。不已，刺三毛上各一痏，见血立已。左取右，右取左。善惊善悲不乐，刺如上方。

邪客于手阳明之络，令人耳聋，时不闻音。刺手大指次指爪甲上去端如韭叶，各一痏，立闻。不已，刺中指爪甲上与肉交者，立闻。其不时闻者，不可刺也。耳中生风者⑥，亦刺之如此数。右取左，左取右。

凡痹行往来无常处者，在分肉间，痛而刺之，以月生死为数。用针者，随气盛衰以为痏数⑦，针过其日数则脱气，不及其日数则气不泻，左刺右，右刺左。病如故，复刺之如法，以月生死为数，月生一日一痏，二日二痏，渐多之，十五日十五痏，十六日十四痏，渐少之。

邪客于足阳明之络（《素问》作经，王冰云：以其脉左右交于面部，故举经脉之病，以明缪刺之类），令人鼽衄，下齿寒。刺足大指次指爪甲上与肉交者，各一痏。左取右，右取左。

邪客于足少阳之络，令人胁痛不得息，咳而汗出，刺足小指次指爪甲上与肉交者，各一痏。不得息立已。汗出立止；咳者温衣饮食，一日已。左刺右，右刺左，病立已。不已，复刺如法。

邪客于足少阴之络，令人咽痛，不可内食，无故善怒，气上走贲上，刺足下中央之络,各三痏,凡六刺,立已。左刺右,右刺左。

邪客于足太阴之络,令人腰痛,引少腹控䏚⑧,不可以仰息。刺其腰尻之解,两胂⑨之上是腰腧,以月死生为痏数,发针立已。左刺右,右刺左。

邪客于足太阳之络,令人拘挛,背急引胁而痛,内引心而痛。刺之从项始,数脊椎,侠脊疾按之,应手而痛,刺入旁三痏,立已。

邪客于足少阳之络,令人留于枢中痛,髀不可举。刺枢中⑩以毫针,寒则留针,以月生死为鱡数,立已。

诸经刺之,所过者不病,则缪刺之。

耳聋刺手阳明;不已,刺其过脉出耳前者。

齿龋刺手阳明立已;不已,刺其脉入齿中者立已。

邪客于五脏之间,其病也,脉引而痛,时来时止。视其病脉,缪刺之于手足爪甲上,视其脉,出其血,间日一刺,一刺不已,五刺已。

缪传⑪引上齿,齿唇寒痛。视其手背脉血者,去之,刺足阳明中指爪甲上一痏,手大指次指爪甲上各一痏,立已。左取右,右取左。

嗌中肿,不能内唾,不能出唾者,缪刺然骨之前出血,立已。左取右,右取左(自嗌肿至此二十九字,《素问》王冰注原在邪客足少阴络之下,今移在此)。

邪客于手、足少阴、太阴(一作阳)、足阳明之络,此五络者,皆会于耳中,上络左角,五络俱竭,令人身脉皆动,而形无知也,其状若尸,或曰尸厥。刺足大指内侧爪甲上去端如韭叶,后刺足心,后刺足中指爪甲上各一痏,后刺手大指内侧爪甲去端如韭叶,后刺手少阴兑骨之端各一痏,立已(《素问》又云后刺手心者非也)。不已以竹筒吹其两耳中,剔其左角之发方寸,燔治,饮以美酒一杯,不能饮者,灌之立已。

凡刺之数,先视其经脉,切而循之,审其虚实而调之,不调者,经刺之。有痛而经不病者,缪刺之。目视其皮部,有血络者,尽取之,此缪刺之数也。

【注释】

①奇病:即异于寻常的特殊病变。此指病变在络而不在经,且病气在左,证见于右;病气在右,证见于左,故名。

②痛与经脉缪处:《素问直解》注:"缪处,异处也。"即言络病的疼痛部位与经脉的分布部位不同。

③足大指爪甲上与肉交者:此指大敦穴。即趾甲与肉交接处。

④以月死生为数:《类经·缪刺巨刺》注:"月之死生,随日盈缩以为数也。故自初一至十五,月日以盈,为之生数,当一日一病,一痏,即一刺也。至十五日,渐增至十五痏矣,自十六至三十日,月日以缩,为之死数,

当日减一刺。故十六日止十四痏,减至月终,唯一刺矣。盖每日一刺,以朔望为止也。"

⑤先饮利药:《太素·量缪刺》注:"可饮破血之汤,利而出之。"

⑥耳中生风:即患者自觉耳中鸣响,似闻风声。

⑦随气盛衰以为痏数:指根据邪气的盛衰和痹证的轻重,来决定针刺的次数。

⑧眇(miǎo 秒):位于侧腹部,相当于第十二肋软骨下方,髂嵴上方的软组织部分。

⑨胂(shèn 慎):指脊椎两侧的肌肉或髂骨部髂嵴以下的肌肉。

⑩枢中:指髀枢之中,即环跳穴处。

⑪缪传:病邪交错相传。

【译文】

黄帝问道:缪刺是什么?

岐伯回答说:通常情况下病邪皆先从皮毛侵入人体,如果邪气停留不去,则会进入孙络;若再停留不去,则会进入络脉;若还停留不去,则会进入经脉。邪入经脉而进一步恶化,就会侵入五脏,决及肠胃,导致人体阴阳偏盛,五脏受损。这是病邪由表入里的传变途径,具体说明了病邪始入皮毛,最后内传五脏的顺序。属于此情况者,在治疗中应运用十二经穴之正刺,而非缪刺之法。

若邪气侵犯皮毛,又由皮毛传至孙络,而且停留于孙络未被及时祛除,则会导致络脉闭塞不通,邪气不能内传经脉,而流滞于十五别络,于是导致一侧的病变出现。

凡是邪气侵入十五别络,可从上下左右走窜,如左边进入右边,从右边进入左边,干扰经脉,而流注于四肢。由于邪气游移善动,没有固定部位,又不直接进入经腧,故应采取缪刺法即左病刺右、右病刺左。

问:缪刺也是左病取右、右病取左,巨刺亦如此,该如何区别二者呢?

答:邪气侵犯经脉,若左侧邪气盛,必然导致右侧发病,而右侧邪气盛,又必然导致左侧发病。也有一种情况,两侧病变相互影响,即左侧疼痛未止,而右侧又开始发病。出现这种情况,必须采取巨刺法,而且一定要刺中经脉,而非络脉。由于络脉病变,其疼痛部位与经脉的分布部位有所区别,所以叫做缪刺。

问:如何运用缪刺法呢?

答:邪气侵入足少阴经的络脉,使患者突然发生心前区疼痛,腹部胀甚,胸胁支撑胀满等症。若患者无积聚的病史,可直接针刺然谷穴,并使之出血，约莫一顿饭的时间，病就可愈，其采用的是左病刺右、右病刺左的方法。若属于旧病复发的情况，则须针刺五天可愈。

邪气侵入手少阳经的络脉，症见喉痛舌卷，口渴心烦，手臂外侧疼痛，兼手臂活动受限，不能高举至头等现象。针对这种情况，可针刺手无名指尺侧，距离爪甲约韭菜叶宽的关冲穴，左右各刺一次。体质强壮者，可立即痊愈，年老多病者，稍等一刻也会痊愈。其采用的是左病刺右、右病刺左的方法。即便是旧病复发，短短的几天时间内，便可痊愈。

邪气侵入足厥阴经的络脉，引起患者突然发生疝气疼痛。应当针刺足大趾外侧，爪甲与肉相接处的大敦穴，左右各刺一次，男子可立即痊愈，女子稍等一会也可痊愈。其采用的方法是左病刺右、右病刺左。

邪气侵入足太阳经的络脉，引起患者头、项、肩等处疼痛。应当针刺足小趾外侧，爪甲与肉相连接处的至阴穴，左右各刺一次，可立即痊愈。如果还没有痊愈的，可加刺足外踝下的金门穴三次，左病刺右、右病刺左。约莫一顿饭的时间，也可治愈。

邪气侵入手阳明经的络脉，引起患者胸中满闷，喘息气急而胸胁支撑胀满，胸中烦热等症。应当针刺手食指桡侧，距离爪甲如韭菜叶宽的商阳穴，左右各刺一次。采用左病刺右、右病刺左的方法。约莫一顿饭的工夫，病就会痊愈。

邪气侵入手的臂掌之间的络脉，可引起上肢屈伸不利，针刺腕关节之上。其具体方法是，先用手在关节的上部按压，找到压痛点后即刺之。同时，其针刺的次数要根据月亮的盈亏来决定。即每月上半月，月亮日渐盈满，则初一刺一针，初二刺二针，逐日递增一针。而下半月，月亮日渐亏缺，则十五日刺十五针，十六日刺十四针，逐日递减一针。

邪气侵入足之阳跷脉，则使人发生眼痛，其疼痛开始于眼内角。针对这一症状，应针刺足外踝下半寸处的申脉穴，左右各刺两次，采用左病刺右、右病刺左的方法。约莫行走十里路的时间过后，病即痊愈。

如果因从高处堕坠跌伤，而导致体内有淤血停滞，患者自觉腹部胀痛，二便不通等。治疗时应先服活血化淤、利尿通便的药物。此属上部损伤了足厥阴的经脉，下部损伤了足少阴的经脉。因此，施用针刺疗法时，针刺其足内踝之下、然谷穴之前，以刺中血脉，使之出血为原则。同时，可针刺足背上部动脉处的太冲穴，或冲阳穴。如果没有明显的疗效，可加刺足大趾上的大敦穴，左右各刺一次，血出，病即痊愈。仍然采用左病刺右、右病刺左的方法。如果患者出现情志异常，有善悲伤、易惊恐、常抑郁的现象，上述的刺法也同样适用。

邪气侵入手阳明经的络脉，可引起患者耳聋，常常听觉丧失，这时应针刺手食指桡侧，距离爪甲如韭菜叶宽的商阳穴，左右各刺一次，患者听觉即可恢复。若效果不明显，则加刺手中指桡侧，爪甲与肌肉相交处的中冲穴，患者也可立即恢复听觉。如果其听觉还不能立即恢复者，则表明络气已绝，针刺治疗的方法须立刻停止。如果患者自觉耳中鸣响，似闻风声，上述的刺法同样适用，其方法仍是左病刺右、右病刺左。

凡是行无定处，疼痛游移的痹症，均应在疼痛部位的肌肉之间针刺，并依据月亮的盈亏情况来确定针刺的次数。用针刺疗法过程中，还应根据邪气的盛衰和痹证的轻重，酌情增减针刺的次数，若针刺次数超限，则会损伤正气，而达不到应刺的次数，又会造成病邪难除的后患。其方法仍是左病刺右、右病刺左。如果病情未见好转，仍可复用上述方法，还是按照月亮的盈亏来确定针刺的次数，即月盈的一日刺一针，二日刺二针，以后逐日递增一针；至十五日刺十五针，十六日刺十四针，以后则逐日递减一针。

邪气侵入足阳明经的络脉，可引起患者出现鼻塞流涕，鼻出血和上齿寒冷等症状。应当针刺足次指外侧，爪甲与肌肉交界处的厉兑穴，左右各刺一次。仍采用左病刺右、右病刺左的方法。

邪气侵入足少阳经的络脉，可导致胁肋疼痛，呼吸不利，咳嗽，汗出等症状的出现。应针刺足之第四趾外侧，爪甲与肌肉交界处的窍阴穴，左右各刺一次。针刺后，可马上缓解呼吸不利的现象，汗出也会立即停止。患有咳嗽者，只要注意衣服的温暖和饮食的合理，约莫一天的时间，疾病也可痊愈。凡采用左病刺右、右病刺左的方法，一般来说，疾病皆可立即痊愈。如果效果不明显，再按上述方法针刺。

邪气侵入足少阴经的络脉，引起患者出现咽痛，进食困难，急躁易怒，自觉气逆上冲至胸膈等症状。应针刺足下中央的涌泉穴，左右各刺三次，共刺六次，有立竿见影的效果。仍采用左病刺右、右病刺左的方法。

邪气侵入足太阴经的络脉，可出现腰部疼痛，且痛引少腹，波及到胁肋之下，兼呼吸不利，仰身呼吸不易等症。治疗此病，应针刺腰骶部的骨缝中，两旁肌肉上的下髎穴。并根据月亮的盈亏来确定针刺的次数，刺毕出针后，即可痊愈。采用的是左病刺右、右病刺左的刺法。

邪气侵入足太阳经的络脉，会导致背部拘急，并牵引胁肋作痛，严重者向内波及到心，而引起心前区疼痛。治疗此病时，应从项后开始，按寻着数脊椎，沿脊椎两旁，急速按压，若按压到痛处，就针刺三针，疾病便可愈。

邪气侵入足少阳经的络脉，会使人感到环跳穴处疼痛，大腿不易抬举。治疗时宜选毫针直接刺入环跳穴，若病患属寒邪，则应久留其针，其针刺的次数应根据月亮的盈亏来决定,很快就会见效。

一般而言,病邪侵入经脉,当针刺其经。如果经脉的循行部位上无任何病变,表明病位在络脉,应采用缪刺法。

治疗耳聋,应针刺手阳明经的商阳穴;若其效不佳,可加刺听会穴,原因是手阳明经脉循行于耳前处。

治疗龋齿,应针刺手阳明经的商阳穴,有立竿见影之效。若未见好转,则将针直接刺入齿中,以排除局部的淤滞,这样效果也同样甚佳。

邪气侵入五脏之间,其病理变化为,经脉络脉牵引而痛,且时作时休。临证当采用缪刺法,明察病变所在的部位,在手足爪甲上的井穴进行针刺。对于络脉中有淤血阻滞者,应刺之出血,隔日针刺一次,若针刺一次未见好转,则连刺五次,通常情况下则可痊愈。

手阳明经的病邪,可交错相传至足阳明经而影响到上齿,导致上齿和上唇出现冷痛的症状。临症应首先针刺患者手背上有淤血的络脉处,并使之出血,然后再刺足阳明经的厉兑穴,并加刺手阳明经之食指爪甲桡侧的商阳穴,各刺一次,病可速愈。采用的方法是左病刺右、右病刺左。

咽喉肿痛,吞咽和吐唾均感困难,应当针刺足少阴经的然谷穴,并使之出血,有立竿见影的效果。采用左病刺右、右病刺左。

邪气侵入手少阴、足少阴、手太阴、足太阴、足阳明等经的络脉,此五条络脉,均交会于耳中,并上行环绕至左耳上的额角。如果五条络脉的脉气均已衰竭,则会出现人体的脉搏虽然均在跳动,但是形体却已如死尸般失去知觉,有人称其为"尸厥"。针对这种情况,在治疗中应首先针刺足大趾内侧的隐白穴,再刺足下中央的涌泉穴,再刺足次趾外侧的厉兑穴,然后针刺手大指桡侧的少商穴,最后针刺手少阴经的神门穴,以上诸穴各刺一针,可立即见效。若疗效不佳,可用竹筒对着患者两耳吹气,并剃下病人左额角上的头发约一方寸,用火烧透,并研制成沫,用一杯好酒冲服,经过以上治疗,疾病可立即痊愈。

针刺治病的基本原则,是首先审察经脉的状况,详细了解其虚实变化,然后根据其具体情况而加以调理。经过调治,病仍不愈者,当选用巨刺法,以调治其经。如果见疼痛之症而经脉未病的,当用缪刺法,以调治其络。同时,应仔细观察患者的皮肤,若有淤血的血络出现,则刺之出血。以上论述的就是缪刺的原则。

针道第四

【题解】本篇着重论述了临床用针的基本规律,并提出了养神与治疗寒热虚实病证的具体方法。

【原文】

夫针之要,易陈而难入。粗守形,上守神。神乎神,客在门①。未睹其病,恶②如其原。刺之微,在速迟。粗守关,上守机。机之动,不离其空。空中之机,清静以微。其来不可逢,其往为可追。知机道者,不可挂以发③。不知机者,叩之不发。知其往来,要与之期。粗之暗乎,妙哉上独有之也。往者为逆,来者为顺。明知逆顺,正行无问。迎而夺之,恶得无虚。追而济之,恶得无实。迎之随之,以意和之。针道毕矣。

凡用针者,虚则实之,满则泻之,菀陈④则除之,邪胜则虚之。《大要》曰:徐而疾则实,疾而徐则虚。言实于虚,若有若无。察后与先,若存若亡。为虚为实,若得若失。虚实之要,九针最妙,补泻之时,以针为之。

泻曰迎之。迎之意,必持而内之,放而出之,排扬出针,疾气得泄。按而引针,是谓内温,血不得散,气不得出。

补曰随之。随之意,若忘之,若行若按,如蚊虻⑤止。如留如环,去如绝弦。令左属右,其气故止。外门已闭,中气乃实。必无留血,急取诛之。

持针之道,坚者为宝,正指直刺,无针左右。神在秋毫,属意病者,审视血脉,刺之无殆。方刺之时,心在悬阳⑥,及与两衡⑦(一作冲)。神属勿去,知病存亡。取血脉者,在腧横居,视之独满,切之独坚。

夫气之在脉也,邪气在上,浊气在中,清气在下。故针陷脉则邪气出,针中脉则浊气出,针太深则邪反沉,病益甚。故曰:皮肉筋脉,各有所处,病各有所舍,针各有所宜,各不同形,各以任其所宜。无实实虚虚,损不足,益有余;是为重病,病益甚。取五脉⑧者死,取三脉⑨者恇⑩,夺阴者厥,夺阳者狂。针害毕矣。

黄帝问曰:余闻九针于夫子众多矣,不可胜数,余推而论之,以为一纪,余司诵之,子听其理,非则语余,请受其道,令可久传,后世无患,得其人乃传,非其人勿言。

黄帝问曰:请听圣王之道。

曰:用针之理,必知形气之所在,左右上下,阴阳表里,血气多少,行之逆顺,出入之合,诛伐有过。知解结。知补虚泻实上下之气。明于四海⑪,审其所在。审寒热淋露,荥腧异处。审于调气。明于经隧,左右支络,尽知其会。寒与热急,能合而调之。虚与实邻,知决而通之。左右不调,把而行之。明于逆顺,乃知可治。阴阳不奇,故知起时。审于本末,察其寒热,得邪所在,万刺不殆。知官九针,刺道毕矣。明于五输,徐疾所在。屈伸出入,皆有条理。言阴与阳,合于五行。五脏六腑,亦有所藏。四时八风,尽有阴阳。各得其位,合于明堂,各处色部,五脏六腑。察其所痛,左右上下,知其寒温,何经所在。审尺肤之寒温滑涩,知其所苦。膈有上下,知其气之所在。先得其道,希而疏之,稍深而留之,故能徐入之。

大热在上者,推而下之;从下上者,引而去之;视前痛者,常先取之。大寒在外,留在补之。入于中者,从合泻之。针所不为,灸之所宜。上气不足,推而扬之,下气不足,积而从之。阴阳皆虚,火自当之。厥而寒甚,骨廉陷下,寒过于膝,下陵三里。阴络所过,得之留止,寒入于中,推而行之。经陷下者,即火当之,结络坚紧,火之所治。不知其苦,两跷之下。男阳女阴,良工所禁⑫。针论毕矣。

凡刺,虚者实之,满者泄之,此皆众工之所共知也。若夫法天则地,随应而动,和之若响,随之若影,道无鬼神,独来独往⑬。

凡刺之真,必先治神,五脏已定,九候已明,后乃存针。众脉所(《素》作不)见,众凶所(《素》作弗)闻。外内相得,无以行先。可玩⑭往来,乃旋于人。虚实之要,五虚勿近,五实勿远。至其当发,间不容瞚。手动若务,针耀而匀。静意视义,观适之变,是谓冥冥,莫知其形。见其乌乌,见其稷稷⑮;从见其飞,不知其谁。伏如横弩,起若发机。刺虚者须其实,刺实者须其虚。经气已至,慎守勿失。深浅在志,远近若一。如临深渊,手如握虎,神无营于众物。

黄帝问曰:愿闻禁数。

岐伯对曰:脏有要害,不可不察。肝生于左,肺藏于右,心部于表,肾治于里,脾为之使⑯,胃为之市⑰。膈肓之上,中有父母。七节之旁,中有志心⑱(《素》作小心)。顺之有福,逆之有咎。

泻必用方(《太素》作员),切而转之,其气乃行。疾入徐出,邪气乃出。伸而迎之,摇大其穴,气出乃疾。

补必用员(《太素》作方),外引其皮,令当其门,左引其枢,右推其肤,微旋而徐推之,必端以正,安以静,坚心无解⑲,欲微以留,气下而疾出之。推其皮,盖其外门,真气乃存。用针之要,勿忘养神。

泻者,以气方盛,以月方满,以日方温,以身方定,以息方吸而内针,乃复候其方吸而转针，乃复候其方呼而徐引针。

补者，行也。行者，移也。刺必中其荥[20]，复以吸排针也。必知形之肥瘦。营卫血气之衰盛。血气者，人之神，不可不谨养。

形乎形，目瞑瞑。扪其所痛（《素》作问其所病），索之于经，慧然在前，按之弗得，不知其情，故曰形。

神乎神，耳不闻。目明心开而志光，慧然独觉，口弗能言，俱视独见，象若昏，昭然独明，若风吹云，故曰神。三部九候为之原，九针之论不必存。

凡刺之而气不至，无问其数；刺之而气至，乃去之，勿复针。针各有所宜，各不同形，各任其所为。刺之要，气至而效，效之信，若风吹云，昭然于天，凡刺之道毕矣。

节之交，凡三百六十五会。知其要者，一言而终；不知其要者[21]，流散无穷。所言节者，神气之所以游行出入也，非皮肉筋骨也。

睹其色，察其目，知其散复，一其形，听其动静，知其邪正。右主推之，左持而御之，气至而去之。

凡将用针，必先视脉气之剧易，乃可以治。五脏之气已绝于内，而用针者反实其外，是谓重竭。重竭必死，其死也静；治之者，辄反其气，取腋与膺。

五脏之气已绝于外，而用针者，反实其内，是谓逆厥。逆厥则必死，其死也躁；治之者反取四末。

刺之害，中而不去则精泄；不中而去则致气。精泄则病甚而恇，致气则生为痈疡。

刺针必肃，刺肿摇针，经否则勿摇，此刺之道也。

刺诸热者，如手探汤。刺寒清者，如人不欲行。刺虚者，刺其去。刺实者，刺其来。

刺上关者，故不能欠；刺下关者，欠不能故[22]；刺犊鼻者，屈不能伸；刺内关者，伸不能屈。

病高而内者，取之阴陵泉；病高而外者，取之阳陵泉。阴有阳疾者，取之下陵三里。正往无殆，下气乃止，不下复始矣。

【注释】

①门：正邪往来出入之处。

②恶（wū 乌）：怎么。

③知机道者，不可挂以发：《类经·九针之要》注："机之道者，一气而已，不可挂以发，机言其精不可乱也。"

④菀（yù 郁）陈：菀，即郁滞。陈，积的意思。指血液郁滞不通。

⑤如蚊虻止：形容动作十分轻巧，仿佛蚊子叮咬皮肤般轻微。

⑥悬阳:指眼神。
⑦两衡:衡,眉上也。此指面部表情。
⑧五脉:指五脏之经脉。
⑨三脉:指手足三阳经,即六腑之经脉。
⑩恇(kuāng 匡):虚怯。
⑪四海:即脑为髓海,胃为水谷之海,膻中为气海,冲脉为血海。
⑫男阳女阴,良工所禁:指施用灸法时,男子应取阴跷,女子应取阳跷。如果误取了阴阳跷脉,则是良医所禁忌的。
⑬独来独往:形容运用自如,灵活神妙的高超医术。
⑭玩:《素问·宝命全形论》王冰注:"玩谓玩弄,言精熟也。"
⑮乌乌、稷稷:《太素·知针石》注:"乌乌稷稷,凤凰雄雌声也。"《素问·宝命全形论》王冰注:"乌乌叹其气至,稷稷叹其已应。"此用以比喻针下气至的反应。
⑯脾为之使:《太素·知针石》注:"脾者为土,王四季,脾行谷气,以资四脏,故为之使也。"
⑰胃为之市:《太素·知针石》注:"胃为脾腑也,胃贮五谷,授气于脾,以资四脏,故为市也。"
⑱七节之旁,中有志心:《太素·知针石》注:"脊有三七二十一节,肾在下七节之旁,肾神曰志……故志心者肾之神也。"
⑲坚心无解:解通懈。即指精神安定,意志不懈。
⑳荣:指营分。
㉑要者:指井、荥、输、经、合之五输纲要。
㉒故(qū 祛):张大口。

【译文】
针刺的基本要领,用语言表达是比较容易的,但在临床的实际操作中,其尺度却很难把握。粗浅的医生,只顾诊疗形体上的病变,只有高明的医生,才会注意观察人的精神活动和气血盛衰的状况,并对外邪在人体往来出入的门户作深入地了解。如果连疾病所在的部位都不能明确,怎么能探究疾病的根源,而施以正确的疗法呢?针法的微妙之处,在于正确运用疾徐的手法。粗浅的医生,只知道针刺四肢关节周围的腧穴,而高明的医生,还会着重观察病人的精神状况、体质差异、气血盛衰以及进针后的反应等多方面的情况。人身之气的运动,皆反应在腧穴之中,而腧穴之中的变化,又是十分细微、玄妙的,医者应当明察。若邪气正盛,不可施用补法;邪气已去,不可施泻法。掌握了疾病变化的机理,应及时补泻而不能有丝毫误差。如果未掌握这些机理，该补的未补，该泻的未泻，就好像是扣在弦上、应发而未发出的箭一样。因此，对气的运动变化状态有了具体的了解，才能做到针与气会，有目的地治疗。粗浅的医生，是很难明白这一点的，唯有高明的医生，才能明察其中的奥妙。气去的叫做"逆"，气至的叫做"顺"。明确掌握了气的往来逆顺关系，方可正确地施行针刺疗法。所以，迎着邪盛之势而采用泻法，邪气怎么会不由实转衰呢？随着正虚之态而采用补法，正气怎么会不由虚转盛呢？迎而夺之的泻法和随而济之的补法，都是通过自己的正确判断来调和患者的虚实病症的。临床用针的基本规律，已涵概其中。

针刺治疗的一般原则是，虚证当用补法，实证当用泻法，血淤日久之证当用活血化淤法以排除淤滞之血，邪盛之证当用泻法，使其由实转虚。《大要》说：进针慢而出针快的为补法，进针快而出针慢的为泻法。所谓虚与实，指的是进针后得气与否的状态，得气者为实，未得气者为虚。气的来去迅速而细微，给人的感觉似有似无，必须仔细体验。疾病有轻重缓急，应根据气至的先后和邪气的存亡，决定补泻留去。虚者应采用补法，令其正气充实；实者应采用泻法，使其邪气消失。因此，补虚泻实，最合适的非九针莫属，在补虚泻实的时候，运用不同的针法就能发挥其治疗作用。

泻又称"迎之"。迎之的手法，即持针刺入，得气后缓缓出针，并将针孔摇大，疏通出路，使邪气随针而泻。若出针之时误用手按其穴而补之，称作"内温"。内温会导致的不良后果是淤血难以消散，邪气不得祛除。

补又称"随之"。随之的手法，即针随着经气流注的方向而轻刺之，随意为之，在行针导气和按穴下针时，动作要十分轻巧，其轻微度如蚊子叮咬皮肤般。留针后迅速出针，其速度如同离弦之箭。右手出针，左手急按针孔，以防止经气外泄，就好像将对外的门户关闭起来一样，从而使中气充实内守。但应防止内滞淤血，如果经脉中留有淤血，急当采取刺血法以排除淤滞。

持针的关键原则，应以坚握有力。进针时宜对准穴位端正直刺，切不可左右偏离。医者要明察秋毫，准确判断，观注患者的神情变化，审察血脉的虚实状况，只有做到这些才不会危及人体。当要进针之时，应细心观察患者的眼神与面部表情的变化。更要全神贯注，方可知晓病邪的盛衰存亡。至于血脉横布在腧穴之间的病变，视之清晰，按之坚硬，是经络阻滞不通的缘故，当刺除淤血，以消散结聚。

邪气侵入人体经脉，其部位各不相同。风邪侵入，多伤及上部；饮食失宜，浊气停滞，多伤及中部；寒湿等邪，多伤及下部。因此，针刺人体上部筋骨陷中的腧穴,可驱散邪气;针刺足阳明经之合穴,能调理脾胃功能,将滞留于肠胃中的浊气排除;若病在浅表,而针刺过深,反会引邪深入,加重病情。所以说:皮、肉、筋、脉,各居一定的部位,病邪侵入,也各有一定的处所,施行针刺治疗时,更各有一定的适应范围。九针的形状大小皆不尽相同,就是为了适应各种不同病证的需要。邪实不宜使用补法,正虚的不宜使用泻法。如果正气不足反用泻法,邪气有余反用补法,正可谓雪上加霜,使病情加重。若再峻泻五脏经脉之气,则会引起脏气衰败,甚至危及生命;若峻泻六腑经脉之气,则会引起形体衰败,难以恢复;如果耗竭了阴气,则会引起厥证;若耗竭了阳气,则会引起狂证。这些均为误用针刺所造成的不良后果。

  黄帝问道:我听你讲解过许多九针的理论,其内容丰富多彩,难以数计,我经过进一步的探究和推论,现以提纲的形式将它们进行归纳,我来诵读,你来听,若有错误之处,请你提醒,并传授其正确的理论于我,以便流传后世时减少祸患。只有当我遇到有志于继承针灸事业的人,才将此传授给他,否则一概不说。

  岐伯回答说:我愿洗耳恭听你讲的道理。

  黄帝说道:用针治病的原理,是必须对患者形体的胖瘦和气的运动状态,掌握左右上下等不同部位的变化,阴阳表里的配合关系,以及经脉循行的逆顺和各经出入交会的处所等方面作深入地了解,只有掌握了这些,才能根据病情作出明确的诊断,以攻伐其太过之邪。同时,要懂得疏通经络的道理,对疾病的根结得以解除。必须了解上下经气的虚实情况,以确定正确补泻的手法。掌握四海的概念,明确其所在的部位。审察外感寒热及淋雨露风侵犯的不同腧穴部位,以调治经脉之气。掌握经脉循行的概况以及左右分支的走向,全面知晓其交会之处。对于寒热相争等阴阳不和的病变,应调理阴阳,使其恢复相对平衡。对于难辨虚实的疾病,应详细辨证而予以通调。对于左右失调的疾病,应采用缪刺法,进行左病刺右,右病刺左的治疗。必须明白疾病的逆顺,才能推知其是否可治。凡阴阳没有明显偏盛偏衰的,则知其病即将痊愈。审察疾病的标本寒热,则可诊出病邪的所在,然后施行针刺治疗,这样才会万无一失。若能再进一步了解九针的不同性能和适应证,那么也就全部掌握了用针治病的原理。明确井、荥、输、经、合五输穴是脏腑气血输注之处,然后才能准确地在这些穴位上施行徐疾的刺法。经脉的往来、屈伸出入,皆有一定的范围和规律。同时,人体有阴阳两个方面,与五行相互关联。而五脏六腑的不同功能,又可概括为阴阳五行。自然界的四时八风,也都包含着阴阳的变化。人的面部，用阴阳五行的属性来划分，也各有一定的部位，并在各部分别显现出不同的色泽，可作为测知五脏六腑内在变化的标志。如观察其疼痛的部位，结合在面部相应部位所显现的颜色，则可得知疾病的寒热性质及其所在的经脉。另外，诊察两手肘关节（尺泽穴）下至寸口处皮肤的寒温滑涩，则可得知患者的病痛所在。诊察膈之上下的脏腑，可以了解病邪的所在部位。首先掌握经脉的循行和用针的原则，然后相应地针刺，取穴要做到少而精，且宜深刺而留针，以使正气徐徐内入，而使抗邪外出的力量得以充实。

如果人体上部出现高热，当用推而下之的针法以引热下行；若病为邪从下向上发展，要泻之于下，引邪外出；同时又应对其开始疼痛的部位得以审察，通常宜先在该处取穴刺之，以探求其本。

如果体表出现寒象，当采用留针补阳以祛寒的针法；寒邪深入于里，则应泻各经之合穴以除寒邪。治疗时，宜用灸法不适宜施用针法。上气不足的，当引导其气以补其上；下气不足的，当留针随气以补其下；上下皆虚的，当用灸法。寒气厥而上逆，阳气大虚，骨侧的筋脉陷下，患者自觉寒凉已过两膝的，当灸足阳明经的三里穴。寒邪滞留于阴络而不去，或寒邪由络脉深入到内脏，就当采用祛寒散邪的针法，以疏通经络。若寒邪凝滞，而导致经脉陷下，或因寒结而络脉坚紧的，在治疗时，皆应采用灸法。如果疼痛的确切部位无法把握，则可灸阳跷脉所通的申脉穴和阴跷脉所通的照海穴。男子应取阴跷，女子当取阳跷。误取阴阳跷脉，为良医的大忌。知晓以上道理的人，其针灸的基本理论也就比较全面地被掌握了。

针刺疗法的一般原则是，虚证用补法，实证用泻法。如果能够遵循自然界的阴阳变化规律，随机应变，灵活用针，便可取得响之应声，影之随形的疗效。这是因为医生技术高超取得的良效，并非鬼神之道。

凡是使用针刺疗法，首先须集中精力。待五脏虚实已定，脉的九候已明，然后再施行针法。临证时，应注意脉证合参，内外结合，不能仅仅依据其外在变化。更要精通针道，得心应手，方可给病人治病。由于疾病有虚有实，故见到脉细、皮寒、气少、泄利前后、饮食不入等五虚现象时，不可轻易用针；见到脉盛、皮热、腹胀、二便不通、闷瞀等五实现象，也不可弃而不针。适宜用针法的疾病，应刻不容缓。须全神贯注，针具光洁，动作从容，平心静息，并且仔细审察气至的虚实变化，虽未见形迹，但气至的反应，就犹如群鸟飞翔，雌雄相杂，只看到它的起飞，看不到它的具体形态。因此，在气未至之时，应留针候气，状如张开待发的弓箭；在气已至之时,又当迅速出针,似搬动机钮之迅疾。刺虚证时,要使正气充实;刺实证时,须令邪气衰减。当经气已至时,应慎重把握其机会,切莫错过施用补泻之良机。里病宜深刺,表病宜浅刺。无论久病,或系新疾,刺时均以得气为准则。针刺时要如临深渊一样的小心谨慎;手持针柄,又像手握猛虎般的稳重专一。总之,要做到全神贯注,不为外界事物所干扰。

黄帝问道:禁刺的部位究竟有多少呢?

岐伯回答说:五脏各有要害之处,须当明察。肝主升发,其气生于左;肺主宣降,其气行于右;心为阳中之阳,其气布于表;肾为阴中之阴,其气居于里;脾主运化,为五脏精气之源;胃主受纳,为水谷之海。横膈以上有心肺,脊椎下七节之旁是肾居之处。上述这些皆为身体之要害处。遵守禁忌,则有利于人体,否则,贻患无穷。

所谓泻必用方,即在病人吸气之时,按其腧穴而进针,待再次吸气时捻针,以促进经气通行。当吸气时进针宜快,呼气时出针宜慢,这样才能使邪气外出。进针时,迎其气之来势而行针,出针进,应摇大针孔,以促使邪气迅速外出。

所谓补必用员,指在病人呼气之时,按循皮肤找准穴位,以左手按压穴位,右手推针进入皮肤,轻轻捻转,徐徐进针,做到针身端正,精神安定,意志不懈,气至针下沉紧,宜少留针,气去针下松软,当迅速出针。并及时按压皮肤,掩盖针孔,使正气内存。总之,用针的关键对精神的调养不容忽视。

运用泻法时,为病人正气正盛,月廓正圆,天气正温,身心安定之时。并在病人吸气之时进针,待再次吸气之时捻针,等到呼气之时再缓缓出针。

运用补法时,应遵循的原则是保持气血通畅、旺盛。即引导其气移至病所。针刺时必须达到营分,并出针在病人吸气之时。同时,必须根据病人形体的胖瘦和营卫气血的盛衰,来正确施用补泻手法。因气血为人体神志活动的物质基础,故须谨慎调养。

所谓形乎形,是言临证时只能见到外露的征象,而内在的病机却难以辨别。从扣按病人的疼痛部位入手,来探寻经脉的状况,弄清了疾病所在的经脉,方感觉病情昭然若揭。如果按之不痛,疾病的部位和性质则难以知晓。因此,常常将通过诊察形体来判断疾病的方法,称为守形。

所谓神乎神,是言临证时通过望诊,而非病人主诉,就比较清楚地判断出疾病的本质,并能领悟其中的奥妙。尽管用语言无从表达,但在与众人一起诊病时,唯有心领神会之人,方可认清病位之所在,虽然病情似乎模糊不清,但通过望诊和悉心领悟,犹如风吹云散,日光尽露之显著,

此被称为守神。这种守神的诊断方法基础是,三部九候的脉法,九针的理论虽很丰富,但却无法与之相提并论。

凡针刺治病,必须针下得气,方可奏效。如果针下无气至之感应,则须留针候气,或施行催气手法,其手法次数的多少无可拘泥,而应以得气为尺度;若针下得气,根据虚实病证而施用补泻手法后,则当即出针,不要再施用手法。由于针的形状、大小不同,作用各异,故适应病证也不尽相同。针刺的关键在于,针下得气方能奏效。针刺的基本理论就逐渐丰富和完善了。

人身的气节相交,大凡有三百六十五穴会。掌握了井、荥、输、经、合的五输纲要,那么一句话就能概括;若不懂此纲要,则会杂乱无章。所谓节,是神气流行出入之处,并不是单指皮肉筋骨的局部形态。

通过观察病人面色与眼神的变化,可测知病邪的存亡。以整体观念作指导,通过察形观色和诊脉的大小动静,来推测疾病的虚实变化。针刺时,应该用右手推针,左手护持针身,以作进退,待针下得气,方可采用补不足,泻有余的方法,等气血和调后,即行出针。

针刺治病时,应首先诊脉以察疾病的虚实轻重,然后才能施行针法。若内在的五脏之气已衰竭,证属阴虚,治宜滋补其阴,若误取阳经的合穴,则阳愈盛而阴愈损,就会形成脏气益衰,此叫重竭。重竭的必死,由于无气推动,所以死时形态安静;若针刺腋、胸部的腧穴,亦属误治。因为此部是脏脉所出之处,其气已衰竭于内,反用针刺其腧穴,势必导致脏气尽泄于外,而使阴气进一步耗损。

若在外的五脏之气衰竭,证属阳虚,治宜温补其阳,若反在四肢的腧穴留针以补阴气,则阴更盛而阳更虚,就会形成四肢逆冷,此叫逆厥,成逆厥者必死无疑,死时躁扰不安。这是因为四肢为诸阳之本,而阳虚反取四肢的腧穴,则造成阳气益虚的不良恶果。

针刺的不良后果有如下几种情况:刺中病而不出针,反使精气外泄;若未中病而出针过早,反使邪气内结。精气外泄,病必加重而身体虚弱;邪气内结,则易导致痈疡。

在针刺的时候,进针应该做到敏捷、迅速;针刺脓肿病时,可摇大针孔,以去除脓血;针刺经脉病变时,切勿摇针,以防泄气。此乃针刺时所必须掌握的要点。

对于各种外感热病,针刺时宜用浅刺法,动作要轻巧快捷,就如用手去试探沸腾的热水,一触即还。对于各种阴寒凝滞之病,针刺时宜用深刺留针法,以静候气至,好像行人有所留恋而不愿走开一样。对于各种虚证的针刺法宜采用随其气去以济之的补法。对于各种实证的针刺法，宜采用迎其气至以夺之的泻法。

针刺上关穴，应让病人将口张开而不要关闭；针刺下关穴，应让病人闭口而不能张开；针刺犊鼻穴，应让病人屈膝而不要伸腿；针刺内关穴，应让病人伸手而不能屈手握拳。

若疾患病位较高而居于内，可取足太阴经的合穴阴陵泉；若疾患病位较高而居于外，可取足少阳经的合穴阳陵泉。若疾患病位在阴分而有热象，应刺足阳明经的合穴足三里。按正确的方法施治，且莫松懈疏忽，待气至邪退，方可停针。若邪气仍不退者，应持续治疗。

针道终始第五

【题解】本篇着重论述了阴阳、经脉、脏腑三者之间的内在联系，以及主要病理变化、辨证方法、针刺原则等内容。

【原文】

凡刺之道，毕于终始。明知终始，五脏为纪，阴阳定矣。阴者主脏，阳者主腑。阳受气于四肢，阴受气于五脏。故泻者迎之，补者随之，知迎知随，气可令和，和气之方，必通阴阳，五脏为阴，六腑为阳，谨奉天道，请言终始。

终始者，经脉为纪，持其脉口人迎，以知阴阳有余不足，平与不平，天道毕矣。

所谓平人者，不病也。不病者，脉口人迎应四时也，上下相应，而俱往来也①。

六经之脉不结动也，本末相遇，寒温相守司，形肉血气必相称也，是为平人。

若少气者，脉口人迎俱少而不称尺寸。如是者，则阴阳俱不足，补阳则阴竭，泻阴则阳脱，如是者，可将以甘药，不可饮以至剂②。如此者弗灸，不已者，因而泻之，则五脏气坏矣。

人迎一盛，病在足少阳；一盛而躁，在手少阳。人迎二盛，病在足太阳；二盛而躁，在手太阳。人迎三盛，病在足阳明；三盛而躁，在手阳明。人迎四盛，且大且数，名曰溢阳，溢阳为外格③。脉口一盛，病在足厥阴；一盛而躁，在手心主。脉口二盛，病在足少阴；二盛而躁，在手少阴。脉口三盛,在足太阴;三盛而躁,在手太阴。脉口四盛,俱大且数,名曰溢阴。溢阴为内关④,不通者死不治。人迎与太阴脉口,俱盛四倍已上,名曰关格⑤。关格者,与之短期⑥。

人迎一盛,泻足少阳,而补足厥阴,二泻一补,日一取之,必切而验之,躁取之上,气和乃止。人迎二盛,泻足太阳,而补足少阴,二泻一补,二日一取之,必切而验之,躁取之上,气和乃止。人迎三盛,泻足阳明,而补足太阴,二泻一补,日二取之,必切而验之,躁取之上,气和乃止。脉口一盛,泻足厥阴,而补足少阳,二补一泻,日一取之,必切而验之,气和乃止,二躁取之上。脉口二盛,泻足少阴,而补足太阳,二补一泻,二日一取之,必切而验之,气和乃止,躁取之上。脉口三盛,泻足太阴,而补足阳明,二补一泻,日二取之,必切而验之,气和乃止,躁取之上。所以日二取之者,太阴主胃,大富于谷气,故可日二取之也。人迎脉口俱盛四倍已上(《灵枢》作三倍),名曰阴阳俱溢。如是者,不开则血脉闭塞,气无所行,流淫于中,五脏内伤。如此者,因而灸之,则变易为他病矣。

凡刺之道,气和乃止。补阴泻阳,音声益彰,耳目聪明;反此者,血气不行。

所谓气至而有效者,泻则脉虚。虚者,脉大如其故,而不坚也;大如故而益坚者,适虽言快,病未去也。补则益实。实者,脉大如其故而益坚也;大如故而不坚者,适虽言快,病未去也。故补则实,泻则虚,病虽不随针减,病必衰去矣。必先通十二经之所生病,而后可传于终始。故阴阳不相移,虚实不相倾,取之其经。

凡刺之属,三刺至谷气。邪僻妄合,阴阳移居,逆顺相反,浮沉异处,四时不相得,稽留淫泆,须针而去。故一刺阳邪出,再刺阴邪出,三刺则谷气至而止。所谓谷气至者,已补而实,已泻而虚,故知谷气至也。

邪气独去者,阴与阳未能调而病知愈也。故曰补则实,泻则虚,病虽不随针减,病必衰去矣。(此文似解前第三篇中)

阳盛而阴虚,先补其阴,后泻其阳而和之;阴盛而阳虚,先补其阳,后泻其阴而和之。

三脉动于足大指之间,必审其虚实。虚而泻之,是谓重虚,重虚病益甚。凡刺此者,以指按之,脉动而实且疾者,则泻之,虚而徐者,则补之,反此者病益甚。三脉动(一作重)于大指者,谓阳明在上,厥阴在中,少阴在下。

膺腧中膺。背腧中背。肩膊虚者取之上。重舌⑦,刺舌柱⑧以铍针也。

手屈而不伸者,其病在筋;伸而不屈者,其病在骨。在骨守骨,在筋守筋。

补须一方实,深取之,稀按其痏,以极出其邪气。

一方虚,浅刺之,以养其脉,疾按其痏,无使邪气得入。

邪气之来也紧而疾,谷气之来也徐而和。脉实者,深刺之以泄其气;脉虚者,浅刺之,使精气无得出,以养其脉,独出其邪气。

刺诸痛者,深刺之。诸痛者,其脉皆实。

从腰以上者,手太阴、阳明主之;从腰以下者,足太阴、阳明主之。

病在下者,高取之;病在上者,下取之。

病在头者,取之足;病在腰者,取之腘。病生于头者,头重;生于手者,臂重;生于足者,足重。治病者,先刺其病所以从生者也。

春气在毫毛,夏气在皮肤,秋气在分肉,冬气在筋骨。刺此病者,各以其时为齐⑨。刺肥人者,以秋冬为之齐。刺瘦人者,以春夏为之齐。

病痛者阴也,痛而以手按之不得者,亦阴也,深刺之。痒者,阳也,浅刺之。病在上者,阳也;在下者,阴也。

病先起于阴者,先治其阴而后治其阳;病先起于阳者,先治其阳而后治其阴。

久病者,邪气入深;刺此病者,深内而久留之,间日复刺之,必先调其左右,去其血脉,刺道毕矣。

凡刺之法,必察其形气。形气未脱,少气而脉又躁,躁疾者必为缪刺之,散气可收,聚气可布。深居静处,与神往来,闭户塞牖,魂魄不散,专意一神,精气不分,无闻人声,以收其精,必一其神,令志在针。浅而留之,微而浮之,以移其神,气至乃休。男女内外,坚拒勿出,谨守勿内,是谓得气。

【注释】

①上下相应,而俱往来也:《太素·人迎脉口诊》注:"人迎在结喉两旁,故为上也;寸口在两手关上,故为下也。上下虽别,皆因呼吸而动,故俱往来也。"

②至剂:《类经·四盛关格之刺》注:"至剂,刚毒之剂也。"

③溢阳为外格:《太素·人迎脉口诊》注:"人迎盛至四倍,大而动数,阳气盛溢在外,格拒阴气不得出外,故曰外格也。"

④溢阴为内关:《太素·人迎脉口诊》注:"阴气四盛于阳,脉口大而且数,阴气盈溢在内,关闭阳气不得复入,名曰内关。"

⑤关格:指阴阳俱盛,相互格拒,不能交会。

⑥短期:即死期。

⑦重舌:即舌下生一小舌。

⑧舌柱:《类经·刺头颈七窍病》注:"舌柱,即舌下之筋如柱者也。"
⑨齐:即剂量。此指针刺深浅度数的剂量。

【译文】

关于针刺的法则,在终始篇里已有详尽的记载。要想明确地了解终始的意义,必须以五脏为纲领,然后才能正确掌握阴阳各经之间的内在联系。手足三阴经归属于五脏,手足三阳经归属于六腑。阳经承受四肢之气而主外,阴经承受五脏之气而主内。因此,采用泻法时,应迎着脉气之至而行针,以夺其气,采用补法时,应随着脉气之去而行针,以济其气。懂得迎随补泻的方法要领,则可调和阴阳之气。然而,要想正确运用调和阴阳的方法,又必须掌握阴阳的变化规律,五脏属阴,六腑属阳。任何理论的研究,都应谨守自然界的演变规律,下面就谈谈针灸终始的意义。

所谓终始,是言人体的气血以十二经脉为通道,终而复始,循环不休。通过诊察寸口脉,则可得知五脏之阴的虚实;通过诊察人迎脉,则可得知六腑之阳的虚实。从而测知全身阴阳的盛衰状况是否平衡。这样,就基本掌握了自然界的演变规律。

所谓平人,即健康无病的人。无病之人,其寸口和人迎的脉象,是与四时的阴阳盛衰相适应的,而且脉气上下呼应且往来不休。

六经之脉,既没有结涩不足之象,也不见动疾有余之症,内至脏腑,外至肌肤,表里寒温,在不同的气候中,皆能保持着正常的活动功能,在外之形肉与在内之气血,同样保持着协调平衡的状态。如此之人,亦属平人。

气虚的患者,其寸口和人迎的脉象,均短小虚弱而不符合正常的脉象大小。这种现象,属于阴阳气血俱虚之证,若补其阳气,则会使阴气更加衰竭;泻其阴气,又会引起阳气日益耗散。针对这种情况,只能运用甘药调补,而峻猛攻伐之品在禁忌之列。同时,这种病症灸法同样不适用,以免损伤阴液。如果因为疾病未愈而运用了泻法,则会败坏五脏之气。

人迎脉大于寸口一倍,表明其病在足少阳经;大一倍而兼有躁动,表明其病在手少阳经。人迎脉大于寸口二倍,表明其病在足太阳经;大二倍而兼有躁动,表明其病在手太阳经。人迎脉大于寸口三倍,表明病在足阳明经;大三倍而兼有躁动,表明病在手阳明经。人迎脉大于寸口四倍,既大且快者,表明六阳经之气偏盛到极点,而盈溢于六腑,此称为溢阳。溢阳则将六阴经之气格拒于外而不能相交,故叫做外格。寸口脉大于人迎一倍,表明病在足厥阴经;大一倍而兼有躁动,表明病在手厥阴经。寸口脉大于人迎二倍,表明病在足少阴经;大二倍而兼有躁动,表明病在手少阴经。寸口脉大于人迎三倍,表明病在足太阴经;大三倍而伴有躁动,表明病在手太阴经。寸口脉大于人迎四倍,既大且快者,表明六阴经之气偏盛到极点,而盈溢于五脏,此称为溢阴。阴气盈溢于内,阳气闭阻于外,致使阴阳之气不能相交,故叫做内关。内关则阴阳表里隔绝不通,属死候。人迎与寸口的脉象,均大至四倍以上,为六阴六阳之气俱盛,阴阳相互格拒,此称为关格。临证若有这种现象出现,则说明病情严重,危在旦夕。

  人迎脉比寸口大一倍,表明病在足少阳经,而少阳与厥阴互为表里,阳胜可致阴虚,故治疗时当泻足少阳而补足厥阴。泻法取二穴,补法取一穴,每日针刺一次。在治疗时,应首先诊察人迎与寸口的脉象,若扪及躁动之象,则取手少阳与手厥阴经之穴刺之,至脉气调和,方可停止针刺。人迎脉比寸口大二倍,表明病在足太阳经,而太阳与少阴互为表里,阳胜可致阴虚,故治疗时当泻足太阳而补足少阴。泻法取二穴,补法取一穴,每两日针刺一次。在治疗时,应首先诊察人迎与寸口的脉象,若扪及躁动之象,则取手太阳与手少阴经之穴刺之,至脉气调和,表明停止针刺。人迎脉比寸口大三倍,其病在足阳明经,而阳明与太阴互为表里,阳胜可致阴虚,故治疗时当泻足阳明而补足太阴,泻法取二穴,补法取一穴,每日针刺二次。在治疗时,应首先诊察人迎与寸口的脉象,若扪及躁动之象,则取手阳明与手太阴经之穴刺之,至脉气调和,即停止针刺。寸口脉比人迎大一倍,表明病在足厥阴经,而厥阴与少阳互为表里,阴盛可致阳虚,故治疗时应该泻足厥阴而补足少阳。补法取二穴,泻法取一穴,每日针刺一次。在治疗时,应首先诊察人迎与寸口的脉象,若扪及躁动之象,则取手厥阴与手少阳经之穴刺之,至脉气调和,方可停止针刺。寸口脉比人迎大二倍,其病在足少阴经,而少阴与太阳互为表里,阴盛可致阳虚,故治疗时应该泻足少阴而补足太阳。补法取二穴,泻法取一穴,每两日针刺一次。在治疗时,应首先诊察人迎与寸口的脉象,若扪及躁动之象,则取手少阴与手太阳经之穴刺之,至脉气调和,方可停止针刺。寸口脉比人迎大三倍,其病在足太阴经,而太阴与阳明互为表里,阴盛可致阳虚,故治疗时应该泻足太阴而补足阳明。补法取二穴,泻法取一穴,每日针刺二次。在治疗时,应首先诊察人迎与寸口的脉象,若扪及躁动之象,则取手太阴与手阳明经之穴刺之,至脉气调和,即停止针刺。至于太阴、阳明二经,每日针刺二次的原因,是脾胃互为表里,同主饮食物的消化与吸收,为气血生化之源,故每日可针刺二次。人迎与寸口的脉象皆大至四倍以上,表明阴阳俱盛至极点,而盈溢于脏腑,称作阴阳俱溢。这种现象,是由于内关外格不通,使血脉闭塞,气机阻滞,满溢于内,五脏真阴受损所致。治疗此病症，若认为虚证宜灸，而妄用了灸法，则会更伤其阴，导致病情恶化，且可变生其他疾患。

凡是运用针刺治病，其基本原则皆是调和阴阳。由于阴主内，阳主外，故正确地使用补其内在正气，泻其外来邪气的方法，以达到阴阳平衡，则会使人的声音洪亮有力，耳聪目明；反之，若补泻不当，则会导致气血运行不畅。

所谓针下得气而产生了疗效，就是指实证运用了泻法，而使邪气由实转衰。邪衰之后，尽管脉象仍然较大，但按之和软而不坚；若刺后脉象未见好转，而且皆前更加坚实，这是虽然感觉病有缓解，但是病邪尚未消除的征象。虚证运用了补法，就会使正气由虚转盛。正盛之后，尽管脉象大小跟以前一样，但按之较前更加坚实有力；如果刺后脉象未见改变，按之仍不坚实，表明虽然感觉病有缓解，但是病邪尚未消除。因此，正确地运用补泻方法，一定能达到补益正气，泻除邪气的目的，虽然病痛不一定随针而除，但是病势一定会有所减轻。不过要想取得满意的疗效，必须首先掌握十二经脉的基本理论及其病变规律，然后才能揭示"终始"的内涵，这样临证方可得心应手。总而言之，阴阳诸经，各有其独特的脉证，疾病的虚实变化也不尽相同，懂得这些道理，就能根据疾病所属的经脉而循经取穴，以达到调整阴阳、补虚泻实的目的。

凡是适合于因针刺治疗的疾病，采用深浅不同的三刺法，则可出现谷气至的得气现象，而取得满意的疗效。如邪气侵入人体，与正气相互搏结，迫使阴阳之气失去正常的运行状态，而引起气血逆乱。同时，脉的浮沉部位也发生了相应改变，脉象不能与四时气候相适应，邪气稽留于体内而浸淫弥漫。上述这些病理变化，均可运用针刺法来治疗。因此，一刺则浅入体表，将阳分之邪祛除；再刺则稍深至肌肉，将阴分之邪祛除；三刺则深入分肉之间，待有谷气至的针刺感应出现后，即可将针拔出。所谓谷气至，即虚证运用了补法，正气由虚转盛；实证运用了泻法，邪气由实转衰。由此测知谷气已至。

补泻之后，邪气得以排除，尽管当时阴阳之气还没有完全趋于平衡状态，但可测知疾病定会痊愈。所以说：补则令正气充实，泻则令邪气衰虚，病情虽不能随针而减，但其病势一定会逐渐衰退。

人迎脉盛于寸口的，表明阳经邪盛而阴经正虚，当先补其阴，后泻其阳，以达到调整阴阳的目的。若寸口脉盛于人迎的，表明阴经邪盛而阳经正虚，当先补其阳，后泻其阴，以达到调整阴阳的目的。

足阳明、足厥阴、足少阴三条经脉，均布散在足大趾附近，故针刺时，

应首先审察这三条经脉的虚实状况,然后确定治疗方法。若虚证误用了泻法,则称为"重虚"。所谓重虚,就是虚上加虚之意,势必使病情日趋恶化。凡针刺治疗此类病证,可先用手指按循其脉动之处,若脉的搏动坚实而疾急的,为实证,当用泻法。若脉的搏动虚弱而缓慢的,为虚证,当用补法。若违背了补泻原则,就会使病情加重。至于三条经脉的脉动部位,则是足阳明经的冲阳脉在足厥阴、足少阴二经的上方,足厥阴经的太冲脉在足阳明、足少阴二经的中间,足少阴经的太溪脉在足阳明、足厥阴二经的下方。

阴阳经脉之病变,其部位有异。阴经分布于胸部,故治疗阴经的病变,应刺中胸部的腧穴。阳经在背部分布,故治疗阳经的病变时,应刺中背部的腧穴。而肩髆部的虚证,治疗时应取与上肢经脉相通的胸部腧穴和背部腧穴。治疗重舌(舌下生一小舌)的疾患,应在舌柱下用铍针治疗,以刺之出血为原则。

手弯屈而不能伸直,其病在筋;手伸直而不能弯屈,其病在骨。属于筋的病变,当以治筋为主;属于骨的病变,当以治骨为主。

针刺补泻原则的确定,依据为脉气的虚实。当脉气实的时候,当用深刺的针法,出针后少按针孔,令邪气全部排出。

当脉气虚的时候,当用浅刺的针法,以保养脉气,出针后应迅速按压针孔,以防止病邪乘虚而入。

当邪气袭来之时,有针下坚紧而急疾之感;当谷气来的时候,有针下徐缓而平和之感。脉象盛实的为实证,当用深刺的针法,以排泄邪气;脉象虚弱的为虚证,当用浅刺的针法,以防止精气外泄,而保养脉气,促使邪气排出。

用针刺治疗各种疼痛病证时,宜采用深刺法,以泻除实邪。此乃疼痛患者的脉象均见盛实的缘故。

腰以上的部位,属手太阴、手阳明经所主,治疗其病变可取上述二经;腰以下的部位,属足太阴、足阳明经所主,治疗其病变宜取上述二经。

根据循经远刺的治疗原则,病在下部的,可循经取用上部的腧穴;病在上部的,可循经取用下部的腧穴。

病在头部者,可取用足部的腧穴;病在腰部者,可取用膝腘窝的腧穴。头部疾病,其头必重;手部疾病,其臂必重;足部疾病,其足必重。在治疗中,应首先针刺病变最先发生的部位,以探求其根本。

由于春夏阳气发泄,故春气反应在毫毛,夏气反应在皮肤;由于秋冬阳气收藏,故秋气反应在分肉,冬气反应在筋骨。病邪侵犯人体,往往随着四时之气的所在而呈现出不同的深浅部位。因此,在针刺治疗过程中,应根据季节气候不同的特点,施以不同的方法,如针刺的次数和深浅的程度等,均应因时制宜。同时,还应注意因人而异,如针刺肥胖之人,应采取秋冬季节施用的深刺法;针刺瘦弱之人,应采取春夏季节施用的浅刺法。这是肥人皮厚肉多,瘦人皮薄肉少的缘故。

疼痛病证,若是由寒邪凝滞所致,则属阴证;若用手按压而疼痛不明显的,为邪气深藏,亦属阴证,治疗皆当采用深刺法。若出现发痒症状,因其病位在人体的皮表,其性属阳,故治疗时应采用浅刺法。由于人体的上部属阳,下部属阴。故病在上部的,为阳证;病在下部的,为阴证。

若病变从阴经伊始,则应先治阴经以求其本,后治阳经以治其标。若病变从阳经伊始,则应先治阳经以求其本,后治阴经以治其标。

愈是病程较长、缠绵难愈的疾病,其病邪侵入必深。针对这类宿疾,必须采用深刺的针法,并持久留针,以驱除深伏体内的固结之邪,并隔日针刺一次,以病愈为度。针刺之前,应先对病邪的部位作详细地诊察,如属经属络,在左在右等,以调和左右阴阳的盛衰。若血络中停有淤滞,则应采用泻血法。了解这些刺法,也就比较全面、完备地掌握了针刺的规律。

诊察患者形体的强弱与元气的盛衰为针刺的基本法则。若患者的形体并不消瘦,但元气衰虚,其脉呈现躁疾之象,则必须采取缪刺的方法,以收敛耗散的精气,消散聚积的邪气。作为医者,必须具备一定的思想修养,在针刺时,收敛神气,关闭门窗,聚精会神,不为外界的干扰而分散精力,如同深居在幽静的僻所,做到全神贯注,将全部精力集中到针刺操作上。在具体的操作过程中,可采取浅刺留针,亦可轻微浮刺等方法,以转移患者的注意力,直至针下得气为止。若未见得气,则男子采用浅刺留针法,女子采用深刺留针法,以促进经气的畅通和感觉的传递,即所谓的得气。

针道自然逆顺第六

【题解】本篇着重论述了针刺过程中的因人而异、因势利导、顺应自然趋向的基本原则和具体方法。

【原文】

黄帝问曰:愿闻针道自然。

岐伯对曰：用自然者，临深决水，不用功力水可竭也；循掘决冲①，不顾坚密，而经可通也。此言气之滑涩，血之清浊，行之逆顺也。

曰：人之黑白肥瘦少长，各有数乎？

曰：年质壮大，血气充盛，皮肤坚固，因加以邪，刺此者，深而留之，此肥人也。广肩腋项，肉薄厚皮而黑色，唇临临然②者，其血黑以浊，其气涩以尺，其贪于取予。刺此者，深而留之，多益其数。

曰：刺瘦人奈何？

曰：瘦人者，皮薄色少，肉廉廉然③，薄唇轻言，其血清，其气滑，易脱于气，易损于血。刺此者，浅而疾之。

曰：刺常人奈何？

曰：视其黑白，各为调之。端正纯厚者，其血气和调。刺此者，无失其常数④。

曰：刺壮士真骨者，奈何？

曰：刺壮士真骨，坚肉缓节监监然。此人重则气涩血浊，刺此者，深而留之，多益其数。劲则气滑血清，刺此者，浅而疾之也。

曰：刺婴儿奈何？

曰：婴儿者，其肉脆，血少气弱。刺此者，以毫针，浅刺而疾发针，日再可也。

曰：临深决水奈何？

曰：血清气滑，疾泻之，则气竭矣。

曰：循掘决冲奈何？

曰：血浊气涩，疾泻之，则气可通也。

曰：逆顺五体经络之数，此皆布衣⑤匹夫之士也。食血者⑥（《九墟》作血食之君），身体空虚，肤肉软弱，血气栗悍，刺之岂可同乎？

曰：夫膏粱菽藿⑦之味，何可同也。气滑则出疾，气涩则出迟，气悍则针小而入浅，气涩则针大而入深。深则欲留，浅则欲疾。故刺布衣者，深以留。刺王公大人者，微以徐。此皆因其气之栗悍滑利者也。

曰：形气⑧之逆顺奈何？

曰：形气不足，病气⑨有余，是邪胜也，急泻之。形气有余，病气不足，急补之。形气不足，病气不足，此阴阳俱不足，不可复刺之，刺之则重不足，重不足，则阴阳俱竭，血气皆尽，五脏空虚，筋骨髓枯，老者绝灭，壮者不复矣。形气有余，病气有余者，此谓阴阳俱有余也，急泻其邪，调其虚实。故曰：有余者泻之，不足者补之。此之谓也。

故曰：刺不知逆顺，真邪相薄，实而补之，则阴阳血气皆溢，肠胃充郭,肺肝内胀,阴阳相错。虚而泻之,则经脉空虚,血气枯竭,肠胃㦗辟⑩,皮肤薄著,毛腠夭焦,予之死期。

故曰:用针之要,在于知调,调阴与阳,精气乃充,合形与气,使神内藏。故曰:上工平气,中工乱经,下工绝气危生,不可不慎也。必察其五脏之变化,五脉之相应,经脉之虚实,皮肤之柔粗,而后取之也。

【注释】

①循掘(kū枯)决冲:掘,通窟。即循着孔穴决开冲要。

②临临然:下垂貌。

③廉廉然:瘦削貌。

④常数:指针刺的深浅度和留针时间都很适当的一种刺法。

⑤布衣:指平民百姓。

⑥食血者:指饮食珍美的贵族阶层。

⑦膏粱菽(shū叔)藿:膏粱,指肥肉和细粮。此泛指美味佳肴。菽藿,指豆类和豆叶。此泛指粗茶淡饭。

⑧形气:指病人的形体与脏腑组织的功能活动。

⑨病气:《灵枢集注》张志聪注:"病气,谓三阴三阳之经气为邪所病也。"指邪气侵犯人体后,正邪相搏所反映的病理变化。

⑩㦗辟:㦗,畏怯。辟,即叠。此指由于正气耗损而导致胃肠松弛,皱壁萎缩皱叠。

【译文】

黄帝问道:我可以听听关于针道自然的理论吗?

岐伯回答说:所谓针道自然,是指利用自然的趋势,因势利导。比如靠近深池决堤放水,不必花费多大的功夫,水可自然倾泻;循着孔穴决开冲要,只要多下功夫,水道也能疏通。这些比喻指的就是人体的气有滑涩之分,血有清浊之别,气血的运行也有逆顺之异,故应因势利导,顺其自然。

问:人的肤色有黑有白,体型有肥瘦之别,年龄也有长有幼,那么在针刺治疗过程中,针刺的次数、深浅以及留针时间的长短,也各有一定的标准吗?

答:体质壮实的人,其气血充盛,皮肤坚固,若感受了外邪,针刺时应深刺而留针,此乃治疗肥壮之人的一般原则。若其人的肩腋颈部皆很宽阔,肉薄皮厚色黑,唇厚而下垂,血黑而浓浊,气涩而运行缓慢,性格好胜,勇于进取,且很慷慨,则治疗时应深刺留针,并且针刺的次数和留针的时间也要相应地增加。

问:关于瘦人的刺法又如何呢?

答：瘦人的皮薄而肤少血色,肌肉瘦削,唇薄而语音轻微,血液清纯,气道滑利,易致气血滑脱。因此,针刺治疗瘦人时,应采用浅刺而迅速出针的方法。

问：对于肥瘦适中的人,其针刺法如何呢？

答：首先要观察其人皮肤的黑白状况,然后再分别确定调治的方法。即肤色白者多虚弱,治疗时当用针刺瘦人的方法；肤色黑者多壮实,治疗时当用针刺肥人的方法。若身体端正敦厚,气血和调,则针刺时宜掌握适当的深度和留针时间。总之,以适中为度。

问：对于骨骼坚固而年轻力壮的人,又该如何针刺呢？

答：骨骼坚固而年轻力壮的人,其肌肉坚实,骨节舒缓,体格健壮。针刺时应根据其人的举止行为和气血状态,分别施以不同的针法。如行动稳重的人,多气涩血浊,治宜深刺留针,并将针刺的次数和留针的时间适当增加。而行动轻劲的人,多气滑血清,治宜浅刺疾出。

问：婴儿的刺法如何？

答：婴儿的肌肉脆嫩,气血还不充沛。针刺时,只适宜选用毫针浅刺,且动作要敏捷,出针要迅速,每日可酌情针刺二次。

问：临深决水怎么解释呢？

答：对于血清气滑的病人,治疗时宜采用缓泻的刺法,若误用疾泻之法,如同靠近深池疾泻水流般,而导致人体的真气迅速耗竭。

问：循掘决冲又怎么解释呢？

答：对于血浊气涩的病人,治疗时宜采用疾泻的刺法,人体的经脉方可疏通,就好像循着孔穴决开冲要一样。

问：五种不同形体是否正常以及经络的状况等,均是指一般劳动人民而言。至于那些饮食珍美的贵族阶层,其身体柔脆,肌肉软弱,气血的运行栗疾滑利,迥然有异于劳动人民。那么,在针刺治疗中,其刺法又有什么异样吗？

答：食膏粱厚味与粗茶淡饭的人,其刺法必然有异。一般而言,气滑利的出针要快,气涩滞的出针要缓；气悍疾的宜用小针浅刺,气涩滞的宜用大针深刺；深刺的要留针,浅刺的疾出针。总而言之,应因人制宜。劳动人民针刺时,宜深刺留针；尊贵之人针刺时,宜微刺徐出,这是其气栗疾滑利的缘故所致。

问：形气与病气有逆顺的不同,治疗时,应该怎样分别呢？

答：形气不足而病气有余的,为外虚内实,这是邪气亢盛的缘故,当急用泻法以祛邪。形气有余而病气不足的,为外实内虚,这是正气虚衰的缘故，当急用补法以扶正。形气与病气俱不足，这是阴阳之气皆虚的缘故，此时治疗不宜运用针刺之法，若误用了针刺，则会导致阴阳之气更加虚弱，而使阴阳衰竭，气血耗尽，五脏空虚，筋骨痿弱，骨髓枯涸。若是年老体弱之人，会因此而身亡；即使是年轻力壮之人，也会由于误治而使精气损耗，难以恢复。若形气与病气俱有余，这是阴阳之气皆盛的缘故，治宜急泻其邪，再调理虚实。所以说，实则泻之，虚则补之，就是这个道理。

所以说，在针刺治疗中，若对逆顺的补泻方法以及正邪相搏的虚实变化不能正确掌握，而对邪盛的实证运用了补法，就会导致阴阳气血满溢，胃肠壅滞不通，肝肺胀满不适，阴阳气血逆乱。反之，若对正衰的虚证运用了泻法，就会导致经络失养而空虚，气血耗损而枯竭，肠胃松弛而消化无力，皮肤瘦薄而枯涩，甚则毛发枯折，皮肤憔悴，这样就危在旦夕了。

所以说，运用针刺治疗的关键，在于对调整阴阳的基本原则地正确把握。纠正阴阳的偏盛偏衰而使之达到平衡状态，则人体有精气充盈，神气内藏的现象出现，形气相合。所以说，医术高明的医生，善于诊察阴阳的虚实变化，而使其恢复相对平衡。医术平庸的医生，则常常由于误诊、误治，而扰乱经脉之气。医术低劣的医生，更是不明阴阳，不辨虚实，甚则耗损气血，危及患者生命。须高度重视！因此，在针刺之前，必须对五脏的病理变化，脉与证的相应情况，经络的虚实状态以及皮肤的润燥程度等作了相应审察后，方可确定适当的治疗原则与方法。

针道外揣纵舍第七

【题解】本篇阐述了外揣与纵舍的主要内容及其在针刺治疗中的意义和作用。

【原文】

黄帝问曰：夫九针小则无内，大则无外，恍惚无穷，流溢无极，余知其合于在道人事四时之变也。余愿浑束为一可乎？

岐伯对曰：夫唯道焉，非道何可？大、小、浅、深，杂合为一乎哉。故远者，司外揣内；近者，司内揣外，是谓阴阳之极，天地之盖。

曰：持针纵舍①奈何？

曰：必先明知十二经之本末②，皮肤之寒热，脉之盛衰滑涩。其脉滑而盛者，病日进；虚而细者，久以持；大以涩者，为痛痹，阴阳如一③者，病难治。察其本末④上下,有热者病尚在;其热已衰者,其病亦去矣。因持其尺⑤,察其肉之坚脆、大小、滑涩、寒热、燥湿。因视目之五色,以知五脏而决死生。视其血脉,察其五色,以知寒热痹痛。

曰:持针纵舍,余未得其意也。

曰:持针之道,欲端以正,安以静。先知虚实,而行疾徐。左手执骨,右手循之,无与肉裹⑥。泻谷端正⑦,补必闭肤。转针导气,邪气不得淫泆,真气以居。

曰:扞皮⑧开腠理奈何?

曰:因其分肉,在别其肤,微内而徐端之⑨,适神不散,邪气得去也。

【注释】

①纵舍:《类经·持针纵舍屈折少阴无腧》注:"纵言纵缓,舍言弗用也。"
②本末:《太素·刺法》注:"起处为本,出处为末。"
③阴阳如一:指表里俱伤。
④本末:本,指胸腹。末,指四肢。
⑤尺:指上肢前臂。
⑥肉裹:指针刺时应用力适当,以防止针与肌肉缠裹。
⑦端正:《太素·刺法》注:"直入直出,故曰端正。"
⑧扞(hàn 翰)皮:扞,通干,触犯的意思。此指针刺皮肤。
⑨微内而徐端之:《灵枢注证发微》注:"右手微纳其针,而徐徐端正其针以入之。"此具体说明了进针的动作。

【译文】

黄帝问道:关于九针的道理,小而言之,其精细微妙至极的程度无与伦比;大而言之,其渊博广大至极的程度无与伦比。针道的精奥虽然难以完全精通,但其妙用则无穷无尽,可广泛运用。我深深懂得,九针的道理完全符合自然界的基本规律,以及人事和四时气候的变化。然而,我想把这些复杂的问题,归纳为一个总的纲领。你认为可以吗?

岐伯回答说:世间的万事万物,无论多么错综复杂,都是有一定的规律的,否则怎么能把大、小、浅、深等复杂的问题归纳为一个总的纲领呢?由于人体是一个有机的整体,其体表与内脏是相互影响的。所以,通过诊察体表的变化,则可推测内脏的功能状态;而通过诊察内脏的变化,又可推测体表的外在反应,即所谓"外揣",它真实地反映了阴阳内外相互影响的关系。天地虽大,但都包罗在阴阳的范围之内。

问:针刺纵舍的意义是什么呢?

答:首先必须明确十二经脉的起止部位,皮肤的寒温变化,以及脉象的盛衰滑涩等,然后才能确定针刺的疗法是否适宜。若脉见滑盛之象,表明病势日趋严重;脉见虚细之象,表明元气衰弱,病势缠绵;脉见大涩之象,可以诊断为痛痹;若阴阳表里俱伤,则属难治之症。若在胸腹与四肢部出现热象,表明病邪尚存;而热象已退,则说明病邪已去。同时,通过诊察上肢前臂肌肤的坚脆、寒温、燥湿,以及脉象的大小滑涩,并观察目之色泽,可以测知五脏的内在变化,并判断疾病的预后。另外,可以通过观察经脉的变化和皮肤的色泽,可以预知寒热痛痹等病证情况。

问:针刺纵舍的意义究竟是什么呢?我还没有完全理解。

答:在针刺的操作过程中,必须做到态度端正,心神安静。首先须了解疾病的虚实变化,然后确定运用疾徐补泻的手法。在进针前,用左手把握住患者的骨骼,固定其肢体,用右手循经按穴,力求准确无误。进针时要从容镇定,勿用力过猛,以避免针与肌肉缠裹。运用泻法时,要直针出入,不可有偏误;运用补法时,要注意针孔的关闭,防止正气外泄。同时,又当采用辅助行针的手法,以引导其气,使邪气不得深入发展,使真气得以早日恢复。

问:弹刺皮肤、开发腠理的方法如何呢?

答:循着分肉的纹理,先用左手分开其肌肤,然后用右手将针轻微地刺入,使针尖垂直于皮肤,并一上一下地进行弹刺,这样可使患者精神舒适,神气不散,并有排除病邪的良效。

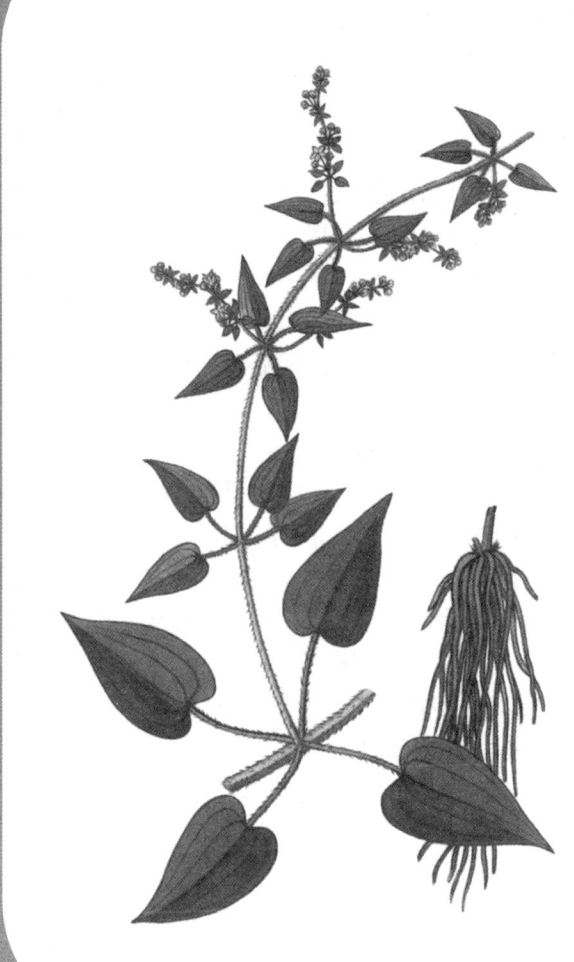

巻第六

八正八虚八风大论第一

【题解】本篇阐述了八正、八虚、八风之邪致病的一般规律。

【原文】

黄帝问曰：岁之所以皆同病者，何气使然？

少师对曰：此八正之候也，候此者，常以冬至之日。风从南方来者，名曰虚风①，贼伤人者也。其以夜半至者，万民皆卧而不犯，故其岁民少病。其以昼至者，万民懈惰而皆中而皆中于邪风，故民多病。虚邪入客于骨而不发于外，至其立春，阳气大发，腠理开，有因立春之日，风从西方来，万民皆中虚风。此两邪相搏，经气结代，故诸逢其风而遇其雨者，名曰遇岁露②焉。因岁之和而少贼风者，民少病而少死；岁多贼风邪气，寒温不和，则民多病而死矣。

曰：虚邪之风，其所贵贱③何如？候之奈何？

曰：正月朔日，风从西方来而大，名曰白骨。将国有殃，人多死亡。正月朔日，平旦西北风行，民病多，十有三也。正月朔日，日中北风，夏，民多死者(一作多病)。正月朔日，平旦北风，春，民多死者。正月朔日，夕时北风，秋，民多死者。正月朔日，天时和温不风，民无病；大寒疾风，民多病。二月丑不风，民多心腹病。三月戌不温，民多寒热病。四月巳不暑，民多瘅病④。十月申不寒，民多暴死。诸所谓风者，发屋拔树，扬沙石，起毫毛，发腠理者也。风从其冲后来者，名曰虚风，贼伤人者也，主杀害，必谨候虚风而谨避之。避邪之道，如避矢石，然后邪弗能害也。

风从南方来，名曰大弱风。其伤人也，内舍于心，外在于脉，其气主为热。

风从西南方来，名曰谋风。其伤人也，内舍于脾，外在于肌肉，其气主为弱。

风从西方来，名曰刚风。其伤人也，内舍于肺，外在于皮肤，其气主为燥。

风从西北方来，名曰折风。其伤人也，内舍于小肠，外在于手太阳之脉，脉绝则泄，脉闭则结不通，善暴死。

风从北方来，名曰大刚风，其伤人也，内舍于肾，外在于骨与肩背之膂筋⑤，其气主为寒。

风从东北方来,名曰凶风,其伤人也,内舍于大肠,外在于两胁腋骨下及肢节。

风从东方来,名曰婴儿风,其伤人也,内舍于肝,外在于筋纽⑥,其气主为湿。

风从东南方来,名曰弱风,其伤人也,内舍于胃,外在于肌,其气主为体重。

凡此八风者,皆从其虚之乡来,乃能病人,三虚相薄,则为暴病卒死;两虚一实,则为淋露寒热;犯其雨湿之地则为痿。故圣人避邪,如避矢石。其三虚偏中于邪风,则为击仆偏枯⑦矣。

曰:四时八风之中人也,因有寒暑,寒则皮肤急,腠理闭,暑则皮肤缓,腠理开。贼风邪气,因得以入乎?将必须八正风邪,乃能伤人乎?

曰:贼风邪气之中人也,不得以时。然必因其开也,其入深,其内亟(一作极)也疾,其病人也卒暴;因其闭也,其入浅以留,其病人也徐以迟。

曰:其有寒温和适,腠理不开,然有卒病者,其故何也?

曰:人虽平居,其腠理开闭缓急,固常有时也,夫人与天地相能,与日月相应,故月满则海水西盛,人血气积,肌肉充,皮肤致,毛发坚,腠理郄⑧,烟垢⑨着。当是之时,虽遇贼风,其入浅,亦不深。至其月廓空,则海水东盛,人血气虚,其卫气去,形独居,肌肉减,皮肤缓,腠理开,毛发薄,烟垢落;当是之时,遇贼风,其入深,其病人卒暴。

曰:人有卒然暴死者,何邪使然?

曰:得三虚者,其死疾;得三实者,邪不能伤也。乘年之衰,逢月之空,失时之和,人气乏少,因为贼风邪气所伤,是谓三虚。故论不知三虚,工反为粗。若逢年之盛,遇月之满,得时之和,虽有贼风邪气,不能伤也。

【注释】

①虚风:风来的方向与时令的方位相反,即称虚风。

②岁露:指一年当中感受的风雨之邪。

③贵贱:此指多少、轻重而言。

④瘅(dān 丹)病:指热邪亢盛所导致的疾病。《素问·举痛论》:"瘅热焦渴。"

⑤膂(lǚ 旅)筋:背部脊柱骨左右两侧的筋膜。

⑥筋纽:筋所会聚之处。《灵枢识》注:"纽,筋所束也。"

⑦击仆偏枯:形容像被袭击一样,突然昏仆倒地而发生半身不遂的病证。

⑧腠理郄(xì 戏):郄,即郤,闭合之意。即指腠理致密的意思。

⑨烟垢：指皮肤的油脂和污垢。

【译文】

黄帝问道：在一年之中，往往有许多人同时患病，这其中的道理何在呢？

少师回答说：这是四时八节的气候影响所致。要正确地推测这种与气候相关的病因，常常在冬至之日来观察。若风雨来自南方，被称作虚风，虚风会伤害人体。若风雨适逢夜半袭来，而人们均卧床休息，不致触犯，故在当年患病的人就会很少。若风雨正值白昼袭来，而人们未予防护，就会被虚风侵犯，故患病的人较多。若冬季受邪，而邪气在骨节停留，未向外周发散。至立春之后，阳气升发，腠理疏松。加之立春之日，恰遇来自西方的风邪，风邪又侵犯到人。这样新感与伏邪相互搏结，导致病邪在经脉留滞不去，而使机体轮番受伤。因此，在新岁之中，兼感风雨，就称为遇到岁露。若由于岁气调和，病邪少有滋生，则人们患病的较少，造成死亡的就更少；若由于岁气失调，寒温失度，病邪滋生、泛滥，则人们患病的较多，造成死亡的人数就更多了。

问：属于虚邪的风，所引起疾病的轻重程度如何？如何诊断呢？

答：每年的正月初一，风从西方袭来，且风势较大，叫做白骨。风靡全国而泛滥成灾，甚则导致死亡。正月初一，如果在黎明时分，遇西北风，则患病的人就会较多，约占十分之三。正月初一，若在中午遭北风侵袭，则会在当年的夏天患重病，且多致死亡。正月初一，若在黎明时分，感受了北风的侵犯，则会在当年的春天患重病，且多致死亡。正月初一，若在傍晚遭受北风，则会在当年的秋天患重病，且多致死亡。正月初一，若气候温暖，风和日丽，则人健康无病；若气候寒冷，大风肆虐，则人易患疾病。二月的丑日，若没有风，则人易患心腹病。三月的戌日，若气候不温，则人易患寒热病。四月的巳日，若气候不热，则人易患瘅热病。十月的申日，若气候不寒，则可导致突然病亡。上述所说的从不同方向刮来的风，均是指能够摇撼房屋，折断树木，飞沙走石，并且导致人的毫毛竖立，腠理开泄的不正之风。若风向相反于时令季节，就是虚风。这种虚风能损伤人体，具有一定的危害性，因此，必须谨慎对待，并适时回避。避邪的道理，如同躲避箭石一样，只有这样，才能防范邪气的侵害。

从南方袭来的风，叫做大弱风。若侵犯人体，内可伤及心脏，外则累及血脉，可致热性病。

从西南方袭来的风，叫做谋风。若侵犯人体，内可伤及脾脏，外则累及肌肉，可导致是软弱无力的病变。

从西方袭来的风,叫做刚风。若侵犯人体,内可伤及肺脏,外则累及皮肤,可致燥病。

从西北方袭来的风,叫做折风。若侵犯人体,内可伤及小肠,外则累及手太阳经脉,脉绝的为邪气满溢,脉闭的为阻滞不通,感受者会突然死亡。

从北方袭来的风,叫做大刚风。若侵犯人体,内可伤及肾脏,外则累及骨骼和肩背的筋膜,可致寒病。

从东北方袭来的风,叫做凶风。若侵犯人体,内可伤及大肠,外则累及两胁、腋下及上肢关节等部位。

从东方袭来的风,叫做婴儿风。若侵犯人体,内可伤及肝脏,外则累及筋骨的连接之处,可致湿病。

从东南方袭来的风,叫做弱风。若侵犯人体,内可伤及胃腑,外则累及肌肉,其所导致的是周身沉重的病变。

以上所述的从八方吹袭而来的风,实际上,均来自虚乡(与其季节所主方位相反的方向),属于不符合时令季节的虚风之类,所以才会引发疾病。若虚人逢虚年,再遭虚风,此三虚兼而为患,就会使人突然发病,甚则迅速死亡;若两虚一实,就会有因淋雨和露体受风所致的寒热相间等症;若由于淋雨和久居湿地,而感受了湿邪,就会导致手足痿弱无力的症状出现。因此,懂得养生之道的人,防范风邪,就好像躲避箭石的攻击一样。如果三虚既存,又偏偏被邪风所侵犯,则会引发卒然昏仆或半身不遂的病变。

问:四时八风影响人体,有寒暑之异,若受寒冷的影响,则皮肤收缩,腠理关闭;若受暑热的影响,则皮肤弛缓,腠理开泄。自然界中的邪气,是否根据气候的寒暑变化,才侵犯人体的呢?还是必定要感受四时八节的虚邪,才能伤害人体呢?

答:病邪伤害人体,并没有明显的季节性。但是必定要在人体的腠理开泄时,才能乘虚深入,或直接侵犯内脏,而致脏腑功能失常。因此,其发病较为急骤。若邪气在人体的腠理关闭之时侵入,也只能停留于浅表部位,而且其发病较为迟缓。

问:有时气候的寒温适度,人的腠理固密而未开泄,但是仍有人卒然发病,原因是什么呢?

答:人虽平静而正常地生活,但自然气候仍直接影响着腠理的开合和皮肤的缓急。由于人与自然界的变化息息相关,与日月的盈亏运行密切相应,所以月盈之时,海水西盛,人则表现出气血充盈,肌肉充实,皮肤致密,毛发坚固,腠理关闭,皮肤上有垢腻附着。在这种机体充实之时,即使遭到邪气的侵犯,但其病位也必定浅而不深。而月亏之时,海水东盛,人则有气血虚弱,卫气耗散,形体独存,肌肉瘦削,皮肤弛缓,腠理开泄,毛发稀疏,皮肤上的垢腻脱落症状出现。在这种机体虚弱之时,若感受病邪,则病位较深,且发病急骤。

问:有的人会突然死亡,这是什么邪气所引起的呢?

答:兼逢三虚的人,其死亡就会非常急骤;若为三实,则邪气就难以伤害人体。若在岁气不足的虚年,适逢月廓空亏,气候异常,而人又未予防护,正气不足,所以易受邪气的侵害,即所谓的三虚。因此,在分析病理变化时,若对三虚的基本情况不了解,再高明的医生,也与那些粗俗无能的医生没有多大区别了。若适逢岁气有余的盛年,再遇月廓满盈,气候调和,即使邪气侵入,也难以损害人体。

逆顺病本末方宜形志大论第二

【题解】本篇阐述了疾病的逆顺、标本,以及地理环境和形志苦乐等方面的情况,并提出了治病求本和因时、因地、因人制宜等治疗原则。

【原文】

黄帝问曰:治民治身,可得闻乎?

岐伯对曰:治民与自治,治彼与治此,治小与治大,治国与治家,未有逆而能治者,夫惟顺而已矣。故入国问其俗,临病人问所便①。

曰:便病奈何?

曰:中热消瘅则便寒,寒中之属则便热。胃中热则消谷,令有悬心②善饥,脐已上皮热;肠中热,则出黄如糜③色,脐已下皮寒。胃中寒则䐜胀;肠中寒则肠鸣飧泄④。胃中寒,肠中热,则胀且泄;胃中热肠中寒,则疾饥,少腹痛胀。

曰:胃欲寒饮,肠欲热饮,两者相逆,治之奈何?

曰:春夏先治其标,后治其本;秋冬先治其本,后治其标。

曰:便其相逆者奈何?

曰:便此者,食饮衣服,欲适寒温,寒无凄怆⑤,暑无出汗。食饮者,热无灼灼⑥,寒无沧沧⑦。寒温中适,故气将持,乃不致邪僻⑧。

先病而后逆⑨者,治其本;先逆而后病者,治其本。先寒而后生病者,治其本;先病而后生寒者,治其本。先热而后生病者,治其本;先病而后生热者,治其本。先热而后生中满者,治其标。先病而后泄者,治其本;先泄而后生他病者,治其本,必先调之,乃治其他病。先病而后中满者,治其标;先中满而后烦心者,治其本。人有客气固气,小大不利,治其标;小大便利,治其本。病发而有余,本而标之,先治其本,后治其标;病发而不足,标而本之,先治其标,后治其本。谨察间甚而调之,间者并行,甚者独行⑩。小大不利而后生他病者,治其本。

东方滨海旁水,其民食鱼嗜咸。鱼者使人热中,咸者胜血。其民皆黑色疏理,其病多痈肿,其治宜砭石⑪。

西方水土刚强,其民华食而脂肥,故邪不能伤其形体,其病生于内,其治宜毒药⑫。

北方风寒冰冽,其民乐野处而乳食,脏寒生病,其治宜灸焫⑬。

南方其地洼下,水土弱,雾露之所聚也。其民嗜酸而食胕,故致理而赤色。其病挛痹,其治宜微针。

中央其地平以湿,天地所生物者众,其民食杂而不劳,故其病多痿厥寒热,其治宜导引按跷⑭。

故圣人杂合以治,各得其宜。

形乐志苦,病生于脉,治之以灸刺;形苦志乐,病生于筋,治之以熨引,形乐志乐,病生于肉,治之以针石;形苦志苦,病生于困竭,治之以甘药;形数惊恐,经络不通,病生于不仁,治之以按摩醪醴⑮,是谓五形志。故曰:刺阳明出血气,刺太阳出血恶气,刺少阳出气恶血,刺太阴出血恶气,刺少阴出气恶血,刺厥阴出血恶气。

【注释】

①便:指病人的喜好。

②悬心:心悬不宁。

③出黄如糜:糜,小米粥。此指排出的粪便色黄如米粥。

④飧泄:指完谷不化的泄泻。

⑤凄怆:寒甚彻骨的样子。

⑥灼灼:烧灼。

⑦沧沧:寒凉。

⑧邪僻:僻,不正的意思。此指病邪侵害。

⑨逆:此指气血逆乱。

⑩间者并行,甚者独行:《类经·标本逆从治有先后》注:"间者,言病之浅,甚者,言病之重也。病浅者,可以兼治,入曰并行。病甚者,难容杂乱,故曰独行。"

⑪砭石:指古代用的石针。
⑫毒药:泛指药物。
⑬灸焫(ruò 若):焫,点燃,焚烧。《素问·异法方宜论》王冰注:"火艾烧灼,谓之灸焫。"
⑭导引按跷:指气功和按摩。
⑮醪醴(láo lǐ 劳里):指药酒。

【译文】

黄帝问道:治民与治身怎样理解呢? 你能讲讲其中的道理吗?

岐伯回答说:治民和自治,治彼和治此,治小和治大,治国和治家,如果违背其自然规律是很难治理的,唯有顺应自然规律,才能达到理想的境界。治病的道理亦然。因此,关系到一个国家,首先必须了解当地的风土人情;每逢一个病人,首先必须询问患者的喜恶特点,以便采取适宜的治疗措施。

问:如何根据病人的喜恶来制定适宜的治疗措施呢?

答:一般而言,属于内热炽盛的消渴病,治疗时,适宜采用寒凉的方法;属于阳气虚弱的寒性病,治疗时,适宜采用温热的方法。胃中热盛者,则消谷善饥,心悸不宁,脐以上的皮肤灼热;肠中热盛者,则大便色黄,稀如糜粥,脐以下的皮肤寒冷。而胃中寒盛者,可表现出腹部胀满不适;肠中寒盛者,可见肠鸣和完谷不化的泄泻。若胃中有寒而肠中有热,就会导致腹部胀满且兼有泄泻的症状;若胃中有热而肠中有寒,就会出现易饥、少腹胀痛的症状。

问:胃中热盛欲寒饮,肠中寒盛欲热饮,两者的性质相反,应如何治疗呢?

答:春夏季节,其气外达,当先治标,后治其在内的本病;秋冬季节,其气内藏,当先治本,后治其在外的标病。

问:当病人的喜恶与疾病的性质不一致时,应该如何处理呢?

答:对于这种情况,应让病人在饮食与衣着方面,保持适度的寒温。例如,病本不欲寒,而患者素喜寒凉,此时只宜给予微寒,而不能寒冷太过;病本不欲热,而患者素喜温热,此时只宜给予微热,而非热得汗出。尤其在饮食方面,喜热食的不要过烫,喜寒食的不要过凉。只有保持寒温的适度,人体的元气才能长盛不衰,一切不正之气才会无机可乘。

先患病,然后才见气血逆乱的,应治其先病;先有气血逆乱,然后才患病的,应调其气血。先因寒邪致病,然后才出现其他病变的,应治其寒病;先患病,然后出现寒象的,应治其先病。先因热邪致病,然后才出现其他病变的，应治其热病；先患病，然后出现热象的，应治其先病。先患热病，然后出现中满证的，应治其中满之标。先患病，然后出现泄泻证的，应治其先病；先患泄泻，然后才出现其他病变的，应先治其泄泻之本，必先调治泄泻，然后再治疗其他疾病。先患病，然后才出现中满证的，应先治其中满之标；先患中满证，然后才出现心烦的，应先治其中满的本病。人有因为新感外邪而致病的，也有由于伏邪内发而致病的，但是无论新感还是伏邪，只要有大、小便不通利的现象出现，则均治其二便不通之标；若大、小便通利，应先治其本病。若病属邪气有余的实证，则邪气为本，症状为标，应先治其本，后治其标；若病属精气不足的虚证，则精气为标，病邪为本，应先治其标，后治其本。总之，对疾病的基本病理变化观察必须慎重，分清其轻重、缓急和主次，然后采取相应的方法来调治，病情轻的，可以标本兼治，病情重的，可以单独治疗，根据其具体情况，决定采取治标或治本的方法。如果患者先有大、小便不通的现象，然后才导致其他病变的，应先治二便不利之本，再考虑调治其他病变。

东方地区，由于临海靠水，故当地人喜食鱼类，并嗜好咸味。而鱼类食品，其性属热，过食易致内热壅滞；咸味又易入走血分，过食易耗伤血液。所以，当地人大多皮肤黝黑，腠理疏松，大多患有痈肿类的疾病。在治疗上，宜用石针。

西方地区，其水土之性刚强，当地人喜食酥酪骨肉等较为鲜美的东西，因而长得比较肥胖，外邪不易侵犯人体。所以，患病多由于饮食失宜和七情内伤所致。在治疗上，宜用药物。

北方地区，其天寒地冻，当地人喜好游牧野居，嗜食牛羊乳汁，总病多由于内脏受寒而致。在治疗上，宜用温灸。

南方地区，其地势低洼，水土卑湿，雾露较多。当地人喜食酸味和腐臭之品，其腠理细致，皮肤色赤。多患筋脉拘挛和湿痹等病，在治疗上，宜用微针。

中原地区，其地势平坦，湿气较重，且资源丰富，物产众多。由于当地人的食品丰盛，生活舒适，少有劳作，因而多患有痿软、厥逆、恶寒、发热之类等疾病。在治疗上，宜用导引和按摩法。

医术高超的医生，能够针对不同的季节气候、地理环境以及人体状况等，集合各种疗法，使不同的疾病均得到恰当的治疗。

形体安逸而精神苦闷的人，多患血脉不通，治疗宜用针灸；形体劳苦而精神愉快的人，多患筋脉受伤，治疗宜用温熨导引法；形体安逸而又精神愉快的人，多患肌肉壅滞，治疗宜用针石；形体劳苦而又精神苦闷的人,多患阴阳俱伤,治疗宜用甘药;屡受惊恐的人,由于气机逆乱,经脉不通,故多患肢体麻木不仁,治疗时,宜用按摩和药酒。即所谓五种形志之病。所以说,针刺阳明经,可以出血出气,因其系多气多血之经;针刺太阳经,只宜出血,不可耗气,因其系多血少气之经;针刺少阳经,只宜出气,不可伤血,因其系少血多气之经;针刺太阴经,只宜出血,不可耗气,因其系多血少气之经;针刺少阴经,只宜出气,不可伤血,因其系少血多气之经;针刺厥阴经,只宜出血,不可耗气,因其为多血少气之经。

五脏六腑虚实大论第三

【题解】本篇着重论述了五脏六腑的虚实变化及针刺治疗的手法。

【原文】

黄帝问曰:刺法言,有余泻之,不足补之,何谓也?

岐伯对曰:神有有余,有不足;气有有余,有不足;血有有余,有不足;形有有余,有不足;志有有余,有不足。心藏神,肺藏气,肝藏血,脾藏肉,肾藏志。志意通达,内连骨髓,而成形。五脏之道,皆出于经隧,以行血气,血气不和,百病乃变化而生,故守经隧焉。

神有余则笑不休,不足则忧(《素问》作悲,王冰曰:作忧者误),血气未并,五脏安定,邪客于形,淒厥(《素问》作洒淅)起于毫毛,未入于经络,故命曰神之微①。神有余则泻其小络之血,出血勿之深斥,无中其大经,神气乃平。神不足者,视其虚络,切而致之,刺而和之,无出其血,无泄其气,以通其经,神气乃平。

曰:刺微奈何?

曰:按摩勿释,著针勿斥,移气于不足,神气乃得复。

气有余则喘咳上气,不足则息利少气,血气未并,五脏安定,皮肤微病,名曰白气微泄②。有余则泻其经隧,无伤其经,无出其血,无泄其气。不足则补其经隧,无出其气。

曰:刺微奈何?

曰:按摩勿释,出针视之,曰:我将深之。适人必革③,精气自伏,邪气乱散,无气休息,气泄腠理,真气乃相得。

血有余则怒,不足则恐。血气未并,五脏安定,孙络外溢,则经有留血。有余则泻其盛经,出其血。不足则补其虚经,内针其脉中,久留之,血至(《素问》作而视)脉大,疾出其针,无令血泄。

曰:刺留血奈何?

曰:视其血络,刺出其血,无令恶血得入于经,以成其病。

形有余则腹胀,泾溲不利;不足则四肢不用。血气未并,五脏安定,肌肉蠕(一作溢)动,名曰微风④。有余则泻其阳经,不足则补其阳络。

曰:刺微奈何?

曰:取分肉间,无中其经,无伤其络,卫气得复,邪气乃索⑤。

志有余则腹胀飧泄,不足则厥。血气未并,五脏安定,骨节有动。有余则泻然筋血者,出其血;不足则补其复留。

曰:刺未并奈何?

曰:即取之,无中其经,以去其邪,乃能立虚。

曰:虚实之形,不知其何以生?

曰:血气已并,阴阳相顷,气乱于卫,血逆于经,血气离居,一实一虚。血并于阴,气并于阳,故为惊狂。血并于阳,气并于阴,乃为炅中⑥。血并于上,气并于下,心烦闷,善怒。血并于下,气并于上,乱而喜忘(《素问》作善忘)。

曰:血并于阴,气并于阳,如是血气离居,何者为实,何者为虚?

曰:血气者,喜温而恶寒,寒则泣不流,温则消而去之。是故气之所并为血虚,血之气并为气虚。

曰:人之所有者,血与气耳。乃言血并为虚,气并为虚,是无实乎?

曰:有者为实,无者为虚。故气并则无血,血并则无气。今血与气相失,故为虚焉。络之与孙脉俱注(一作输)于经,血与气并,则为实焉。血之与气并走于上,则为大厥⑦,厥则暴死;气复反则生,不反则死。

曰:实者何道从来?虚者何道从去?

曰:夫阴与阳,皆有输会。阳注于阴,阴满之外,阴阳川平⑧(《素问》作均平),以充其形,九候若一,名曰平人。夫邪之所生,或生于阳,或生于阴。其生于阳者,得之风雨寒暑;其生于阴者,得之饮食起居,阴阳喜怒。

曰:风雨之伤人奈何?

曰:风雨之伤人也,先客于皮肤,传入于孙脉,孙脉满则传入于络脉,络脉满乃注于大经脉,血气与邪气并客于分腠之间,其脉坚大,故曰实。实者外坚充满不可按,按之则痛。

曰:寒湿之伤人奈何?

曰:寒湿之中人也,皮肤收(《素问》作不收),肌肉坚紧,营血涩,卫气去,故曰虚。虚者摄辟⑨,气不足,血涩,按之则气足以温之,故快然而不痛。

曰:阴之生实奈何?

曰：喜怒不节，则阴气上逆，上逆则下虚，下虚则阳气走之，故曰实。

曰：阴之生虚奈何？

曰：喜则气下，悲则气消，消则脉空虚；因寒饮食，寒气动脏(一作熏满)，则血泣气去，故曰虚。

曰：阳虚则外寒，阴虚则内热，阳盛则外热，阴盛则内寒，不知所由然？

曰：阳受气于上焦，以温皮肤分肉之间，今寒气在外，则上焦不通，不通则寒独留于外，故寒栗⑩。有所劳倦，形气衰少，谷气不盛，上焦不行，下焦(《素问》作下脘)有通，胃气热熏胸中，故内热。上焦不通利，皮肤致密，腠理闭塞(《素问》下有玄府二字)不通，卫气不得泄越，故外热。厥气上逆，寒气积于胸中而不泻，不泻则温气⑪去，寒独留，则血凝泣，凝则腠理不通，其脉盛大以涩，故中寒。

曰：阴与阴并，血气已并，病形已成，刺之奈何？

曰：刺此者，取之经渠，取血于营，取气于卫，用形哉，因四时多少高下⑫。

曰：血气已并，病形已成，阴阳相倾，补泻奈何？

曰：泻实者，气盛乃内针，针与气俱内，以开其门，如利其户，针与气俱出，精气不伤，邪气乃下。外门不闭，以出其疾，摇大其道，如利其路，是谓大泻，必切而出，大气乃屈⑬。

曰：补虚奈何？

曰：持针勿置，以定其意，候呼内针，气出针入，针空四塞，精无从去，方实而疾出针。气入针出，热不得还，闭塞其门，邪气布散，精气乃得存。动无后时，近气不失，远气乃来⑭，是谓追⑮之。

曰：虚实有十，生于五脏五脉耳。夫十二经脉者，皆生百(《素》作其)病，今独言五脏。夫十二经脉者，皆络三百六十节，节有病，必被⑯经脉，经脉之病者，皆有虚实。何以合之乎？

曰：五脏与六腑为表里，经络肢节，各生虚实，视其病所居，随而调之。病在脉，调之血；病在血，调之络；病在气，调诸卫；病在肉，调之分肉；病在筋，调之筋；病在骨，调之骨。燔针劫刺其下，及与急者。病在骨，焠针药熨。病不知所痛⑰，两跷为上。身形有痛，九候莫病，则缪刺之。病在于左而右脉病者，则巨刺之。必谨察其九候，针道毕矣。

【注释】

①神之微：《素问·调经论》王冰注："始起于毫毛，尚在于小络，神之微病，故命曰神之微也。"

②白气微泄：白气，即指肺气。由于肺在五行属金，在五色主白，故称。且肺主气，外合皮毛，故皮肤微病，可导致肺气的轻度上泄。

③革：改变。

④微风：指风邪滞留于肌肉，致肌肉蠕动。由于风邪尚微，未入气血，故称微风。

⑤索：消散的意思。

⑥炅（jiǒng 炯）中：炅，热。此指内热炽盛。

⑦大厥：指突然昏仆，不省人事的中风。

⑧阴阳川（xún 循）平：指阴阳平衡。

⑨摄辟：皮肤紧缩。

⑩栗：颤抖貌。

⑪温气：指阳气。

⑫用形哉，因四时多少高下：指根据患者形体的肥瘦高矮与四季气候的不同变化，来决定针刺的次数和取穴的上下部位。

⑬大气乃屈：邪气清退。

⑭近气、远气：《素问·调经论》王冰注："近气，谓已至之气。远气，谓未至之气。"

⑮追：即补。

⑯被：波及、侵犯。

⑰病不知所痛：病位游移、痛无定处。

【译文】

黄帝问道：刺法上讲的泻其有余，补其不足，怎么理解呢？

岐伯回答说：神分为有余与不足；气可分有余与不足；血可分有余与不足；形可分有余与不足；志可分有余与不足。而神、气、血、形、志这五种的有余和不足，皆密切相关连于五脏。心藏神，肺主气，肝藏血，脾主肌肉，肾藏志。人的意志通达，内与骨髓紧密相连，构成了人的整个形体。五脏赖以相互联系的通道，都是经络系统，即通过经络用来运行气血。若气血失调，各种疾病应运而生。因此，必须始终保持经络通畅，气血和调。

由于心藏神，故神有余时则喜笑不止，神不足时则忧虑难除。若病邪尚未波及气血，则五脏安定，说明邪气仅仅滞留于形体，而恶寒的感觉，只是起于肌表毫毛，还没有入侵经络，所以叫做神的微病。当神有余时，应刺其较小的络脉，采用刺之出血的泻法，但不要推针深刺，更不能伤及大的经脉，这样就可使神气恢复正常。当神不足时，应仔细审察其虚陷之络,并用手切按,使之得气,再配以针刺,但切勿出血,以防气泄,只要使经脉保持通畅,神气也就自然恢复正常了。

问:治疗神的微病,该如何针刺呢?

答:持续按摩患处,针刺时不要向里深推,力求将气引至不足之处,神气则可恢复。

由于肺主气,所以气有余时则咳喘气逆,气不足时则鼻塞气短。若病邪尚未涉及气血,则五脏安定,邪气仅仅滞留于皮肤,而引起轻微的病变。因肺外合皮毛,故皮肤微病,可引起肺气微泄,所以又叫做肺气微虚。当气有余时,应泻其经隧,但切勿使经脉受损,既不可导致出血,也不可使之气泄。当气不足时,应补其经隧,切勿耗气。

问:治疗皮肤的微病,如何利用针刺呢?

答:持续按摩患处,出示针给病人看看,并说:我要深刺。病人必然心情紧张,面色改变,聚精会神地等候针刺。这样,自然致使精气内守不泄,而邪气则散乱于外,无处停留,既然邪气已从腠理发泄了,人的正气也就自然恢复正常了。

由于肝藏血,所以血有余则急躁易怒,血不足而致恐惧不安。若病邪尚未影响气血,则五脏安定,邪气仅仅于孙络处滞留,而导致孙络邪气外溢经脉,导致经脉瘀血的现象。当血有余时,应采用刺之出血的泻法,以泻其邪盛的经脉。当血不足时,应补其正虚的经脉,即刺入脉内后,持久留针,待气血逐渐充盈,脉象逐渐充实后,则迅速出针,切莫使之出血,以防气血损耗。

问:治疗经脉的瘀血,应当怎样针刺呢?

答:当辨明留有瘀血的络脉后,即刺之出血,但应注意,防止恶血入于经脉,以传变为其他疾患。

由于脾主肌肉四肢,与人的形体密切相关,所以形有余则腹部胀满,二便不利;形不足则四肢痿软,运动不灵。若病邪还没有影响气血,则五脏安定,邪气仅仅滞留于肌肉,而致肌肉蠕动,故称为微风。当形有余时,应泻其足阳明经脉,以驱邪外出。当形不足时,应补其足阳明络脉,目的在于益气养血。

问:治疗微风,该如何针刺呢?

答:应在皮肤与肌肉之间取穴,但切勿刺中经脉,也不能伤及络脉,其原则是恢复卫气的功能,卫气得以温养肌腠,抵御外邪,则病邪自然消散。

由于肾藏志,故志有余就会导致腹胀飧泄,志不足则手足厥冷。若病邪还没有影响气血,则五脏安定,邪气仅仅滞留于骨节,而致骨节受损。当志有余时,应取然谷穴泻之,以出其血;当志不足时,应取复溜穴补之,目的在于养其血。

问:治疗邪留骨节的病变,该如何针刺呢?

答:应在骨节受损之处针刺,但切勿刺到经脉,其原则是刺中邪留部位,邪气得去,骨节即可恢复其正常功能。

问:虚与实的各种病理变化是怎样形成的呢?

答:虚实的形成,主要是由于病邪与气血相互搏结,阴阳失去平衡协调的缘故。因气属阳,血属阴,而气乱于卫分,血逆于经络,从而破坏了气与血之间的互根互用关系,所以形成一虚一实的病证。如果血与阴邪相互搏结,气与阳邪相互搏结,则引发惊狂之症。若血与阳邪相互搏结,气与阴邪相互搏结,就会出现内热炽盛之证。若血与邪气在上部相互搏结,气与邪气在下部相互搏结,就会使人产生心中烦闷,急躁易怒的症状。若血与邪气在下部相互搏结,气与邪气在上部相互搏结,则引起精神涣散、健忘等。

问:血与阴邪相互搏结,气与阳邪相互搏结,如此气血分离,不循常道,怎样辩别其虚实呢?

答:气与血,其性均喜温暖而恶寒冷。由于寒冷能使气血凝滞而瘀阻,温暖能使气血的瘀阻消散而畅行。故气血在其运行过程中,应始终维系互根互用的关系。若气与阳邪相互搏结,则导致血虚;血与阴邪相互搏结,则致气虚。

问:气血皆为人体的基本组成物质,以上所说的血偏盛是虚,气偏盛也是虚,难道就没有实了吗?

答:一般而言,有余的为实,不足的为虚。因此,气偏盛时,血则不足;血偏盛时,气则不足。而气与血之间互根互用的协调关系一旦遭到破坏,就成为虚证。人体的络脉和孙络中的气血,均渗注于经脉,若气血互结,凝滞于一处,即成为实症。若气血互结,循经上逆,则会发生卒然昏仆的中风症,此证来势凶猛,病情严重,病人呈现昏厥如死状。如果气血能够迅速恢复其正常运行状态,则人可复生;否则,就会亡命。

问:实、虚各是从何处而来的呢?

答:阴经与阳经,都有输入和会合的腧穴,借以构成彼此间的有机联系。当阳经中的气血盈满时,则灌注于阴经,而阴经中的气血充满后,又会充盈其他部位,这样气血相贯,阴阳互根,目的在于充分营养人体的各个部位,而表现出脉象和缓有力,节律调匀,即正常的人。凡邪气致病,有的因为外感而属阳,有的由于内伤而属阴。属于阳的,是感受了自然界的风、雨、寒、暑等外邪所致;属于阴的,则属于饮食失宜、起居失常、情欲过度和喜怒无常等内伤因素所导致。

问:风雨伤人的情形如何?

答:风雨之邪伤害人体,是首先侵入皮肤,然后传入孙络,孙络满后再传入络脉,络脉满后就传注于经脉。这样,气血与病邪相互搏结,而在分肉腠理之间壅滞,其脉象必见坚实而大,故称为实证。实证患者的受邪部位,其外表坚实充满,因此,可见拒按,按之则痛的现象。

问:寒湿伤人的情形又如何呢?

答:寒温邪气均属阴邪,阴邪偏盛必然使人体的阳气受到损伤,而寒又主凝滞、收引,故寒湿之邪侵犯人体后,则导致皮肤收缩,肌肉坚紧,营血凝滞,卫气耗散等症状出现,故称为虚证。虚证患者的皮肤紧缩,卫气虚弱,营血凝滞,若用手触按,则可促进气血的运行,起到温煦的作用,所以患者喜按,且按之舒适不痛。

问:阴分产生的实证如何呢?

答:若无节制的大喜大怒,则会导致阴气上逆,而阴气上逆必然引起下部的阴气亏虚,阴虚则阳气相对有余,故阴分导致实证。

问:阴分发生的虚证又如何呢?

答:若大喜大乐,就会使气机迟缓而容易下陷,悲哀过度,使人身之气消散而致气虚,由于气为血之帅,故气虚可引起血行迟缓,脉道空虚;若再由于饮食过寒,而寒伤脏气,则更易引发血涩气虚,所以阴分导致虚证。

问:阳虚引起外寒,阴虚引起内热,阳盛引起外热,阴盛引起内寒,这是什么原因造成的呢?

答:阳气来源于上焦,具有温养肌腠,护卫肌表的作用。现在寒邪外袭,致使上焦之气不能通达于肌腠之间,则寒邪在体表处独留,所以出现恶寒战栗的外寒证。若劳累过度,则使精气受损,导致形体衰弱,气血亏虚,脾胃功能不足,水谷精微无法充养于全身,因而上焦不能宣发精微,下焦无法蒸化津液,胃气郁遏而生热,其上熏胸中,故引发内热。如果上焦不利,则卫气失于宣发,无法外达肌表以发挥其正常功能,因而致使皮肤致密,腠理闭塞,汗孔不通,卫气无法向外散越,郁而化热,所以成为外热。如果寒厥之气上行,寒气积于胸中而不得下泄,则必然使人体的阳气受损。而寒气独留于胸中,会使血液凝滞,脉道不通,其脉象盛大而兼见滞涩,故引发胸中寒的内寒症。

问:阴与阳相互搏结,血与气相互搏结,而致疾病形成,该如何针刺呢?

答：治疗此病症，应当取其经脉刺之，营分的病变，宜针刺其血，卫分的病变，宜针刺其气。同时还要根据患者形体的肥瘦高矮与四时气候的寒热温凉等情况的不同，对针刺的次数和取穴的部位作出具体判断。

问：血与气相互搏结后，而致疾病形成，阴阳之间平衡协调的状态遭到破坏，该如何运用补泻的方法呢？

答：泻法适用于实证，当在患者吸气之时进针，使气与针同时进入体内，从而使邪气外泄的通道得以通畅，犹如门户流通一样，以促进邪气外泄。当在患者呼气之时出针，使气与针同时拔出，这样既不耗伤精气，又能驱除邪气。同时，勿使针孔闭塞，以利邪气外出，并注意摇大针孔，从而通利邪气外出的道路，此为大泻。拔针时一定要急出其针，如此邪气随之而消退。

问：补虚的方法又是怎样的呢？

答：用手持针，但莫勿忙刺入，首先必须安神定志，等待患者呼气之时再进针，即出气时而针入，使针体紧密地与孔穴的四周而不留缝隙相连，这样保持精气内守，无处外泄。待针下气盛之时即迅速将针拔出，即吸气时将针拔出，这样，保证针下所致的热气不会返退，出针后，立即按压针孔，使邪气得以驱散，从而保存精气。总之，在针刺时，无论入针还是出针，都应做到不失时机，使已至之气不致外泄散失，还能引导未至之气而来，此为补法。

问：虚证和实证共有十种类型，都是自五脏及其经脉而产生。然而，十二经脉均能引发各种疾病，怎么仅仅谈及五脏呢？同时，十二经脉又都联络于三百六十五节，若病变发生在骨节处，必然波及经脉，而经脉发生了病变，又都有虚和实的变化，这些怎样与五脏的虚实结合在一起呢？

答：五脏与六腑之间存在着阴阳表里关系，而十二经脉均内属五脏六腑，外络肢体骨节。经络肢节各有其虚实的病理变化，应审视病变的所在部位，而根据其虚实加以调治。若病位在脉，可对其血加以调治；病位在血，可对其络加以调治；病位在气，可对其卫气加以调治；病位在肌肉，可对其分肉间加以调治；病位在筋，可对其筋加以调治；病位在骨，可对其骨加以调治。病在筋时，亦可用火针劫刺其病处和筋脉挛急的部位。病在骨时，亦可用焠针和药熨的方法治疗。若痛无定处，可以针刺阴跷阳跷二脉。若自觉肢体疼痛，而脉象又无明显异常的，治疗时，可以采用缪刺法。若病变见于左侧，而病脉见于右侧的，可以采用巨刺法治疗。总之，对患者九候的脉象变化必须谨慎地加以审察，针对具体病情而进行针治。这样，针刺的规律与技术也就完备了。

阴阳清浊顺治逆乱大论第四

【题解】本篇着重论述了阴阳清浊之气相顺而治和相逆而乱的情况,以及气乱于不同部位的针刺方法。

【原文】

黄帝问曰:经脉十二者别为五行,分为四时。何失而乱?何得①而治②?

岐伯对曰:五行有序,四时有分,相顺而治,相逆而乱。

曰:何谓相顺而治?

曰:经脉十二,以应十二月。十二月者,分为四时,四时者,春夏秋冬,其气各异。营卫相随③,阴阳相和,清浊不相干,如是则顺而治矣。

曰:何谓相逆而乱?

曰:清气在阴,浊气在阳④,营气顺脉,卫气逆行,清浊相干,乱于胸中,是谓大悗。故气乱于心,则烦心密默⑤,俯首静伏;乱于肺,则俯仰喘喝,按手以呼;乱于肠胃,则为霍乱;乱于臂胫,则为四厥;乱于头,则为厥逆,头痛(一作头重)眩仆。

气在心者,取之手少阴心主之腧。

气在于肺者,取之手太阴荥,足少阴腧。

气在于肠胃者,取之手、足太阴、阳明,不下者,取之三里。

气在于头者,取之天柱、大杼,不知,取足(《灵枢》作手)太阳之荥腧。

气在臂足者,先去血脉,后取其阳明、少阴之荥腧。

徐入徐出,是谓之导气。补泻无形,是谓之同精⑥。是非有余不足也,乱气之相逆也。

【注释】

①得:相得益彰、彼此协调。

②治:即正常。

③营卫相随:《太素·营卫气行》注:"营行脉中,卫有脉外,内外相顺,故曰相随。"

④清气在阴,浊气在阳:《太素·营卫气行》注:"清气在于脉内,为营为阴也,浊气在于脉外,为卫为阳也。"

⑤密默:指沉默不语。

⑥同精：指以保养精气为共同目的。

【译文】

黄帝问道：人体内的十二经脉，分别归属于木、火、土、金、水五行，又各自相应于春、夏、秋、冬四时之气。在什么情况下会导致彼此失调而引发人体的功能紊乱？在什么情况下又会导致彼此协调而保持人体正常的功能活动呢？

岐伯回答说：五行之间的生克制化是有一定规律的，四时气候的寒热温凉所出现阶段时间也会有所不同，人体的十二经脉若与自然界的四时五行变化规律相应，就会功能正常，有条不紊；若与其变化规律相违背，就会造成功能紊乱。

问：相顺而治该如何解释呢？

答：人体的十二经脉，分别相应于一年的十二个月。而十二个月又可分为春、夏、秋、冬四个季节，由于其气候变化有寒、热、温、凉的差异，因而经脉之气的运行状况也各不相同。若营卫二气在外相应于四时，在人体内外相随，阴阳协调，清浊二气互不干扰，从而人体正常的功能活动就会很正常，这就叫做相顺而治。

问：相逆而乱该如何解释呢？

答：清气在上，属阳；浊气在下，属阴。营气行于脉中，属阴；卫气行于脉外，属阳。若清气反居属阴的下位，浊气反居属阳的上位，营气虽能顺行于脉中，但卫气却逆行于脉外，营卫清浊之气相互干扰，则会引起气机逆乱，此为相逆而乱。若气乱于胸中，就称作大悗。气乱于心，导致病人心烦，并伴沉默不语，低头静伏而懒动；气乱于肺，导致病人俯仰喘息，并喝喝有声，两手按胸长长呼气；气乱于肠胃，引发吐泻交作的霍乱病；气乱于手足，会使人出现四肢厥冷；气乱于头，导致病人厥逆，头痛，甚则辛然昏仆，不省人事。

气乱于心的，应在手少阴经的腧穴神门针刺，手厥阴经的腧穴大陵。

气乱于肺的，应在手太阴经的荥穴鱼际针刺，足少阴经的腧穴太溪。

气乱于肠胃的，应在手太阴经的腧穴太渊针刺，手阳明经的腧穴三间，足太阴经的腧穴太白，足阳明经的腧穴陷谷。若病邪仍未解决，则可再针刺足阳明经的足三里穴。

气乱于头的，应针刺足太阳经的天柱和大杼针刺；若没有收到明显的疗效，则可再针刺足太阳经的荥穴通谷和腧穴束骨。

气乱于臂部和足部的，用针刺法治疗时，宜先在局部刺去瘀血，然后再根据病变部位取穴。若病在臂部，应在手阳明经的荥穴二间和腧穴三间,手少阳经的荥穴液门和腧穴中渚针刺;若病在足部,应在足阳明经的荥穴内庭和腧穴陷谷,足少阳经的荥穴侠溪和输穴临泣针刺。

在针刺时,要做到徐缓地进针和出针,以引导其气,促进气机逆乱状态的早日平复,此为导气。尽管此针法在补泻手法的运用上不是很明显,但均可达到保养精气的目的。此为同精。由于以上所述之病变,并非邪气有余和正气不足所致,而是体内的气机逆乱所引起,故采取这种治法平顺乱气,使气机的正常状态得以恢复。

四时贼风邪气大论第五

【题解】本篇针对四时的不正之气对人体的危害性进行了阐述,进一步丰富了中医学的病因学内容。

【原文】

黄帝问曰:有人于此,并行并立,其年之长少等也,衣之厚薄均也,卒然遇烈风疾雨,或病或不病,或皆死,其故何也?

岐伯对曰:春温风,夏阳风,秋凉风,冬寒风。凡此四时之风者,其所病各不同形。黄色薄皮弱肉①者,不胜春之虚风;白色薄皮弱肉者,不胜夏之虚风;青色薄皮弱肉者,不胜秋之虚风;赤色薄皮弱肉者,不胜冬之虚风。

曰:黑色不病乎?

曰:黑色而皮厚肉坚,固不能伤于四时之风,其皮薄而肉不坚,色不一者,长夏至而有虚风者病矣。其皮厚而肌肉坚者,长夏至而有虚风者不病矣。其皮厚而肌肉坚者,必重感于寒,内外皆然,乃病也。

曰:贼风邪气之伤人也,令人病焉。今有不离屏蔽,出室穴之中,卒然而病者,其故何矣。

曰:此皆尝有所伤于湿气藏于血脉之中,分肉之间,久留而不去,若有所坠堕②,恶血在内而不去,卒然喜怒不节,饮食不适,寒温不时,腠理闭而不通,其开而适遇风寒,则血气凝结,与故邪相袭,则为寒痹③。其有热则汗出汗出则受风,虽不遇贼风邪气,必有因加而发矣。

曰:夫子之所言,皆病人所自知也。其无遇邪风,又无怵惕④之志,卒然而病,其故何也?唯有因鬼神之事乎?

曰:此亦有故邪留而未发也,因而志有所恶,及有所慕,血气内乱,两气相薄,其所从来者微,视之不见,听之不闻,故似鬼神。

曰：其有祝由⑤而已者，其故何也？

曰：先巫者，因知百病之胜，先知其病之所从者，可祝由而已也。

【注释】

①弱肉：指肌肉瘦弱。

②坠堕：从高处坠落。

③寒痹：指风寒湿邪侵袭肢节、经络，其中又以寒邪为甚的痹证，又称痛痹。

④怵惕：怵，恐惧。惕，惊吓。此指惊恐等情志刺激。

⑤祝由：是古代巫医用符咒祈祷治疗疾病的方法。实际上是一种带有迷信色彩的精神疗法。

【译文】

黄帝问道：有些人同在一个地方居处，并一同行走，一同站立，且他们的年龄大小相仿，衣着厚薄也基本相同，但在突然遭遇暴风骤雨的情况下，有的患病，有的不病，还有时都患病，或者都不病，这是什么原因造成的呢？

岐伯回答说：春季风温，夏季风热，秋季风凉，冬季风寒。这四季不同气候的风，对人体有着不同的影响，所引发的疾病，会随着患者体质的强弱和病邪性质的差异等而出现不同的表现。凡是肤色黄皮肤薄而肌肉瘦弱的人，其脾气不足，故木气就会过度克制，因而经受不住春季反常之风；肤色白皮肤薄而肌肉瘦弱的人，其肺气不足，就会火气过度克制，因而经受不住夏季反常之风；肤色青皮肤薄而肌肉瘦弱的人，其肝气不足，故金气就会过度克制，因而经受不住秋季反常之风；肤色赤皮肤薄而肌肉瘦弱的人，故水气就会过度克制，因而经受不住冬季反常之风。

问：肤色黑的人，难道就不患病吗？

答：肤色黑的人，其皮肤厚实而肌肉坚固，通常体质较强，故四季反常之风则不易将其伤害。如果皮肤薄弱，肌肉不坚，肤色又经常改变的人，这是肾气不足的征象，容易受到土气的过度克制，因而感受长夏反常之风，也会引发患病。而皮肤厚实、肌肉坚固的人，即使感受了长夏的反常之风，也不易生成致病。像这种皮肤厚实、肌肉坚固的人，若再次感受寒邪，导致人体内外俱伤，这样才会引发疾病。

问：四时的不正之气伤害了人体，固然会引发疾病，但是有的人生活在遮蔽严密之处，或者足不出户，有的也会突然发病，这是什么原因呢？

答：这是由于平素被湿邪所伤，而湿邪在血脉之中和分肉之间蕴藏，停留日久，未被及时祛除，也有因跌仆及从高处坠落等外伤，引发体内滞留瘀血,又突然受到过喜过怒的情志刺激,或饮食失调,或气候的寒温失度等,导致腠理闭塞不通,或正值腠理开泄之时,遭遇风寒外袭,使气血凝结阻滞,这样新感与伏邪就会相兼为患,故引发为寒痹。也有因热而汗出,在汗孔开泄时感受风邪,虽未遭受明显的不正之气,但是必定素有伏邪,而复加新感,使人引发疾病。

问:你所讲的这些情况,皆为病人自己所能感知到的。但是有的人,既没有遭遇不正之风,又没有受到惊恐等不良情志的刺激,也会突然患病,这又是什么原因造成的呢?难道是鬼神在作祟吗?

答:这也是由于素有伏邪停留体内,一时未能发作,而因为厌恶、爱慕等情志刺激,致使气血逆乱,气血与伏邪相互搏结而突然患病。这种内在的病理变化,一般表现得十分微妙,不易被察觉,往往视而不见,闻之无声,故似有鬼神在作祟一样。

答:有些病,祝由的方法则可治愈,道理何在呢?

答:古代的巫医,由于知道疾病发生、发展与变化的规律及其精神抑制疗法,并且对患者发病的主要原因非常了解,因而通过精神安慰,思想转移,改善气血的祝由方法,使疾病得以治疗,往往也能奏效。

内外形诊老壮肥瘦病旦慧夜甚大论第六

【题解】本篇着重论述了人体的内脏、体表、形体、年龄等方面的不同病理特点和诊疗原则,进一步揭示了疾病与自然界的密切关系,还讨论了疾病在一日中的旦慧夜甚等变化规律。

【原文】

黄帝问曰:人之生也,有刚有柔,有弱有强,有短有长,有阴有阳,愿闻其方。

岐伯对曰:阴中有阳,阳中有阴,审知阴阳,刺之有方,得病所始,刺之有理。谨度病端①,与时相应,内合于五脏六腑,外合于筋骨皮肤。是故内有阴阳,外有阴阳。在内者,五脏为阴,六腑为阳;在外者,筋骨为阴,皮肤为阳。故曰:病在阴之阴者,刺阴之荥腧;病在阳之阳者,刺阳之合;病在阳之阴者,刺阴之经;病在阴之阳者,刺阳之络。病在阳者,名曰风;病在阴者,名曰痹;阴阳俱病,名曰风痹。病有形而不痛者,阳之类也;无形而痛者,阴之类也。无形而痛者,其阳完②(《九墟》完作缓,下同)而阴伤,急治其阴,无攻其阳;

有形而不痛者,其阴完而阳伤,急治其阳,无攻其阴;阴阳俱动,乍有乍无,加以烦心,名曰阴胜其阳,此谓不表不里,其形不久也③。

曰:形气病之先后,内外之应奈何?

曰:风寒伤形,忧恐忿怒伤气。气伤脏,乃病脏。寒伤形,乃应形。风伤筋脉,筋脉乃应。此形气内外之相应也。

曰:刺之奈何?

曰:病九日者,三刺而已。病一月者,十刺而已。多少远近,以此衰之④。久痹不去身者,视其血络,尽去其血。

曰:外内之病,难易之治奈何?

曰:形先病而未入脏者,刺之半其日,脏先病而形乃应者,刺之倍其日,此外内难易之应也。

曰:何以知其皮肉血气筋骨之病也?

曰:色起两眉间薄泽者,病在皮;唇色青、黄、赤、白、黑者,病在肌肉;营气濡然⑤者,病在血气(《千金翼方》作脉);目色青、黄、赤、白、黑者,病在筋;耳焦枯受尘垢者,病在骨。

曰:形病何如?取之奈何?

曰:皮有部,肉有柱,气血有腧,筋有结,骨有属。皮之部腧在于四末,肉之柱在臂胻诸阳分肉间与足少阴分肉之间;气血之腧在于诸络脉,气血留居则盛而起;筋部无阴无阳,无左无右,候病所在;骨之属者,骨空之所以受液而溢脑髓者也。

曰:取之奈何?

曰:夫病之变化,浮沉浅深,不可胜穷,各在其处,病间者浅之,甚者深之,间者少之,甚者众之。随变而调气,故曰上工也。

曰:人之肥瘦大小寒温,有老壮少小之别奈何?

曰:人年五十以上为老,三十以上为壮,十八已上为少,六岁已上为小。

曰:何以度其肥瘦?

曰:人有脂,有膏,有肉。

曰:别此奈何?

曰:䐃肉坚,皮满者,脂;䐃肉不坚,皮缓者,膏;皮肉不相离者,肉。

曰:身之寒温何如?

曰:膏者,其肉淖⑥而粗理者身寒,细理者身热;脂者,其肉坚,细理者热;粗理者寒(少肉者寒温之证未详)。

曰:其肥瘦大小奈何?

曰:膏者,多气而皮纵缓,故能纵腹垂腴⑦;肉者,身体容大;脂者,其身收小。

曰:三者之气血多少何如?

曰:膏者多气、多气者热,热者耐寒也。肉者多血,多血者则形充,形充者则平也;脂者,其血清,气滑少,故不能大。此别于众人也。

曰:众人如何?

曰:众人之皮肉脂膏不能相加也,血与气不能相多也,故其形不小不大,各自称其身,名曰众人。

曰:治之奈何?

曰:必先别其三形,血之多少,气之清浊,而后调之,治无失常经。是故膏人者,纵腹垂腴;肉人者,上下容大;脂人者,虽脂不能大。

曰:病者多以旦慧昼安,夕加夜甚者,何也?

曰:春生夏长,秋收冬藏,是气之常也,人亦应之。以一日一夜分为四时之气,朝为春,日中为夏,日入为秋,夜半为冬。朝则人气始生,病气衰,故旦慧;日中则人气长,长则胜邪,故安;夕则人气始衰,邪气始生,故加;夜半人气入脏,邪气独居于身,故甚。

曰:其时有反者,何也?

曰:是不应四时之气,脏独主其病者,是必以脏气所不胜时者甚,以其所胜时者起也。

曰:治之奈何?

曰:顺天之时,而病可与期⑧,顺者为工,逆者为粗也。

【注释】

①谨度(duó 夺)病端:度,推测、揣摩。即谨慎地揣度疾病的根源。

②完:完好,完整。

③其形不久也:指患者形体的衰败将为期不远。

④以此衰之:即按照这个原则来确定针刺的次数。

⑤濡然:汗出湿润的样子。

⑥肉淖:指肌肉柔润。

⑦纵腹垂腴(yú 于):腴,腹下脂肪。指腹肌松弛,膏脂下垂。

⑧病可与期:指治疗疾病可达到预期的效果。

【译文】

黄帝问道:人生在世,因先天禀赋的不同,故其性情有柔有刚,体质有弱有强,身材有矮有高,其组织结构、生理功能和病理变化也有阴有阳,那么针刺的方法如何呢?我愿闻其详。

岐伯回答说：阴阳属性具有无限可分性，即阴阳中还可以再分阴阳，即所谓的阳中有阴，阴中有阳，只有明察阴阳的变化规律，运用针刺方法时才能做到准确无误。同时，只有掌握疾病的发病原因，才能做到刺之有理。此外，必须对疾病的根源以及与四时气候的相互关系进行谨慎地揣度。人体的阴阳，在内合于五脏六腑，在外合于筋骨皮肤。所以体内有阴阳，体外也有阴阳。在内的是五脏为阴，六腑为阳；在外则筋骨为阴，皮肤为阳。根据这种阴阳属性的分类，在针刺治疗的穴位选取上也有一定的原则可循。所以说：体内属阴，体内的五脏也属阴，若五脏出现病变，即是病在阴中之阴，当刺阴经的荥穴和输穴；而体表属阳，体表的皮肤也属阳，若皮肤出现病变，即是病在阳中之阳，当刺阳经的合穴；体表属阳，体表的筋骨则属阴，若筋骨出现病变，即是在阳中之阴，当刺阴经的经穴；体内属阴，体内的六腑则属阳，若六腑出现病变，即病在阴中之阳，当刺阳经的络穴。病在阳分的，为风；病在阴分的，为痹；阴分阳分皆病者，为风痹。病在皮肤筋骨等处，只有形态的改变而无明显疼痛者，为病浅在外，属于阳病之类；病在脏腑等处，形态无明显改变，但感疼痛者，为病深在内，属于阴病之类。这种形态无改变而疼痛的阴病，其属阳的体表尚属完好正常，只是损伤了属阴的五脏，应当急治其阴，不要治其阳；相反，只有形态改变而无疼痛的阳病，其属阴的五脏还未引发病患，只是损伤了属阳的体表，应当急治其阳，不要治其阴；若阴阳两方面皆遭损伤，五脏六腑和皮肤筋骨都有病变，有时有形可见，有时无形可征，且兼有心烦症状者，为阴病胜于阳病，这种情况，就是所谓既不完全在表，又不完全在里的病变，其病情错综复杂，治疗较为困难，患者之形体很快就会引发衰败。

问：外表的形体与体内的气机发生病患时，形病与气病的先后及其内外相应的情况呢？

答：风寒之邪外袭，其由外入内，容易伤人形体，忧恐忿怒等情志变化，其由内而生，易使气机受到扰乱。气机失调则影响五脏，致使五脏引发病变。寒邪易伤形体，则形体也相应地引发病变。风邪易伤筋脉，也使筋脉相应地产生病变。即形体与气机产生病变时的内外相应情况。

问：如何针刺呢？

答：患病九天者，针刺三次即可痊愈。患病一个月者，针刺十次即可痊愈。无论病程的长短，依据此原则来确定针刺的次数。若痹症时间太久，缠绵难愈的，应当诊察患者的血络状况，采用刺其出血的方法，以使恶血去除。

问：外在的形病与内在的气病，在针刺治疗中有难有易，应当怎样区分呢？

答：由风寒之邪外袭，导致形体先病，而尚未传变脏腑，其病位较浅，要减少一半的针刺次数。由气机逆乱内发，导致脏腑先病，同时也引起外在的形体发生相应病变的，其病位较深，其应当加倍针刺的次数，这就是外在的形病与内在的气病难易相应的刺法。

问：皮肉血气筋骨的病变如何得知呢？

答：两眉间与肺相应，而肺主皮毛，故两眉之间呈现白色，且薄而有光泽，表明病变在皮毛；脾其华在唇，主肌肉，故口唇出现青、黄、赤、白、黑等色，表明病变在肌肉；人的营气，可泌其津液渗注于脉中而化为血液，且血汗同源，故经常汗出湿润的人，表明病变在血气；肝开窍于目，主筋膜，故目见青、黄、赤、白、黑等色，表明病变在筋；肾开窍于耳，又主骨，故耳部焦枯不润，好像被尘垢污染的，表明病变在骨。

问：形体的病变是怎样的？该怎样取穴治疗呢？

答：皮病者当取皮部，肌肉病者当取肉柱（肌肉隆起处），气血病者当取其输注之处，病在筋的当取筋结（筋膜结聚处），骨病者当取骨的附属之处。皮部在四肢的浅表部位；肉柱在臂部胫部的诸阳经分肉间及足少阴经循行部位之肌肉丰厚处；气血的输注处在诸经的络脉，因气血留滞，导致络脉壅盛突起；筋结的部位，不能分清阴经阳经和左、右侧，应根据病变部位取之；骨的附属处，即关节部位，此处的骨节空隙为承受津液，补益脑髓之所。

问：针刺取穴的原则如何呢？

答：疾病的病理变化各不相同，有的浮浅，有的深沉，几句话很难概括，所以根据皮肉筋骨的发病情况，各在其一定的部位上作为针刺施术的目标，为针刺取穴的基本原则。病轻的宜浅刺，病重的宜深刺；病轻的用针要少，病重的用针要多。总之，应随着疾病的变化情况来进行调治，目的在于促进人体气机的通畅，这样的医生已经算得上高明的医生。

问：人的形体肥瘦，身材大小，体质寒温以及年龄上的老、壮、少、小均有不同，如何区别呢？

答：年龄在五十岁以上的为老，三十岁以上的为壮，十八岁的为少，六岁以上的为小。

问：肥瘦的差别如何度量呢？

答：人分为脂、膏、肉三种不同的类型。

问：如何区别呢？

答：肌肉坚实，皮肤丰满者，属于脂型。肌肉不坚实，皮肤松弛者，属于膏型。皮肉坚实紧密而不相离者，属于肉型。

问：如何区别体质的寒温呢？

答：属于膏型者，其肌肉柔润，若腠理粗疏，则体质偏寒，腠理细致，则体质偏热；属于脂型者，其肌肉坚实，若腠理细致，则体质偏热，腠理粗疏，则体质偏寒。

问：这几种类型的人，在身体的肥瘦、大小方面又该如何区别呢？

答：膏型者，其多气而皮肤纵缓，故其腹肌松弛，膏脂下垂；肉型者，身体宽大；脂型者，其身体紧收而较窄小。

问：这三种类型的人，其气血多少又是怎样的呢？

答：膏型之人，其多气，而气属阳，气多则热，体质偏热，则能耐寒。肉型之人，其多血，而血属阴，能充养形体，形体充盛，则体质平和，不寒不热。脂型者，其血清淡，且气滑而少，故其身形不能大。此为不同于一般人之处。

问：一般人的情况又是怎样的呢？

答：一般人的皮肉脂膏比较适中、均匀，无过分肥大的情况，其气与血也相互协调，多少适度，所以其体型不肥不瘦，不大不小，各方面皆很匀称，这就是一般人的体型特征。

问：如何进行治疗呢？

答：首先必须对三种不同类型的人加以辨别，根据他们血的多少，气的清浊等情况，来进行相应的调治，在治疗时要符合常规。所说的三种类型的人，即是指膏型者，其腹肌松弛，膏脂下垂；肉型者，其身体宽大；脂型者，虽多脂肪，但不像膏、肉两型者那般肥大。

问：病人多在清晨时感觉神情清爽，白昼病情稳定，傍晚则病势加重，夜里更加严重，原因何在呢？

答：在一年之中，阳气的消长具有一定的规律，即春天阳气生长，夏天阳气盛长，秋天阳气收敛，冬天阳气闭藏，这是自然规律，人体的阳气消长，也适应于此。若将一天的时间划分为四时，则早晨为春，中午为夏，傍晚为秋，夜半为冬。清晨阳气初生，人体的阳气也随之生发，病邪必然暂趋衰退，故清晨有神情清爽的感觉；中午阳气旺盛，人体的阳气也随之而盛，正气胜邪，则病邪必然益趋衰退，故中午病情稳定；傍晚阳气渐收，人体的阳气也随之而衰，正衰则邪盛，故傍晚就会使病情有所加重；半夜阳气闭藏，人体的阳气也随之入脏，邪气独盛于体内，失去了正气的制约，故半夜病情就会十分严重。

问：一天中疾病轻重的变化，也有与上述情况不一致的，那是什么原因所致呢？

答：出现这种情况，是疾病的变化不相应于四时之气，而某脏单独发病的缘故所在。根据五行的生克规律，此情况必是因为脏气所属的一行，在遇到四时五行中能克制它的一行的时候，病情加重，遇到四时五行中受它克制的一行的时候，病情就有起色、好转。

问：怎样治疗呢？

答：能顺应四时气候的自然规律和阴阳五行的运动变化，治疗时方能达到预期的效果。懂得上述道理者，才算得上高明的医生，而违背自然规律者，则为庸俗的医生。

阴阳大论第七

【题解】本篇首重论述了阴阳之间的对立统一规律以及阴阳失调的主要病理变化、诊疗原则、预后判断等内容。

【原文】

阴静阳躁，阳生阴长，阳杀阴藏①。阳化气，阴成形。寒极生热，热极生寒。寒气生浊，热气生清。清气在下则生飧泄，浊气在上则生䐜胀②。此阴阳反作，病之逆顺也。故清阳为天，浊阴为地，地气上为云，天气下为雨，雨出地气，云出天气，故清阳出上窍，浊阴出下窍，清阳发腠理，浊阴走五脏，清阳实四肢，浊阴归六腑。水为阴，火为阳。阳为气，阴为味。味归形，形归气，气归精，精归化。精食气，形食味③。化生精，气生形。味伤形，气伤精。精化为气，气伤于味。阴味出下窍，阳气出上窍。味厚者为阴，薄为阴之阳，气厚者为阳，薄为阳之阴。味厚则泄，薄则通。气薄则发泄，厚则发热。壮火之气衰，少火之气壮。壮火食气④，气食少火，壮火散气，少火生气⑤。气味辛甘发散为阳，酸苦涌泄为阴。阴胜则阳病，阳胜则阴病，阴病则热，阳病则寒（《素问》作阳盛则热，阴盛则寒）。重寒则热，重热则寒。寒伤形，热伤气。气伤痛，形伤肿。故先痛而后肿者，气伤形也；先肿而后痛者，形伤气也。风胜则动，热胜则肿，燥胜则干，寒胜则浮，湿胜则濡泄。天有四时五行，以生长收藏，以生寒暑燥湿风；人有五脏化五气，以生喜怒悲忧恐。故喜怒伤气，寒暑伤形；暴怒伤阴，暴喜伤阳⑥；厥气上行，满脉去形⑦。故曰：喜怒不节，寒暑过度，生乃不固。重阴必阳，重阳必阴，此阴阳之变也。

夫阴在内,阳之守也;阳在外,阴之使也。阳胜则身热,腠理闭,喘息粗,为之俯仰,汗不出而热、齿干,以烦闷腹胀死,耐冬不耐夏;阴胜则身寒,汗出,身常清,数栗而寒,寒则厥,厥则腹满死,耐夏不耐冬。此阴阳更胜之变,病之形能⑧也。

曰:调此二者奈何?

曰:能知七损八益,则二者可调也,不知用此,则早衰矣。

清阳上天,浊阴归地。天气通于肺,地气通于咽。风气通于肝,雷气通于心,谷气通于脾,雨气通于肾。六经为川,肠胃为海,九窍为水注之气⑨,暴气象雷,逆气象阳。故治不法天之纪,不用地之理,则灾害至矣。

故天之邪气,感则害五脏;水谷之寒热,感则害六腑;地之湿气,感则害皮肉筋脉。故善用针者,从阴引阳,从阳引阴,以右治左,以左治右;以我知彼,以表知里,以观过与不及之理,见微则过,用之不殆。善诊者,察色按脉,先别阴阳,审清浊而知部分,视喘息,听声音而知病所苦;观权衡,视规矩⑩,而知病所生;按尺寸,观浮沉滑涩,而知病所在。以治则无过,以诊则无失矣。故曰:病之始起,可刺而已;其盛也,可待衰而已。故因其轻而扬之,因其重而减之,因其衰而彰之。形不足者,温之以气;精不足者,补之以味。其高者,因而越之;其下者,引而竭之⑪;中满者,泻之于内。其有邪者,渍形以为汗;其在皮者,汗而发之;其栗悍者,按而收之;其实者,散而泻之。审其阴阳,以别柔刚,阳病治阴,阴病治阳。定其血气,各守其乡,血实宜决之,气虚宜掣引之。

阳从左,阴从右;老从上,少从下;是以春夏归阳为生,归秋冬为死。反之,则归秋冬为生。是以气之多少,逆皆为厥。有余者,厥也。一上不下,寒厥到膝,少者秋冬死,老者秋冬生。气上不下,头痛癫疾,求阳不得,求之于阴(《素问》作求阴不审),五部隔无征,若居旷野,若伏空室,绵绵乎属不满日。

春三月之病,在理已尽,草与柳叶皆杀,阴阳皆绝,期在孟春。

冬三月之病,病合阳者,至春正月,脉有死征,皆归于春(《素问》作始春)。

春三月之病,曰阳杀;阴阳皆绝,期在草干。

夏三月之病,至阴不过十日;阴阳交期在濂水⑫。

秋三月之病,三阳俱起,不治自己;阴阳交合者,立不能坐,坐不能起;三阳独至,期在石水⑬,二阴独至,期在盛水⑭。

【注释】

①阳生阴长,阳杀阴藏:《内经知要·阴阳》注:"阳之和者为发育,阴之和者为成实,故曰阳生阴长,此阴阳之治也。阳之亢者为焦枯,阴之

凝者为封闭,故曰阳杀阴藏,此阴阳之乱也。"

②䐜胀:指胸腹胀满。

③精食(sì 寺)气,形食味:食,饲养。指精微物质是依赖真气而产生的,形体是依赖五味而形成的。

④壮火食气:食,通蚀,侵蚀,消耗。指亢盛的阳气能损伤人体的正气。

⑤少火生气:指和煦初生的阳气能充养人体的正气。

⑥暴怒伤阴,暴喜伤阳:阴指血,阳指气。此言大怒伤肝,而致血随气逆。过喜伤心,而使气涣散。

⑦厥气上行,满脉去形:《素问·阴阳应象大论》王冰注:"厥,气逆也,逆气上行,满于经络,则神气浮越,去离形骸矣。"

⑧形能:即形态。

⑨九窍为水注之气:《类经·天精地形气通于人》注:"水注之气,言水气之注也,如目之泪,鼻之液,口之津,二阴之尿秽皆是也。虽耳若无水,而耳中津气湿而成垢,是即水气所致。气至水必至,水至气必至,故言水注之气。"

⑩观权衡,视规矩:指观察四时脉象的不同变化。

⑪其高者,因而越之;其下者,引而竭之:《内经知要·治则》注:"高者,病在上焦。越者,吐也。越于高者之上也。下者,病在下焦。竭者,下也。引其气液就下也。通利二便皆是也。"

⑫濂(lián 连)水:指初冬结薄冰之时。

⑬石水:指结冰犹如坚石之时,即冬季。

⑭盛水:指雨水时行之时。

【译文】

阴阳的特性各不相同,阴主静,阳主动;阳主生,阴主长;阳主收,阴主藏;阳能化生功能,阴能构成形体。根据物极必反的道理,故寒到极点就会生热,热到极点就会生寒。寒气属阴,其性凝滞,多重浊下降;热气属阳,其性升散,多轻清上升。若清气衰于下而无法上升,就会引发完谷不化的泄泻之疾泄出现;浊气聚于上而无法下降,就会引发胸腹胀满之疾。这就是阴阳失调所导致疾病的机理。由于阳主上升,阴主下降,故清阳之气上升为天,浊阴之气下降为地。地气上升则生成云,天气下降则生成雨。雨虽是由天而降,但实由地气所化;云虽是由地而出,但实由天气所化。此乃阴阳互根互用的关系,人体的阴阳变化亦如此。清阳出于上窍,浊阴出于下窍。清阳从腠理发泄,浊阴从五脏流注。清阳充实于四肢,浊阴归属于六腑。水属阴,火属阳。阳为无形之气,阴为有形之

味。饮食五味滋养形体,而形体得到滋养后,又可充实真气。真气进一步产生精微,而精微又依赖气化而产生。故精微是依赖于真气而产生的,形体是依赖于五味而形成的。饮食经过消化后转化为精微,又通过气化作用而使形体得以充实。同时,饮食不节,五味失调,又会使形体受损,气化失常也能耗损精微。精微可以化气,五味失调又会伤气。味属阴,多出于下窍;气属阳,多出于上窍。五味之中,味厚的属阴,味薄的属阴中之阳。阳气之中,气厚的属阳,气薄的为属阳中之阴。凡味厚的得阴气较多,阴主下降,故使人泄泻;味薄的是阴中有阳,故使肠胃通畅。气薄的阳中有阴,故能渗泄邪气;气厚的得阳气较多,故能助阳发热。壮火使人正气衰弱,少火使人正气旺盛。这是由于壮火为阳亢至极,使人体正气受损,而少火为和煦初生之阳气,能使人体正气得,所以说壮火能消耗人体的正气,少火能生化人体的正气。在气味之中,辛甘而有发散作用的属阳,酸苦而有涌泄作用的属阴。人体的阴阳应保持相对平衡的状态,若阴邪偏盛,必然使人体的阳气受损;阳邪偏盛,必然使人体的阴液受损。阳邪偏盛则出现热象;阴邪偏盛则出现寒象。寒到极点,又会有热象出现;热到极点,又会有寒象出现。阴寒之邪,最易损伤形体;阳热之邪,最易损伤气分。气分受伤,就会因气机阻滞而致疼痛;形体受伤,就会因肌肉壅滞而发生肿胀。故凡是先痛后肿的,是气分伤及形体的缘故;先肿后痛者,是形体伤及气分的缘故。外邪伤人的大致情形是,风邪偏盛则导致人震颤、动摇,热邪偏盛则导致局部红肿,燥邪偏盛则阴液干涸,寒邪偏盛则导致肢体浮肿,湿邪偏盛则导致泄泻不止。在自然界中,一年有春夏秋冬四季的变迁,生长收藏的规律则得以形成,又因木火土金水五行的变化,产生了寒暑燥湿风的气候。人体内有五脏,五脏化生精气,为喜怒悲忧恐等情志活动的物质基础。所以,大喜大怒易伤气,寒暑外袭易伤形。大怒可致血逆而伤阴,大喜则气缓而伤阳。更为严重者,可致逆气上冲,而血脉阻塞,神气散越,形色突变。所以,如果无节制的大喜大怒,而对于寒暑又不善调适,就会危及生命。由于阴阳可以相互转化,因此,阴盛至极点,就会向阳的方面转化;阳盛至极点,就会向阴的方面转化。这是阴阳变化的基本规律。

阴阳之间具有互根互用的关系。阴液在内,为阳气的基础;阳气在外,为阴液的役使。若阳邪偏盛,热郁于内,就会引发身热,腠理紧闭,气喘息粗,坐卧不宁,汗不出而发热,牙齿干燥。若有烦闷腹满之证出现,则会致死。由于这是属于阳盛之证,所以患者能耐受冬天的寒冷,而无法耐受夏天的炎热。若阴邪偏盛,寒凝于里,就会导致身寒,汗出,时时有寒凉之感,且频频战栗而寒,寒则手足厥冷。若在手足厥冷的同时,又感觉腹部胀满的,则为死候。由于这是属于阴盛之证,所以患者能耐受夏天的炎热,而无法耐受冬天的寒冷。此为阴阳偏盛所致的病证与机理。

问:阴阳又该如何调理呢?

答:能够懂得七损八益的道理,则可调理阴阳,如果不能按照此理进行调摄,则导致身体早衰。

阳气轻清而升于天,阴气重浊而降于地。天之清气相通于肺,地之浊气相通于咽。风木之气相通于肝,雷火之气作用于心,五谷之气感应于脾,雨水之气滋润于肾。手足三阴三阳经之气血循行,周而复始,无始无终;肠胃如宽广的大海,起着受纳、消化水谷的作用;九个孔窍的功能,犹如水流输注的门户;暴怒之气,犹如突然鸣发的雷霆;厥逆之气,犹如久晴无雨的炎日。因此,治疗疾病时,如果违背了自然规律,就会导致祸患丛生。

病邪侵犯人体,犹如疾风骤雨之来势迅猛。所以,医术高明的医生,当邪气刚刚侵入皮毛时,就着手治疗;医术较差的医生,在邪气侵入到肌肤时开始治疗;医术更差的医生,在邪气侵入到筋脉时才开始治疗;医术还要差的医生,在邪气侵入到六腑时才开始治疗;最差的医生,在邪气侵入到五脏时才开始治疗。如果病邪已经侵入到五脏,则病情较为严重,患者已生命堪忧。

如果感受了自然界的邪气,就会伤害五脏;如果感受了饮食的寒热之气,就会伤害六腑;如果感受了地之阴湿之气,就会伤害皮肉筋脉。由于人体的阴阳气血相通,经脉左右相贯,所以善于运用针法的人,能从阴经引出阳分之邪,从阳经引出阴分之邪;从右侧治疗左侧的病变,从左侧治疗右侧的病变;用自己的正常状态,与病人的异常状态;从体表的病理现象,推知体内的脏腑病变,进而对正邪太过与不及的机理进行全面地分析,从微妙的变化中,了解疾病的本质,只有这样,才能在治疗中才能做到。因此,善于诊断疾病的医生,通过观察病人的色泽,切按病人的脉搏,首先辨别疾病的阴阳属性。审察色泽的清浊,可对病变的部位做出详细诊察;观察病人的喘息状态,并听其声音的变化,可了解病人的痛苦所在有所了解;根据四时不同的脉象变化,可了解病变的脏腑;诊察尺部皮肤的滑涩和寸口脉象的浮沉,可了解疾病的所在。这样,在诊疗疾病时就可避免失误和差错。所以说,病在初起的时候,用针刺则可治愈;在邪气正盛的时候,应暂避其盛势,待邪气稍退时再施以治疗。因此,对于病邪轻浅,病位在表的疾患,可用宣散的方法;对于病邪深重,病位在里的疾患,治疗时可用攻泻的方法;对于气血虚衰的疾患,治疗时可用补益的方法。而形体虚弱的患者，宜用甘温之品以温补其气；精气不足的患者，宜用味厚之品以补养其精。若病位在上，可用吐法以散越；病位在下，可用通利法以疏导；胸腹胀满的患者，可用泻下法以除邪。若风邪袭表，应辛凉解肌；邪在皮毛，应辛温发汗；病势急暴而发越过甚，应按摩抑收；邪实之证，应疏散攻泻。总之，必须首先明察疾病的阴阳属性，然后再决定是采用刚燥的药剂治疗，还是阴柔的药剂治疗。对于阴虚阳亢的虚热证，治以润阴潜阳；对于阳虚阴盛的虚寒证，治以益阳消阴，从而恢复阴阳的相对平衡状态。同时对人体的气血状况也要分辨清楚，分别寻求疾病的所在部位，血实的，可用泻血法以疏通，气虚的，可用升提法以补益。

阳气从左而升，阴气从右而降；老年之气从上而下，少年之气从下而上。故春夏之时，气机归阳之升发则生，若阳气升发之令不行，归秋冬肃降则死，反之，秋冬之时，气机归阴之肃降则生。故无论气之盛衰多少，只要违背了自然规律，就会引发厥症。何以见得气有余就能成厥呢？这是由于阳气一味上行而不下，阴阳之气不相顺接，故寒凉从足至膝，如果少年在秋冬之时，出现这种情况，是阳虚至极的缘故，多为死候；老年在秋冬之时，出现这种情况，则尚有一分生机，这是其平时为阳虚之体的缘故。若阳气上而不下，还会发为头痛或巅顶疾患，这种病证，难以分辨其阴阳属性，说它属阳，但找不出阳热之象，说它属阴，其阴寒之征又不易分辨，这是由于五脏之气隔绝的缘故，已无任何可察之象，病人好像置身旷野而音讯断绝，深居空屋而见闻全无，唯有一息尚存，恐怕生命难以维持长久。

冬季三月的疾病，按照自然规律推算，已至尽期，因为此时草木枝叶均已枯死，阴阳之气都已衰绝，所以病人就死在次年正月。

冬季三月的疾病，如果属于阳盛，到了春季正月而脉有死的征象，一般在春天就会死去。

春季三月的疾病，名叫"阳杀"。这是由于秋冬失养使阴虚阳胜，至春阳胜当令，而阴气不复所致。若阴阳之气皆已衰竭，病人在秋天草枯的时候就会死去。

夏季三月的疾病，若脾肾衰竭，不出十日就会死去；若脉见阴阳交错的，则在初冬结薄冰的时候就会死去。

秋季三月的疾病，若三阳经都发病，由于阴气渐盛，所以虽未治疗也能痊愈；若阴阳交互为病，由于阴阳两伤，气血俱损，衰弱至极，所以只能站立而无法坐下，一旦坐下就难以起来；若三阳脉并至，独阳无阴，是阳旺阴亏，那么在冰如坚石的时候就会死去；若三阴脉并至，独阴无阳，是阴胜阳衰,那么在正月雨水时行的时候就会死去。

正邪袭内生梦大论第八

【题解】本篇着重阐述了邪气侵袭扰乱正气而产生各种梦幻的原因,以及梦幻与脏腑的功能、属性和虚实状况的密切关系。

【原文】

黄帝问曰:淫邪泮衍①奈何?

岐伯对曰:正邪从外袭内,未有定舍,反淫于脏,不得定处,与营卫俱行,而与魂魄飞扬,使人卧不得安而喜梦。凡气淫于腑,则梦有余于外,不足于内;气淫于脏,则梦有余于内,不足于外。

曰:有余不足有形乎?

曰:阴盛则梦涉大水而恐惧;阳盛则梦大火而燔焫;阴阳俱盛,则梦相杀毁伤;上盛则梦飞;下盛则梦堕;甚饱则梦予;甚饥则梦取;肝气盛则梦怒;肺气盛则梦哭泣,恐惧飞扬;心气盛则梦喜笑及恐怖;脾气盛则梦歌乐、体重、手足不举;肾气盛则梦腰脊两解②而不属。凡此十二盛者,至而泻之立已。

厥气③客于心,则梦见丘山烟火;客于肺,则梦飞扬,见金铁之器及奇物;客于肝,则梦见山林树木;客于脾,则梦见丘陵大泽,坏屋风雨;客于肾,则梦临渊,没居水中;客于膀胱,则梦游行;客于胃,则梦饮食;客于大肠,则梦见田野;客于小肠,则梦见聚邑行街(一作冲衢);客于胆,则梦斗讼自刳④;客于阴器,则梦接内;客于项,则梦斩首;客于胫,则梦行走不能前,及居深地窌苑⑤中;客于股肱,则梦礼节拜跪;客于胞膻,则梦溲便利;凡此十五不足者,至而补之立已。

【注释】

①泮衍:弥散、蔓延。

②两解:两相分散。

③厥气:此指邪气。

④自刳(kū 枯):自杀。

⑤窌(jiào 叫)苑(yuàn 怨):窌通窖,即地窖。苑,畜养禽兽并种植林木的地方。

【译文】

黄帝问道:邪气侵淫而散溢体内,致人梦幻萦绕,其病理情况如何呢?

岐伯回答说:有害于身心健康的各种刺激,从外部侵袭人体,无固定的依附之处,乃至侵淫于内脏,仍无一定的处所,若与营卫之气一起运行,又与魂魄一起随处飞扬,就会导致卧寐不安,常现梦幻的情况出现。如果邪气侵淫于六腑,由于六腑属阳而主外,故表现为在外的阳气有余,在内的阴气不足;若邪气侵淫五脏,由于五脏属阴而主内,故表现为在内的阴气有余,在外的阳气不足。

问:脏腑阴阳之气的有余与不足,在梦境里表现的情形各有什么不同呢?

答:若阴气盛,则会梦见渡涉大水而恐惧;阳气盛,则会梦见大火烧灼;阴阳俱盛,则会梦见相互残杀;气盛于上,则会梦见向上飞腾;气盛于下,则会梦见向下坠堕;饮食过饱,则会梦见施舍食物;食少饥饿,则会梦见摄取食物;肝气盛,则会梦见发怒;肺气盛,则会梦见哭泣、恐惧和高飞;心气盛,则会梦见喜笑和恐怖;脾气盛,则会梦见唱歌、娱乐、身体沉重和手足无法举动;肾气盛,则会梦见腰和背脊两相分解而无法连属。上述十二种因气盛所形成的梦境,可作为辨别邪气所在部位的依据,运用针刺泻之,其疗效会令人满意。

邪气侵入心脏,则会梦见山丘烟火;侵入肺脏,就会梦见腾空飞扬,并看到金属器具和珍奇之物;侵入肝脏,则会梦见山林树木;侵入脾脏,则会梦见丘陵大泽,房屋毁坏而遭受风吹雨淋;侵入肾脏,则会梦见面临深渊,或沉没于水中;侵入膀胱,则会梦见四处游走;侵入胃脘,则会梦见吃东西;侵入大肠,则会梦见农田旷野;侵入小肠,则会梦见身处众人聚集的城镇和通行的街道之中;侵入胆腑,则会梦见斗殴诉讼,剖腹自杀;侵入生殖器官,则会梦中性交;侵入颈项,则会梦见杀头;侵入足胫,则会梦见欲行不能,以及住在很深的地窖之中;侵入大腿和肘臂,则会梦见行礼、跪拜;侵入膀胱和直肠,则会梦见小、大便。上述十五种因气虚所形成的梦境,也可以作为辨别邪气所在部位的依据,运用针刺补之,其疗效甚佳。

五味所宜五脏生病大论第九

【题解】本篇对五味与五脏之间的有机联系,以及五脏病变的证治、食养、食疗与宜忌等进行了着重论述。

【原文】

黄帝问曰：谷气有五味，其入五脏，分别奈何？

岐伯对曰：胃者，五脏六腑之海，水谷皆入于胃，五脏六腑皆禀于胃，五味各走其所喜。

故谷味酸，先走肝。《九卷》又曰：酸入胃，其气涩（一作涩以收），不能出入，不出则留于胃中，胃中和温，则下注于膀胱之胞，膀胱之胞薄以软，得酸则缩绻，约而不通，水道不行，故癃。阴者，积筋之所终聚也，故酸入胃而走于筋。《素问》曰：酸走筋，筋病无多食酸。其义相顺。又曰：肝欲酸，多食酸，则肉胝䐢而唇揭①，谓木胜土也（木辛与《九卷》义错）。

苦先走心。《九卷》又曰：苦入胃，其气燥而涌泄，五谷之气皆不能胜苦，苦入下脘。下脘者，三焦之路，皆闭而不通，故气变呕也。齿者，骨之所终也，故苦入胃而走骨，入而复出，齿必黧疏②，是知其走骨也。苦走心，此云走骨者，水火相济，故骨气通于心也。《素问》曰：苦走骨，骨病无多食苦。其义相顺。又曰：心欲苦，多食苦，则皮槁而毛拔，谓火胜金也（火酸与《九卷》义错）。

甘先走脾。《九卷》又曰：甘入胃，其气弱小，不能上至上焦，而与谷俱留于胃中。甘者，令人柔润也。胃柔则缓，缓则虫动，虫动则令人心闷。其气通于皮，故曰甘走皮。皮者，肉之余，盖皮虽属肺，与肉连体，故甘润肌肉并皮也。《素问》曰：甘走肉，肉病无多食甘。其义相顺。又曰：多食甘，则骨痛而发落，谓土胜水也（与《九卷》不错）。

辛先走肺。《九卷》又曰：辛入胃，其气走于上焦。上焦者，受诸气而营诸阳也。姜韭之气，熏至营卫，营卫不时受之，久留于心下，故洞（一作煴）心③。辛者，与气俱行，故辛入胃，则与汗俱出矣（《千金》云辛入胃而走气，与气俱出，故气盛）。《素问》曰：辛走气，气病无多食辛。其义相顺。又曰：肺欲辛，多食辛则筋急而爪枯，谓金胜木也。

咸先走肾。《九卷》又曰：咸入胃，其气上走中焦，注于诸脉。脉者，血之所走也，血与咸相得，则血凝。血凝则胃中汁注之，注之则胃中竭，竭则咽路焦，故舌干而善渴。血脉者，中焦之道，故咸入胃而走血矣。咸先走肾，此云走血者，肾合三焦，血脉虽属肝心，而为中焦之道，故咸入而走血矣。《素问》曰：咸走血，血病无多食咸。其义相顺。又曰：多食咸则脉凝泣而变色④，谓水胜火也（虽俱言血脉，其义不同）。

谷气营卫俱行，津液已行，营卫大通，乃化糟粕以次传下。

曰：营卫俱行奈何？

曰：谷始入于胃，其精微者，先出于胃之两焦，以溉五脏；别出两焦，行于营卫之道;其大气之抟而不行者,积于胸中,名曰气海,出于肺循于喉咙,故呼则出,吸则入。天地之精气,其大数常出三而入一,故谷不入,半日则气衰,一日则气少矣。

谷之五味可得闻乎?

曰:五谷:粳米甘,麻(《素问》作小豆)酸,大豆咸,小麦苦,黄黍辛。五果:枣甘,李酸,栗咸,杏苦,桃辛。五畜:牛肉甘,犬肉酸,豕肉咸,羊肉苦,鸡肉辛。五菜:葵⑤甘,韭酸,藿⑥咸,薤⑦苦,葱辛。五色:黄宜甘,青宜酸,黑宜咸,赤宜苦,白宜辛。

脾病者,宜食粳米、牛肉、枣、葵。甘者,入脾用之。心病者,宜食麦、羊肉、杏、薤,苦者入心用之。肾病者,宜食大豆、豕肉、栗、藿,咸者入肾用之。肺病者,宜食黍、鸡肉、桃、葱,辛者入肺用之。肝病者,宜食麻,犬肉、李、韭,酸者入肝用之。肝病禁辛。心病禁咸。脾病禁酸。肺病禁苦。肾病禁甘。

肝,足厥阴少阳主治。肝苦急⑧,急食甘以缓之。心,手少阴太阳主治。心苦缓⑨,食酸以收之。脾,足太阴阳明主治。脾苦湿⑩,急食苦以燥之。肺,手太阴阳明主治。肺苦气上逆⑪,急食苦以泄之。肾,足少阴太阳主治。肾苦燥,急食辛以润之⑫。开腠理,致津液,通气坠也。

毒药攻邪,五谷为养,五果为助,五畜为益,五菜为充,气味合而服之,以补精益气。此五味者,各有所利,辛散,酸收,甘缓,苦坚,咸耎⑬。

肝病者,两胁下痛引少腹,令人善怒。虚则目䀮䀮⑭无所见,耳无所闻,善恐,如人将捕之。故治者,当取其经足厥阴与少阳血者。气逆则头目痛,耳聋不聪,颊肿,取血者。

又曰:徇蒙招尤⑮,目瞑耳聋,下实上虚,过⑯在足少阳厥阴,甚则入肝。

心病者,胸中痛,胁支满,两胠⑰下痛,膺背肩甲间痛,两臂内痛。虚则胸腹大,胁下与腰相引而痛,取其经手少阴太阳、舌下血者。其变病,刺郄中血者。

又曰:胸中痛,支满,腰脊相引而痛,过在手少阴太阳(《素问》云:心烦头痛、病在鬲中,过在手巨阳少阴)。

脾病者,身重善饥,肌肉萎,足不收,行善瘛疭,脚下痛。虚则腹胀,肠鸣飧泄,食不化,取其经足太阴阳明少阴血者。

又曰:腹满䐜胀,支满胠胁,膺下厥上冒,过在足太阴,阳明。

肺病者,喘咳逆气,肩背痛,汗出,尻阴股膝挛,髀腨胻足皆痛。虚则少气不能报息,耳聋,嗌干。取其经手太阴足太阳外,外厥阴内少阴血者。

又曰:咳嗽上气,病(《素问》作厥)在胸中,过在手阳明太阴。

肾病者,腹大胫肿痛,咳喘身重寝汗出,憎风。虚则胸中痛,大肠小肠痛,清厥,意不乐。取其经足少阴太阳血者。

又曰:头痛癫疾,下虚上实,过在足少阴太阳,甚则入肾。

【注释】

①肉胝(zhī 知)䐃(zhòu 昼)而唇揭:指肌肉紧厚皱缩,口唇掀起。

②黪疏:黑中带黄、疏松、不坚固。

③洞心:指患者自觉心中空虚。

④脉凝泣而变色:血脉凝涩,面色改变。

⑤葵:指某些开大花的草本植物。

⑥藿:豆类作物的叶子。

⑦薤(xiè 泻):多年生草本植物,地下有鳞茎,叶子细长,花紫色,伞形花序。

⑧肝苦急:《类经·五脏病气法时》注:"肝为将军之官,其志怒,其气急,急则自伤,反为所苦。"

⑨心苦缓:《素问经注节解》注:"盖心生血而为一身主宰,善动多虚,其血易亏,病则缓弱,是其常也。"

⑩脾苦湿:《素问经注节解》注:"脾者土也,土虚则不能制水而湿胜,湿胜则濡泻,濡泻则脾愈虚,故脾病常苦于湿也。"

⑪肺苦气上逆:《素问·脏气法时论》新校正引全元起注云:"肺气上逆,是其气有余。"

⑫肾苦燥,急食辛以润之:《类经·五脏病气法时》注:"肾为水脏,藏精者也,阴病者苦燥,故宜食辛以润之。盖辛从金化,水之母也。"

⑬耎:同软。

⑭目䀮䀮:形容两目昏花。

⑮徇蒙招尤:即头晕目眩。

⑯过:《素问注证发微》注:"过者,病也。凡《内经》以人之有病,如人之有过误,故称之曰过。"

⑰胁:腋下腰上的部分。

【译文】

黄帝问道:饮食五味进入人体后,是如何分别归入五脏的呢?

岐伯回答说:胃主受纳水谷,为五脏六腑营养汇聚的地方,水谷进入胃中,五脏六腑皆需禀受胃所受纳、腐熟的水谷精微,才能正常地活动,饮食物的五味分别归入具有亲和力的五脏。

凡是味酸的,先入肝脏。《九卷》又说:酸味入胃,由于其气涩,起到收敛的作用,无法随气往来出入,无法出入就会滞留于胃中,经过胃气的温煦、蒸化作用,向下渗注于膀胱,而膀胱的胞膜既薄又软,受到酸味的收敛作用,则收缩卷曲,这样致使膀胱约束力增加而不通利,导致水道受阻,因而引发小便不利的癃闭之症。同时,由于阴器是宗筋之所聚,而酸味入肝,肝又主筋,酸入胃而必然归注于筋。因此,《素问》说:酸味归注于筋,筋有疾患时不宜多食酸味。其意义同于《九卷》。《素问》还说:肝喜酸味,但多吃酸味的东西,会使肌肉紧厚皱缩,口唇掀揭。这是肝克脾的缘故;而脾主肌肉,其华在唇,过食酸味致肝旺乘脾,所以称作木胜土。

凡是味苦的,先入心脏。《九卷》又说:苦味入胃,由于其气燥,起涌泄的作用,饮食中的其他气味均无法胜过苦味的作用,而苦味渗入下脘。下脘,为三焦运行的通道,当苦味进入下脘时,上、中、下三焦均闭塞不通,而致胃气上逆,故引发呕吐。同时,由于齿为骨之余,苦味入胃后归注于骨,其入骨后而复出于齿,则有牙齿黧黑、疏松而不坚固的表现。所以根据牙齿的改变可以知道苦味也能入骨。苦味应归心脏,这里之所以言其走骨,是心肾相交,水火既济的缘故,而肾主骨,所以骨气也能与心相通。《素问》说:苦味归注于骨,骨有疾患时故不宜过多食用苦味。其意义相同。《素问》还说:心喜苦味,但多食苦味的东西,导致皮肤枯槁,毛发拔脱。这是由于心克肺,而肺合皮,其华在毛,过多地食用苦味会致心旺乘脾,故称为火胜金。

凡是味甘的,先入脾脏。《九卷》又说:甘味入胃,由于其气比较弱少,不会上达于上焦,所以与水谷一起于胃中留存。甘味腻滞,对人具有柔润的功效。胃脘柔软则弛缓,弛缓则虫动,虫扰动不安,致病人心中烦闷。甘味之气又通于皮,所以甘味归注于皮。皮是肌肉之余气所生,其虽为肺所主,但与肉连为一体,不可分割,所以甘味既能滋润肌肉,又可滋润皮肤。《素问》说:甘味归注于肉,肉有疾患时不应过食甘味。其意义相同。《素问》又说:脾喜甘味,但过食甘味的食品,会使骨骼疼痛,头发脱落。这是由于脾克肾,而肾主骨,其华在发,过食甘味致脾旺乘肾,故称为土胜水。

凡是味辛的,先入肺脏。《九卷》又说:辛味入胃,其气上达于上焦,由于上焦开发,具有宣发五谷之味的功能,所以上焦能承受诸气而营运诸阳。若姜韭等辛味之品,常常熏蒸营卫,不断影响营卫,而久久滞留于心下,致使感到心中空虚。辛味易于走窜,其与气一起流布于全身,所以辛味进入胃中后,则与汗一同外泄。《素问》说:辛味走于气分,气病不应过多食用辛味。其意义相同。《素问》又说:肺喜辛味,但多食辛味的食品,会使筋脉拘急,爪甲枯槁。这是由于肺克肝,而肝主筋,其华在爪,过多食用辛味之物致肺旺乘肝,故称为金胜木。

凡是味咸的,先入肾脏。《九卷》又说:咸味入胃,其气通达中焦,而于血脉之中渗注。脉为血液运行的通道,咸味在脉中与血互结,则血液凝滞不畅。血液凝滞,胃中的津液必然流注于脉中以滋润、补充,这样则导致胃阴枯竭、咽部失养而致舌干、口渴的现象出现。由于血脉又是输送中焦精微物质的通道,所以咸味入胃后必然归注于血中。咸味应该先入肾脏,这里之所以言之归注血中,是因为肾与三焦联系密切,血脉虽然由心肝所主,但又为中焦精微通行的道路。因此,咸味入胃后即归注于血中。《素问》说:咸味走于血分,血病不宜过多食用咸味。其意义相同。《素问》又说:肾喜咸味,但多食咸味的东西,会使血脉凝涩,面色改变。这是由于肾克心,而心主血脉,其华在面,过多食用咸味致,肾旺乘心,故称为水胜火。

饮食五味进入人体后,其化生的精微与津液运行布散于全身,营卫二气也同时畅行于体内,而另一部分则化为糟粕,按次序由上而下的排出体外。

问:营卫二气的运行情况是怎样的呢?

答:水谷开始进入胃中,其中所化生的水谷精微,先出于胃,经中、上两焦而输送全身,灌溉五脏;又分别为营卫二气运行的道路,营气行于脉中,卫气行于脉外。同时,宗气汇聚不散,则于胸中(膻中)积滞,称为气海,宗气自肺而出,上循喉咙而随呼吸出入,所以呼则气出,吸则气入。自然界的清气和水谷中的精气,是维持人体生命活动的最基本物质,其在体内的代谢情况是出三入一,即从宗气、营卫和糟粕三方面输出,又从自然界吸入清气和摄入水谷精微,用来补充人体的需要。因此,半天不进饮食,则致气衰,一天不进饮食,则致气少。

问:可以告诉我饮食物的五味吗?

答:五谷之中,粳米味甘,小豆味酸,大豆味咸,小麦味苦,黄黍味辛。五果之中,枣味甘,李味酸,栗味咸,杏味苦,桃味辛。五畜之中,牛肉味甘,犬肉味酸,猪肉味咸,羊肉味苦,鸡肉味辛。五菜之中,葵味甘,韭味酸,藿味咸,薤味苦,葱味辛。五色与五味的关系:黄属土,甘亦属土,故黄色合甘;青属木,酸亦属木,故青色合酸;黑属水,咸也属水,故黑色合咸;赤属火,苦亦属火,故赤色合苦;白属金,辛亦属金,故白色合辛。

脾病患者,宜食甘味的粳米、牛肉、枣、葵菜等,因甘味入脾,故宜选用甘味。心病患者,宜食苦味的小麦、羊肉、杏、薤菜等,因苦味入心,故宜选用苦味。肾病患者,宜食咸味的大豆、猪肉、栗、藿菜等,因咸味入肾，故宜选用咸味。肺病患者，宜食辛味的黄黍、鸡肉、桃、葱类等，因辛味入肺，故宜用辛味。肝病患者，宜食酸味的小豆、犬肉、李、韭菜等，因酸味入肝，故宜用酸味。五脏之病，对五味各有禁忌。如肝病，因肝属木，辛属金，金能克木，故应禁辛味食物。心病，因心属火，咸属水，水能克火，故应禁忌咸味食物。脾病，因脾属土，酸属木，木能克土，故应禁忌酸味食物。肺病，因肺属金，苦属火，火能克金，故应禁忌甘味食物。肾病，因肾属水，甘属土，土能克水，故应禁忌甘味食物。

若患肝病，应主治足厥阴肝经和足少阳胆经，这是肝与胆互为表里的缘故。肝为将军之官，其气急，常常为躁急所苦，宜急用甘味药治疗，以起缓和作用。若患心病，应主治手少阴心经和手太阳小肠经，这是心与小肠为表里的缘故。心主神志，动则气易缓散，宜急用酸味药以收敛心气。若患脾病，应主治足太阴脾经和足阳明胃经，这是主治脾与胃为表里的缘故。脾主运化，喜燥而恶湿，最易被湿邪所困，宜急用苦味药主治，以健脾燥湿。若患肺病，应主治手太阴肺经和手阳明大肠经，这是肺与大肠为表里的缘故。肺主肃降，最苦肺气上逆，宜急用苦味药主治。若患肾病，应主治足少阴肾经和足太阳膀胱经，这是肾与膀胱为表里的缘故。肾藏精，常常苦于干燥，宜急用辛味药主治，以滋润肾阴。总之，药食五味对于治疗五脏病变，是为了开泄腠理，运行津液，疏通气机升降出入的通道。

运用毒药，其目的在于攻逐邪气，以五谷作为主食，以五果作为辅助之品，以五畜作为补益之用，以五菜补充营养，将各种气味适当地进行调和来服食，可以补益人体的精气。五味对于五脏之气各有所益，辛味发散，酸味收敛，甘味缓和，苦味坚燥，咸味软坚，可根据其不同作用而正确选用。

肝病，若肝实则见两侧胁下疼痛，并牵引少腹，兼见急躁易怒。若肝虚则两目昏花，视物模糊，听觉不灵，易惊善恐，似乎有人要捕捉他。治疗肝病，应取足厥阴经和足少阳经。如果肝气上逆，有头目胀痛，耳聋而听觉不灵，颊部肿胀出现，可采用针刺络脉出血的方法。

又说：头晕目眩，日暗耳聋，这是肝胆之火盛于下而正气虚于上的缘故，病位在足少阳胆经和足厥阴肝经，若病情深入发展，则会传变肝脏。

心病，若心实则见胸中疼痛，两胁支撑胀满，并兼见疼痛，膺、背、肩胛间痛，两臂内侧疼痛。若心虚则胸腹胀大，胁下与腰背相互牵引作痛。治疗心病，应取手少阴经和手太阳经，由于心开窍于舌，故针刺舌下出血的方法亦可用。如果病情有所变化，应针刺委中，使之出血。

另一说法：胸中疼痛，支撑胀满，腰脊牵引作痛，病位在手少阴经和手太阳经。

脾病,若脾实则见身体沉重,易感饥饿,肌肉萎软,足软不举,行则筋脉痉挛,脚下疼痛。若脾虚则腹胀,肠鸣,泄泻,食物泄不易消化。治疗脾病,应取足太阴经和足阳明经,并针刺足少阴经的络脉出血。

又一种说法:腹部胀满,胸胁支撑作胀,四肢厥逆,头目昏闷,病位在足太阴经和足阳明经。

肺病,若肺实则见喘促,咳嗽气逆,肩背疼痛,汗出,并伴尻、阴、股、膝痉挛和髀、小腿、脚胫、足等处皆痛。若肺虚就会呼吸困难,气少不相接续,耳聋,咽喉干燥等。治疗肺病,应取手太阴经和足太阳经的外侧、足厥阴经的内侧以及足少阴经的络脉,使刺之出血。

又说:咳嗽气逆,表明病邪于胸中滞留,而导致肺失宣降,其病位在手阳明经和手太阴经。

肾病,若肾实则见腹大,足胫肿痛,咳嗽气喘,身体沉重,盗汗,恶风。若肾虚则胸中疼痛,大腹小腹均痛,肢体厥冷,心中不乐。治疗肾病,应取足少阴经和足太阳经,宜用针刺络脉出血的方法。

又说:头痛,巅顶疾患,为肾气虚于下,邪气实于上的病变,其病位在足少阴经和足太阳经,若病情深入发展,则会传变肾脏。

五脏传病大论第十

【题解】本篇着重论述根据五行生克规律,推测五脏疾病的传变与预后的方法。

【原文】

病在肝,愈于夏,夏不愈,甚于秋;秋不死,持①于冬,起于春。

病在肝,愈于丙丁;丙丁不愈,加于庚辛;庚辛不加(《素问》作不死,下同),持于壬癸,起于甲乙。禁当风。

病在肝,平旦慧,下晡②甚,夜半静。

病在心,愈于长夏;长夏不愈,甚于冬;冬不死,持于春,起于夏。

病在心,愈于戊己,戊己不愈,加于壬癸,壬癸不加,持于甲乙,起于丙丁。禁衣温食热。

病在心,日中③慧,夜半甚,平旦静。

病在脾,愈于秋;秋不愈,甚于春;春不死,持于夏,起于长夏。

病在脾,愈于庚辛;庚辛不愈,加于甲乙;甲乙不加,持于丙丁,起于戊己,禁温衣湿地(《素问》云:禁温衣饱食、湿地濡衣)。

病在脾,日昳④慧,平旦(《素问》作日出)甚,日中静。

病在肺,愈于冬;冬不愈,甚于夏;夏不死,持于长夏,起于秋。

病在肺,愈于壬癸;壬癸不愈,加于丙丁;丙丁不加,持于戊己,起于庚辛,禁寒衣冷饮食。

病在肺,下晡慧,日中甚,夜半静。

病在肾,愈于春;春不愈,甚于长夏;长夏不死,持于秋,起于冬。

病在肾,愈于甲乙;甲乙不愈,加于戊己;戊己不加,持于庚辛,起于壬癸。禁犯焠㶼⑤,无食热,无温衣(《素问》作犯焞㷲、热食、温炙衣)。

病在肾,夜半慧,日乘四季⑥甚,下晡静。

邪气之客于身也,以胜相加,至其所生而愈,至其所不胜而甚,至于所生而持,自得其位而起。

肾移寒于脾,痈肿少气。脾移寒于肝,痈肿筋挛。肝移寒于心,狂、膈中。心移寒于肺,为肺消。肺消者饮一溲二,死不治。肺移寒于肾,为涌水。涌水者,按其腹不坚,水气客于大肠,疾行肠鸣濯濯⑦,如囊裹浆,治主肺者(《素问》作水之病也)。脾移热于肝,则为惊衄。肝移热于心则死。心移热于肺,传为膈消⑧。肺移热于肾,传为柔痓⑨。肾移热于脾,传为虚肠澼,死不可治。胞移热于膀胱,则癃溺血。膀胱移热于小肠,膈肠不便,上为口糜。小肠移热于大肠,为虑瘕⑩,为沉。大肠移热于胃,善食而瘦,名曰食㑊⑪。又胃移热于胆,亦名食㑊。胆移热于脑,则辛頞⑫鼻渊者,浊涕下不止也,传为衄衊瞑目,故得之厥也。

五脏受气于其所生,传之于其所胜,气舍于其所生,死于其所不胜,病之且死,必先传行,至其所不胜乃死。此言气之逆行也,故死。

肝受气于心,传之于脾,气舍于肾,至肺而死。心受气于脾,传之于肺,气舍于肝,至肾而死。脾受气于肺,传之于肾,气舍于心,至肝而死,肺受气于肾,传之于肝,气舍于脾,至心而死。肾受气于肝,传之于心,气舍于肺,至脾而死。此皆逆死也,一日一夜五分之,此所以占死者之早暮也。

黄帝问曰:余受九针于夫子,而私览于诸方,或有导引行气,按摩灸熨,刺焫饮药,一者可独守耶,将尽行之乎?

岐伯对曰:诸方者,众人之方也,非一人之所尽行也。

曰:此乃所谓守一勿失,万物毕者也。余已闻阴阳之要,虚实之理,倾移之过⑬,可治之属。愿闻病之变化,淫传绝败,而不可治者,可得闻乎?

曰：要乎哉问，道昭乎其如旦醒，窘乎其如夜瞑。能被而服之，神与俱成。毕将服之，神自得之，生神之理，可著于竹帛，不可传之于子孙也。

曰：何谓旦醒？

曰：明于阴阳，如惑之解，如醉之醒。

曰：喑乎其无声，漠乎其无形，折毛发理，正气横倾，淫邪泮衍，血脉传留，大气入脏，腹痛下淫，可以致死，不可以致生。

曰：大气入脏奈何？

曰：病先发于心，心痛；一日之肺而咳；三日之肝，胁支满；五日之脾，闭塞不通，身痛体重；三日不已，死。冬夜半，夏日中。

病先发于肺，喘咳，三日之肝，胁支满；一日之脾而身重体痛；五日至胃而胀，十日不已，死。冬日入，夏日出。

病先发于肝，头痛目眩，胁满；一日之脾而身重体痛；五日之胃而腹胀；三日之肾，腰脊少腹痛，胻酸。三日不已，死。冬日入，夏早食。

病先发于脾，身痛体重；一日之胃而腹胀；二日之肾，少腹腰脊痛，胻酸；三日之膀胱，背膂筋痛，小便闭；十日不已，死。冬人定，夏晏食⑭。

病先发于胃，胀满；五日之肾，少腹腰脊痛胻酸；三日之膀胱，背膂筋痛，小便闭；五日而上之心，身重；六日不已，死。冬夜半，夏日昳。

病先发于肾，少腹腰脊痛，胻酸；三日之膀胱，背膂筋痛，小便闭；三日而上至心，心胀；三日之小肠（按《灵枢》、《素问》云：三日而上之小肠，此云三日而上之心，乃皇甫士安合二书为此篇文也），两胁支痛；三日不已，死，冬大晨，夏晏晡。

病先发于膀胱，背膂筋痛，小便闭；五日之肾，少腹胀，腰脊痛，胻酸；一日之小肠而腹胀；二日之脾而身体痛。二日不已，死，冬鸡鸣，夏下晡。

诸病以次相传，如是者，皆有死期，不可刺也。间一脏及至三四脏者，乃可刺也。

【注释】

①持：指病情处于维持状态。

②下晡（bū 逋）：申时，即午后三时至五时。

③日中：午时，相当于中午十二时。

④日昳（dié 叠）：太阳偏西。即指下午一时至三时。

⑤焠（cuì 翠）煀（āi 哀）：《类经·五脏病气法时》注："焠煀，烧爆之物也。"此指煎炸之食物。

⑥四季：此指辰、戌、丑、未四个时辰。

⑦濯濯（zhuó 浊）：即肠鸣声。

⑧膈消：指以口渴为主证的消渴，多属上焦燥热。

⑨柔痓：痓病的一种。证见身热汗出，颈项强直，手足抽搐等。
⑩伏(fú 服)瘕：指腹内深沉隐伏的包块。
⑪食㑊：患者多食而形体消瘦。
⑫辛頞(è 饿)：即鼻梁处有辛辣的感觉。
⑬倾移之过：即人体阴阳发生偏盛偏衰的病变。
⑭晏食：指吃晚饭之时。

【译文】

若病变发生在肝脏，到夏季能够痊愈，假如夏季未能痊愈，到秋季病情就会加重；假如秋季并未死亡，到冬季病情就会处于维持状态，而到次年春季，正值肝气旺盛之际，病情即可好转。

病变在肝脏，到丙、丁日则会痊愈；若丙、丁日不愈，到庚、辛日就要加重；若庚、辛日未见加重，在壬、癸日病情则处于维持状态，而到甲、乙日病情就会好转。但应注意，由于风气通于肝，故肝病患者应禁遇风邪。

病变发生在肝脏，患者清晨感觉神情清爽，近傍晚病情加重，而夜半时分就处于安静状态。

若病变发生在心脏，到长夏季节则成痊愈；若长夏未能痊愈，到冬季则会加重；若冬季并未死亡，到次年春季病情就处于维持状态，而到夏季，适逢心气旺盛，病情即可好转。

病变发生在心脏，到戊日和己日则会痊愈；若戊、己日不愈，到壬、癸日则会加重；若壬、癸日未见加重，到甲、乙日病情就处于维持状态，而到丙、丁日病即好转。但应注意，因火气通于心，所以心病患者不要穿过暖的衣服和吃过热的食物，以免火气滋长。

病变在心脏，患者中午感觉神情清爽，夜半时分病情会加重，而到清晨则处于安静状态。

若病变在脾脏，到秋季则可痊愈；假如秋季未能痊愈，到次年春季就会加重；若春季并未死亡，到夏季病情就处于维持状态，而到长夏季节，适逢脾气旺盛，病情即可好转。

病变在脾脏，到庚日和辛日会见痊愈；若庚、辛日不愈，到甲、乙日就会加重；若甲、乙日未见加重，到丙、丁日病情就处于维持状态，而到戊、己日病即好转。但应注意，因湿气通于脾，故脾病患者不要穿过暖的衣服，饮食过饱，站卧湿地和身着湿衣。

病变在脾脏，患者下午会有神情清爽的感觉，清晨病情会加重，而至中午就处于安静状态。

若病变在肺脏，到冬季则可痊愈；假如冬季未能痊愈，到次年夏季就会加重;若夏季并未死亡,到长夏病情就处于维持状态,而到秋季,适逢肺气旺盛,病情即可好转。

病变在肺脏,到壬日和癸日则会痊愈;若壬、癸日不愈,到丙、丁日就会加重;若丙、丁日未见加重,到戊、己日病情则处于维持状态,而到庚、辛日病即好转。但应注意,因肺为娇脏,与天气相通,所以肺病患者莫冷饮、冷食与衣服单薄。

病变在肺脏,患者接近傍晚时感觉神情清爽,中午病情则会加重,而至下午就处于相对安静状态。

若病变在肾脏,到春季相对痊愈;若春季未能痊愈,到长夏就会加重;若长夏并未死亡,到秋季病情就处于维持状态,而到冬季,适逢肾气旺盛,病情即可好转。

病变在肾脏,到甲日和乙日则会痊愈;若甲、乙日不愈,到戊、己日就会加重;若戊、己日未见加重,到庚、辛日病情就处于维持状态,而到壬、癸日病即好转。但应注意,因肾恶燥,所以肾病患者勿食煎爆、过热食物以及衣着过暖,以免引起燥热。

病变在肾脏,患者夜半时感觉神情清爽,在辰戌丑未四个时辰病情则会加重,而到傍晚时则处于相对安静状态。

病邪侵入到人体,往往随着四时脏气的盛衰和五行的生克规律而发生变化。逢到与所生之脏相应的时日,疾病即可痊愈;逢到与己脏相克的时日,疾病就会加重;逢到与生己之脏相应的时日,疾病就处于维持状态;逢到本脏当旺之时,疾病即可好转。

肾中的寒邪传至脾,就会发生水肿、少气。脾中的寒邪传到肝,就会引起痈肿、筋脉挛急。肝中的寒邪传至心,就会引起狂躁、心气不通。心中的寒邪传至肺,就会至肺消病。小便超过饮水量为肺消病的主要症状,即饮水一分,小便二分,这种病属于无药可救的死证。肺中的寒邪传到肾,就会引起涌水病,涌水病的主要症状是腹部按之不甚坚硬,为水湿之邪滞留于大肠,水湿流动较快时,可听到肠中的水响声,似皮囊里盛着水浆般。由于肺为水之上源,与大肠构成表里关系,故治疗此病时,仍以治肺为主。脾中的热邪传到肝,就会引起惊骇、鼻衄。肝中的热邪传到心,就会引起火盛神绝而死。心中的热邪传到肺,若日久不除,就会引起上焦烦热,饮水较多。肺中的热邪传至肾,若日久不除,就会引起筋脉抽掣。肾中的热邪传到脾,若日久未除,引起导致下利脓血的痢疾,为无药可救的死证。胞宫中的热邪传到膀胱,就会引起小便不利、尿血。膀胱中的热邪传到小肠,由于肠热壅滞,大便不通,热邪上攻,就会引起口疮糜烂。小肠中的热邪传到大肠,热结不散,就会引起腹内有深沉隐伏的包块和痔疮生成。大肠中的热邪传到胃脘,就会引起胃火炽盛而消谷善饥,这叫善食而消瘦的食㑊病。胃中的热邪传到胆,也可引起食㑊病。胆中的热邪传到脑,则鼻梁内感觉辛辣而成为鼻渊,其主要症状是鼻流浊涕不止,若日久传变,则可引起鼻流污血,目暗不明,这是胆热上逆的缘故。

五脏疾病的传变,具有一定的规律可循。即所受的病邪来源于我生之脏,传之于我克之脏,留止于生我之脏,死于克我之脏。当疾病恶化到即将死亡的阶段,必先传变至他脏,传到克我之脏时,就会死亡。这里所述的为病气逆行的情况,因而致人亡命。

肝所感受的病邪来源于心,传变到脾,其邪气停留于肾,若传变到肺则会致死。心所感受的病邪来源于脾,传变到肺,其邪气停留于肝,若传变到肾则会致死。脾所感受的病邪来源于肺,传变至肾,其邪气停留于心,若传变到肝则会致死。肺所感受的病邪来源于肾,传变到肝,其邪气在脾停留,若传变到心则会致死。肾所感受的病邪来源于肝,传变到心,其邪气在肺停留,若传变到脾则会致死。上述皆为病邪逆传所致。用昼夜来划分五个时辰,并分别对应五脏,死亡的大概时间则就可以推断出来。

黄帝问道:我跟随先生学习了有关九针的知识,自己也曾阅览过很多方书,其中有导引行气、按摩、针灸、药熨、烧针、汤药等丰富多采的治疗方法,在具体运用中,是单独使用一种疗法呢?还是采用综合疗法呢?

岐伯回答说:各种各样的治疗方法,是适合治疗许多人的不同疾病,并非针对一个人而设。因此,在治疗中应因人而异,不要每个人都适用这些方法。

问:以上告诉我们,只要遵循上述基本原则,就不会有大的失误发生,对于自然界千变万化的事物,也可以这样来认识。我已经闻得关于阴阳的基本观点,虚实的病变机理,阴阳气血的偏盛偏衰状况,以及可治病证的情况等等。除此之外,我还想了解疾病的内在变化及邪气深入传变和正气逐渐衰败而导致疾病不可救治的机理,可以给我讲讲吗?

答:你问的这些问题确实十分重要。如果弄懂了其中的道理,就好像早晨一样的清醒;如果不能明白其中的道理,就好像夜晚一样的昏暗。若能接受了这个道理,并在实际中加以运用,自然能够心领神会。若能在实际中全部加以运用,则更是得心应手,并获得神奇的疗效。这些神奇、玄妙的医理,可以编纂成书,以广为流传,莫单独传给个人的后代,那是自私的做法。

问:什么叫做旦醒呢?

答：所谓旦醒，是指旦了解了阴阳的道理，就好像迷惑的问题得到解释后的恍然大悟，又仿佛酒醉之后清醒过来一样。

问：什么叫做夜瞑呢？

答：所谓夜瞑，是指不了解阴阳的道理，就像喑哑一样无声，听不到他的声音；又像广漠无边一样，看不到他的形迹。邪气侵袭人体，是由浅而深的，如首先出现毛发折落，腠理开泄，正气不固而衰退，病邪亦开始蔓延周身，然后由血脉内传，邪气深入内脏，引起腹部疼痛，下焦气逆，因而可以使人致死，即使神医在治，也无回天之力。

问：外界邪气深入内脏的情况如何呢？

答：疾病出现在心脏的，可见心痛；一日传变到肺，就会引起咳嗽；三日传变到肝，引起胁肋支撑胀满；五日传变到脾，而闭塞不通，身痛体重；若再过三日不愈，则为死候。冬季多死于半夜，夏季多死于中午。

疾病出现在肺脏的，可见气喘、咳嗽；三日传变到肝，就会引起胁肋支撑胀满；一日传变到脾，引起身痛体重；五日传变到胃，而胃脘胀满不适；若十日不愈，则为死候。冬季多死于傍晚日落之时，夏季多死于黎明日出之时。

疾病出现在肝脏的，可见头痛目眩，胁肋胀满；一日传变到脾，就会引起身痛体重；五日传变到胃，引起脘腹胀满；三日传变到肾，而腰脊和少腹疼痛，足胫酸软；若再过三日不愈，就属死证。冬季多死于傍晚日落之时，夏季多死于吃早饭的时候。

疾病开始发生在脾脏的，可出现身痛体重；一日传变到胃，就会导致脘腹胀痛；二日传变到肾，引起腰脊和少腹疼痛，足胫酸软；三日传变到膀胱，而背部筋脉疼痛，小便闭塞不通；若十日不愈，则为死候。冬季多死于深夜，夏季多死于吃晚饭的时候。

疾病出现在胃脘的，可见胃脘胀满；五日传变到肾，就会导致腰脊和少腹疼痛，足胫酸软；三日传变到膀胱，引起背部筋脉疼痛，小便闭塞不通；五日向上传变到心，而身体沉重；若六日不愈，则为死候。冬季多死于半夜，夏季多死于午后。

疾病出现在肾脏的，可见腰脊和少腹疼痛，足胫酸软；三日传变到膀胱，就会引起背部筋脉疼痛，小便闭塞不通；三日向上传变到心，引起心胸胀闷；三日传变到小肠，而两胁支撑疼痛；若再过三日不愈，则为死候。冬季多死于黎明，夏季多死于黄昏。

疾病出现在膀胱的，可见背部筋脉疼痛，小便闭塞不通；五日传变到肾脏，就会导致少腹胀满，腰脊疼痛，足胫酸软；一日传变到小肠，引起腹胀；二日传变到脾，而身痛体重；若再过二日不愈，则为死候。冬季多死于半夜以后，夏季多死于午后。

上述各种疾病，均按照一定的次序传变，这种循序发展的，一般死亡的时间皆可预测，治疗中不宜使用针刺治疗。如果疾病间隔一脏或三、四脏相传的，使用针刺治疗亦可。

寿夭形诊病候耐痛不耐痛大论第十一

【题解】本篇着重阐述了人的体质强弱在推测寿命的长短、耐受疼痛的能力以及脏腑证候的诊断等方面的重要意义。

【原文】

黄帝问曰：形有缓急，气有盛衰，骨有大小，肉有坚脆，皮有厚薄，以其立寿夭奈何？

伯高对曰：形与气相任①则寿，不相任则夭；皮与肉相裹②则寿，不相裹则夭；血气经络胜形则寿，不胜形则夭。

曰：何谓形缓急？

曰：形充而皮肤缓者则寿，形充而皮肤急者则夭。形充而脉坚大者顺也，形充而脉小以弱者，气衰也，衰则危矣。形充而颧不起者肾小也，小则夭也。形充而大肉③䐃坚而有分者，肉坚，坚则寿矣。形充而大肉无分理不坚者，肉脆，脆则夭矣。此天之生命所以立形定气而视寿夭者也。必明于此，以立形定气，而后可以临病人，决死生也。

曰：形气之相胜，以立寿夭奈何？

曰：平人而气胜形者寿，病而形肉脱气胜形者死，形胜气者危也。

凡五脏者，中之府。中盛脏满，气胜伤恐者④，声如从室中言，是中气之湿也；言而微，终日乃复言者，此夺气也；衣被不敛，言语善恶不避亲疏者，此神明之乱也；仓廪不藏者，是门户不要⑤也；水泉不止者，是膀胱不藏也。得守者生，失守者死。

夫五脏者，身之强也。头者，精明之府；头倾视深，神将夺矣。背者，胸中之府；背曲肩随，府将坏矣。腰者，肾之府；转摇不能，肾将惫矣。膝者，筋之府，屈伸不能，行则偻俯，筋将惫矣。骨者，髓之府，不能久立，行则掉栗，骨将惫矣。得强则生，失强则死。

岐伯曰：反四时者，有余者为精，不足为消。应太过，不足为精；应不足,有余为消。阴阳不相应,病名曰关格。

人之骨强,筋劲、肉缓、皮肤厚,耐痛;其于针石之痛,火热亦然;加以黑色而善(一本作美)骨者,耐火热。坚肉薄皮者,不耐针石之痛;于火热亦然。同时伤其身,多热者易已,多寒者难已。胃厚色黑,大骨肉肥者,皆胜毒;其瘦而薄胃者,皆不胜毒也。

【注释】

①相任:相互平衡。

②相裹:紧密连结。

③大肉:指臀部腿部等处肥厚肌肉而言。

④气胜伤恐:指邪气盛而损伤肾脏。

⑤要(yāo 腰):约束。

【译文】

黄帝问道:人的形体有缓急之分,气的运行有盛衰之分,骨骼有大小之分,肌肉有坚脆之分,皮肤有厚薄之分,如何从这些方面来推测人的寿命的长短呢?

伯高回答说:人的形体与元气相互平衡,则能长寿。反之,形气之间的平衡状态遭到破坏,则会短命;皮肤与肌肉紧密连结,则能长寿。反之,皮肉松弛不固,则会短命;气血经络旺盛而充实于人体,则能长寿。反之,气血经络衰退而于人体不足,则会短命。

问:什么叫做形体的缓急呢?

答:凡是形体充实而皮肤舒缓的人,就会长寿。而形体充实但皮肤紧急的人,则会短命。形体充实而脉象坚大的人,表明表里一致,称为顺。而形体充实但脉象弱小的人,表明外实内虚,为气虚,这种气虚为危险的征象。如果形体充实而面部颧骨较小的,表明肾脏弱小。肾为先天之本,肾小则生长发育受到障碍,故致短命。如果形体充实而臀部肌肉丰满壮实,分肉腠理明显的,则全身肌肉一定坚实,肌肉坚实就会长寿。若形体充实而臀部肌肉的纹理不明显,不坚实,则全身肌肉必定脆弱,肌肉脆弱则短命。这是因人的先天禀赋不同,所导致的体质差异。因而从形气的盛衰与平衡与否,可以推测出人寿命的长短。作为医者,必须明白这个道理,明确掌握了形体的强弱与气的盛衰和运行状况,然后在临床上综合运用望闻问切四诊,则可推测疾病的预后,判断患者的死生。

问:根据形气之间的有余与不足,如何来推测人的寿命的长短呢?

答:气为构成人体与维持人体生命活动的最基本物质,故正常人,其气旺盛而充实于形体,则可长寿。若患者,形体肌肉消瘦,虽然其气有余而胜过形体，但由于形体不易恢复，形脱则气失依附，所以也会引发死亡。若形体并不消瘦，但其气不足，外表之形胜过内在之气，也是很危险的症候。

五脏是体内藏守精气的地方。若腹中气盛，肺脏实满，气盛喘息而伤肾的，说话声音重浊，好像从室中发出的一样，这是湿邪壅滞而阻遏了中焦脾胃之气的缘故；若说话声音低微，过了许久才又说话，这是正气已被劫夺之象；若患者不知收拾衣被，言语错乱，不分亲疏远近，为神志错乱的征兆；若脾胃不能受纳运化水谷，引发大便泄泻不止，这是肾气虚弱而失去约束、固摄的表现；若小便失禁，这是膀胱气化失职，津液不能贮藏的症状。总之，精气能够内守，患者则可生存；精气失于内守而外泄，患者很快就会死亡。

五脏为人体保持强壮健康的重要条件。头为主持和产生精神意识思维活动的器官；若头部低垂，目陷无光，表明精神即将衰败。背居胸后，是胸中心肺所在的地方；若背部弯曲，两肩无力而下垂，表明胸腑即将损坏。腰为肾所居之处；若腰部转侧不灵活，则表明肾气将要衰惫。膝部为筋膜会聚之处；若下肢屈伸不利，行走时曲背低头，则说明筋膜将要衰惫。骨中藏有精髓，是髓汇聚之处；若不能稍长时间地站立，行走时动摇颤栗，则说明骨骼将要衰惫。总之，五脏的精气充盛，则生命活动正常；五脏的精气不充，则生命活动衰败。

岐伯说：人体的脉气当与四时阴阳之气相应，若脉气与之相反，则为病理现象。若见诸有余，表明邪气亢盛；若见诸不足，表明气血虚损。根据时令变化，脉气应有余而反见不足者，表明邪胜于正；脉气应不足而反见有余的，表明气血虚损，正不胜邪。这种阴阳不相顺接，气血不相协调，邪正不相适应而引发的疾病，名叫关格。

一般来说，骨骼强健，筋脉柔弱，肌肉弛缓，皮肤厚实的人，能够耐受疼痛；他们也同样能够忍耐针刺和艾灸的疼痛；若在以上基础上，再加上皮肤色黑，骨骼发育完善，则更能耐受艾火的烧灸。而肌肉坚实，皮肤薄弱的人，大多耐受不住针刺的疼痛，也同样不能耐受艾灸的灼痛。如果身体同时受到伤害，那么，热象明显的，表明病在阳分，容易痊愈；寒象明显的，表明病在阴分，不易痊愈。胃部厚实，皮肤色黑，骨骼强壮，身体肥胖的人，能够耐受有毒物质的刺激；而身体瘦弱，胃部薄弱的人，则耐受不住有毒物质的侵害。

形气盛衰大论第十二

【题解】本篇通过形与气的盛衰变化状况,阐述了人体生、长、壮、老的生理发展过程,并对肾中精气在人体生命活动中的重要作用加以强调。

【原文】

黄帝问曰:气之盛衰,可行闻乎?

岐伯对曰:人年十岁(一作十六),五脏始定,血气已通,其气在下故好走①。二十岁,血气始盛,肌肉方长,故好趋②。三十岁,五脏大定,肌肉坚固,血脉盛满,故好步③。四十岁,五脏六腑十二经脉,皆大盛平定,腠理始开,荣华剥落,鬓发斑白,平盛不摇,故好坐。五十岁,肝气始衰④,肝叶始薄,胆汁始减,目始不明。六十岁,心气始衰,乃善忧悲,血气懈堕,故好卧。七十岁,脾气虚,皮肤始枯,故四肢不举。八十岁,肺气衰,魂魄离散,故言善误。九十岁,肾气焦,脏乃萎枯,经脉空虚。至百岁,五脏皆虚,神气皆去,形骸独居,而终尽矣。

女子七岁,肾气盛,齿更发长;二七天水⑤至(《素问》作天癸至),任脉通,伏冲脉盛,月事以时下,故有子;三七肾气平均,故真牙生而长极;四七筋骨坚,发长极,身体盛壮;五七阳明脉衰,面始焦,发始堕;六七三阳脉衰于上,面皆焦,发始白;七七任脉虚,伏冲脉衰少,天水竭,地道不通⑥,故形坏而无子耳。

丈夫八岁,肾气实,发长齿更;二八肾气盛,天水至,而精气溢泻,阴阳和故能有子;三八肾气平均,筋骨劲强,故真牙生而长极;四八筋骨隆盛,肌肉满壮;五八肾衰,发堕齿槁,六八阳气衰于上,面焦,鬓发斑白;七八肝气衰,筋不能动,天水竭,精少,肾气衰,形体皆极;八八则齿发去。肾者主水,受五脏六腑之精而藏之,故五脏盛乃能泻,今五脏皆衰,筋骨懈堕,天水尽矣,故发鬓白,身体重,行步不正而无子耳。

【注释】

①走:跑。

②趋:疾走。

③步:从容行走。

④肝气始衰:《太素·寿限》注:"肝为木,心为火,脾为土,肺为金,肾为水,此为五行相生次第,故先肝衰。次第至肾也。"

⑤天水：又称天癸。是肾中精气充盛，发展到一定阶段时所产生的一种促进生殖机能成熟的精微物质。

⑥地道不通：《素问·上古天真论》王冰注："经水绝止，是为地道不通。"

【译文】

黄帝问道：可以将人身之气的盛衰情况讲给我听吗？

岐伯回答说：人出生后，大约长到十来岁时，五脏则开始发育健全，全身气血的运行也逐渐通畅，这时阳气初升，其气主要还在人体的下部蓄留，故喜动而爱跑。到了二十岁左右，气血开始旺盛，故行动敏捷而喜爱疾走。到了三十岁左右，五脏健全，肌肉坚固壮实，血脉充盛盈满，故健而喜爱从容行走。到了四十岁左右，五脏六腑和十二经脉均已发育至壮盛之极限，而盛极则衰，从此腠理开始疏松，面容逐渐憔悴，发鬓日趋花白，故喜静而爱坐。到了五十岁左右，肝气开始衰退，肝叶逐渐变薄，胆汁日趋减少，视力亦开始变得模糊不清。到了六十岁左右，心气开始衰退，心情变得忧虑悲伤，气血运行不畅，形体松懈怠惰，故不愿活动而爱好躺卧。到了七十岁左右，脾气已经虚衰，皮肤开始枯槁，故四肢举动不便。到了八十岁左右，肺气已经虚衰，神志活动逐渐失常，故时常言语错乱。到了九十岁左右，肾气衰竭，真水枯涸，其他脏器均已枯萎，经脉空虚不充。到了百岁左右，五脏虚极，丧失了神志活动，虽然形骸尚存，但是生命活动已经终结。

女子到七岁时，肾气逐渐充盛，于是乳齿开始更换，头发生长逐渐茂密。到十四岁时，肾气充盛到一定阶段而引发天癸，天癸具有促进生殖机能成熟的作用，故任脉通畅，冲脉充盛，月经按时来潮，此时已具备生育能力；到二十一岁时，肾气平和而充满，因而智齿生长，为身体发育最盛的阶段；到二十八岁时，筋骨坚强，头发生长最为茂密，身体非常强壮；到三十五岁时，肾气逐渐衰微，阳明经脉也开始衰退，因而面容日趋憔悴，头发开始脱落；到四十二岁时，三阳经脉衰退于上，面容开始显得枯槁无华，头发也逐渐花白；到四十九岁时，肾气衰竭，任脉空虚，冲脉衰微，天癸枯竭，因而出月经停止，形体衰老而生育能力丧失。

男子到八岁时，肾气逐渐充实，于是出现头发茂密，乳齿更换的现象；到十六岁时，肾气充盛到一定阶段而产生天癸，天癸具有促进生殖机能成熟的作用，故精气溢泻的生理现象出现，此时男女交合后，已具备生育能力；到二十四岁时，肾气平和而充满，筋骨坚强，智齿生长，为身体发育的最盛阶段；到三十二岁时，筋骨粗壮，肌肉丰满健壮；到四十岁时，肾气开始衰微,头发脱落,牙齿枯槁;到四十八岁时,人体上部的阳气衰竭,面容憔悴,发鬓花白;到五十六岁时,肝气衰退,筋脉失养,因而肢体运动不利;到六十四岁时,肾气衰竭,天癸枯竭,精液虚少,牙齿和头发均已脱落,形体衰老而多病。肾主水,接受五脏六腑的精气而加以贮藏,故五脏的精气充足,肾脏得以资养,肾脏才有精气可排泄。现在五脏的功能均已衰退,筋骨懈堕无力,天癸已至竭绝,因而发鬓花白,身体沉重,行走难以支撑,生育能力已丧失。

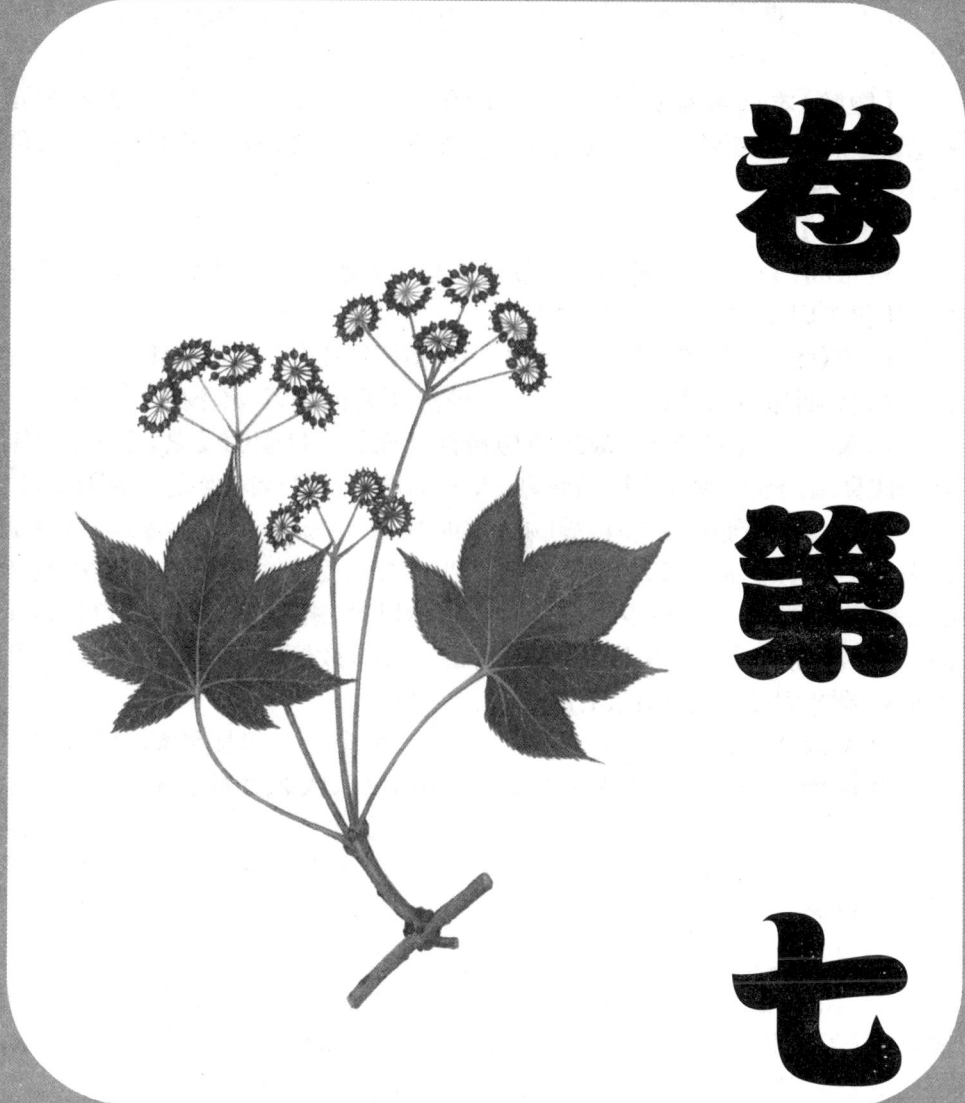
巻第七

六经受病发伤寒热病第一　上

【题解】本篇着重论述外感热病的六经辨证论治原则、方法及其预后，五脏热病的症状，预后及治法；还讨论了彻衣刺法和风邪伤上、湿邪伤下的道理。

【原文】

黄帝问曰：夫热病者，皆伤寒之类也，或愈或死，其死皆以六七日之间，其愈皆以十日已上者，何也？

岐伯对曰：太阳者，诸阳之属也。其脉连于风府，故为诸阳主气。人之伤于寒也，则为病热，热虽甚不死。其两感①于寒而病者，必不免于死矣。

伤寒一日，太阳受之。故颈项与腰脊皆痛。二日阳明受之。阳明主肉，其脉挟鼻，络于目，故身热目痛而鼻干，不得卧。三日少阳受之。少阳主骨②（《素问》作胆），其脉循胁，络于耳，故胸胁痛而耳聋。三阳（《素》下有经络二字）皆受病而未入于腑（《素问》作脏）者，故可汗而已。四日太阴受之。太阴脉布胃中，络于嗌，故腹满而嗌干。五日少阴受之。少阴脉贯肾，络肺，系舌本，故口燥舌干而渴。六日厥阴受之。厥阴脉循阴器而络于肝，故烦满③而囊缩。三阴三阳五脏六腑皆受病，营卫不行，五脏不通，则死矣。

其不两感于寒者，七日太阳病衰，头痛少愈。八日阳明病衰，身热少愈。九日少阳病衰，耳聋微闻。十日太阴病衰，腹减如故，则思饮食。十一日少阴病衰，渴止（《素问》下有不满二字），舌干乃已。十二日厥阴病衰，囊纵少腹微下。大气④皆去，其病日已矣。治之各通其脏脉，病日衰已矣。其未满三日者，可汗而已，其满三日者，可泄而已。

曰：热病已愈，时有所遗者，何也？

曰：诸遗者，热甚而强食，故有所遗。若此者，皆病已衰，而热有所藏，因其谷气相薄，两热相合⑤，故有所遗。治遗者，视其虚实，调其逆顺，可使立已。病热少愈，食肉则复，多食则遗，此其禁也。

其两感于寒者，一日太阳与少阴俱病，则头痛口干烦满。二日阳明与太阴俱病，则腹满身热，不欲食，谵语。三日少阳与厥阴俱病，则耳聋囊缩而厥。水浆不入，不知人者，故六日而死矣。

曰：五脏已伤，六腑不通，营卫不行，如是后三日乃死，何也？

曰：阳明者，十二经脉之长，其血气盛。故不知人，三日其气乃尽故死。

肝热病者，小便先黄，腹痛多卧，身热。热争⑥则狂言及惊，胸中（《素问》无胸中二字）胁满痛，手足躁，不得安卧。庚辛甚，甲乙大汗。气逆则庚辛死。刺足厥、阴少阳。气逆则头疼员员⑦，脉引冲头痛也。

心热病者，先不乐，数日乃热。热争则心（《素》又有卒心痛三字）烦闷，善呕，头痛，面赤，无汗。壬癸甚，丙丁大汗。气逆则壬癸死。刺手少阴、太阳。

脾热病者，先头重，颜痛，烦心（《素》下有颜青二字），欲呕，身热。热争则腰痛不可用俯仰，腹满泄，两颔（一本作额）痛。甲乙甚，戊己大汗。气逆则甲乙死。刺足太阴、阳明。

肺热病者，先凄凄然厥，起皮毛，恶风寒，舌上黄，身热。热争则喘咳，痛走胸膺背，不得太息，头痛不甚（《素》作堪），汗出而寒。丙丁甚，庚辛大汗。气逆则丙丁死。刺手太阴、阳明，出血如大豆，立已。

肾热病者，先腰痛胻酸，苦渴，数饮，身热。热争，则项痛而强，胻寒且酸，足下热，不欲言，其逆则项痛员员（《素问》下有澹澹二字）然。戊己甚，壬癸大汗。气逆则戊己死。刺足少阴、太阳。诸当汗者，至其所胜日汗甚。

肝热病者，左颊先赤。心热病者，颜先赤。脾热病者，鼻先赤。肺热病者，右颊先赤。肾热病者颐先赤。病虽未发者，见其赤色者刺之，名曰治未病。热病从部所⑧起者，至期而已。其刺之反者，三周而已。重逆⑨则死。

诸治热病，先饮之寒水，乃刺之；必寒衣之，居止寒处，身寒而止。病甚者，为五十九刺。

热病，先胸胁痛满，手足躁，刺足少阳，补足太阴。病甚者，为五十九刺⑩。

热病，先身重骨痛，耳聋好瞑，刺足少阴。病甚者，为五十九刺。

热病，先眩冒而热，胸胁满，刺足少阴、少阳。

太阳之脉，色荣颧，骨热病也，荣未夭⑪（《素问》作未交，下同）日，今且得汗，待时自己。与厥阴脉争见者死，其死不过三日。其热病气内连肾。

少阳之脉，色荣颊，筋热病也，荣未夭日，今且得汗，待时自己。与少阴脉争见者死。

其热病气穴，三椎下间，主胸中热；四椎下间，主鬲中热；五椎下间，主肝热；六椎下间，主脾热；七椎下间，主肾热。荣在骶也，项上三椎骨陷者中也⑫。颊下逆颧为大瘕，下牙车为腹满，颧后为胁痛，颊上者，鬲上也。

冬伤于寒，春必温病；夏伤于暑，秋必病疟。

凡病伤寒而成温者，先夏至日者为病温，后夏至日者为病暑，暑当与汗皆出勿止。所谓玄府者，汗孔也。

曰：《刺节》言彻衣[13]者，尽刺诸阳之奇腧，未有常处，愿卒闻之。曰：是阳气有余而阴气不足，阴气不足则内热，阳气有余则外热，两热相薄，热如怀炭，衣热不可近身，身热不可近席。腠理闭塞而不汗，舌焦唇槁腊[14]，嗌干，欲饮。取天府、大杼三痏[15]，刺中膂以去其热，补手、足太阴以去其汗。热去汗晞[16]，疾如彻衣。

《八十一难》曰：阳虚阴盛，汗出而愈，下之即死；阳盛阴虚，汗出而死，下之即愈（与经乖错，于义反倒，不可用也）。

曰：人有四肢热、逢风寒如灸如火者，何也？

曰：是人阴气虚，阳气盛，四肢热者，阳也。两阳相得，而阴气虚少，少水不能灭盛火，而阳气独治，独治者，不能生长也，独盛而止耳。故逢风如灸如火者，是人当肉烁也。

曰：人身非常温也，非常热也，而烦满者，何也？

曰：阴气少，阳气胜，故热而烦满。

曰：足太阴、阳明为表里，脾胃脉也，生病异者，何也？

曰：阴阳异位，更实更虚，更逆更顺，或从内，或从外，所从不同，故病异名。

阳者，天气也，主外；阴者，地气也，主内。阳道实，阴道虚。故犯贼风虚邪者，阳受之，则入腑；食饮不节，起居不时者，阴受之，则入脏。入六腑则身热不得眠，上为喘呼；入五脏则䐜满闭塞，下为飧泄，久为肠澼。故喉主天气，咽主地气。故阳受风气，阴受湿气。故阴气从足上行至头，而下行循臂至指端；阳气从手上行至头，而下行至足。故曰：阳病者，上行极而下；阴病者，下行极而上。故伤于风者，上先受之；伤于湿者，下先受之也。

【注释】

①两感：指相表里的阴阳两经同时受病。

②少阳主骨：筋会于骨，肝合筋，与少阳为表里，骨为少阳之气所荣，故少阳主骨。

③满：音义同"闷"。

④大气：谓大邪之气，亦即邪气。

⑤两热相合：指病之余热，与新食谷气之热相互结合。

⑥热争：即热邪与正气相争。

⑦员员（yún yún 云云）：头痛而晕的意思。

⑧部所：指五色在面部的分部。

⑨重逆：一误再误的意思。

⑩五十九刺：指刺热病的五十九个腧穴，具体内容见后"中篇"。
⑪荣未夭：色泽尚未晦暗枯槁。
⑫荣在骶也，项上三椎骨陷者中也：此二句语义未明，存疑待考。
⑬彻衣：形容疗效如彻衣之快速。
⑭腊：干肉。
⑮痏（wěi 委）：瘢痕。此指针刺的次数。
⑯晞：干燥。

【译文】

黄帝问道：一般外感发热的疾病，大都属于伤寒一类，患者有的痊愈，有的死亡，而死亡的时间皆不出六、七天，痊愈的时间都在十天以上，道理何在呢？

岐伯回答说：太阳为六经之长，统领阳分，因此诸阳皆隶属于太阳。太阳的经脉连属于项后风府穴，相会于督脉和阳维脉，循行于头顶及背部，故主持诸阳之气分，从而主人体一身之表。人在感受寒邪之后，就会有发热，热虽然很重现象出现，因正气较旺，一般不会死亡。如果是相表里的阴阳两经同时感受寒邪而发病，表明邪气亢盛，大伤正气，因而预后不良，大多就会死亡。

伤寒病一日，表明太阳经感受寒邪。足太阳膀胱经从头下项，挟脊抵腰中，故太阳受邪有头项腰脊强痛等症出现。二日阳明经受病。阳明为多气多血之经，其气外应肌肉，其经脉挟鼻而上络于目，外邪侵入阳明，正邪剧烈相争，故出现肌肤壮热、腹痛、鼻干、不能安卧。三日少阳经受病。少阳之气外应筋骨，其经脉下行胸胁，上络于耳，邪滞少阳经脉，则出现胸胁胀痛而耳聋。若三日经脉均受邪发病，而邪气仅于体表停留，还未深入于六腑之里，都可通过发汗解表而愈。四日太阴经受邪。足太阴经脉入腹属脾络胃，上络于咽嗌，故邪热侵入太阴，运化失司，即可出现脘腹胀满而咽嗌干燥。五日少阴经受邪。足少阴经脉贯肾络肺，上系舌根，故邪热内入少阴，出现口燥舌干而渴。六日厥阴经受邪。足厥阴经脉环绕阴器而络于肝脏，故邪热侵犯厥阴，可见烦闷而阴囊收缩。若三阴三阳经脉和五脏六腑都受到病邪的严重损害，就会引发营卫气血不行，五脏气机不通，而致死。

如果其病非表里两经同时感受寒邪的，到第七日则太阳病气衰退，头痛有所减轻；八日阳明病气衰退，身热稍减；九日少阳病气衰退，耳聋缓解，其听力稍有恢复能逐渐听到声音；十日太阴病气衰退，腹胀消失，欲进饮食；十一日少阴病气衰退，口不渴，舌不干；十二日则厥阴病气衰退，阴囊松弛，渐从少腹下垂。至此大邪之气渐去，病也就会随之逐渐痊愈。治疗时，根据其病所在脏腑经脉，分别随经而施治，就可促使病势逐渐衰退，以至痊愈。这类病的治疗原则是，病未满三日的，邪犹在表，发汗即可而愈；病已满三日的，邪已入里，泻下即可而愈。

问：有些热病已基本痊愈，但时则出现余热未尽的情况，这是什么缘故呢？

答：凡余热未尽的，大多是因为在发热较重之时，免强进食，使热邪遗留体内而引起。在这种情况下，虽然病邪已经衰退，而余热却于体内蕴藏，病人又因勉强进食而无法消化，饮食停滞，淤而化热，与体内残存的余热相合，又会引起重新发热，所以有余热不尽的情况出现。治疗余热不尽的病，只要根据其病证的虚实，或补或泻，适当调治，其病便可痊愈。总之，热病患者，当其热势稍退的时候，因脾胃气虚，运化无力，若食用了肉食，病就会复发。若过度饮食，就会引起余热不尽。因此这些都是热病所应当禁忌的。

如果阴阳两经表里同时感受寒邪，第一日为太阳与少阴两经同时受病，其症状既见太阳的头痛，又见少阴的口干和烦闷；二日为阳明与太阴两经同时受病，其症状既有阳明的身热、谵语妄言，又见太阴的腹满不欲饮食；三阳为少阳与厥阴两经同时受病，其症状既有少阳的耳聋出现，又兼见厥阴的阴囊收缩、四肢发冷。如果病势发展到水浆不入、神志昏迷而不知人事的程度，到第六日则会死亡。

问：病情发展到五脏精气已伤、六腑气机不通、营卫涩滞不行之时，三天以后才会死亡，这其中的道理是什么呢？

答：阳明胃腑为水谷之海，气血生化之源，其经脉气血亦最盛，各脏腑经脉均受气于阳明，故阳明为十二经脉之长。若病人神志昏迷而不省人事，三天以后，阳明气血的化源竭尽，胃气也因而衰败竭绝，故会死亡。

肝脏发生热病，病人先有小便黄、腹痛、多卧、身体发热等症出现。当邪热入脏与正气相争时，就会引起狂言惊骇，胸胁胀满疼痛，手足躁动而不能安卧。到了属金的庚辛时日，因金旺克木，病情则会加重。若逢木旺的甲乙时日，则见大汗出而热退。如果病情进一步恶化，导致正气逆乱，到了庚辛日金气当旺之时则会死亡。治疗时，应针刺足厥阴和足少阳二经。若肝气上逆，就会引起头痛眩晕，这是热邪循肝脉上冲于头部。

心脏发生热病，病人先觉得心中不愉快，数日以后才会发热，当热邪入脏与正气相争时，就会有心中烦闷，时常作呕，以及头痛、面赤、无汗等症出现。到了属水的壬癸时日，因水旺克火，病情就会恶化。若逢火旺的丙丁时日,则大汗出而热退。若病情继续恶化而引起正气逆乱,到了壬癸日水气当旺之时就会死亡。治疗时,应针刺手少阴和手太阳二经。

脾脏发生热病,病人先感觉头部沉重,额头疼痛,心中烦乱,时欲作呕,身体发热。当热邪入脏与正气相争时,就会引起腰痛不能俯仰,腹胀满而泄泻,两颔部疼痛。到了属木的甲乙时日,因木旺克土,病情则会恶化。若逢土旺的戊己时日,就会大汗出而热退。若病情继续恶化而致正气逆乱,到了甲乙日木气当旺之时就会死亡。治疗时,应针刺足太阴和足阳明二经。

肺脏发生热病,病人先感觉淅淅然寒冷,毫毛竖起,畏恶风寒,舌上发黄,全身发热。当热邪入脏与正气相争时,就会引起咳嗽气喘,胸膺(前胸部)和脊背窜痛,不敢深呼吸,头痛并不剧烈,汗出而恶寒。到了属火的丙丁时日,因火旺克金,病情就会恶化。若逢金旺的庚辛时日,则大汗出而热退。若病情继续恶化而致正气逆乱,到了丙丁日火气当旺之时就会死亡。治疗时,应针刺手太阴和手阳明二经。刺出的血若像豆子那样大,病则可痊愈。

肾脏发生热病,病人先感觉腰部疼痛,小腿发酸,口渴厉害而频频饮水,全身发热。当热邪入脏与正气相争时,就会引起颈项强直而痛,小腿寒冷酸痛,足心发热,不想说话,若肾气上逆,则颈项疼痛而头目眩晕。到了属土的戊己时日,因土旺克水,病情就会恶化。若逢水旺的壬癸时日,就会大汗出而热退。若病情继续恶化而导致正气逆乱,到了戊己日土气当旺之时就会死亡。治疗时,应针刺足少阴和足太阳二经。以上所说的各脏大汗出,都是指各脏之气到了其当旺的时日,因为正胜邪退,均可出现大汗出而热退病愈。

肝热病,左颊部先见赤色。心热病,额部先见赤色。脾热病,鼻部先见赤色。肺热病,右颊部先见赤色。肾热病,颐部先见赤色。疾病虽未发作,但面部若先显现为赤色,就应当予以针刺治疗,这叫做"治未病"。热病只在五脏主色的面部分部上出现赤色,而尚未出现其他症状的,表明病较轻浅,若能及时治疗,则至其当旺之时,病即可痊愈。但若刺法不当,如应泻反补,或应补反泻,就会使病程延长,须经过三周的时间,病方可痊愈,如果一误再误,就会使病情进一步恶化,甚至造成死亡。

各种热病的治疗,应先喝一些清凉饮料,然后再进行针刺,同时让病人少穿一些衣服,把病人安置在凉爽的地方,这样就可以使之热退身凉而病愈。病重的,治疗时可采用五十九刺(指刺热病的五十九个腧穴)的方法。

患热病,如果先有胸胁疼痛胀满,手足躁扰不宁的,表明邪在足少阳经,应当针刺足少阳经脉以泻其阳分之邪,补足太阴经脉以培土抑木。病重的,治疗时用五十九刺的方法。

患热病,若先感觉身体沉重,骨节疼痛,并出现耳聋、嗜睡的,表明病在足少阴经,宜刺足少阴经的井穴和荥穴。病重的,治疗时宜用五十九刺的方法。

患热病,若先出现头目眩晕,昏冒不清,发热,胸胁胀满等,表明病在足少阳,并涉及足少阴,致使阴阳枢机不利,宜刺足少阴和足少阳二经,以转枢邪气外出。

太阳经脉之病,颧部显现赤色的,为骨热病。如果色泽尚未晦暗枯槁,同时又得以汗出,则至其当旺之时病则会痊愈。如果同时于颧部又见到厥阴之色,这是木盛水衰的死候,不出三天病人就会死亡。因热病已内连及肾,肾被热邪所伤,故主死。

少阳经脉之病,面颊显现赤色的,为筋热病。如果色泽尚未晦暗枯槁,同时又得以汗出,则至其当旺之时就会病愈。如果同时又见到颊部出现少阳脉之色,这是母胜其子,为死候。

治疗热病的穴位是,第三脊椎下方,主治胸中的热病;第四脊椎下方,主治膈中的热病;第五脊椎下方,主治肝热病;第六脊椎下方,主治脾热病;第七脊椎下方,主治肾热病。通过对面部颜色的观察,可以诊断胸腹部的疾病。例如,颊部赤色由下向上而至颧骨部的,表明患有"大瘕泄"之病;赤色向下见于颊车部的,表明患有腹部胀满之病;赤色见于两颧后的,主胁痛;赤色见于颧部上面的,表明膈上心肺有病。

冬天被寒邪所伤,若当时未立即发病,到了第二年的春天,必定发为温病。夏天被暑邪所伤,若当时未立即发病,到了秋天,必定发为疟疾。

凡被寒邪所伤而发为温热病者,在夏至之日以前发病的,称为温病;夏至之日以后发病的,称为暑病。暑病汗出,可使暑热之邪随汗而散泄,故其汗出不用制止。因汗液是从汗孔排出的,汗孔又称玄府。

问:《刺节》中所说的彻衣针法,都是针刺诸阳经的奇穴,无固定的部位,愿意听听它的详细内容。

答:这种刺法适用于阳气有余而阴气不足的病。阴气不足则内热产生,阳气有余则外热产生,内外之热相互结合,则热势炽盛,好像怀抱炭火一样,身体害怕接触衣服,热得不敢接近草席。因腠理闭塞,汗不得出,热邪不能外散而熏灼于内,故病人舌焦干燥,口唇干枯,咽干口渴,急欲饮水。治疗时,应取手太阴经的天府穴和足太阳经的大杼穴,各针三次，再刺足太阳经的中膂腧，以使其热邪得以排除，然后补手太阴经和足太阴经，使其出汗，待热退汗少，病即痊愈。这种刺法见效很快，就好像脱掉衣服一样迅速。

《八十一难》说：凡病在表而里未病者，治疗时可用发汗之法，汗出病即可愈。若误用下法，在里的正气就会受到损伤，并引邪入内，甚至导致死亡。病在里而表无病的，治疗时可用泻下之法，泻动邪去病即可愈。若误用发汗法，就会使体表卫阳之气受到损伤，从而导致大汗亡阳，甚至死亡。

问：有的人四肢发热，一遇到风寒，就热得像火烤一样，其中的原因是什么呢？

答：这种人多属素体阴气虚少而阳气偏盛，因四肢属阳，风邪也属阳，四肢发热，又感受了风寒邪气，两阳相合，阳气更加亢盛，而阴气更加亏虚，虚衰的阴气不能战胜旺盛的阳热，则阳气独盛而不能生长，影响到正常的生化，所以遇风而热得像火烤一样的病人，其肌肉必然出现逐渐消瘦。

问：有的病人虽然有热，但不像一般外感病那样发热，同时伴有胸中烦闷的，是什么原因呢？

答：这是因阴气少而阳气盛，故发热而烦闷。

问：足太阴和足阳明经为表里，是隶属于脾胃的经脉，但它们所引发的疾病却不相同。这是什么原因呢？

答：足太阴脾经属阴，足阳明胃经属阳，阳主外主上，阴主内主下，阴阳所主的部位及其虚实变化各不相同，其发病或虚或实，或顺或逆，或内或外，交替出现，更相反复，故疾病也就有所区别了。

属阳者，有如天气一样，主卫护于外；属阴者，有如地气一样，主营养于内。阳主外而刚强，阴主内而柔弱，故阳气常有余，而阴气常不足。若遇到外感邪气，在外的阳气首先受到侵害，然后侵入六腑；若饮食无节制，起居无规律，则在内的阴气首先受到损伤，然后伤及五脏。邪气传入六腑，就会引发全身发热，不能安卧，气机上逆，喘而有声；病邪侵入五脏，就会引发腹部胀满，痞塞不通，大便泄泻，日久可成为痢疾。喉司呼吸而主天气，咽司饮食而主地气。一般而言，阳经易遭风邪侵袭，阴经易受湿邪损害。足三阴经的脉气，自脚上行至头部，再向下循臂直至手指之端；手三阳经的脉气，自手上行至头部，再下行至脚。所以说：侵入阳经的病邪，先向上行，上至极点，然后转向下行；侵入阴经的病邪，先向下行，下到极点，然后再向上行。故伤于风邪的，上部先受病；伤于湿邪的，则下部先受病。

六经受病发伤寒热病第一 中

【题解】本篇着重论述了虚实的机理、重虚重实的诊断方法和预后情况,还讨论了热病的五十九刺及有关针刺穴位的主治范围。

【原文】

黄帝问曰:病热有所痛者,何也?

岐伯对曰:病热者,阳脉也,以三阳之盛也,人迎一盛在少阳;二盛在太阳;三盛在阳明。夫阳入于阴,故病在头与腹,乃䐜胀而头痛也。

曰:病身热汗出而烦满不解者何也?

曰:汗出而身热者,风也;汗出而烦满不解者,厥也,病名曰风厥。太阳为诸阳主气(《素问》作巨阳主气),故先受邪,少阴其表里也,得热则上从①,上从则厥。治之表里刺之②,饮之服汤。

曰:温病汗出,辄复热而脉躁疾者,不为汗衰,狂言不能食,病名曰何?

曰:名曰阴阳交,交者死。人所以汗出者,皆生于谷,谷生于精。今邪气交争于骨肉,而得汗者,是邪退精胜,精胜则当能食,而不复热。复热者,邪气也,汗者,精气也,今汗出而辄复热者,是邪胜也,不能食者,精无裨也③,而热留者,寿可立而倾也。夫汗出而脉躁盛者死,今脉不与汗相应,此不胜其病,其死明矣。狂言者,是失志,失志者死。此有三死④,不见一生,虽愈必死。

病风且寒且热,炅汗出,一日数欠,先刺诸分理络脉。汗出且寒且热,三日一刺,百日而已。

曰:何谓虚实?

曰:邪气盛则实,精气夺则虚。重实者内(《素问》作言)大热病,气热,脉满,是谓重实。

曰:经络俱实何如?

曰:经络皆实,是寸脉急而尺缓也,皆当俱治。故曰:滑则顺,涩则逆。夫虚实者,皆从其物类治(《素问》作始),故五脏骨肉滑利,可以久长。寒气暴上,脉满而实,实而滑顺则生,实而逆则死。尽满者,脉急大坚,尺涩而不应也。如是者,顺则生,逆则死。所谓顺者,手足温,所谓逆者,手足寒也。

曰：何谓重虚？

曰：脉虚气虚尺虚，是谓重虚也。所谓气虚者，言无常也；尺虚者，行步惟然也；脉虚者，不象阴也。如此者滑则生，涩则死。气虚者，肺虚也；气逆者，足寒也。非其时则生，当其时则死。余脏皆如此也。脉实满，手足寒，头热(一作痛)者，春秋则生，冬夏则死。脉浮而涩，涩而身有热者死。络气不足，经气有余者，脉口热⑤而尺寒，秋冬为逆，春夏为顺，治主病者。经虚络满者，尺热满，脉口寒涩，春夏死，秋冬生。络满经虚，灸阴刺阳；经满络虚，刺阴灸阳。

曰：秋冬无极阴⑥，春夏无极阳者，何谓也？

曰：无极阳者，春夏无数虚阳明，阳明虚则狂；无极阴者，秋冬无数虚太阴，太阴虚则死。

春亟治经络，夏亟治经腧，秋亟治六腑，冬则闭塞，治用药而少针石。所谓少针石者，非痈疽之谓也。

热病始于手臂者，先取手阳明，太阴而汗出。始头首者，先取项太阳而汗出。始足胫者，先取足阳明而汗出。臂太阴(《灵枢》作阳)可出汗，足阳明可出汗。取阴而汗出甚者止之阳；取阳而汗出甚者止之阴。振寒凄凄，鼓颔不得汗出，腹胀烦闷，取手太阴。

热病三日，气口静，人迎躁者，取之诸阳，五十九刺，以泻其热，而出其汗；实其阴，以补其不足。

身热甚，阴阳皆静者，勿刺之；其可刺者，急取之，不汗则泄。所谓勿刺，皆有死征也。

热病七日、八日，脉口动，喘而眩者，急刺之，汗且自出，浅刺手大指间。

热病七日、八日，脉微小，病者溲血，口中干，一日半而死。脉代者，一日死。

热病已得汗而脉尚躁(一本作盛)，喘且复热，勿庸(一本作肤)刺⑦。喘盛者必死。

热病七日、八日，脉不躁，不散数，后三日中有汗，三日不汗，四日死。未汗勿庸刺。

热病先肤痛，窒鼻充面⑧，取之皮，以第一针五十九刺。苟轸鼻干，索皮于肺。不得，索之于火。火者，心也。

热病先身涩烦而热，烦闷唇嗌干，取之脉，以第一针五十九刺。热病肤胀，口干，寒，汗出，索脉于心。不得，索之于水。水者，肾也。

热病嗌干，多饮善惊，卧不能安，取之肤肉，以第六针五十九刺。目眦赤(《灵枢》作青)索肉于脾。不得,索之于木。木者,肝也。

热病而胸胁痛(《灵枢》作面青胸痛),手足躁,取之筋间,以第四针针于四逆。筋躄⑨,目浸⑩,索筋于肝。不得,索之于金。金者,肺也。

热病数惊,瘛疭而狂,取之脉,以第四针急泻有馀者。癫疾毛发去,索血于心,不得,索之于水。水者,肾也。

热病身重,骨痛耳聋好瞑,取之骨,以第四针五十九刺。骨病不食,啮齿耳青,索骨于肾。不得,索之于土。土者,脾也。

热病不知所痛,耳聋,不能自收,口干,阳热甚,阴颇有寒者,热在髓也,死不治。

热病头痛,颞颥目脉紧(一本作瘦),善衄,厥热病也,取之以第三针,视有余不足。

热病体重,肠中热,取之以第四针于其腧及下诸指间,索气于胃络得气也。

热病侠脐急痛,胸胁满,取之涌泉与阴陵泉,以第四针针嗌里。

热病而汗且出,及脉顺可汗者,取鱼际、太渊、大都、太白,泻之则热去,补之则汗出。汗出太甚,取内踝上横脉⑪以止之。

热病已得汗而脉尚躁盛者,此阴脉之极也,死;其得汗而脉静者生。

热病脉常躁盛而不得汗者,此阳脉之极也,死;其脉躁盛得汗而脉静者生。

厥,侠脊而痛;主头项几几⑫,目𥈠𥈠然,腰脊强,取足太阳腘中血络。嗌干口热如胶,取足少阴(此条出《素问》刺腰痛篇宜在后刺腰痛内)。

热病死候有九:一曰汗不出,大颧发赤者死(《太素》云汗不出,大颧发赤者,必不反而死。)。二曰泄而腹满甚者死。三曰目不明,热不已者死。四曰老人婴儿热而腹满者死。五曰汗不出呕血(《灵枢》作呕下血)者死。六曰舌本烂,热不已者死。七曰咳而衄,汗不出,出不至足者死。八曰髓热者死。九曰热而痉者死。热而痉者,腰反折瘛疭,齿噤䶥也。凡此九者不可刺也。

所谓五十九刺者,两手内外侧各三,凡十二痏;五指间各一⑬,凡八痏;足亦如是。头入发际一寸,旁三分⑭(《灵枢》无分字)各三,凡六痏;更入发际三寸边五,凡十痏;耳前后,口下(《灵枢》作已下)者各一,项中一,凡六痏;颠上一,囟会一,发际一,廉泉一,风池二,天柱二(《甲乙经》原缺此穴,今按《灵枢》经文补之)。

《素问》曰:五十九者,头上五行,行五者,以越诸阳之热逆也。大杼、膺腧⑮、缺盆、背腧⑯,此八者以泻胸中之热(一作阳);气冲、三里、巨虚上、下廉,此八者以泻胃中之热;云门、髃骨⑰、委中、髓空,此八者,以泻四肢之热;五脏腧旁五,此十者,以泻五脏之热。凡此五十九者,皆热之左右也(按二经虽不同,皆泻热之要穴也)。

头脑中寒(《千金》作寒热头痛)鼻鼽,目泣出,神庭主之。

头痛身热,鼻窒,喘息不利,烦满汗不出,曲差主之。

头痛目眩,颈项强急,胸胁相引不得倾侧,本神主之。

热病(《千金》下有烦满二字)汗不出,上星主之,先取譩譆,后取天牖、风池。

热病汗不出,而苦呕烦心,承光主之。

头项痛重,暂起僵仆,鼻窒鼽衄,喘息不得通,通天主之。

头项恶风,汗不出,凄厥恶寒,呕吐,目系急,痛引颇,头重项痛,玉枕主之。

颊清(《千金》作妄,咄,视)不得视,口沫泣出,两目眉头痛,临泣主之。

脑风头痛,恶见风寒,鼽衄,鼻窒,喘息不通,承灵主之。

头痛身热,引两颔急(一作痛),脑空主之。

醉酒风热发,两角(一作两目)眩痛,不能饮食,烦满呕吐,率谷主之(《千金》以此条置风门)。

项强刺喑门。

热病汗不出,天柱及风池、商阳、关冲、腋门主之。

颈痛,项不得顾,目泣出,多眵䁾,鼻鼽衄,目内眦赤痛,气厥耳目不明,喉痹伛偻,引项筋挛不收,风池主之。

伤寒热盛,烦呕,大椎主之。

头重目瞑,凄厥,寒热,汗不出,陶道主之。

身热头痛,进退往来,神道主之。

头痛如破,身热如火,汗不出瘈疭(《千金》作头痛),寒热,汗出恶寒,里急,腰腹相引痛,命门主之。

颈项痛不可以俯仰,头痛,振寒,瘈疭,气实则胁满,侠脊有寒气,热汗不出,腰背痛,大杼主之。

风眩头痛,鼻不利,时嚏,清涕自出,风门主之。

凄凄振寒,数欠伸,膈腧主之。

热病汗不出,上肮及孔最主之(《千金》作臂厥热病汗不出,皆灸刺之,此穴可以出汗)。

肩髆间急,凄厥恶寒,魄户主之。

项背痛引颈,魄户主之。

肩痛胸腹满,凄厥,脊背急强,神堂主之。

喘逆,鼽衄,肩甲内廉痛,不可俯仰,炒季胁引少腹而痛胀,譩譆主之。

背痛恶寒,脊强俯仰难,食不下,呕吐多涎,鬲腧(《千金》作阳关)主之。

热病头痛身重,悬颅主之。

胸胁胀满,背痛,恶风寒,饮食不下,呕吐不留住,魂门主之。

善嚏,头痛身热,颔厌主之。

热病头痛,引目外眦而急,烦满汗不出,引颔齿,面赤皮痛,悬颅主之。

热病偏头痛,引目外眦,悬厘主之。

头目瞳子痛,不可以视,挟项强急,不可以顾,阳白主之。

头风痛,鼻鼽衄,眉头痛,善嚏,目如欲脱,汗出寒热,面赤,颊中痛,项椎不可左右顾,目系急,瘛疭,攒竹主之。

寒热,凄厥鼓动颔,承浆主之。

身热痛,胸胁痛不可反侧,颔息主之。

肩背痛,寒热,瘰疬绕颈,有大气,暴聋气蒙耳目不明,头颔痛,泪出,鼻衄不得息,不知香臭,风眩喉痹,天牖主之。

热病胸中澹澹^⑲,腹满暴痛,恍惚不知人,手清,少腹满(《千金》作心腹),瘛疭,心痛,气满不得息,巨阙主之。

头眩病身热,汗不出(《千金》作烦满汗不出),上脘主之。

身寒热,阴都主之。

热病象疟,振栗鼓颔,腹胀睥睨,喉中鸣,少商主之。

寒厥及热,烦心,少气,不足以息,阴湿痒,腹痛不可以食饮,肘挛支满,喉中焦干渴,鱼际主之。

热病振栗鼓颔,腹满阴痿,咳引丸溺出,虚也。鬲中虚,食欲呕,身热汗不出,数唾涎,呕吐血下,肩背寒热,脱色,目泣出,皆虚也。刺鱼际补之。

病温身热,五日已上汗不出,刺太渊,留针一时,取之。若未满五日,禁不可刺也。

热病先手臂瘛疭,唇口聚,鼻张目上,汗出如转珠,两乳下二寸坚,胁满,悸,列缺主之。

【注释】

①得热则上从:表里之气相应,少阴受太阳发热的影响,则其气亦从之而上逆。

②表里刺之:谓泻太阳,补少阴,表里同治。

③精无神也:裨,益。谓精气的生化乏源而不能得到补充。

④三死:指身热而不能食、脉躁盛、狂言三种死证(危重证)。

⑤脉口热:据下文"脉口寒涩",脉口热当指滑脉。

⑥无极阴:极,穷尽之意。无极阴,即无使阴气竭尽。

⑦勿庸刺:即勿用刺。

⑧窒鼻充面:即鼻塞而面部肿起。
⑨筋躄:躄,足不能行。筋躄,筋脉痿弱不能行走。
⑩目浸:意谓泪多而两目湿润。
⑪内踝上横脉:指三阴交穴。
⑫头项几几(shū shū 书书):形容头项强急不舒。
⑬五指间各一:指手五指本节后各一穴。
⑭旁三分:指旁穴分为三个。
⑮膺腧:即中府穴。
⑯背腧:即风门穴。
⑰髃骨:即肩髃穴。
⑱眵(chī 吃)䁾(miè 灭):即眼屎。
⑲澹澹:摇动貌。

【译文】

　　黄帝问道:有的人患热病而又见疼痛症状,这是什么原因呢?

　　岐伯回答说:一般患热病都可以从阳脉上反映出来。外感发热是三阳受邪所致,故见三阳之脉动盛。若人迎脉比寸口脉大一倍,是病在少阳;比寸口脉大二倍的,是病在太阳;比寸口脉大三倍的,是病在阳明。三阳受病,可进一步传入三阴。病在三阳,当见发热头痛,病入三阴,则见腹部胀满,所以病人出现腹胀和头痛的症状。

　　问:有的病人身体发热,汗出而烦闷不解,这是什么原因呢?

　　答:汗出而全身发热的,表明感受了风邪;汗出而烦闷不解的,是由于下部气机上逆,叫做风厥。太阳为诸阳主气,主人身之表,故风邪侵犯人体,太阳首先受邪。少阴与太阳互为表里,表病则其里与之相应,少阴受太阳发热的影响,其气机必随之上逆,气机上逆则为厥。治疗时,应同时针刺太阳、少阴二经之穴。刺太阳为的是泻风热,刺少阴为的是降逆气。同时,为配合治疗还可内服汤药。

　　问:有的温病患者,汗出之后又随即发热,脉象急疾躁动,其病不但没有因汗出而弱减,反而出现狂言乱语,不进饮食等症状,这是什么病呢?

　　答:这种病叫做阴阳交,属死候。人之所以能够出汗,有赖于水谷化生的精气。精气旺盛而战胜邪气则导致汗出。今邪气与正气于骨肉之间相争,如果汗出而热解,是精气胜而邪气已退。精气胜的,应当可以进食并不再发热。若病人汗出之后又重新发热,表明邪气胜过精气。重新发热就是邪气盛的表现,汗出热不退则使精气受伤,患者又不能进食,精气得不到补充,而热邪稽留不去,这样持续下去,生命就会有危险。至于汗出而脉躁盛的,亦属死候。因为其脉象的变化与汗出之证不相应,表明精气已经无法胜过邪气,死亡的征象已经非常明显了。由于狂言乱语为神志失常的表现,所以出现这种情况的也会亡命。病人出现上述三种死候,却无丝毫生机,虽然其病因汗出而暂时减轻,但终究是会死亡的。

感受风邪的病,出现忽寒忽热的症状,在发热时伴有汗出,一天之内发作数次,治疗时,应先刺大小肌肉间的络脉。若针刺汗出之后,仍有忽寒忽热的,表明邪气较重,在短期内难以治愈。可采取三天一刺的方法,连续治疗一百天,病就会痊愈。

问:虚实是什么呢?

答:邪气盛为实,精气不足则为虚。所谓重实,是指大热症。邪热既炽盛于外,又盛满于内,表现为高热、脉象盛大,内外俱实,故为重实。

问:经络俱实如何呢?

答:所谓经络俱实,就寸口脉急疾而尺肤纵缓松弛而言。在这种情况下,经和络应当同时治疗。所以说,脉象滑利的,表明阳气盛而有生机,为顺;脉象涩滞的,表明阴邪盛而生机不足,为逆。万物虚实皆如此。凡五脏骨肉滑利,即为生机旺盛,其寿命也就长久。有的病人,寒气突然上逆,脉象盛满而实大,此时如果脉象呈现实而滑利的,为顺,主生;若脉象实而涩滞的,为逆,主死。还有一种身形肿满的病人,脉象急大而坚实,而尺肤涩滞不滑,与脉象不相应,见这种情况,如果手足温暖,为顺,主生;手足寒冷的,则为逆,主死。

问:重虚是什么呢?

答:脉虚、气虚、尺虚,叫做重虚。所谓气虚,即精气亏虚,其表现为声低气怯、言语无力、气不相接;所谓尺虚,即尺部皮肤柔弱,表现为四肢懈怠而行走无力;所谓脉虚,是指阴血虚少,表现为脉细而弱。像这样的病,若脉象滑利,则有生机;脉象涩滞的,则预后不良。因为肺主气,故气虚主要是指肺气虚,肺虚则气逆于上,阳虚于下,阳气不能达于四肢,故足部出现寒冷。若不是在被克的时令(即不在春、秋、冬等季节)发病,则其病可愈;若在被克的时令(指夏季)发病,就会死亡。其他各脏之病,依此类推。脉象坚实而满,手足寒冷,头部发热的,为上实下虚之证,其病多于春秋阴阳和平的季节出现,则可治,若发于冬夏阴阳偏盛的季节,多主死。脉来浮而涩,身体发热的,因其脉涩主阴血亏虚,脉浮身热为邪热炽盛,故属独阳无阴,多主死。络脉之气不足,经脉之气有余的,表明寸口脉滑而尺部皮肤寒凉,此为阳气不足而阴分邪盛,其脉在秋冬寒凉季节呈现的为逆,见于春夏温热季节的为顺。治疗时,应根据病情的虚实,结合时令气候,运用针刺艾灸的方法,或补或泻,而进行调治。经气不足,络气有余的,则尺部皮肤呈现出热而盛满,寸口脉迟而滞涩,这是阴气不足而阳邪有余,其脉在春夏温热季节出现的,主死;在秋冬寒凉季节出现的,主生。络脉属阳,经脉属阴,对于络脉之气盛满,经脉之气不足的病,宜用艾灸补其经脉之不足,用针刺泻其络脉之有余;对于经脉盛满,络脉不足者,宜用针刺泻其经脉之有余,用艾灸补其络脉之不足。

问:秋冬无极阴,春夏无极阳,是什么意思呢?

答:所谓无极阳,即在春夏二季不可过多地刺泻阳明,若误泻而致阳明虚损到极点,则致人发狂。所谓无极阴,即在秋冬二季不可过多地刺泻太阴,若误泻而致太阴虚损到极点,则致人死亡。

春气主生,其气外充于络,故在春季治病,当多取各经的络脉。夏气主长,其气多充于经脉,故在夏季治病,当多取各经的腧穴。秋气主收,其气收敛于内,故在秋季治病,宜多取六腑的合穴。冬季主藏,其气闭藏于内,故在冬季治病,应多用药物而少施针石。所谓少施针石,是针对一般疾病而言,痈疽病并不包括在内。

热病开始证见于手臂的,治疗时,可先取手阳明和手太阴二经的穴位进行针刺,并使其汗出。热病开始证见于头部的,先针刺项部足太阳经的穴位,使其汗出。热病开始证见于足胫部的,先针刺足阳明经的穴位,使之出汗。针刺手太阴经的穴位可以出汗,针刺足阳明经的穴位也可以出汗。由于阴经与阳经互相沟通,若针刺阴经而汗出过多的,可通过针刺阳经来止汗;针刺阳经而汗出过多的,亦可通过针刺阴经来止汗。病人表现出恶寒战栗,鼓颔而无汗出,腹部胀满,心胸烦闷等症的,表明阳气亏虚,宜取手太阴经之穴来补之。

已经患热病三天,若寸口的脉象平静,而人迎的脉象躁盛的,表明邪气尚在体表。治疗时,可从三阳经的五十九穴中选择治疗热病的有关穴位进行针刺,以泻其在表之阳热,使邪气随汗而出,同时还可配合使用补益阴经的针刺法,用来补其不足。

若病人身体出现高热,而人迎气口的脉象反而沉静,表明阳证见阴脉,针刺治疗法不宜用。如果还有针刺的可能,就应当立即刺之,虽然不能得汗,但仍可使部分病邪泻去。所谓不可针刺者,都是脉与症相反,已具有死亡征象的缘故。

已经患热病七、八天,寸口脉象躁动急疾,又见气喘而眩晕的,应当急速针刺,使其汗出热散,可在手大拇指的少商穴浅刺。

已患热病七、八天,其脉象微小的,表明正气不足,如果病人出现尿血、口中干燥等症，则为热邪炽盛、阴气耗竭的死证，一天半就会死亡。如果出现代脉，是脉气衰竭，一天内就会死亡。

患热病，出汗以后脉象应当平静，却仍然躁动急疾，且出现气喘，全身发热，是邪热不因汗出而衰减，这时就不可再行针刺，以防使其正气复伤。则气喘剧烈，则会死亡。

已患热病七、八日，脉象既不躁盛，也不散不数，表明邪气暂时未退，出现这种情况，再过三日即可汗出而愈。若三天未有汗出，这是正气衰败的表现，到了第四天就会死亡。对于这种正气衰败而未能汗出的热病，针刺法不适用。

热病初起，先出现皮肤痛、鼻塞、面部浮肿等症的，表明热在皮肤，为肺热病。因肺合皮毛，故当采取浅刺皮毛的方法，用九针中的第一针（镵针），在治热病的五十九穴中选取有关的穴位进行针刺。若皮肤生瘾疹而鼻孔干燥，也是邪在皮毛，属于肺经之病，同样可以浅刺皮肤进行治疗。若刺之没有明显的效果，当求之于火，即加刺心经的腧穴用来克制肺金，肺金衰则肺热自退。

热病初起，先出现身体涩滞不爽，心胸烦闷而发热，口唇、咽喉干燥等症，这是热在血脉，当治其脉，用九针中的第一针，在治热病的五十九穴中，选取与血脉相关的穴位进行针刺。若有皮肤发胀、口干舌燥、恶寒、汗出等症出现，也是邪在血脉，故亦当治其脉。因为心与脉相合，治血脉也就是治心经。如果刺之无效，当求之于水，即加刺肾经的腧穴以克制心火，心火衰则心热自退。

患热病，有咽干，多饮水，时常惊悸不宁，不能安卧等症出现的，是邪在肌肉，当刺肌肉之间，用九针中的第六针（圆利针），在治热病的五十九穴中，针刺与肌肉有关的穴位。若眼角色赤，为脾热病，因脾主肌肉，故当取之于肉。若治疗无效，当求之于木，即加刺肝经的腧穴以克制脾土，脾土衰则脾热自退。

患热病，有胸胁作痛，手足躁扰等症出现，表明邪客于筋，为肝之热病，当刺筋膜结聚之处。因诸筋起于四肢末端，故可用九针中的第四针（锋针）刺其四肢。若见两足不能行走，泪出不收，属于肝经之病，亦可治其筋。因肝主筋，治筋就是治肝经。若治之无效，当求之于金，即加刺肺经的腧穴以克制肝木，肝木衰则肝热自退。

患热病，时常有惊骇、手足抽搐、精神狂乱出现的，表明热邪侵入心经，当治其血脉，可用九针中的第四针急泻其有余的血络，以祛其热邪。若阳极盛而阴气虚，出现癫疾、毛发脱落，亦应当针刺血脉，因心主血脉，

治血脉也就是治心经。若刺之无效，当求之于水，即加刺肾经的腧穴以克制心火，心火衰则心热自消。

患热病，见身体沉重、骨节疼痛、耳聋、欲寐的，表明邪热入肾的骨热病，当治其骨，可用九针中的第四针，在治热病的五十九穴中，选取与骨有关的穴位进行针刺。若骨病而无法饮食，牙齿紧咬，耳轮发青的，已属肾精之病，同样可以治其骨。由于肾主骨，所以治骨即是治肾。若治之无效，可求之于土，即加刺脾经的腧穴以克制肾水，肾水衰则肾热自消。

患热病，虽有疼痛，但无法断定痛在何处，并出现耳聋、四肢弛缓不收、口舌干燥等，遇阳气偏盛时，发热就会加重，阴气偏盛时就出现寒冷。这是邪热深入骨髓之病，属死候。

患热病，出现头痛，颧骨部和眼区的筋脉抽掣作痛，鼻常出血，表明热邪厥逆于上之病，治疗时，当用九针中的第三针（鍉针），根据病情的虚实，泻其有余而补其不足。

患热病，出现身体沉重，肠中发热，是热在脾胃而影响于肠，皆可用九针中的第四针，针刺脾胃二经的腧穴太白、陷谷，并刺在下部各足趾间的腧穴，如厉兑、内庭等，同时亦可刺胃经的络穴丰隆，以疏泄脾胃二经的邪气。

患热病，脐周出现拘急疼痛的，表明邪在足少阴肾经之病；胸胁胀满属足太阴脾经之病。当取肾经的涌泉、脾经的阴陵泉，同时宜用九针中的第四针刺舌下的廉泉穴治疗。

患热病，出现汗出而脉象躁盛的，表明脉证相符，为顺，可发汗以祛其邪热，当取手太阴肺经的鱼际、太渊和足太阴脾经的大都、太白等穴。针刺时，使用泻法即可以退热，若用补法即可汗出，若汗出过多，可另取足内踝上的三阴交穴以刺之，其汗即止。

患热病，在汗出之后邪热虽退，而脉象仍然躁盛的，表明孤阳不敛而外浮，阴脉虚弱至极，属于有阳无阴之证，为死候；如果汗出之后脉象转为平和，表明邪去正复，预后良好。

患热病，脉象躁盛而无汗出的，为阳热极盛，阴气衰竭，无汗可出的死症；若脉虽躁盛，出汗之后脉象转为平静的，表明邪去正复，为顺证，主生。

厥气上逆至太阳经脉，出现侠脊两旁疼痛，头项强急不舒，两目视物模糊，腰脊强直不柔症状的，当取腘窝中足太阳经的血络，刺出其血。若出现咽喉干燥，口中发热而唾液粘稠如胶症状的，表明邪气上逆咽喉，治疗时，当取足少阴肾经的太溪穴。

热病的死候有九种：一是不出汗，两颧发红，表明阴气内竭，虚阳上浮,故主死。二是泄泻而腹部胀满严重,表明热伤太阴,脾气衰竭,故主死。三是两目视物不清而发热不退,表明脏腑精气衰竭,故主死。四是老年人和幼儿发热而腹部胀满,表明邪热伤脾,化源枯竭,故主死。五是不出汗并呕血,表明阴液耗伤过甚,故主死。六是舌根溃烂而发热不退,表明三阴俱伤,故主死。七是咳嗽,鼻出血,汗不出,或虽汗出而足部始终无汗,表胆真阴枯竭,故主死。八是邪热已经深入骨髓,表明肾气败绝,故主死。九是发热而出现痉病,表胆阴血大伤,筋脉失养,热极生风,故主死。所谓发热而出现痉病,是指在发热的同时,而出现脊背反张,手足抽搐,牙关紧闭,咬牙切齿等症状。凡是出现上述九种证候的,都是热盛精竭的死证,治疗时,针刺法皆不适用。

所谓针刺热病的五十九穴是,两手指端内各三穴(少商、中冲、少冲),两手指端外侧各三穴(少泽、关冲、商阳),左右共十二穴。手五指间本节后各一穴(后溪、中渚、三间、少府),左右共八穴。在足趾间也同样各有一穴(束骨、足临泣、陷谷、太白),左右共八穴。头部入前发际一寸,上星穴两旁各有三穴(五处、承光、通天),左右共六穴。再上行入发际的中行向后三寸处的两侧,各有五穴(临泣、目窗、正营、承灵、脑空),左右共十穴。耳前后各一穴(耳前听会,耳后完骨,两耳计四穴),口下一穴(承浆),项中一穴(哑门),共计六穴。巅顶一穴(百会),囟会一穴(囟会),前发际一穴(神庭),后发际一穴(风府),廉泉一穴,左右风池二穴,左右天柱二穴。总共为五十九穴。

《素问》说:针刺治疗热病的五十九穴是,头上的五条经脉,每经有五个穴位,此二十五个穴位,可以泄越诸阳经上逆的热邪。大杼、中府、缺盆、风门,左右共八穴,可以清泻胸中之热。气冲、三里、上巨虚、下巨虚,左右共八穴,可以清泻胃中之热。云门、肩髃、委中、髓空,左右共八穴,可以泻四肢之热。五脏腧旁有魄户、神堂、魂门、意舍、志室五穴,左右共十穴,可以泻五脏的热邪。这五十九个穴位,皆为治疗热病的重要穴位。

头部感受寒邪,出现鼻流清涕,两眼流泪等症状的,治疗时,应取督脉、足太阳和足阳明经的神庭交会穴。

头痛而身体发热,鼻塞,喘促而呼吸不利,心胸烦闷汗不出的,表明邪在太阳,治疗时,应取足太阳经的曲差穴。

头痛目眩,颈项强直拘急,胸胁牵引作痛而不能转侧的,表明邪客胆经,治疗时,应取足少阳经的本神穴。

患热病而汗不出的,表明寒邪束表,当取上星穴为主,以泻督脉,但应先针刺足太阳经的譩譆穴,再针刺手少阳经的天髎穴和足少阳经的风池穴,这样就可汗出热退。

热病汗不出,而又呕吐心烦者,治疗时,当取足太阳经的承光穴。

头项沉重疼痛,起身而随即仆倒,鼻塞流清涕或出血,喘息而气不通利者,治疗时,应取足太阳经的通天穴。

头项恶风,汗不出,洒渐恶寒,呕吐,目系拘急,疼痛掣引鼻根,头重项痛,治疗时,应取足太阳经的玉枕穴。

两颊清冷,视物不清,口吐涎沫,流泪,两眉端疼痛者,治疗时,应取足少阳经的临泣穴。

风寒侵入脑中而致的脑风病,出现头痛,畏寒恶风,鼻流清涕或出血,鼻塞,喘息而气不通利的,治疗时,应取足少阳经和阳维脉的交会穴承灵。

头痛而身体发热,牵引颔部拘急疼痛者,治疗时,应取足少阳经和阳维脉的交会穴脑空。

酒醉后感受风邪而发热,两头角疼痛,眩晕,心烦胀满而呕吐,无法饮食,治疗时,应取足太阳和足少阳经的交会穴率谷。

颈项强直,应针刺督脉和阳维脉的交会穴哑门。

患热病而汗不出者,治疗时,可以取天柱、风池、商阳、关冲、腋门等穴。

颈项疼痛而不敢回顾,两眼流泪,多眵,眼内角红赤疼痛,鼻流清涕或出血,咽喉肿痛,背弯曲则掣引项部筋脉拘挛,气逆于上导致耳无法闻声,目无法视物,治疗时,应取手、足少阳经和阳维脉、阳跷脉的交会穴风池,以泻阳经的风火。

伤寒发热盛,心烦呕吐者,治疗时,应取诸阳经的交会穴大椎。

头部感觉沉重,目闭而不欲睁开,洒洒恶寒,发热而汗不出者,治疗时,应取督脉的陶道穴。

身体发热而头痛,时轻时重,时发时止的,治疗时,应取督脉的神道穴。

头痛厉害像要破裂,身体发热似被火烤,汗不出而抽搐,或发热恶寒,或汗出而恶寒,腹内拘急,腰腹牵引作痛,治疗时,应取命门穴。

颈项疼痛而不能前俯后仰,头痛,恶寒战栗,手足抽搐,邪气实则两胁胀满,侠脊有寒气,发热而无汗出,腰背疼痛等,治疗时,应取手、足太阳经的交会穴、督脉的别络大杼穴治疗。

感受风邪而眩晕头痛,鼻塞不通,时打喷嚏和流清涕,治疗时,应取足太阳经的风门穴。

恶寒战栗,频繁打呵欠而伸懒腰的,治疗时,应取足太阳经的膈腧穴。

热病汗不出者,应取足太阳和足少阳经的络穴上镝及手太阴经的郄穴孔最主治,用来发其汗。

肩髆之间拘急疼痛,身体发冷而恶风寒,治疗时,应取足太阳经的魄户穴。

后项及背部疼痛,并牵引颈部而痛者,治疗时,应取足太阳经的魄户穴。

肩部疼痛,胸腹胀满,全身寒冷,脊背拘急强直,治疗时,应取神堂穴。

喘息气逆,鼻流清涕或出血,肩胛内侧疼痛,不能俯仰,季肋(相当于侧胸第十一、十二肋软骨部分)下胀痛而牵引少腹,治疗时,应取足太阳经的譩譆穴。

背部疼痛恶寒,脊柱强急而俯仰困难,饮食不进,呕吐而多涎沫,治疗时,应取足太阳经的膈腧穴。

患热病,头痛而身体沉重的,治疗时,应取足少阳经的悬颅穴。

胸胁胀满,背部疼痛,恶风畏寒,饮食不进,呕吐不止者,治疗时,应取足太阳经的魂门穴。

经常打喷嚏,头痛全身发热,治疗时,应取手、足少阳经和足阳明经的交会穴颔厌。

患热病,头痛而牵引外眼角挛急,并向下影响到颔部和牙齿,心胸烦闷,汗不得出,面赤而皮肤痛,治疗时,应取足少阳经和足阳明经的交会穴悬颅。

患热病,一侧头痛,并牵引外眼角作痛,治疗时,应取足少阳经的悬厘穴。

头部疼痛,眼睛瞳仁痛而不能视物,颈项强急而不能回顾,治疗时,应取足少阳经和阳维脉的交会穴阳白。

感受风热而头痛,鼻流清涕或出血,经常打喷嚏,两眉头痛,眼球似要脱出,汗出恶寒发热,面色红赤,颊部疼痛,项强而不能左右回顾,目系挛急,手足抽搐,治疗时,应取足太阳经的攒竹穴。

恶寒发热,恶寒时全身发抖,上下牙不断叩击,应取足阳明经和任脉的交会穴承浆。

身体发热疼痛,胸胁疼痛而无法转侧,治疗时,应取手少阳经的颅息穴。

肩背疼痛,恶寒发热,瘰疬(多为颈部淋巴结结核)绕颈,若邪气厥

逆于上,则有突然耳聋听力减退,眼睛昏蒙视物不清,头和颔部疼痛,双目流泪,鼻内出血,呼吸不利,嗅觉失灵,眩晕,喉痛等症出现,治疗时,应取手少阳经的天牖穴。

患热病,自觉心中跳动不安,腹部胀满剧痛,以至恍惚不知人事,双手发凉,少腹胀满,手足筋脉抽挚,心痛,气满而呼吸不利等,治疗时,应取心经的募穴巨阙。

头目眩晕而身体发热,不得出汗的,治疗时,应取任脉的上脘穴。

身体恶寒发热,治疗时,应取冲脉与足少阴经的交会穴阴都。

患热病,其症状酷似疟疾,恶寒时全身发抖,上下牙齿不断叩击,腹中胀满,两目斜视,喉中痰鸣等,治疗时,应取手太阴经的井穴少商。

寒厥和热病,出现心烦,气短而呼吸无力,前阴潮湿瘙痒,腹痛而不能饮食,肘部拘挛支撑胀满,咽喉干燥而渴,治疗时,应取手太阴经之荥穴鱼际。

患热病,寒冷战栗而鼓颔(上下牙齿不断叩击),腹部胀满,阳痿,咳嗽时牵引睾丸而遗尿,胸膈虚寒,食则欲呕,身体发热而无汗出,常吐涎沫,呕吐出血,肩背部发寒热,面色枯槁,两目流泪,皆为肺虚的表现,治疗时,应取手太阴经的鱼际穴。

患温病,身体发热,超过五日不出汗者,应取手太阴经的太渊穴,留针一般时间再出针,若不满五日,则不可针刺。

患热病,先出现手臂抽搐,口唇紧闭而鼻孔张大,两目上视,汗出好像转珠一样,胸胁胀满,心悸不宁,治疗时,可取手太阴经的络穴列缺。

六经受病发伤寒热病第一 下

【题解】本篇着重论述肘膝以下治疗六经伤寒热病的尺泽、劳宫等穴位的主治范围。

【原文】

振寒瘛疭①,手不伸,咳嗽唾浊,气鬲善呕,鼓颔不得汗,烦满(《千金》作烦心身痛),因为纵衄,尺泽主之。左窒刺右,右窒刺左。

两胁下痛,呕泄上下出,胸满短气,不得汗,补手太阴以出之。

热病烦心,心闷而汗不出,掌中热,心痛,身热如火,浸淫烦满,舌本痛,中冲主之(《千金》和天窌)。

热病发热，烦满而欲呕哕，三日以往不得汗，怵惕，胸胁痛不可反侧，咳满溺赤，大便（《千金》作小便）血，衄不止，呕吐血，气逆，噫不止，嗌中痛，食不下，善渴，舌中烂，掌中热，欲呕，劳宫主之。

热病烦心而汗不止，肘挛腋肿，善笑不休，心中痛，目赤黄，小便如血，欲呕，胸中热，苦不乐，太息，喉痹嗌干，喘逆，身热如火，头痛如破，短气胸痛，太陵主之。

热病烦心，善呕，胸中澹澹善动而热，间使主之。

面赤皮热，热病汗不出，中风热，目赤黄，肘挛腋肿，实则心暴痛，虚则烦心，心惕惕②不能动，失智，内关主之。

心澹澹然善惊，身热，烦心，口干，手清，逆气，呕（《千金》作噪）血，时瘛，善摇头，颜青，汗出不过肩，伤寒温病，曲泽主之。

多卧善唾，肩髃痛寒，鼻鼽赤多血，浸淫起面③，身热，喉痹如哽，目眦伤，忽振寒，背痛，二间主之。

鼻鼽衄，热病汗不出，瞤目，目痛瞑，头痛，龋齿，合谷主之。

热病烦心，瞤目，目痛泣出，厥逆头痛，胸满不得息，热病肠澼，臑肘臂痛，虚则气鬲满，肩不举，阳溪主之。

伤寒，寒热头痛，哕衄，肩不举，温留主之。

伤寒余热不尽，曲池主之。

头痛振寒，清冷渊主之。

头痛，项背急，消泺主之。

振寒，小指不用，寒热汗不出，头痛，喉痹，舌卷，小指之间热，口中热，烦心，心痛，臂内廉及胁痛，聋，咳，瘛疭，口干，头痛不可顾，少泽主之。

振寒寒热，肩臑肘臂痛，头不可顾，烦满，身热恶寒，目赤痛，眦烂，生翳膜，暴痛，鼽衄，发聋，臂重痛，肘挛，痂疥，胸满引臑，泣出而惊，颈项强，身寒，后溪主之。

热病汗不出，胸痛，不可息，颔肿寒热，耳鸣聋无所闻，阳谷主之。

泄风汗出至腰，项急不可以左右顾及俯仰，肩弛肘废，目痛，痂疥，生疣④，瘛疭，头眩目痛，阳谷主之。

振寒寒热，颈项肿，实则肘挛头项痛，狂易，虚则生疣，小者痂疥，支正主之。

风眩头痛，小海主之。

气喘，热病衄不止，烦心，善悲，腹胀，逆息热气⑤，足胫中寒，不得卧，气满胸中热，暴泄，仰息，足下寒，膈中闷，呕吐，不欲食饮，隐白主之。

热病汗不出，且厥，手足清，暴泄，心痛腹胀，心尤痛甚，此胃心痛也，大都主之,并取隐白。腹满善呕烦闷,此皆主之。

热病先头重,颜痛,烦心身热,热争则腰痛不可用俯仰,腹满,两颔痛甚,暴泄,善饥而不欲食,善噫,热中,足清,腹胀食不化,善呕泄有脓血,苦呕无所出。先取三里,后取太白、章门主之。

热病闷不得卧(《千金》云:不得卧,身重骨痛不相知),太白主之。

热中少气厥寒,灸之热去(《千金》作灸涌泉)。烦心不嗜食,咳而短气,善喘,喉痹,身热,脊胁相引,忽忽善忘,涌泉主之。

热病烦心,足寒清多汗,先取然谷,后取太溪、大指间动脉⑥,皆先补之。

目痛引眦,少腹偏痛,背(一作脊)伛瘘疭,视昏嗜卧,照海主之,泻左阴跷⑦,取右少阴腧,先刺阴跷,后刺少阴,在横骨上。

热病汗不出,默默嗜卧,溺黄,少腹热,嗌中痛,腹胀内肿,羡⑧下,心痛如锥针刺,太溪主之。

手足寒至节,喘息者死。

热病刺然谷(《千金》作陷谷)足先寒,寒上至膝乃出针。

善啮颊齿唇,热病汗不出,口中热痛,冲阳主之。胃脘痛,时寒热,皆主之。

热病汗不出,善噫,腹胀满,胃热谵语,解溪主之。

厥头痛⑨,面浮肿,烦心,狂见鬼,善笑不休,发于外有所大喜,喉痹不能言,丰隆主之。

阳厥⑩凄凄而寒,少腹坚,头痛,胫股腹痛,消中⑪,小便不利,善呕,三里主之。

胁痛咳逆不得息,窍阴主之。及爪甲与肉交者,左取右,右取左,立已,不已复取。

手足清,烦(一作脉)热汗不出,手肢转筋,头痛如锥刺之。循循然不可以动,动益烦心,喉痹,舌卷口干,臂内廉痛不可及头,耳聋鸣,窍阴皆主之。

膝外廉痛,热病汗不出,目外眦赤痛,头眩,两颔痛,寒逆泣出,耳鸣聋,多汗,目痒,胸中痛,不可反侧,痛无常处,侠溪主之。

厥四逆,喘,气满,风,身汗出而清,髋髀中痛,不可得行,足外皮痛,临泣主之。

目视不明,振寒,目翳,瞳子不见,腰两胁痛,脚酸转筋,丘墟主之。

身懈寒少气,热甚恶人,心惕惕然,取飞阳及绝骨⑫,跗上临泣,立已。

淫泺胻酸,热病汗不出,皆主之。

头重鼻衄及瘘疭,汗不出,烦心,足下热,不欲近衣,项痛,目翳,鼻及小便皆不利,至阴主之。

身疼痛,善惊互引,鼻衄,通谷主之。

暴病头痛,身热痛,肌肉动,耳聋,恶风,目眦烂赤,项不可以顾,髀枢痛,泄,肠澼,束骨主之。

鼽衄血不止,淫泺头痛,目白翳,跟尻瘈疭,头顶肿痛,泄注,上抢心,目赤眦烂无所见,痛从内眦始(《千金》作翳从内眦始),腹满,颈项强,腰脊不可俯仰,眩,心痛,肩背相引,如从后触之状,身寒从胫起,京骨主之。

下部寒,热病汗不出,体重,逆气头眩痛,飞扬主之。

鼽衄,腰脊痛,脚踹酸重,战栗不能久立,踹如裂,脚跟急痛,足挛引少腹痛,喉咽痛,大便难,䐜胀,承山主之。

热病侠脊痛,委中主之。

【注释】

① 瘈疭:即抽搐。

② 惕惕:恐惧不安貌。

③ 浸淫起面:浸淫疮起于面部。

④ 疣:人体生长的赘生物,亦称赘瘤。

⑤ 逆息热气:呼吸气逆,鼻出热气。

⑥ 大指间动脉:指肝原穴太冲。

⑦ 泻左阴跷:照海穴为阴跷所生,故又名阴跷,为少阴之别。

⑧ 漩(xiān 闲):即涎。

⑨ 厥头痛:邪气上逆为厥,邪气上逆于头而致的头痛,故称厥头痛。

⑩ 阳厥:即热厥。

⑪ 消中:胃热所致的中消病。

⑫ 绝骨:即阳辅穴。

【译文】

恶寒战栗,筋脉抽搐而手无法伸直,咳嗽吐出浓浊涎沫,气机阻隔不通而作呕,战栗鼓颔而无汗出,心胸烦闷胀满,因气机隔塞上逆而喜呕,两鼻出血急而多。宜取手太阴经的合穴尺泽治疗,其针法为右病刺左,左病刺右。

两胁下疼痛,上吐下泻,胸部胀满而气短,不出汗,当针刺手太阴经以补之,使其汗出。

患热病,心中烦闷而无汗出,掌心发热,心痛,身热如火烤,若病邪深入则心烦胸满,舌根痛,治疗时,应取手厥阴经的井穴中冲。

患热病,全身发热,心胸烦闷而欲呕吐,已经三天还未出汗,心悸不宁,胸胁疼痛而无法转身,咳嗽喘满,小便色赤,大便下血,鼻出血不止,或呕血、吐血,气机上逆则嗳气不止,咽痛,饮食不进,口渴,舌上溃烂,掌心发热,欲呕吐,治疗时,应取手厥阴经的荥穴劳宫。

患热病,心烦而汗出不止,肘部痉挛,腋下肿胀,多笑不止,心中痛,目赤而黄,小便色赤如血,欲呕吐,胸中烦热,苦闷不乐,时常有叹气声,咽喉肿痛而干,喘息气逆,身热如火烤,头痛如欲破,呼吸气短,胸痛,治疗时,应取手厥阴经的腧穴大陵。

患热病,心烦多呕,胸中跳动不宁且有发热的感觉,治疗时,应取手厥阴经的间使穴。

面部赤红皮肤发热,及热病汗出不止,感受风邪而发热,目赤而黄,肘部痉挛,腋部肿胀,若邪气实则心中突然疼痛,正气虚则出现心烦,心中恐惧而无法动弹,神志不清,治疗时,应取手厥阴经的络穴内关。

心动不安而易惊,身体发热,心烦口干,双手发凉,气上逆而呕血,时而抽搐,常摇头,面色发青,汗出不超过肩部,以及伤寒、温病等,治疗时皆可取手厥阴经的曲泽穴。

喜睡卧,多唾涎,肩髃部疼痛发凉,鼻与颧部红亦而充血,面部起浸淫疮,身体发热,咽喉不利似有梗阻物,眼角伤痛,突然寒战,背部疼痛,治疗时,应取手阳明经的荥穴二间。

鼻流清涕或出血,及热病汗不出,目病,目痛而无法睁开,头痛,龋齿,治疗时,应取手阳明经的合谷穴。

患热病,心中烦闷,目病,目痛流泪,邪气逆上而头痛,胸部满闷,呼吸不利,以及热病痢疾,臑部、肘部和前臂疼痛,正气虚则膈中气满,两肩无法抬举,治疗时,应取手阳明经的阳溪穴。

伤寒病,出现恶寒发热、头痛、呃逆、鼻出血,以及两肩不能抬举等症者,治疗时,应取手阳明经的郄穴温溜治疗。

伤寒病,尚有余热未尽的,治疗时,应取手阳明经的合穴曲池。

头痛而恶寒战栗的,治疗时,应取手少阳经的清冷渊穴。

头痛而颈项和背部拘急不舒的,治疗时,应取手少阳经的消泺穴。

恶寒战栗,手小指不能活动,恶寒发热而汗不出,头痛,咽喉肿痛而闭塞不通,舌体卷缩,小指间发热,口干发热,心烦,心痛,臂内侧及胁部疼痛,耳聋,咳嗽,筋脉抽搐,头痛无法左右回顾,以上诸证治疗时,应取手太阳经的井穴少泽。

寒战发热,肩、臑、肘、臂等部位疼痛,头无法回顾,烦闷,身体发热恶寒,目赤而痛,眼角溃烂,目生翳膜,突然疼痛,鼻流清涕或出血,耳聋,手臂沉重而痛，肘部拘挛，痂疥，胸中胀满牵引臑部，流泪而发惊，颈项强硬，身体寒冷，治疗时，应取手太阳经的后溪穴治疗。

患热病，汗不出，胸部疼痛而不敢呼吸，颔部肿胀，恶寒发热，耳鸣耳聋而听不到声音，治疗时，应取手太阳经的经穴阳谷。

患泄风病，汗出至腰部，颈项部筋脉挛急，无法左右回顾和前俯后仰，肩关节松弛，肘部不能运动，眼睛疼痛，痂疥，生疣，筋脉抽搐，头晕目眩，治疗时，应取手太阳经的阳谷穴。

身体寒战发热，颈项肿胀，邪气盛则肘部拘挛头项疼痛，易发狂；正气虚则生赘疣，小的像痂疥一样。治疗时，应取手太阳经的络穴支正。

患风眩病，头眩晕而痛的，治疗时，应取手太阳经的合穴小海。

患热病而气喘，鼻出血不止，心中烦闷，容易悲伤，腹部胀满，呼吸气逆而口出热气，足胫部及脚下寒冷，无法安卧，胸膈满闷胀气而发热，暴泄，仰头呼吸，呕吐，不欲饮食，治疗时，应取足太阴经的井穴隐白。

患热病而汗不出，气机上逆，手足发凉，暴泄，心痛，腹胀，心痛甚的，为胃气冲心所致，脾与胃为表里，故可以针刺足太阴脾经的大都穴为主，并加刺隐白穴。腹部胀满，常欲呕，及心中烦闷等，治疗时，皆可取大都、隐白二穴治疗。

患热病，先见头重而额部疼痛，心中烦闷，身体发热。邪正相争则腰痛无法俯仰，腹部胀满，颔部疼痛厉害，暴发泄泻，饥饿而不欲饮食，时常嗳气；热盛于内则足部寒冷，腹部胀满而饮食不化，易呕吐，但无物呕出，泄下脓血。这是病在肝、脾、胃三经，治疗时，应先针刺足三里穴，以泻阳明经之邪热，然后再刺脾经的原穴太白和募穴章门，用来调治厥阴和太阴二经。

患热病，心胸烦闷而不能安卧的，治疗时，应取足太阴经的原穴太白。

胸中发热，少气，足下厥冷，可灸涌泉穴以引热下行。心中烦乱，不欲饮食，咳嗽气短，易发喘息，喉痹（咽喉肿痛而阻塞不利之病），身体发热，胁部与脊部牵引作痛，精神恍惚而健忘，治疗时，应取足少阴肾经的井穴涌泉。

患热病，心胸烦闷，足部寒冷而多汗者，表明足少阴之阳气先衰于下，应先取足少阴经的荥穴然谷以补肾阳，然后取足少阴经的原穴太溪和足厥阴经的原穴太冲，以补益肝肾之气，针刺以上三穴时，皆先用补法。

阴跷脉起于照海穴，止于内眼角的睛明穴，目痛而牵引眼角，少腹疼痛，背驼无法伸展，筋脉抽搐，视物不清而嗜卧的，治疗时可取照海穴。

针刺时用泻法,先刺左侧的阴跷脉,后刺右侧足少阴经的横骨穴,此穴位于耻骨的上缘。

患热病,汗不出,少言寡语而嗜卧,小便色黄,小腹发热,咽喉疼痛,腹内肿胀,流涎,心痛如针刺,治疗时,应取足少阴经的腧穴太溪,以泻少阴肾经之热邪。

手足寒冷而至肘膝关节部位,并兼有喘息不止者,为阳气竭绝、气失摄纳的死症。

热病,针刺然谷穴以清热,一般足部先退热,等到膝部也热退发凉时,便可将针拔出。

患热病,出现咬牙、磨牙和咬唇,汗不出,口中热而痛的,表明热在阳明,治疗时,应取足阳明经的冲阳穴。胃脘痛,时常发寒热的,用冲阳穴治疗亦可。

患热病而汗不出,时常嗳气,腹部胀满,胃中有热,时发谵语的,治疗时,应取足阳明经的解溪穴。

邪气上逆于头而致头部疼痛,面部浮肿,心胸烦闷,狂乱幻视如见鬼神,多笑不止,喉中痹塞而不能言语,治疗时,可取足阳明经的丰隆穴。

患热厥病,因热邪内郁无法外达而见身寒,少腹硬满,头痛,胫、股、腹部疼痛,消谷善饥,小便不利,善呕等,治疗时,应取足阳明经的合穴足三里。

两胁疼痛,咳嗽气逆,呼吸不利的,治疗时,应取足少阳经的井穴窍阴。窍阴穴位于足四趾端外侧爪甲角与肉相交处。采用左病取右,右病取左的方法治疗,针刺后病可立即痊愈,若不愈,可再刺。

患热病,手足发凉,心胸烦热而汗不出,手及上肢转筋,头痛如针刺,若热邪久留则病情加重,而见身体不能活动,动则更心烦,以及喉痹,舌体卷缩而口干,耳鸣耳聋,手臂内缘疼痛而不能上举至头等症,治疗时,应取足少阳经的井穴窍阴。

膝部外侧疼痛,热病无汗出,外眼角红赤疼痛,头目眩晕,两颔疼痛,寒气上逆而流泪,耳鸣耳聋,多汗,目痒,胸痛而不能反身转侧,身痛而无定处,治疗时,应取足少阳经的荥穴侠溪。

患热病,四肢厥逆,胸中气满而喘,或因感受风邪而汗出身凉,髋部及髀部疼痛而无法行走,足外侧皮肤痛,治疗时,应取足少阳经的腧穴足临泣。

眼睛视物模糊不清,恶寒战栗,目生云翳而遮盖瞳仁,腰及两胁疼痛,脚酸痛而转筋,治疗时,应取足少阳经的原穴丘墟。

身体软弱乏力,恶寒少气,或热甚而厌恶见人,心中惶恐不安,治疗时,应取足太阳经的络穴飞扬、足少阳经的经穴阳辅和足少阳经的腧穴足临泣,针刺后病可立即痊愈。足胫酸痛无力,以及热病而无汗出者,以上三穴治疗法皆有效。

头部沉重,鼻内出血,筋脉抽掣,汗不出,心中烦闷,足下发热,不欲近衣,项部疼痛,目生云翳,鼻塞不通,不便不利,治疗时,应取足太阳经的井穴至阴。

身体疼痛,易发惊恐,筋脉抽搐牵引,鼻出血,治疗时,应取足少阳经的荥穴通谷。

突然头痛,身体发热而痛,肌肉跳动,耳聋,恶风,眼角红赤溃烂,颈项强直而不能回顾,髀枢部疼痛,泄泻或痢疾,治疗时,应取足太阳经的腧穴束骨。

鼻流清涕或出血不止,或因邪气扩散而头痛,目生白翳,足跟和尻部筋脉抽搐,头顶肿痛,泄泻下注,气上冲心,眼角溃烂,目赤疼痛而无法视物,目痛从内眼角开始,腹部胀满,颈项强直,腰脊不能俯仰,头晕目眩,或因脏气上逆而心痛,其痛牵引肩背,好像从背后触击其心一样,身体恶寒多始于足胫部。治疗以上诸证均可取足太阳经的原穴京骨。

身体下部寒冷,或热病而无汗,身体沉重,或因邪气上逆而致头晕疼痛,治疗时,当取足太阳经的络穴飞扬。

鼻流清涕或出血,腰脊疼痛,脚和小腿酸痛沉重,战栗而无法久立,小腿肚像要裂开一样疼痛,脚跟部拘急疼痛,足部拘挛,牵引少腹作痛,咽喉疼痛,大便困难,脘腹胀满,治疗时,可取足太阳经的承山穴。

患热病,脊柱两旁疼痛,治疗时,可取足太阳经的合穴委中。

足阳明脉病发热狂走第二

【题解】本篇着重论述足阳明经脉热盛所导致的发热、狂乱等证候的病理、预后以及治疗穴位。

【原文】
黄帝问曰:足阳明之脉病,恶人与火,闻木音则惕然而惊,欲独闭户牖而处,愿闻其故?

岐伯对曰:阳明者,胃脉也;胃者,土也;闻木音而惊者,土恶木也。

阳明主肌肉,其血气盛,邪客之则热,热甚则恶火;阳明厥则喘闷,闷则恶人;阴阳相薄,阳尽阴盛,故欲独闭户牖而处(按阴阳相薄至此,本在《素问》脉解篇,士安移续于此)。

曰:或喘而生者,或喘而死者,何也?

曰:厥逆连脏则死,连经则生。

曰:病甚则弃衣而走,登高而歌,或至不食数日,逾垣上屋,非其素所能,病反能者,何也?

曰:阴阳争而外并于阳(此八字亦《素问》脉解篇文),邪盛则四肢实,实则能登高而歌;热盛于身,故弃衣而欲走;阳盛故妄言,骂詈不避亲疏。大热遍身,故狂言而妄见妄闻。视足阳明及大络取之,虚者补之,血如实者泻之。因令偃卧①,居其头前,以两手四指按其颈动脉久持之,卷而切推之,下至缺盆中,复上如前,热去乃已。此所谓推而散之者也。

身热狂走,谵语见鬼,瘛疭,身柱主之。

狂,妄言,怒,恶火,善骂詈,巨阙主之。

热病汗不出,衄衊,眩,时仆而浮肿,足胫寒,不得卧,振寒,恶人与木音,喉痹,龋齿,恶风,鼻不利,多善惊,厉兑主之。

四厥手足闷者,使人久持之,逆冷胫痛,腹胀皮痛,善伸数欠,恶人与木音,振寒,嗌中引痛。热病汗不出,下齿痛,恶寒,目急,喘满寒栗,龂口噤僻②,不嗜食,内庭主之。

狂歌,妄言③,怒,恶人与火,骂詈,三里主之。

【注释】

①偃卧:即仰卧。

②龂口噤僻:龂,齿龈。僻,歪斜。即牙关紧闭,口眼㖞斜。

③妄言:即胡言乱语。

【译文】

黄帝问道:足阳明的经脉有病,不愿见到人与火,听到木器的声音就会恐惧而惊骇,常欲关闭门窗而一人独居,这是什么原因造成的呢?

岐伯回答说:足阳明经属胃的经脉,胃属土,听到木器的声音而惊骇,就是则土恶木的缘故。阳明主肌肉,其经脉血气均盛,受到邪气的侵袭则会发热,热气过盛则恶火;若阳明的经气厥逆而上,则会喘息而心胸烦闷,烦闷则厌恶见人;若阴阳之气相争,阳气衰竭而阴气偏盛,阴主静,故常欲关闭门窗而喜一人独居。

问:阳明经气厥逆于上,有的虽然呼吸喘促,但预后良好,有的却预后不良,甚至死亡,这又是什么原因呢?

答:厥逆之气向内累及脏腑的,其病深,容易造成死亡;若厥逆之气仅影响到经脉,则其病浅,往往预后较好。

问:阳明病严重时,有者脱衣乱跑,登高歌唱;或几天不进饮食,越墙上屋,这些都是其人平素所无法做到的,病后反而能够做到,原因是什么呢?

答:阴阳之气相争而阳气胜于外,四肢为阳气的根本,阳气盛则四肢充实,故病人可登高歌唱;阳热之气充盛于全身,病人则脱掉衣服乱跑;阳热亢盛而扰乱神明,则胡言乱语,骂人不分亲疏,或出现幻听幻视之象。此病应从足阳明经脉及其大络来治疗,虚的用补法,大络充血的用泻法。同时使病人仰卧,医生于病人头前站立,用两手的拇指和食指按压其颈旁动脉处,久按不放,并自上而下地推按,直至缺盆中央而止,一次按毕,继续重复上法再按,直到热退而止。此乃推而散之的疗法。

身体发热,狂奔乱跑,如见鬼神般胡言乱语,筋脉抽搐的,可取督脉的身柱穴加以治疗。

发狂,胡言乱语,容易发怒,厌恶火热,经常骂人者,可取手少阴心经的募穴巨阙治疗。

患热病,无汗出,鼻流清涕或出血,头目眩晕而时常跌倒,头面浮肿,足胫部寒冷,无法安卧,战栗恶寒,厌恶见人和听到木器的声音,喉中痹塞,龋齿疼痛,恶风,鼻息不利,经常惊骇,可取足阳明经的井穴厉兑加以治疗。

四肢厥逆,手足酸胀,喜欢用手揉摩久按。四肢发凉,足胫疼痛,腹部胀满,皮肤疼痛,好伸懒腰而频打呵欠,厌恶见人和听木声,战栗恶寒,咽中牵引疼痛。热病无汗出,下齿疼痛,恶寒,目紧急,呼吸喘促,胸部胀满,恶寒战栗,牙关紧闭,口角㖞斜,不欲饮食,上述证候皆可取足阳明经的荥穴内庭治疗。

发狂而歌唱,胡言乱语,多怒喜骂人,厌恶见到人与火者,可取足阳明经的合穴足三里加以治疗。

阴衰发热厥阳衰发寒厥第三

【题解】本篇着重论述寒厥、热厥、六经厥证的病因病机、证候及针刺原则,还讨论了人体与自然界寒温相应的生理变化以及有关针刺治疗原则。

【原文】

黄帝问曰:厥①之寒热者,何也?

岐伯对曰：阳气衰于下，则为寒厥，阴气衰于下，则为热厥。

曰：热厥必起于足下者，何也？

曰：阳气走于足五指之表，阴脉者，集于足下而聚于足心，故阳胜则足下热。

曰：寒厥必起于五指而上于膝者，何也？

曰：阴气起于五指之里，集于膝下而聚于膝上，故阴气盛则从五指至膝上寒。其寒也，不从外，皆从内。

曰：寒厥何失而然也？

曰：厥阴者，众筋之所聚②（《京问》作前阴者，宗筋之所聚也），太阴、阳明之所合。春夏则阳气多而阴气少，秋冬则阴气盛而阳气衰。此人质壮，以秋冬夺于所用，下气上争不能复，精气溢下，邪气从而上之。所中（《素问》所中二字作气因于中）阳气衰③，不能渗营其经络，阳气日损，阴气独在，故手足为之寒。

曰：热厥何如？

曰：酒入于胃，则络脉满而经脉虚。脾主为胃行其津液者也，阴气虚则阳气入；阳气入则胃不和，胃不和则精气竭，精气竭则不营其四肢。此人必数醉若饱以入房，气聚于脾中不得散，酒气与谷气相薄，热遍于身，内热而溺赤。夫酒气盛而栗悍，肾气日衰，阳气独盛，故手足为之热。

曰：厥，或令人腹满，或令人暴不知人，或至半日远至一日，乃知人者，何谓也？

曰：阴气盛于上则下虚，下虚则腹满，腹满（《素问》腹满二字作阳气盛于上）则下气重上而邪气逆，逆则阳气乱，阳气乱则不知人矣。

太阳之厥，则肿首，头重，足不能行，发为眩仆。阳明之厥，则癫疾，欲走呼，腹满不得卧，面赤而热，妄见妄言。少阳之厥，则暴聋，颊肿而热，胁痛，𬬮不可以运。太阴之厥，则腹满䐜胀，后不利，不欲食，食则呕，不得卧。少阴之厥，则舌乾，溺赤，腹满心痛。厥阴之厥，则少腹肿痛，䐜胀，泾溲不利，好卧屈膝，阴缩，箭内热。盛则泻之，虚则补之，不盛不虚，以经取之。

请言解论。与天地相应，四时相副，人参天地，故可为解。下有渐洳④，上生蒲苇，此所以知气形之多少也。

阴阳者，寒暑也，热则滋雨而在上，根荄（《素问》作荄）少汁⑤，人气在外，皮肤缓，腠理开，血气减，汗大泄，皮淖泽；寒则地冻水冰，人气在中，皮肤致，腠理闭，汗不泄，血气强，皮坚涩。当是之时，善行水者，水能往冰⑥；善穿地者，不能凿冻；夫善用针者，亦不能取四逆，血脉凝结，坚持不往来,亦不可即柔。故行水者,必待天温冰释;穿地者,必待冻解,而后地可穿。人脉犹是;治厥者,必先熨火以调和其经,掌与腋,肘与脚,项与脊,以调其气。大道已通,血脉乃行。后视其病,脉淖泽者,刺而平之;坚紧者,破而决之。气下乃止,此所谓解结。

用针之类,在于调气,气积于胃,以通营卫,各行其道;宗气留积在海,其下者注于气街;上行者注于息道。故厥在足,宗气不下,脉中之血,凝而留止,弗之火调,针弗能取。

用针者,必先察其经络之虚实,切而循之,按而弹之,视其应动者,乃后取而下之。六经调者,谓之不病,虽病谓之自已。一经上实下虚而不通者,此必有横络盛加于大经,令之不通,视而泻之,通而决之,是所谓解结者也。

上寒下热,先刺其项太阳,久留之,已刺则火熨项与肩胛,令热下合(一本作冷)乃止,所谓推而上之者也;上热下寒,视其虚脉而陷下于经络者取之,气下而止,所谓引而下之者也。

刺热厥者,留针反为寒;刺寒厥者,留针反为热。

刺热厥者,二阴一阳;刺寒厥者,一阴二阳。所谓二阴者,二刺阴;所谓二阳者,二刺阳。

热厥取太阴、少阳;寒厥取阳明、少阴,于足皆留之。

厥,胸满面肿者,唇漯漯然,暴言难,甚则不能言,取足阳明。

厥,气走喉而不能言,手足微满清,大便不利,取足少阴。

厥而腹膨膨,多寒气,腹中荣荣便溲难,取足太阴。

厥逆为病,足暴清,胸中若将裂,腹肠若以刀切之,烦而不食,脉大小皆涩。煖取足少阴,清取足阳明,清则补之,温则泻之。

厥逆腹满胀,肠鸣,胸满不得息,取下胸二肋间,咳而动应手者,与背腧以指按之立快。

足厥喘逆⑦,足下清至膝,涌泉主之。

【注释】

①厥:病名,此指以手足寒冷或发热,或昏不知人为主证的内伤病证。

②厥阴者,众筋之所聚:厥阴脉环绕阴器,此厥阴实指前阴。即前阴为众筋脉所会聚之处。

③所中阳气衰:所中,指被阴寒邪气所中。寒邪损伤阳气,故阳气虚衰。

④渐洳(rù 入):浸湿的意思。

⑤热则滋雨在上,根茎少汁:暑热蒸腾,则地湿上蒸,而水湿在上,故根茎少汁。

⑥往冰:往,行。即在冰中游走。

⑦足厥喘逆:寒邪从足部上逆,而致喘促气逆。

【译文】

黄帝问道:厥病分寒热,其发病的机理是怎样的呢?

岐伯回答说:阳气衰于下,则阴气偏盛而为寒厥;阴气衰于下,则阳气偏盛而为热厥。

问:热厥的症状首先始足下,这是为什么呢?

答:阳气运行于足五趾的表面,阴脉集中于足下而于足心会聚,所以阴气虚而阳气偏盛则足下发热。

问:寒厥的症状首先始于足五趾,而后上至于膝部,这是什么原因呢?

答:阴气起源于足五趾之里,而会聚于膝部的上下,若阳气虚衰而阴气偏盛,寒冷就会从足五趾上行到膝部。这种寒冷并非感受外邪所致,而是由于体内的阳虚阴盛而形成。

问:寒厥是由于什么原因所导致的呢?

答:足厥阴肝之经脉环绕阴器,前阴部为众筋集聚之处,又为足太阴、足阳明二经所会合之处。春夏季节,阳气多而阴气少;秋冬季节,则阴气盛而阳气衰。若其自恃体质强壮,在秋冬季节纵欲过度,损伤肾精,精虚则肾气无法潜藏,且浮而扰乱于上,致使阳气无法恢复,同时,由于精气下泄,阴寒邪气乘虚上逆,损伤中焦阳气,中焦脾胃虚衰,则精气无法渗透营养经络,造成阳气逐渐耗损而阴气独盛的局面,故手足寒冷。

问:热厥是由于什么原因所导致的呢?

答:酒性阳热而果疾滑利,进入胃中不随营气行于经脉,而随卫气充于络脉,故人饮酒之后,其络脉盛满而经脉空虚。脾能为胃转输津液,如过多饮酒,则脾为热伤而脾阴受损,阴气虚损则阳气独盛,致使胃气不和而水谷精气衰竭,无法充养四肢。这种人必是经常的醉酒或饱食后行房,损伤脾肾,阳热积于脾中不能消散。酒气与谷气相结合,则阳热内炽,引发全身发热,小便色赤;饮酒过多,还可损伤肾气,日久肾气虚衰,阳热独盛于内,故手足发热。

问:患厥病,有时出现腹部胀满,有时突然不省人事,少者半天,多者一天方可清醒,这是什么原因呢?

答:人的阴气盛于上,则上下皆阴,阳气必虚。下焦阳虚,其气不化,故引起腹部胀满。腹部胀满,则气机失常而邪气上逆,致使阳气紊乱,心神被扰,故突然昏厥不醒。

太阳所引发的厥症,头部肿胀而沉重,两足无法行走,若邪气上逆,扰乱神明,容易引发眩晕而仆倒。阳明所发生的厥症,由于阳热亢盛,易引发癫病,而乱跑乱叫,妄见怪异,或胡言乱语,腹部胀满,不能安卧,面部红赤发热等症。少阳所引发的厥症,则突然耳聋,颊部肿胀而发热,胁痛,两腿活动失灵。太阴所引发的厥症,出现腹部胀满,大便不利,不欲饮食,食则呕吐,无法安卧等症。少阴所引发的厥症,则出现口干,小便短赤,腹部胀满,心胸作痛。厥阴所引发的厥症,可出现少腹肿痛而胀满,大小便不利,喜欢屈膝而卧,阴囊收缩,足胫部的内侧发热等症。治疗时,应辨明虚实,邪气盛的用泻法,正气虚的用补法,不盛不虚者,从本经取穴治疗。

接下来我谈一下解结的理论。人与天地四时相通相应,根据人与自然相参的原理,解结的理论则可得以解释。如在下有湿润的土地,在上才能生长蒲苇,参照这个原理,就可以从人体外形的强弱来测知内在气血的多与少。

阴阳的变化可以从寒暑的更替来进行观察。天热之时,地下的水分蒸发而为雨露,显现于上,植物根茎中的水分就会相对减少。人体也如此,其阳气浮而在外,皮肤弛缓,腠理开张,汗液外泄,皮肤润泽,而体内的气血就会相对减少。天寒之时,则土地冻结,流水结冰。相应的,人体的阳气也于体内收藏,皮肤致密,腠理闭合,汗液不出,肌肉坚紧,从而人体的气血也就充实于内。在上述情况下,即使是善于治水的人,也无法疏通冰冻之水;善于穿地的人,也无法将冻结的土地凿开。与此同理,善于针刺的人,也不能治疗四肢厥逆。因为四肢厥逆是血脉凝涩结聚,血行不利的缘故,用针刺也无法使其立即恢复正常。因此,必须等待气候温暖,冰冻化解,治水的人才能使水液流行,穿地的人才容易将土地凿开。人体的血脉也如此,治疗厥病时,必须先用温熨之法调和经脉,具体可施于手掌、腋窝、肘、脚、项、脊等经脉运行交会的部位,用来调和经络气血,等到其经络畅通,血脉正常运行,然后再根据其病情施行针刺。如果脉象滑利,表明卫气浮盛,针刺法便可使其恢复正常;脉象坚紧的,表明邪气盛实,可用针刺破散而疏通它,直至厥气下行为止。像这样根据邪气结聚的部位而施行针刺的治疗原则,就是所谓解结。

凡是治疗疾病用针刺的,主要在于调理气机。人受气于水谷,水谷容纳于胃中,其精微之气化生成营气和卫气,其中清者为营,浊者为卫,它们在各自的道路中分别循行。其水谷精气积聚于胸中而无法运行的，为宗气。宗气下行的部分注于气街，上行的部分则进入呼吸道。因此，当足部出现厥逆时，宗气就无法由气街循足阳明经脉下行，经脉中的血液也就因之而凝结留止，故若不先用火灸温熨之法来通调气血，单靠针刺是无法取效的。

用针刺治病时，必须首先察看经络的虚实，用手循着经脉切按弹动，遇有应指而动的部位，再用针刺入穴内。凡是六经脉气调和的，是无病的征象，即使有些微小的病症，也可以不治自愈。若任何一经见上实下虚而不通的现象出现，这都是横行的络脉感受邪气，其气壅盛进而影响正经的缘故。治疗时，视其病变之所在，而施行泻法，以疏通壅涩之邪，即所谓的解结之法。

腰上寒冷，腰下发热的疾病，应当先刺其项部足太阳经的穴位，久留其针，针刺后再温熨项部和肩胛部，使热气上下相合，然后止针，这就是所谓推而上之的方法。如果是腰上发热，腰下发冷的病，则要察看哪一经有下陷的虚脉，再用针刺补之，至其阳气下行，而后停止，即所谓的引而下之的方法。

针刺治疗热厥病，可久留其针，从而使热气散去，转热为寒；针刺寒厥病，亦可久留其针，使寒气散去，转寒为热。

针刺治疗热厥病，当用二阴一阳的刺法，即补阴经二次，泻阳经一次，使阴气旺盛而阳邪衰退；针刺治疗寒厥病，可以用一阴二阳的刺法，即泻阴经一次，补阳经二次，达到阳气旺盛而阴邪衰退的目的。

热厥病，因阳邪有余而阴气不足，故宜补足太阴脾经，而泻足少阳胆经；寒厥病，因属阴邪有余而阳气不足，故宜补足阳明胃经，而泻足少阴肾经。均应在足部取穴，而且应久留其针。

邪气上逆，引起胸部胀满，面部浮肿，口唇肿胀，突然说话困难，甚至不能言语，这是邪气从胃经上逆的缘故，治疗时，应取足阳明经的腧穴。

邪气上逆，其气从足少阴肾经上走咽喉，则引起不能言语，手足发冷，大便不利，可取足少阴经的穴位。

邪气上逆于脾经，而引起腹部膨膨胀满，肠鸣不止，大小便不利，治疗时，宜取足太阴脾经的穴位。

邪气上逆之病，两足突然发冷，胸中似要裂开般，腹内疼痛有如刀割，腹部胀满，不欲饮食，脉搏或大或小，皆带涩象。此类疾病，若身体温暖者，可取足少阴经的穴位，施以泻法；身体清冷者，则当取足阳明经的穴位，施以补法。

邪气上逆,引起腹部胀满,肠鸣,胸满而呼吸不利,可取胸下左右二肋间、在咳嗽时振动应手之处的期门和章门等穴,另取背部的腧穴,用手按之而有舒快感的部位,如肺腧、膈腧等。

邪气从足部上逆,而发生喘促气逆,足下寒冷,上至膝部,这是寒邪从足少阴之脉上逆的缘故,治疗时,可取足少阴经的井穴涌泉。

太阳中风感于寒湿发痉第四

【题解】本篇着重论述痉病发生的原因、脉证及治疗穴位,同时讨论了痉病有关兼证的主治穴位。

【原文】

热而痉①者,腰反折,瘛疭,齿噤齘。

张仲景曰:太阳病,其证备,其身体强,几几然,脉反沉迟者,此为痉。夫痉脉来,按之筑筑②而弦,直上下行。刚痉为病。胸满口噤,卧不着席,脚挛急,其人必齘齿。太阳病,发热,脉沉细为痉。痉家其脉伏坚,直上下。太阳病,发热无汗恶寒,此为刚痉。太阳病,发热汗出,不恶寒,此为柔痉。太阳中湿病痉,其脉沉与筋平。太阳病,无汗,小便少,气上冲胸,口噤不能语,欲作刚痉。然刚痉太阳中风感于寒湿者也,其脉往来进退,以沉迟细异于伤寒热病。其治不宜发汗,针灸为嘉,治之以药者,可服葛根汤。

风痉身反折,先取足太阳及腘中及血络出血。痉,中有寒,取三里。

痉,取之阴跷及三毛上,及血络出血。

痉,取囟会、百会,及天柱、鬲腧、上关、光明主之。

痉,目不眴,刺脑户。

痉,脊强反折,瘛疭,癫疾,头重,五处主之。

痉,互引善惊,天冲主之。

痉,反折,心痛,气短,小便黄闭,长强主之。

痉,脊强互引,恶风,时振栗,喉痹,大气满,喘,胸中郁郁,身热,眩,目𥈭𥈭,项强,寒热,僵仆,不能久立,烦满里急,身不安席,大杼主之。

痉,筋痛急互引,肝腧主之。

热痉,脾腧及肾腧主之。

热痉互引,汗不出反折,尻臀内痛,似瘅疟状,膀胱腧主之。

痉,反折互引,腹胀腋挛,背中怏怏③,引胁痛,内引心,中膂内腧主之；从项而数脊椎，侠脊膂而痛按之应手者，刺之三痏立已。

痓，互引身热，然谷、谅谆主之。

痓，反目憎风，刺丝竹空主之。

痓，互引，唇吻强，兑端主之。

痓，烦满，龂交主之。

痓，口噤，互引，口干，小便赤黄，或时不禁，承浆主之。

痓，口噤，大迎主之。

痓，不能言，翳风主之。

痓，先取太溪，后取太仓④之原主之。

痓，脊强里紧，腹中拘痛，水分主之。

痓，脊强，口不开，多唾，大便难，石关主之。

痓，脊强反折，京门主之。

痓，腹大坚，不得息，期门主之。

痓，上气，鱼际主之。

痓，互引，腕骨主之。

热病汗不出，善呕苦；痓，身反折，口噤，善鼓颔，腰痛不可以顾，顾而有似拔者，善悲，上下取之出血，见血立已。

痓，身反折，口噤，喉痹不能言，三里主之。

痓，惊，互引，脚如结，腨如裂，束骨主之。

痓，目反白多，鼻不通利，涕黄，便血（一本作便去血），京骨主之。

痓，脊强，头眩痛，脚如结，腨如裂，昆仑主之。

痓，反折，飞扬主之。

【注释】

①痓：即痉。

②筑筑：坚实之意。

③怏怏：困苦貌。

④太仓：即胃。

【译文】

严重发热而发痓者，主要的表现有，角弓反张，筋脉抽搐，牙关紧闭，或咬牙磨齿。

张仲景说：具备了太阳病的症状，如果其人身体强直，项背拘急不舒，脉象反见沉迟的，为痓病。痓病之脉，按之坚实而弦直，上下弹指。刚痓的症状表现有，胸部胀满，牙关紧闭，角弓反张，睡卧时背无法着床，足部挛急，咬牙磨齿。太阳病，发热，脉沉细的，为痓病。痓病的脉象表

现为,沉浮而坚实,直上直下,搏动有力。太阳病,发热无汗恶寒,为刚痓。太阳病,发热汗出不恶寒,为柔痓。太阳中湿而发为痓病的,其脉象沉伏,与筋相平。太阳病,无汗,小便少,气向上冲胸,牙关紧闭,无法言语,这是即将成为刚痓的征象。刚痓的形成,是太阳中风,而又同时感受寒湿之邪,因此,其脉象的往来进退,多表现为沉迟而细,有别于伤寒热病的脉象。治疗刚痓,不能发汗,首先针灸疗法,如用药物治疗,可以服用葛根汤。

风痓病,是太阳经感受风邪所致,表现为筋脉强急而角弓反张的征象,应先刺足太阳经的委中穴部位,可于腘窝中寻找浮浅的血络,刺之出血,以清泻太阳经之热邪。痓病内有寒的,可取足阳明经的合穴足三里治疗,以温中散寒。

痓病,治疗时,可取阴跷脉的照海和足厥阴经的大敦穴处的血络,刺出其血,以调和阴阳,调肝舒筋。

痓病,治疗时,可取囟会、百会、天柱、膈俞、上关、光明等穴。

痓病,眼睛不能转动的,治疗时,应取督脉的脑户穴。

痓病,角弓反张,筋脉抽搐,癫疾,头部沉重,治疗时,应取足太阳经的五处穴。

痓病,筋脉相互牵引,时常发惊的,治疗时,应取足少阳经的天冲穴。

痓病,角弓反张,心胸疼痛,气短,小便色黄而不通利的,治疗时,应取督脉的络穴长强。

痓病,见脊背强直而筋脉相互牵引,恶风,时常战栗,喉中痹塞,邪气盛满而喘息,胸闷不舒,身体发热,头目眩晕,视物不清,颈项强直,恶寒发热,肢体强硬或仆倒,无法久立,心烦满闷而腹内拘急,无法安卧症状者,治疗时,应取足太阳经的大杼穴。

痓病,筋肉疼痛而拘急牵引的,治疗时,应取足太阳经的肝俞穴。

热痓病,应取足太阳经的脾俞、肾俞治疗。

热痓病,筋脉拘急牵引,无汗,角弓反张,尻部及臀部内侧疼痛,似瘅疟只热不寒者,治疗时,应取足太阳经的膀胱俞。

痓病,角弓反张,筋脉相互牵引,腹部胀满,腋内拘挛,背部不舒,牵引胁部疼痛,连及心脏,应取中膂内俞。另外一种方法:从项部开始,循脊柱两侧侠脊肉处向下按压,针刺痛感明显的部位三次,便可痊愈。

痓病,筋脉拘急牵引,全身发热,治疗时,应取足少阴经的然谷和足太阳经的譩譆两穴。

痓病,目睛上视而恶风的,治疗时,可取少阳经的丝竹空穴。

痉病，筋脉相互牵引，口唇强急不舒，治疗时，应取督脉的兑端穴。

痉病，心胸烦满，治疗时，应取督脉的龈交穴，以交通任脉和督脉之气。

痉病，牙关紧闭，口颊左右牵引，口舌干燥，小便黄赤，或偶见小便失禁，治疗时，应取足阳明经和任脉的交会穴承浆治疗。

痉病，牙关紧闭，治疗时，可取足阳明经的大迎穴。

痉病，不能言语的，治疗时，可取手足少阳经的交会穴翳风。

痉病，治疗时，可先取足少阴肾经的腧穴太溪，后取足阳明胃经的原穴冲阳。

痉病，脊背强直而脊内紧急，腹中拘挛疼痛的，治疗时，应取任脉的水分穴。

痉病，脊背强直，牙关紧闭，多涎唾，大便困难，治疗时，应取冲脉和足少阴经的交会穴石关。

痉病，脊背强直，角弓反张，治疗时，可取足少阳经的京门穴。

痉病，腹部胀大而坚硬，呼吸不利的，治疗时，应取足厥阴肝经的募穴期门。

痉病，气机上逆而喘满的，治疗时，可取手太阴肺经的荥穴鱼际。

痉病，筋脉相互牵引的，治疗时，可取手太阳经的原穴腕骨。

热病汗不出，常呕苦汁；或痉病而见角弓反张，牙关紧闭，战栗鼓颔，腰痛无法回顾，若回顾则疼痛加剧，有似被拔拉的感觉，时常悲伤。见以上病症，治疗时，应取上部及下部的腧穴，如大椎、委中等，刺之出血，以泻其热，病即可愈。

痉病，角弓反张，牙关紧闭，喉中痹塞而无法言语，应取足阳明经的合穴足三里。

痉病，发惊，筋脉相互牵引，脚像被捆绑一样沉重，小腿肚像撕裂般疼痛，治疗时，应取足太阳经的腧穴束骨。

痉病，两目上视而多见白睛，鼻不通利而流黄涕，大便出血，治疗时，应取足太阳经的原穴京骨。

痉病，脊柱强直，眩晕头痛，脚像被捆绑一样沉重，小腿肚像被撕裂一样疼痛，应取足太阳经的昆仑穴。

痉病，角弓反张，治疗时，可取足太阳经的络穴飞扬。

阴阳相移发三疟第五

【题解】本篇阐述的是，阴阳上下交争、相互转移所致寒疟、温疟、瘅疟三种疟证在病因病机和症状表现上的区别，还对疟疾一日或间日发作一次，发作时间逐日推迟或提前的机理，疟疾的治疗原则及有关取穴方法作了具体论述。

【原文】

黄帝问曰：夫疟疾皆生于风，其以日作，以时发者，何也？

岐伯对曰：疟之始发，先起于毫毛，欠伸乃作，寒栗鼓颔，腰脊俱痛；寒去则内外俱热，头痛如破，渴欲冷饮。

曰：何气使然？

曰：阴阳上下交争①，虚实更作，阴阳相移也。阳并于阴，则阴实而阳虚；阳明虚则寒栗鼓颔也，太阳虚则腰背头项痛，三阳俱虚则阴气（一作二阴）胜，阴气胜则骨寒而痛，寒生于内，故中外皆寒。阳胜则外热，阴虚则内热，内外皆热，则喘渴，故欲冷饮。此皆得之夏伤于暑，热气盛，藏于皮肤之内，肠胃之外，此营气之所舍也，令人汗出空疏，腠理开，因得秋气，汗出遇风，及得之以浴水气，舍于皮肤之内，与卫气并居，卫气者，昼行于阳，夜行于阴，此气得阳而外出，得阴而内薄，内外相薄，是以日作。

曰：其间日而作者，何也？

曰：其气之舍深，内薄于阴，阳气独发，阴邪内著，阴与阳争不得出，是以间日而作。

曰：其作日晏，与其日早，何气使然？

曰：邪气客于风府，循膂②而下，卫气一日一夜大会于风府，其明日日下一节，故其作也晏。此先客于脊背，每至于风府则腠理开，腠理开则邪气入，邪气入则病作，以此日作稍益晏也。其出于风府，日下一节，二十一日，下至骶骨，二十二日入于脊内，注于太冲之脉（《素问》二十一作二十五，二十二作二十六，太冲作伏膂），其气上行九日，出于缺盆之中，其气日高，故作日益早，其间日发者，由邪气内薄于五脏，横连募原③，其道远，其气深，其行迟，不能与卫气俱行，不能偕出，故间日乃作。

曰：卫气每至于风府，腠理乃发，发则邪入，入则病作。今卫气日下一节，其气之发，不当风府，其日作奈何？

曰:(《素问》此下有八十八字,《甲乙经》本无,故不抄入)风无常府,卫气之所发,必开其腠理,邪气之所合,则其病作(《素问》作则其府也)。

曰:风之与疟,相似同类,而风独常在,疟得有时休者何也?

曰:风气常留其处,故常在,疟气随经络,次以内传(《素问》作沉而内薄),故卫气应乃作。

曰:疟先寒而后热者,何也?

曰:夏伤于大暑,汗大出,腠理开发,因遇夏气凄沧之小寒迫之,藏于腠理及皮肤之中,秋伤于风,则病成矣。夫寒者,阴气也;风者,阳气也;先伤于寒而后伤于风,故先寒而后热,病以时作,名曰寒疟也。

曰:先热而后寒者,何也?

曰:此先伤于风,后伤于寒,故先热而后寒,亦以时作,名曰温疟也。

其但热而不寒者,阴气先绝④,阳气独发,则热而少气,烦冤,手足热而欲呕者,名曰瘅⑤疟。

曰:经言有余者泻之,不足者补之。今热为有余,寒为不足;夫疟之寒,汤火不能温;及其热,冰水不能寒,此皆有余不足之类。当此之时,良工不能止,必待其自衰乃刺之何也?

曰:经言无刺熇熇之热,无刺浑浑之脉,无刺漉漉之汗,为其病逆,未可治也。

夫疟之始发也,阳气并于阴,当是之时,阳虚阴盛而外无气,故先寒栗也;阴气逆极,则复出之阳,阳与阴并于外,则阴虚而阳实,故先热而渴。

夫疟气并于阳,则阳胜,并于阴,则阴胜;阴胜者则寒,阳胜者则热。疟者,风寒之暴气不常,病极则复至。病之发也,如火之热,如风雨不可当也。故经曰:方其盛必毁,因其衰也,事必大昌。此之谓也。

夫疟之未发也,阴未并阳,阳未并阴,因而调之,真气乃安,邪气乃亡。故工不能治已发,为其气逆也。

疟之且发也,阴阳之且移也,必从四末始⑥。阳已伤,阴从之,故气未并,先其时,坚束其处,令邪气不得入,阴气不得出,审候见之,在孙络者,盛坚而血者,皆取之,此其往而未得并者也。

曰:疟不发其应何也?

曰:疟者,必更盛更虚,随气之所在。病在阳则热而脉躁,在阴则寒而脉静。极则阴阳俱衰,卫气相离,故病得休,卫气集则复病。

曰:时有间二日,或至数日发,或渴或不渴,其故何也?

曰:其间日,邪气与卫气客于六腑而相失,时不相得,故休数日乃发也。阴阳更胜,或甚或不甚,故或渴或不渴。

曰：夏伤于暑，秋必病疟，今不必应者，何也？

曰：此应四时也。其病异形者，反四时也。其以秋病者寒甚，以冬病者寒不甚，以春病者恶风，以夏病者多汗。

曰：温疟与寒疟者，皆安舍？其在何脏？

曰：温疟者，得之于冬，中于风寒，寒气藏于骨髓之中，至春则阳气大发，寒气不能出，因遇大暑，脑髓铄，肌肉消，腠理发泄，或有所用力，邪气与汗皆出。此病藏在肾，其气先从内出之于外。如是者，阴虚而阳盛，阳盛则热矣；衰则气反复入，复入则阳虚，阳虚则寒矣。故先热而后寒，名曰温疟。

曰：瘅疟何如？

曰：肺素有热，气盛于身，厥气逆上，中气实而不外泄，因有所用力，腠理开，风寒舍于皮肤之内分肉之间而发，发则阳气盛，阳气盛而不衰则病矣。其气不反之阴，故但热而不寒，气内藏于心而外舍于分肉之间，令人消烁脱肉，故名曰瘅疟。

疟脉满大急，刺背腧，用中针，旁五胠腧⑦各一，适肥瘦出血。

疟脉小实急，灸胫少阴，刺指井。

疟脉缓大虚，便用药，不宜用针。

凡治疟，先发如食顷，乃可以治，过则失时。

一，疟不渴，间日而作，《九卷》曰：取足阳明；《素问》刺足太阳。渴而间日作，《九卷》曰：取手少阳；《素问》刺足少阳。

一，温疟汗不出，为五十九刺（解在热病部）。

一，足太阳疟，令人腰痛头重，寒从背起，先寒后热，渴，渴止汗乃出，难已，间日作，刺腘中出血（《素问》先寒后热下有'熵熵然'五字）。

一，足少阳疟，令人身体解㑊，寒不甚，恶见人，心惕惕然，热多汗出甚，刺足少阳。

一，足阳明疟，令人先寒，洒淅洒淅，寒甚久乃热，热去汗出，喜见日月光火气乃快然，刺足阳明跗上及调冲阳。

一，足太阴疟，令人不乐，好太息，不嗜食，多寒少热，汗出，病至则善呕，呕已乃衰，即取之足太阴。

一，足少阴疟，令人呕吐甚，多寒少热，欲闭户牖而处，其病难已，取太溪。

一，足厥阴疟，令人腰痛，少腹满，小便不利如癃状，非癃也。数噫恐惧，气不足，腹中悒悒⑧，刺足厥阴。

一，肺疟，令人心寒，寒甚热，热间善惊，如有所见者，刺手太阴、

阳明。

一，心疟，令人烦心甚，欲得见清水，寒多（《素问》作反寒多，《太素》作及寒多），不甚热，刺手少阴，是谓神门。

一，肝疟，令人色苍苍然（《素问》下有太息二字），其状若死者，刺足厥阴见血。

一，脾疟，令人病寒腹中痛，热则肠中鸣，鸣已汗出，刺足太阴。

一，肾疟，令人凄凄然（《素问》作洒洒然），腰脊痛，宛转⑨大便难，目眴眴然⑩，手足寒，刺足太阳、少阴。

一，胃疟，令人且病寒，善饥而不能食，食而支满腹大，刺足阳明、太阴横脉出血。

一，疟发身热，刺跗上动脉，开其空，出血立寒。

一，疟方欲寒，刺手阳明、太阴，足阳明、太阴。

一，诸疟如脉不见者，刺十指间出血，血去必已。先视身之赤如小豆者，尽取之。

一，十二疟者⑪，其发各不同时，察其病形，以知其何脉之病。先其发时，如一食顷而刺之，一刺则衰，二刺则知，三刺则已；不已，刺舌下两脉出血，不已刺郄中盛经出血，又刺项以下侠脊者，必已。舌下两脉者，廉泉穴⑫也。

一，刺疟者，必先问其病之所先发者，先刺之。先头痛及重者，先刺头上及两额两眉间出血；先项背痛者，先刺之；先腰脊痛者，先刺郄中出血；先手臂痛者，先刺手少阴、阳明十指间；先足胫酸痛者，先刺足阳明十指间出血。

风疟，发则汗出恶风，刺足三阳经背腧之血者。胫酸痛，按之不可，名曰胕髓病，以镵针针骨出其血，立已。身体小痛，刺诸阴之井无出血，间日一刺。

痎疟⑬，神庭及百会主之。

痎疟，上星主之，先取譩譆，后取天牖、风池、大杼。

痎疟，取完骨及风池、大杼、心腧、上窌、譩譆、阴都、太渊、三间、合谷、阳池、少泽、前谷、后溪、腕骨、阳谷、侠溪、至阴、通谷、京骨皆主之。

疟，振寒，热甚狂言，天枢主之。

疟，热盛，列缺主之。

疟，寒厥及热厥，烦心善哕，心满而汗出，刺少商出血立已。

热疟口干，商阳主之。

疟，寒甚（《千金》下云欲呕沫），阳溪主之。

风疟，汗不出，偏历主之。

疟，面赤肿，温溜主之。

痃疟，心下胀满痛，上气，灸手五里，左取右，右取左⑭。

疟，项痛，因忽暴逆，掖门主之。

疟发有四时，面上赤，瞤瞤无所见，中渚主之。

疟食时发，心痛，悲伤不乐，天井主之。

风疟，支正主之。

疟，背膂振寒，项痛引肘掖，腰痛引少腹，四肢不举，小海主之。

疟，不知所苦，大都主之。

疟，多寒少热，大钟主之。

疟，咳逆心闷不得卧，呕甚，热多寒少，欲闭户牖而处，寒厥足热，太溪主之。

疟，热少气，足所寒不能自温，膜胀切痛引心，复留主之。

疟，不嗜食，厉兑主之。

疟，瘈疭，惊，股（《千金》作转）膝重，胻转筋，头眩痛，解溪主之。

疟，日西发，临泣主之。

疟，振寒，腋下肿，丘墟主之。

疟，从胻起，束骨主之。

疟，多汗，腰痛不能俯仰，目如脱，项如拔，昆仑主之。

疟，实则腰背痛，虚则鼽衄，飞扬主之。

疟，头重，寒从背起，先寒后热，渴不止，汗乃出，委中主之。

疟，不渴，间日作，飞扬主之。

【注释】

①阴阳上下交争：即阴阳交争于上下。王冰注《素问·疟论》："阳气者，下行极而上；阴气者，上行极而下。故曰阴阳交争于上下。"

②膂：脊肉，此作脊骨解。

③募原：又称膜原，指肠胃外的膏膜。

④阴气先绝：独阳无阴之意。

⑤瘅：热。

⑥必从四末始：四末，指端。四末为十二经井、荥、腧、经、合之所行，故阴阳相移必从四末开始。

⑦五胠（qū 区）腧：即背部两旁靠近腋胁的五个腧穴（魄户、神堂、魂门、意舍、志室）。

⑧悒悒（yì yì 意意）：不舒畅的意思。

⑨宛转:欲出而难出之意。
⑩眴眴然:眩动貌。
⑪十二疟:指六经疟、五脏疟和胃疟。
⑫廉泉穴:指舌下左右各一之廉泉穴。
⑬瘖(jiē 阶)疟:瘖同"痎"。瘖疟,泛指一切疟疾。
⑭左取右,右取左:其义不明,存疑待考。

【译文】

黄帝问道:疟疾皆因感受风邪而致,每日定时发作一次,原因何在呢?

岐伯回答说:疟疾发作之初,先见于毫毛,其毫毛竖立而恶寒,继而打呵欠,伸展肢体,恶寒战栗,鼓颔,腰脊背都疼痛;继此之后,寒冷的感觉不见了,却出现内外发热,头痛如破,口渴欲饮冷水的病症。

问:出现这些症状的原因是什么呢?

答:这是由于阴阳上下交争,虚实更替出现,阴阳相互转移的缘故。若阳气并入于阴分,则阴气实而阳气虚。足阳明经脉入下齿循颐部,阳明之阳气不足则寒栗鼓颔;足太阳经脉入络脑,下项抵腰,所以太阳之阳气不足,则腰背头项疼痛;若三阳经阳气皆虚,则阴气偏盛,不能温煦,故骨节寒冷疼痛,由于阳虚则外寒,阴盛则内寒,故内外皆寒。若阴气并于阳分,则阳气实而阴气虚,阳盛则外热,阴虚则内热,内外皆热,损伤津气,故气喘口渴,欲饮冷水。这些都是由于夏季伤于暑邪,热气过盛,暑热之邪藏于皮肤之内、肠胃之外、经脉之中等营气居留之处,暑热内伏,迫津外泄,其人汗出较多,毛孔疏松,腠理开泄所致。时至秋季,又因汗出感受风邪,或洗澡时感受水湿,导致阴寒之气留舍于皮肤之内,与正气同居。卫气白天行于阳分,夜间行于阴分,卫气行于阳时,邪气随之外出,行于阴时,则邪气随之内入,内外相迫,所以每日都会发作。

问:疟疾隔日而发作一次,原因是什么呢?

答:这是由于邪气居留的部位较深,在内迫及阴分,阳气独发于外,阴邪留着于内,阴与阳交争而无法立即发出,故隔一日发作一次。

问:疟疾发作的时间,有的逐日推迟,有的逐日提前,原因是什么呢?

答:这是邪气从风府部位侵入人体,循着脊骨逐日向下的缘故。人体的卫气一昼夜会于风府,当卫气会于风府时,恰遇邪气,正气与邪气交争,病就会发作。这种情况多是因为邪气先客于脊背,卫气每次运行到风府时,引起腠理开张,邪气从而入于内的缘故,邪气入内则病即发作。由于邪气循脊每日向下移行一节,故发作的时间也就会逐日向后推移。

邪气始于风府,每日循脊下移一节,二十一日下至尾骶骨,到二十二日则入于脊内,转注于太冲脉,邪气复循太冲脉上行九日,于缺盆的中央而出,由于邪气逐日升高,故发作的时间也就逐日提前。至于隔日发作一次的,是由于邪气向内迫近于五脏,横连募原,它所走的道路较远,加之邪气伏藏较深,循行迟缓,无法与卫气相并而行,也无法随卫气同时外出,故隔一日才会发作一次。

问:卫气每次到达风府时,则腠理开张,邪气内入,而引发疟疾。现在是卫气每日向下移行一节,疟疾发作时,其邪气并没有在风府穴处,但其病仍然是每日发作一次,道理何在呢?

答:因为风无固定侵入的部位,卫气外发之处,必然其腠理开泄,风邪因而乘机侵入,与卫气相合,故疟疾就会发作。

问:风病与疟疾,其证相似而同属一类,但风病的证候常常持续存在,而疟疾却休作有时,是什么原因呢?

答:风邪致病经常于所中之处停留,所以其症状持续存在,而疟疾则随经络依次向内传变,故必须遇见卫气才能发作。

问:疟疾出现先恶寒而后发热的,是什么道理呢?

答:夏季感受暑热之邪,出汗过多,腠理开发,再遇到寒凉邪气侵入,藏于腠理皮肤之中,时至秋季,又被风邪所伤,便形成了疟疾。寒邪属阴,风邪属阳,先感受寒邪而后伤于风邪,故先恶寒后发热,寒热按一定的时间发作,名叫寒疟。

问:先发热而后恶寒的道理何在呢?

答:这是先被风邪所伤,而后又被寒邪所伤,所以先发热而后恶寒,寒热的发作也有一定的时间规律,名叫温疟。

有的疟疾发作时只发热而不恶寒,是阴气极度亏虚,阳气独发于外的缘故,发作时发热较甚,少气烦闷,手足发热,时欲呕吐,名叫瘅疟。

问:医经上说:邪气有余的用泻法,正气不足的用补法。现在发热是邪气有余,恶寒表明正气不足。疟疾在发冷时,虽然使用热水和炭火,也无法使之温暖,等到发热时,虽用冰水,也无法使之凉爽,这都是属于有余和不足之类的病变。正当恶寒发热发作之时,即使是高明的医生,也会束手无策,必须等到病势自行衰退之后,才可施行针刺,这是为什么呢?

答:医经上说:高热的时候不可针刺,脉搏急速之时不可针刺,大汗出之时不可针刺。因为此时正是邪盛气逆的时候,故不适合立即针刺。

疾病发作之初,阳气并于阴分,此时阳气虚而阴气盛,卫阳入里而表

虚,所以先有恶寒战栗发生;当阴气逆乱到极点之时,因物极必反,则由阴分复出于阳分,阴与阳相并于外,则阴分虚而阳分实,所以先有发热而口渴出现。

疟邪并于阳分时,则阳胜;并于阴分时,则阴胜。阴胜则恶寒,阳胜则发热。疟疾是因感受风寒暴戾之气所致,变化无常,当其气与阳气相并而到极点时,就会重新发病。病发时,发热似火烤般,其势又如暴风骤雨一样势不可挡。所以医经上说:当邪气正盛的时候,不可立即攻邪,在邪气自衰的时候治疗,就会收到很好的效果。此意义相同。

疟疾尚未发作的时候,阴气未并于阳分,阳气亦未并于阴分,此时进行调治,就可安定正气,邪气消散。所以,医生在疟疾正在发作的时候是不可以进行治疗,因发作时还是正邪交争而气机逆乱的时候,若治之不当,易伤正气。

疟疾即将发作之时,正是阴阳即将相移之时,它必然始于四肢末端,如果阳气已被邪气所伤,则阴气也会随之前往,所以应当在阴阳之气尚未并合之时,即疟疾发作之前,先以绳索紧捆四肢末端,阻止邪气内入,阴气不得外出,两者无法相移,然后详细观察,如果出现孙络坚实充盛而有瘀血的,都要针刺其处,使之出血,这样就可以推迟邪气内入的时间,而不能与卫气相遇,疟疾便不能按时发作。

问:疟疾在未发作之时,它的情况如何呢?

答:疟疾发作时,阴阳虚实就会交替出现,并随着卫气所在的部位而发病。病在阳分时,阳盛而阴虚,则发热而脉躁急不宁;病在阴分时,阴盛而阳虚,则恶寒而脉搏宁静。病势发展到了极点,则阴阳俱衰,邪气与卫气两相分离,所以就停止发作;如果卫气与邪气复又相合,则又会重新发作疟疾。

问:有的疟疾隔二日或数日发作一次,发作时,有的口渴,有的口不渴,是什么原因呢?

答:疟疾隔日发作,是因为邪气客留于六腑,而与卫气运行的道路不一致,每日无法按时相会,所以要隔二日或停数日才发作。由于发作时阴阳交争,互有胜负,阳胜就会发热而口渴,阴盛就会恶寒而口不渴。

问:夏天被暑邪所伤,时至秋季则引发疟疾,现在有些疟疾的发生与此并不相符,这是为什么呢?

答:夏天被暑邪所伤,秋天必患疟疾,这是与四时相应的一般发病规律,但有些发病情况也会有所不同,与四时发病规律正相反。如疟疾发于秋季的,因寒凉骤至,则恶寒较重;冬季发病的,由于阳气潜藏,则恶寒不甚;春季发病的,由于腠理开泄,则多见恶风;夏季发病的,由于暑热升散,则多汗出。

问:温疟和寒疟,其邪气都于什么地方停留?藏于何脏呢?

答:温疟是由于冬天感受了风寒之邪,邪气藏伏于骨髓之中,时至春天阳气发生之时,潜藏于深处的邪气无法随同阳气一起外出,延至夏季又感受暑热之气,暑热上熏,耗损脑髓,肌肉消瘦,腠理开泄,或因劳力过度而汗出,邪气随汗液一起外达,此病的邪气原本藏于肾中,伏于骨髓,故此时病邪先由内而出于外。邪气外出,则病人阴气亏虚而阳气亢盛,阳盛就会引起发热,热极必衰,衰则邪气又由外而入内,复进入阴分,邪气入阴就会引起阴气胜而阳气虚,阳虚则恶寒,由于这种病是先发热而后恶寒,故称为温疟。

问:瘅疟的情况如何呢?

答:瘅疟是由于肺中素有郁热,热气充满全身而无法外达,逆而向上,导致中气盛实而不能外泄,又因用力过度,腠理开泄,风寒邪气乘机侵入皮肤、肌肉之间,而致发病。病发则阳气偏盛,阳气盛而持续不衰,就会引发疟疾。由于邪气无法内返于阴分,所以发作时但热不寒。这种病是邪气内藏于心,外留于肌肉之间,致人肌肉消瘦,名叫瘅疟。

疟疾脉象盛大急疾者,表明阳邪炽盛,可取背部两旁靠近腋胁的五个腧穴,即魄户、神堂、魂门、意舍、志室等五穴,用中等针各刺一次,目的在于泻其热邪。治疗时,应根据患者身体的胖瘦,确定针刺的深浅和出血的多少。

疟疾,其脉小盛而急疾的,表明阴邪内盛,可灸胫部足少阴经的复溜穴,目的在于散其寒邪;另可刺足太阳经的井穴至阴,目的在于补其阳气。

疟疾,其脉缓大而无力的,不宜用针刺,可用药物治疗。

凡治疗疟疾,一般应在发病前,约吃一顿饭的时间,予以治疗。超过这个时间,就失去了治疗的时机。

疟疾,口不渴,隔一日发作一次者,治疗时,《九卷》说:取足阳明经的穴位;《素问》说:刺足太阳经的穴位。口渴而隔一日发作一次者,《九卷》说:取手少阳经的穴位;《素问》说:刺足少阳经的穴位。

温疟无汗出的,可用五十九刺以泻其内热。

足太阳经的疟疾,使人腰部疼痛,头部沉重,感觉背部发出寒冷,先恶寒后发热,口渴,口渴停止后,汗才能出来。这种疟疾不易治愈,其发病多是隔日一次。治疗时,可刺腘窝正中的委中穴,使其出血。

足少阳经的疟疾,使人身体倦怠无力,恶寒不重,厌恶见人,心中恐

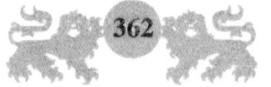

惧，发热较重，汗出过甚，可刺足少阳经的荥穴侠溪治疗。

足阳明经的疟疾，使人先洒淅恶寒，寒冷逐渐加重，持续时间较长，而后出现发热，热退则汗出，喜欢见到日月的光亮，得到火热的温暖则倍感舒适。治疗时，可取足阳明经在足背上的冲阳穴。

足太阴经的疟疾，使人心中闷闷不乐，时常叹长气，不欲饮食，恶寒多而发热少，出汗，病发时常欲呕吐，呕吐之后症状才会有所减轻，此时治疗应针刺足太阴经的隐白穴和公孙穴。

足少阴经的疟疾，使人呕吐剧烈，恶寒多而发热少，常常喜欢关闭门窗而独自居住，这种病不易治愈，可以针刺足少阴经的原穴太溪。

足厥阴经的疟疾，使人腰部疼痛，少腹胀满，小便不利，似患癃病，频繁嗳气，恐惧不安，宗气不足，腹中不舒。可刺足厥阴经的原穴太冲治疗。

肺疟，使人心中寒冷，寒到极点又发热，发热时容易发惊，可刺手太阴经的列缺和足阳明经的合谷治疗。

心疟，使人心胸烦闷较甚，欲饮冷水，但身上则发冷而不甚热，可刺手少阴经的神门穴治疗。

肝疟，使人面色青苍如死人状，应刺足厥阴经的中封穴，使之出血。

脾疟，使人发冷，腹中疼痛，发热时则肠鸣，肠鸣之后有汗出。可刺足太阴经的商丘穴治疗。

肾疟，使人洒淅恶寒，腰脊疼痛，大便困难，视物模糊，手足寒冷。可刺足太阳经的原穴京骨和足少阴经的络穴筑宾治疗。

胃疟，使人恶寒，易于饥饿而无法饮食，进食之后就会腹部胀大，而感到支撑胀满。可刺足阳明经的厉兑、解溪、足三里和足太阴经的商丘穴治疗，使其出血。

疟疾发作而身体发热的，可刺足背上动脉处的冲阳穴，并摇大针孔以出其血，血出则立即退热。

疟疾恶寒即将发作而未发作之时，可刺手阳明经的井穴商阳、手太阴经的井穴少商，以及足阳明经的井穴厉兑和足太阴经的井穴隐白治疗。

各种疟疾，如果因邪盛气逆而脉象沉伏难寻者，当刺十指间的井穴，使之出血，血出热泄，则病必愈。同时，在未刺之前，如果发现患者身上有红如小豆的出血点，也应针刺使其出血。

以上所说的六经疟、五脏疟和胃疟等十二种疟疾，虽然其发病的时间各不相同，但是通过症状诊察，就可以断定是哪一条经脉有病。治疗时，应在其发病之前约一顿饭的时间进行针刺，刺一次病气即可衰减，刺两次病情就会有所减轻，刺三次疾病即可痊愈。若病未愈，可再刺舌下两脉,使之出血。若仍未愈,可再刺委中经脉盛满之处,亦使之出血,另外加刺项部以下挟脊两旁的大杼、风门等穴,病一定会痊愈。所谓舌下两脉,指的就是廉泉穴。

凡是针刺疟疾,首先必须问清开始发病时的情况,先予以针刺。如果先有头痛和头部沉重出现的,可先针刺头上的上星、百会,以及两额的悬颅和两眉间的攒竹穴,均使之出血;先有项背疼痛出现的,可先针刺项部的风池、风府和背部的大杼、神道等穴;先有腰脊部疼痛出现的,可先针刺委中穴,使之出血;先有手臂部疼痛出现的,可先针刺手少阴、手阳明经的井穴少冲、商阳,或针刺其他有病之经的井穴;先有足胫部酸痛出现的,可先针刺足阳明经的井穴厉兑或其他有病之经的井穴,均使之出血。

风疟病,发作就汗出恶风者,可刺足三阳经在背部的腧穴,即膀胱腧、胃腧、胆腧,均使之出血。足胫部疼痛,用手按之则痛加重的,名叫胕髓病,可用镵针刺绝骨端的阳辅穴,以出其血,即可痛止病愈。如果身体略感轻微疼痛,可刺诸阴经的井穴,但不可使其出血,日隔一日针刺一次。

疟疾,治疗时,可取督脉的神庭、百会穴。

疟疾,主治取督脉的上星穴,然后再先刺足太阳经的譩譆穴,后针天牖(手少阳)、风池(足少阳)和大杼(足太阳)三穴。

治疗疟疾,根据不同症状,分别选用以下穴位进行针刺:完骨、风池、大杼、心腧、上窌、譩譆、阴都、太渊、三间、合谷、阳池、少泽、前谷、后溪、腕骨、阳谷、侠溪、至阴、通谷、京骨。

疟疾,先恶寒战栗,继而发热,热甚则狂言乱语,这是邪在太阳累及阳明,治疗时,应取足阳明经的天枢穴。

疟疾,发热盛的,治疗时,应取手太阴经的列缺穴。

疟疾,兼有寒厥或热厥,心胸烦闷,时常干哕,汗出。可刺手太阴经的井穴少商,使其出血,病即可愈。

患热疾而口干的,治疗时,应取手阳明经的井穴商阳治疗。

患疟疾而恶寒严重的,表明阳气不足,治疗时,应取手阳明经的阳溪穴。

患风疟而无出汗的,治疗时,应取手阳明经的络穴偏历。

患疟疾而面肿胀的,治疗时,应取手阳明经的郄穴温溜。

疟疾,出现心下胀满疼痛,而气上逆的,治疗时,可灸手阳明经的穴位手五里。

疟疾,颈项疼痛,因突然气逆而发作的,治疗时,应取手少阳经的荥穴腋门。

发于四时的疟疾,如果见面部红赤,两目视物不清的,治疗时,应取手少阳经的腧穴中渚。

疟疾,在进食时发作,出现心痛和悲伤不乐等症状的,治疗时,可取手少阳经的合穴天井。

风疟,治疗时,可取手太阳经的络穴支正。

疟疾,背脊寒甚,项痛而牵引肘、腋部,腰痛牵引到少腹部,四肢不能举动的,治疗时,可取手太阳经的合穴小海。

患疟疾,但不知病痛在何处的,治疗时,可取足太阳经的荥穴大都。

疟疾,恶寒多而发热少的,治疗时,可取足少阴经的大钟穴。

疟疾,咳嗽气逆,心胸烦闷,无法安卧,呕吐严重,发热多而恶寒少,常欲闭门独居,寒气逆上而足下发热,治疗时,应取足少阴经的原穴太溪。

疟疾,发热而少气,足胫发冷无法自温,腹胀而痛甚连心,治疗时,可取足少阴经的复溜穴。

患疟疾而不想进食的,可取足阳明经的井穴厉兑。

疟疾,筋脉抽搐,发惊,股部和膝部沉重,小腿转筋,头眩晕而疼痛的,治疗时,可取足阳明经的解溪穴。

疟疾在傍晚时发作的,治疗时,应取足少阳经的腧穴足临泣。

疟疾,恶寒战栗,腋下肿胀,治疗时,可取足少阳经的原穴丘墟。

疟疾,病从足胫部开始发作的,治疗时,应取足太阳经的腧穴束骨。

疟疾,出汗较多,腰痛无法俯仰,目胀如脱出,项强好像被拔直一样,治疗时,可取足太阳经的昆仑穴。

邪气侵入足太阳络脉所引起的疟疾,属实的腰背疼痛,属虚的则鼻流清涕或出血,治疗时,应取本经的络穴飞扬,虚则补之,实则泻之。

疟疾,头部沉重,恶寒始于背部,先寒后热,口渴不止,饮水后才能出汗的,治疗时,应取足太阳经的合穴委中。

疟疾,口不渴,隔一日发作一次者,治疗时,可取足太阳经的络穴飞扬。

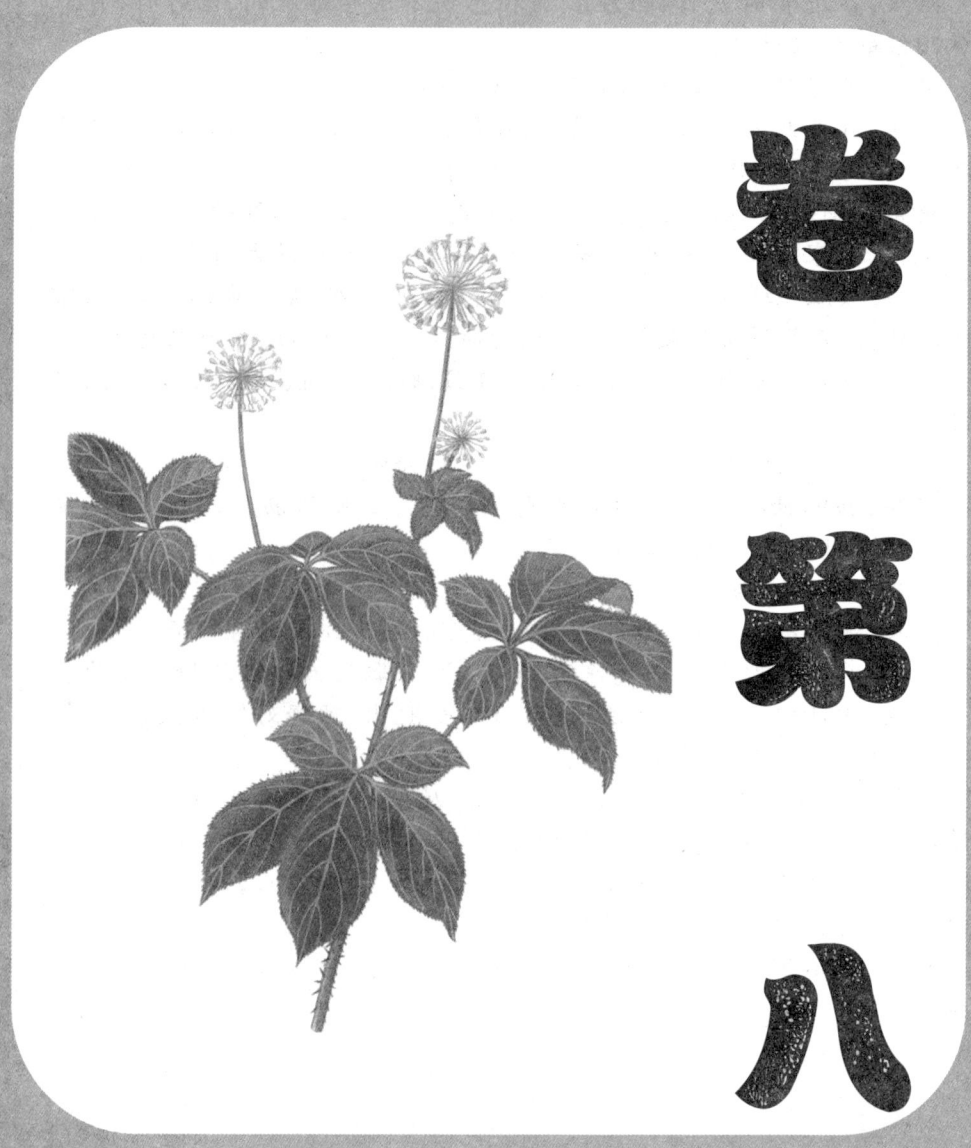

卷第八

五脏传病发寒热第一 上

【题解】本篇主要阐述五脏疾病的传变规律、临床表现、治疗原则及其预后判断,还讨论了患寒热病的原因、机理、预后和治法。

【原文】

黄帝曰:五脏相通,移皆有次。五脏有病,则各传其所胜。不治,法三月,若六月,若三日,若六日,传五脏而当死①(《素问》下有顺传所胜之次)。故曰:别于阳者,知病从来;别于阴者,知死生之期,言至其所困而死②者也。是故风者,百病之长也。今风寒客于人,使人毫毛毕直,皮肤闭而为热,当是之时,可汗而发;或痹不仁,肿痛,当是之时可汤熨,及(一本作足字)火灸,刺而去。弗治,病入舍于肺,名曰肺痹,发咳上气。弗治,肺即传而行之肝,病名曰肝痹,一名曰厥,胁痛出食③,当是之时,可按可刺。

弗治,肝传之脾,病名曰脾风,发瘅,腹中热,烦心汗出黄瘅(《素问》无汗瘅二字),当此之时,可按可药,可浴。

弗治,脾传之肾,病名曰疝瘕,少腹烦冤④而痛,汗出(《素问》作出白),一名曰蛊⑤,当此之时,可按可药。

弗治,肾传之心,病筋脉柑引而急,名之曰瘛,当此之时,可灸可药。

弗治,十日法当死。肾传之心,心即复反传而之肺,发寒热,法当三岁死。此病之次也。然其卒发者,不必治于传,其传化有不以次者,忧恐悲喜怒,令不得以其次,故令人大病矣。因而喜,大虚,则肾气乘矣,怒则肝气乘矣,悲则肺气乘矣,恐则脾气乘矣,忧则心气乘矣,此其道也。故病有五,五五二十五变,及其传化。传,乘之名也。

大骨枯槁,大肉陷下,胸中气满,喘息不便,其气动形,期六月死。真脏脉见,乃予之期日。

大骨枯槁,大肉陷下,胸中气满,喘息不便,内痛⑥引肩项,期一月死。真脏脉见,乃予之期日。

大骨枯槁,大肉陷下,胸中气满,喘息不便,内痛引肩项,身热,脱肉破䯒,真脏脉见,十日之内死。

大骨枯槁,大肉陷下,肩髓内消,动作益衰,真脏未见,期一岁死。见其真脏,乃予之期日。

大骨枯槁,大肉陷下,胸中气满,腹内痛,心中不便,肩项身热,破䯒脱肉,目眶陷,真脏脉见,目不见人,立死;其见人者,至其所不胜之时而死。

急虚中身卒至,五脏闭绝⑦,脉道不通,气不往来,譬之堕溺,不可为期。其脉绝不来,若一呼五六至,其形肉不脱,真脏虽不见,犹死。

真肝脉至,中外急,如循刀刃责责然⑧,如按琴瑟弦,色青白不泽,毛折乃死。

真心脉至,坚而搏,如循薏苡子累累然,色赤黑不泽,毛折乃死。

真肺脉至,大而虚,如以毛羽中人肤,色赤白不泽,毛折乃死。

真脾脉至,弱而乍疏乍数,色青黄不泽,毛折乃死。

真肾脉至,搏而绝,如指弹石辟辟然,色黑黄不泽,毛折乃死。

诸真脏脉见者,皆死不治。

曰:寒热瘰疬,在于颈腋者,何气所生?

曰:此皆鼠瘘⑨,寒热之毒气,稽于脉而不去者也(《灵枢》稽作瘕字)。鼠瘘之本,皆在于脏,其末上出颈腋之间,其浮于脉中,未著于肌肉而外为脓血者,易去也。

曰:去之奈何?

曰:请从其本,引其末,可使衰去,而绝其寒热。审按其道以子之,徐往徐来⑩以去之。其小如麦者,一刺知,三刺已。决其死生,反其目视之,其中有赤脉从上下贯瞳子者,见一脉一岁死;见一脉半一岁半死;见二脉二岁死;见二脉半二岁半死;见三脉三岁死。赤脉不下贯瞳子者可治。

曰:人有善病寒热者,何以候之?

曰:小骨弱肉者,善病寒热。颧骨者,骨之本也。颧大则骨大,颧小则骨小。皮薄而肉弱无䐃,其臂懦懦然⑪,其地⑫色㲹然,不与其天⑬同色,污然独异,此其候也。然臂薄者,其髓不满,故善病寒热。

风感则为寒热。皮寒热,皮不可附席,毛发焦,鼻槁腊,不得汗,取三阳之络,补手太阴。肌寒热,病肌痛,毛发焦,唇槁腊,不得汗,取三阳于下,以去其血者,补太阴以出其汗。骨寒热,痛无所安,汗注不休。齿未槁,取其少阴于阴股之络;齿已槁,死不治。骨厥亦然。

男子如蛊⑭,女子如阻⑮,身体腰脊如解,不欲食,先取涌泉见血,视跗上盛者,尽出血。

灸寒热之法:先取项大椎,以年为壮数⑯,次灸橛骨⑰,以年为壮数,视背腧陷者灸之,举臂肩上陷者灸之,两季胁之间⑱灸之,外踝上绝骨之端灸之,足小指次指之间灸之,腨下陷脉⑲灸之,外踝后灸之,缺盆骨上切之坚动如筋者灸之,膺中陷骨间⑳灸之,掌束骨下㉑灸之,脐下关元三寸灸之,毛际动脉灸之,膝下三寸分间灸之,足阳明灸之,跗上动脉灸之,巅

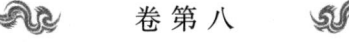

上㉒一灸之，取犬所啮外灸之，即以犬伤病法三炷灸之，凡当灸二十九处。

寒热头痛，喘喝，目不能视，神庭主之。

其目泣出，头不痛者，听会主之。

寒热头痛如破，目痛如脱，喘逆烦满，呕吐，流汗难言，头维主之。

寒热刺脑户。

【注释】

①法三月，若六月，若三日，若六日，传五脏而当死：张介宾《类经·逆顺相传至困而死》注："病不早治，必至相传，远则三月六月，近则三日六日，五脏传遍，于法当死。"

②至其所困而死：所困，所不胜之时日。到了所不胜之脏气当旺之时日，因克气过重，故死。

③出食：即吐食。肝气横逆，脾土被侮，胃气上逆所致。

④烦冤：冤，音义同"闷"。即指心中烦闷不舒。

⑤蛊：腹中虫。

⑥内痛：心内疼痛。

⑦闭绝：气机断绝，九窍闭塞。

⑧责责然：惊畏貌。

⑨鼠瘘：瘰疬贯通上下，形如鼠穴，故曰鼠瘘。

⑩徐往徐来：即针刺补泻之法。进针徐缓而出针快速为泻，进针快速而出针徐缓为补。

⑪臂懦懦然：臂部肌肉松软无力。

⑫地：指地阁，即颏部。

⑬天：指天庭，即颜部。

⑭男子如蛊：蛊，腹中虫。即男子腹中像有虫蛊一样膨起。

⑮女子如阻：阻，妊娠恶阻病。即女子患经闭不适而有如妊娠恶阻病。

⑯以年为壮数：按年龄大小决定灸治壮数的多少。

⑰橛骨：即尾骶骨。

⑱两季胁之间：指足少阳京门穴。

⑲腨下陷脉：指足太阳承山穴。

⑳膺中陷骨间：指任脉天突穴。

㉑掌束骨下：束骨，横骨。指横骨缝中大陵二穴。

㉒巅上：指督脉百会穴。

【译文】

黄帝说道：五脏之气相互贯通，五脏间病气的传变转移都有一定次

序和规律可循。如五脏发生病变,可分别向其所胜之脏传变,如果治疗不及时,则经过三个月或六个月,短则三天或六天,皆已传遍五脏,就会死亡。所以有这种说法:能够辨别在表之阳证的,就可以判断病邪是从何处而来的;能够辨别在里之阴证的,就可以预知死生的日期。这是指疾病传至其所不胜之时日而死的情况。风邪可以引发多种疾病,所以称风为百病之长,现在风寒邪气侵入人体,使人毫毛竖立,皮肤闭塞不通,阳气郁而化热,此时,可用发汗的方法治疗。如果风寒侵犯经络,出现麻痹不仁,或肿胀疼痛等证时,可用热汤熏洗,或热敷,或用火灸、针刺等方法驱散风寒之邪。如果治疗不及时,病邪就会向里传入肺脏,痹阻肺气,名叫肺痹,可出现咳嗽、气喘等症状。此时如果仍无法及时治疗,肺病就会传入其所胜的肝脏,名叫肝痹,又称为厥,出现两胁疼痛,呕吐食物的症状,可用按摩或针刺等方法治疗。

患肝痹,如治疗不及时,肝病就会传与其所胜的脾脏,名叫脾风,出现黄疸,腹中发热,心烦,汗出,小便黄的症状,可用按摩、药物、汤浴等方法治疗。

如果治疗不及时,脾病就会传与其所胜的肾脏,名叫疝瘕,出现少腹烦热疼痛,小便流白浊等症状,又叫做蛊病,此时,可用按摩和药物治疗。

如果再不及时治疗,肾病就会传与其所胜的心脏,出现筋脉拘急牵引的症状,叫做瘛病,此时可用灸法和药物治疗。

如仍不能及时治疗,到十日之后,五脏已经传遍,脏气全面受损,就会死亡。如果是肾病传心,心又复传给肺,肺受伤而出现恶寒发热的,三日内必死亡。此乃外感邪气按相克的次序传遍五脏的规律,但突然发生的疾病,则不在此传变的范畴,也没必要按其传变次序进行治疗了,忧、恐、悲、喜、怒等五志的病变就属这种情况。如因过喜伤心,心气大虚则肾气相乘;因为大怒而肝气太过,木旺乘脾;因为悲伤而肺气急迫,则金气乘脾;因为恐惧而肾气内虚,则脾气相乘;由于忧愁而肺气内虚,则心气乘肺。这就是五志之病不按五脏相胜(克)次序传变的道理。所以脏病有五种,在其发生传变之时,就会有二十五种变化。这里所说的传,即相乘。

骨瘦如柴,骨软乏力,胸中气满胀闷,呼吸困难,喘息严重而致形体振动者,一般六个月内就要死亡。如果出现了真脏脉,则可预知他将死于其所不胜之日。

骨瘦如柴,骨软乏力,胸中气满胀闷,呼吸困难,胸中疼痛牵引肩项部的,一般一个月内就要死亡。如果有真脏脉出现,就可以预测他将死于其所不胜之日。

骨瘦如柴，骨软乏力，胸中气满胀闷，呼吸困难，胸中疼痛牵引肩项部，全身发热，大肉尽脱，真脏脉现，一般不出十日就要死亡。

骨瘦如柴，骨软乏力，两肩枯瘦，动作衰退无力，未出现真脏脉尚未的，大约一年内死亡；如果有真脏脉出现，就可以预测他将死于其所不胜之日。

骨瘦如柴，骨软乏力，胸中气满胀闷，腹中疼痛，心中不舒，肩项部及全身都发热，大肉脱尽，目眶内陷，如果有真脏脉出现，同时两目已无法看见的，表明精气已竭，立即就会死亡；如果两目还能看见人的，至其所不胜之脏主气之日，就会死亡。

如果正气突然衰竭，或外邪骤然侵入，致使五脏气机闭绝，九窍闭塞不通，周身血脉不畅，气无法往来流行，突然发生这样的疾病，就好像从高处坠下，或落水淹溺一样，随时都会死亡，从而其死期无法预测。上述疾病，如果其脉绝而不至，或脉来一呼五、六至者，虽然形肉未脱，而且未有真脏脉出现的，也属死候。

肝的真脏脉出现，浮取沉取都劲急搏指，像按摸刀刃那样锐利可畏，又如按在琴瑟的弦上般紧急。如果面色青中见白而不润泽，表明肺金克肝木；皮毛焦枯，表明精气已败，故主死。

心的真脏脉出现，坚硬搏指，好像寻按薏苡仁那样短实坚硬而连续不断。若面色赤中见黑而不润泽，是肾水克心火；皮毛焦枯，表明精气已败，故主死。

肺的真脏脉出现，大而软弱无力，好像羽毛着人皮肤般轻微。若面色白中见赤而不润泽者，表明心火克肺金；皮毛焦枯，表明精气已败，故主死。

脾的真脏脉出现，脉象软而无力，忽快忽慢。若面色黄中见青而无润泽者，表明是肝木克脾土；皮毛焦枯，表明精气已败，故主死。

肾的真脏脉出现，搏而坚劲极甚，如手指弹石那样坚实。若面色黑中见黄而不润泽者，表明脾土克肾水；皮毛焦枯，表明精气已败，故主死。

凡出现真脏脉的，均属死候。

黄帝问道：有恶寒发热的瘰疬病，多生长在颈部和腋下，是什么邪气所致的呢？

岐伯回答说：这些都是鼠瘘病，多因寒热毒气稽留于经脉之中，长久无法排出所致。鼠瘘的病根在内脏，其邪气则由内向外而上攻，出于颈部和腋下。若毒气较轻，其病位只在经络等浅表部位，还没有深入肌肉，向外破溃化脓流血的，容易治疗。

问：如何治疗呢？

答：除去其致病的根源，使结聚在颈腋的毒气衰退，恶寒发热的症状则随之消除。在治疗时,应当察明患部的经脉,按照经脉的通路,循经取穴,运用徐疾补泻的手法,进行针刺,目的在于扶正祛邪。若瘰疬形小如麦粒的,针刺一次就可见效,针刺三次就能痊愈。此病可判断死生:翻开眼睑观察其目,如果有红色血脉由上而下穿过瞳仁的,表明邪毒深重,病情危险,主死。一般来说,出现一条赤脉的,一年内就会死亡;出现一条半的,一年半内就会死亡;出现两条的,两年内死亡;出现两条半的,当在两年半死亡;出现三条的,不出三年内死亡。如果赤脉没有向下贯穿瞳仁的,表明邪气较轻,容易治疗。

问:有的人容易患寒热病,怎样诊察呢?

答:凡是骨骼瘦小,肌肉松软者,都容易患寒热病。因颧骨为骨之根本,故人身骨骼的大小,可以从颧骨的大小来判断。故颧骨大的,则全身的骨骼都大;颧骨小的,则全身的骨骼都小。容易患寒热病的人,其皮肤多薄,肌肉瘦弱而不丰满,两臂柔弱无力,颏部色黑如炭,污浊晦暗,不同于额部的气色,这是其外在的表现。由于两臂肌肉瘦弱者,其全身的骨髓必定亏虚,且阴精不足,所以也容易患寒热病。

如果感受了风邪,就会引发恶寒发热之类疾病。皮寒热病,由外邪侵犯皮毛所致,出现皮肤疼痛而不可着席,毛发焦枯,鼻孔干燥,汗不出的症状,当取足太阳经的络穴飞扬,以泻其热,再取手太阴经的荥穴和腧穴,以补肺气。肌寒热病,是邪气侵犯肌肉所致,出现肌肉疼痛,毛发焦枯,口唇干枯,汗不得出之症,可取足太阳经下部的络穴飞扬,刺之出血,以泻其血邪,再补手、足太阴经的荥穴和腧穴,以发其汗。骨寒热病,由邪气侵犯骨髓所致,见肢体疼痛,烦躁不安,汗出不止的症状。如果牙齿未枯槁的,是精气未竭,可取足少阴肾经的络穴大钟治疗;如果牙齿已见枯槁,表明精气已经耗竭,为危重之证,不易治愈。骨寒热病出现厥逆的,也主死。

因为淤血停滞,而男子患了像瘘疝一样的蛊病,女子患了月经闭阻不行的病,见腰脊像要分开一样的难受,不欲饮食者,可先刺足少阴经的涌泉穴,使其出血,再观察足背部,在其血络淤结盛满之处,施行针刺,使其血尽出,以疏通经络,祛除病邪。

用艾灸治疗寒热病的方法:先取项后的大椎穴,艾灸的壮数根据病人年龄的大小而定;其次灸尾骶骨处的长强穴,同样根据年龄来决定壮数。若背部脏腑的腧穴出现陷下的,可灸;举臂时肩上有凹陷的肩髃穴,可灸;两季胁间的京门穴,可灸;足外踝上绝骨端的阳辅穴,可灸;足小趾次趾间的侠溪穴,可灸;小腿肚下凹陷处的承山穴,可灸;外踝后的昆仑穴,可灸;缺盆骨上按之搏动而坚硬如筋处,可灸;胸骨上窝正中的天突穴,可灸;掌横骨下的大陵穴,可灸;脐下三寸的关元穴,可灸;毛际两旁的动脉气冲穴,可灸;膝下三寸两筋间的三里穴,可灸;足阳明经的穴位,可灸;足背上的冲阳穴,可灸;头顶上的百会穴,可灸。以上讲述的是灸寒热病的部位,共有二十九处。若是被狂犬咬伤而发寒热者,则按照治犬伤病的方法,用艾炷灸三壮。因犬咬伤部位无法固定,所以其治疗部位未计入其中。

恶寒发热头痛,喘息声粗,目不能视,治疗时,可取督脉与足太阳经、足阳明经的交会穴神庭。

患寒热病,双眼流泪,头不痛的,可取足少阳胆经的听会穴加以治疗。

身体恶寒发热,头痛像要破裂,眼睛胀痛似要脱出,喘息气逆,心胸烦闷,呕吐,流水般汗出,语言艰难,治疗时,可取足阳明经的头维穴。

如果病人只见恶寒发热症状的,可针刺督脉的脑户穴,使之出血,但切莫深刺。

五脏传病发寒热第一 下

【题解】本篇着重论述寒热病的不同临床表现及其主治穴位。

【原文】

寒热取五处,及天池、风池、腰俞、长强、大杼、中膂内俞、上窌、断交、上关、关元、天牖、天容、合谷、阳溪、关冲、中渚、阳池、消泺、少泽、前谷、腕骨、阳谷、少海、然谷、至阴、昆仑主之。

寒热骨痛,玉枕主之。

寒热懈懒,淫泺胫酸,四肢重痛,少气难言,至阳主之。

肺寒热,呼吸不得卧,咳上气,呕沫,喘,气相追逐,胸满胁膺急,息难,振栗,脉鼓,气膈,胸中有热,支满不嗜食,汗不出,腰脊痛,肺俞主之。

寒热心痛,循循然[①]与背相引而痛,胸中怏怏不得息,咳唾血,多涎,烦中善饐[②],食不下,呕逆,汗不出,如疟状,目䀮䀮,泪出悲伤,心俞主之。

咳而呕,鬲寒,食不下,寒热,皮肉骨痛,少气不得卧,胸满支两胁,鬲上兢兢[③],胁痛腹䐜,胸脘暴痛,上气,肩背寒痛,汗不出,喉痹,腹中痛,积聚,默然嗜卧,怠惰不欲动,身常湿,心痛,膈俞主之。

咳而胁满急，不得息，不得反侧，腋胁下与脐相引，筋急而痛，反折，目上视，眩，目循循然，眉头痛，惊狂，衄，少腹满，目䀮䀮，生白翳，咳引胸痛，筋寒热④，唾血短气，鼻酸，肝腧主之。

寒热，食多身羸瘦，两胁引痛，心下贲痛⑤，心如悬，下引脐，少腹急痛，热，面黑，目䀮䀮，久喘咳，少气，溺浊赤，肾腧主之。

骨寒热，溲难，肾腧主之。

寒热头痛，水沟主之。

寒热颈瘰疬，大迎主之。

肩痛引项，寒热，缺盆主之。

寒热汗不出，胸中热满，天窗主之。

寒热肩肿，引胛中痛，肩臂酸，臑腧主之。

寒热项疬适⑥，耳鸣无闻，引缺盆肩中热痛，麻痹不举（一本作手臂不举），肩贞主之。

寒热疬，目不明，咳上气，唾血，肩中腧主之。

寒热疬适，胸中满，有大气，缺盆中满痛者死，外溃不死，肩痛引项，臂不举，缺盆中痛，汗不出，喉痹，咳嗽血，缺盆主之。

咳上气，喘，暴喑不能言，及舌下挟缝青脉，颈有大气，喉痹，咽中干，急不得息，喉中鸣，翕翕寒热，项肿肩痛，胸满腹皮热，衄，气哽心痛，隐疹头痛，面皮赤热，身肉尽不仁，天突主之。

肺系急，胸中痛，恶寒，胸满悒悒然，善呕胆，胸中热，喘，逆气，气相追逐，多浊唾，不得息，肩背风，汗出，面腹肿，鬲中食噎，不下食，喉痹，肩息肺胀，皮肤骨痛，寒热烦满，中府主之。

寒热胸满，头痛，四肢不举，腋下肿，上气，胸中有声，喉中鸣，天池主之。

咳，胁下积聚，喘逆，卧不安席，时寒热，期门主之。

寒热，腹胀膥，怏怏然不得息，京门主之。

寒濯濯⑦，心烦，手臂不仁，唾沫，唇干引饮，手腕挛，指肢痛，肺胀，上气，耳中生风，咳喘逆，痹，臂痛，呕吐，饮食不下，膨膨然，少商主之。

唾血，时寒时热，泻鱼际，补尺泽。

臂厥，肩膺胸满痛，目生白翳，眼眦赤筋，掌中热，乍寒乍热，缺盆中相引痛，数欠，喘不得息，臂内廉痛，上鬲，饮已烦满，太渊主之。

寒热胸背急，喉痹，咳上气喘，掌中热，数欠伸，汗出善忘，四肢厥逆，善笑，溺白，列缺主之。

胸中彭彭然，甚则交两手而瞀，暴痹喘逆，刺经渠，及天府。此谓之大腧[8]。

寒热咳呕沫，掌中热，虚则肩背寒栗，少气不足以息，寒厥，交两手而瞀，口沫出；实则肩背热痛，汗出，四肢暴肿，身湿(一本作温)摇，时寒热，饥则烦，饱则善面色变，口噤不开，恶风泣出，列缺主之。

烦心咳，寒热善哕，劳宫主之。

寒热，唇口干，喘息，目急痛，善惊，三间主之。

胸中满，耳前痛，齿痛，目赤痛，颈肿，寒热，渴饮辄汗出，不饮则皮干热，曲池主之。

寒热颈疬适，咳嗽呼吸难，灸五里，左取右，右取左。

寒热颈疬适，肩臂不可举，臂臑、臑腧主之。

风寒热，液门主之。

寒热颈颔肿，后溪主之。

寒热善呕，商丘主之。

呕厥寒，时有微热，胁下支满，喉痛，嗌干，膝外廉痛，淫泺胫酸，腋下肿，马刀瘘，唇肿，吻伤痛，太冲主之。

恼如悬(《千金》作心痛)，阴厥[9]，脚腨后廉急，不可前却[10]，血痛肠澼便脓血，足跗上痛，舌卷不能言，善笑，足痿不收履，溺青赤白黄黑，青取井，赤取荥，黄取腧，白取经，黑取合。血痔[11]泄(《千金》下有利字)后重，腹痛如癃状，狂仆必有所扶持；及大气涎出，鼻孔中痛，腹中常鸣，骨寒热无所安，汗出不休，复留主之。

男子如蛊，女子如阻，寒热少腹偏肿，阴谷主之。

少腹痛，飧泄出糜，次指间热，若脉陷，寒热身痛，唇干不得汗出，毛发焦，脱肉少气，内有热，不欲动摇，泄脓血，腰引少腹痛，暴惊，狂言非常，巨虚下廉主之。

胸中满，腋下肿，马刀瘘，善自啮舌颊，天牖中肿，淫泺胫酸，头眩，枕骨颔腮肿，目涩身痹，洒淅振寒，季胁支满，寒热，胸胁腰腹膝外廉痛，临泣主之。

寒热颈肿，丘墟主之。

寒热颈腋下肿，申脉主之。

寒热酸痟[12]，四肢不举，腋下肿，马刀瘘，喉痹，髀膝胫骨摇，酸痹不仁，阳辅主之。

寒热，髀胫不收，阳交主之。

寒热腰痛如折，束骨主之。

寒热目晼晼，善咳，喘逆，通谷主之。

寒热善唏,头重足寒,不欲食,脚挛,京骨主之。

寒热篡反出,承山主之。

寒热篡后出,瘈疭,脚踹酸重,战栗不能久立,脚急肿,跗痛筋足挛,少腹痛引喉嗌,大便难,承筋主之。

跟厥膝急,腰脊痛引腹,篡阴股热,阳暴痛,寒热膝酸重,合阳主之。

【注释】

①循循然:次序貌,指有一定的规律。

②馈:通"噎",即食塞咽喉。

③兢兢:不安貌。

④筋寒热:筋代指肝,即肝病而发寒热。

⑤心下贲痛:胃脘部上冲而痛。

⑥疬适:即指瘰疬。

⑦寒濯濯:寒冷如洗貌。

⑧此谓之大腧:天府穴为胃之五部大腧穴(天牖、扶突、天柱、天府、人迎)之一,故称之大腧。

⑨阴厥:即阳衰于下所致之寒厥病。

⑩前却:即前进后退之意。

⑪血痔:即痔疮出血。

⑫䏝(yuān 渊):酸痛的意思。

【译文】

恶寒发热的病证,治疗时,可根据其致病原因和症状,而分别选用以下穴位进行治疗:五处、天池、风池、腰腧、长强、大杼、中膂内腧、上髎、断交、上关、关元、天牖、天容、合谷、阳溪、关冲、中渚、阳池、消泺、少泽、前谷、腕骨、阳谷、少海、然谷、至阴、昆仑。

恶寒发热而骨节疼痛者,治疗时,可取足太阳经的玉枕穴。

患寒热病,身体松懈懒惰,胫骨酸软无力,四肢沉重疼痛,呼吸气短而语言难以接续,治疗时,可取督脉的至阳穴。

因肺脏感受邪气而见恶寒发热者,可见呼吸不利,不能安卧,咳嗽气逆,呕吐涎沫,喘息气促,胸胁胀满,胸膺拘急,呼吸困难,恶寒战栗,脉来如鼓而弦紧有力,气机隔塞而不通利,胸中发热,支撑胀满而不欲饮食,无法汗出,腰脊疼痛等症状,治疗时,应取足太阳膀胱经的肺腧穴。

寒热病,心痛,并时时牵引背部作痛,胸闷不舒,呼吸不利,咳嗽唾血,多痰涎,心中烦闷,饮食不下而噎塞咽喉,恶心呕吐,汗不出,恶寒发热似患疟疾,视物模糊,悲伤流泪,治疗时,应取足太阳经的心腧穴。

咳嗽呕吐,胸膈寒冷,饮食不下,恶寒发热,浑身皮肉骨节疼痛,呼吸气短而无法安卧,胸部胀满而支撑两胁,膈上不舒,胁痛腹胀,胸脘猝然而痛,气逆喘促,肩背疼痛怕冷,汗不出,咽喉肿胀而闭塞不通,腹中疼痛,腹内有积聚,沉默少言而嗜卧,身体懒惰而不想动,皮肤湿润,心痛。治疗时,可取足太阳经的膈腧穴。

咳嗽而两胁胀满拘急,呼吸不利,无法反身转侧,腋部胁下筋脉挛急,并牵引脐部作痛,脊背反张,两目上视,眩晕,目中有旋转的感觉,两眉头疼痛,易发惊狂,鼻内出血,少腹胀满,视物模糊,目生白翳,咳嗽牵引胸部疼痛,这是由肝脏感受邪气而致的寒热病。或出现唾血,呼吸气短,两鼻发酸的症状。治疗时,可取足太阳经的肝腧穴。

恶寒发热,进食虽多而身体消瘦,两胁牵引疼痛,胃脘痛气上冲心,心似悬在空中般燥动不安,向下牵引脐部,少腹拘急疼痛而发热,面部色黑,视物不清,喘咳日久,呼吸少气,小便黄赤而混浊,治疗时,应取足太阳经的肾腧穴。

患寒热而小便不利的,治疗时,应取足太阳经的肾腧穴。

恶寒发热而头痛的,治疗时,可取督脉与足阳明经的交会穴水沟。

恶寒发热而颈部生瘰疬的,治疗时,可取足阳明经的大迎穴。

肩痛牵引项部,并有恶寒发热的,治疗时,可取足阳明经的缺盆穴。

恶寒发热而不出汗,胸中发热而胀满的,治疗时,可取手足少阳经和阳维脉的交会穴天髎。

恶寒发热而肩肿,牵引肩胛骨作痛,肩臂酸痛无力,治疗时,可取手太阳经、阳维脉和阴跷脉的交会穴臑腧。

发热恶寒,项部生瘰疬,耳鸣而听觉失灵,肩部发热疼痛而牵引缺盆,手臂麻痹不能抬举,治疗时,可取手太阳经的肩贞穴。

恶寒发热而生瘰疬,视物不清,咳嗽气逆,唾血,治疗时,可取手太阳经的肩中腧。

恶寒发热而生瘰疬,气聚上焦而胸中胀满,若缺盆中亦胀满而痛的,为死候;若瘰疬成脓外溃的,则预后较好。或肩痛牵引颈项,臂无法抬举,缺盆中痛,汗不出,咽喉闭塞疼痛,咳嗽而吐血。治疗时,可取足阳明经的缺盆穴。

咳喘气逆,突然失音而无法言语,舌下青筋暴露,颈部气聚不散,咽喉痹塞疼痛而发干,呼吸急促,喉中鸣响,恶寒发热较轻,项部肿胀,肩部疼痛,胸中胀满,腹部皮肤发热,鼻内出血,气机梗塞而心痛,隐疹,头痛,面部红赤发热,全身肌肉不知痛痒。治疗时,可取阴维脉与任脉的交会穴天突。

呼吸道挛急不畅,身体恶寒,胸部胀满疼痛,郁闷不乐,常呕胆汁,胸中发热,喘息气逆,呼吸急促,多唾浓痰,呼吸不利,肩背恶风,汗出,面部浮肿,腹部肿胀,饮食难下,喉痹,喘息抬肩的肺胀,皮肤骨节疼痛,恶寒发热,心烦闷胀,治疗时,可取手太阴经的中府穴。

身体恶寒发热,胸中胀满,头痛,四肢无法举动,腋下肿胀,气逆喘促,胸中有声,喉中痰鸣。治疗时,可取手厥阴经的天池穴。

咳嗽,胁下有积聚,喘息气逆,无法安卧,时常恶寒发热,可取足厥阴经的期门穴。

身体恶寒发热,腹部胀满,心中郁闷,呼吸不利,治疗时,可取足少阳经的京门穴。

身体寒冷犹如水淋,心烦,手臂麻木不仁,呕吐涎沫,唇干多饮,手腕拘挛,手脂肢体关节疼痛,肺胀而喘促。耳鸣如风吹,喘咳气逆,痹,臂痛,呕吐,饮食不下,胸腹膨胀。治疗时,可取手太阴经的井穴少商。

唾血,有时恶寒,有时发热者,治疗时,应取手太阴经的穴位,可泻鱼际穴,补尺泽穴。

臂厥,肩、膺、胸等部胀满疼痛,目生白翳,眼角有血络暴露,掌心发热,浑身忽冷忽热,缺盆中牵引作痛,常打呵欠伸懒腰,气喘而呼吸不利,手臂内侧疼痛,隔塞不通而呕吐,饮水后烦躁满闷。治疗时,可取手太阴经的太渊穴。

身体恶寒发热,胸背拘急,喉痹,咳喘气逆,掌心发热,频频打呵欠而伸懒腰,汗出,健忘,四肢厥冷,多笑,小便色白。治疗时,可取手太阴经的列缺穴。

胸中气胀,甚至双手交叉胸部而昏闷,或胸中突然痹阻不通而喘息气逆,治疗时,可取手太阴经的经渠穴及天府穴。天府穴为天牖五部(天牖、扶突、天柱、天府、人迎)的大腧之一。

身体恶寒发热,咳嗽,呕吐涎沫,掌心发热者,正气虚的,就会肩背寒冷战栗,呼吸气短,四肢厥冷,两手交叉胸前而昏闷难受,口吐涎沫;邪气实的就会肩背发热疼痛,汗出,四肢突然肿胀,全身湿润,摇动不安,时常恶寒发热,饥饿时则烦躁,饱食后则面色改变,牙关紧闭,恶风流泪。治疗时,可取手太阴经的列缺穴。

心中烦闷而咳嗽,恶寒发热,经常呃逆的,治疗时,可取手厥阴经的劳宫穴。

身体恶寒发热,唇口干燥,喘息,两眼突然疼痛,易发惊,治疗时,可

取手阳明经的三间穴。

胸中胀满,耳前、牙齿疼痛,目赤肿痛,颈部肿大,恶寒发热,口渴,饮水则汗出,不饮水则皮肤干燥发热。治疗时,可取手阳明经的合穴曲池。

身体恶寒发热,颈部出现瘰疬,咳嗽,呼吸困难者,可灸手阳明经的五里穴,左病灸右,右病灸左。

身体恶寒发热,颈部生长瘰疬,肩臂酸痛无法抬举,治疗时,可取手阳明经与阳维脉的交会穴臂臑以及手太阳经与阳维脉的交会穴臑腧。

因感受风邪而恶寒发热的,治疗时,可取手少阳经的液门穴。

身体恶寒发热,颈及颔部肿大的,治疗时,可取手太阳经的腧穴后溪。

身体恶寒发热,时常呕吐的,治疗时,可取足太阴经的商丘穴。

呕吐,四肢厥冷,有时轻微发热,胁下支撑胀满,咽喉干燥疼痛,两膝外侧疼痛,胫骨酸软无力,腋下肿胀,瘰疬破溃成瘘,口唇肿大,嘴角裂伤疼痛。治疗时,可取足厥阴经的太冲穴。

心跳动不安,下肢寒冷厥逆,脚和小腿肚后缘拘急,无法前进和后退,血聚成痛,痢疾便下脓血,足背疼痛,舌卷曲无法说话,多笑,足痿弱无力不能行走。痔疮下血,泄利后重,腹痛好像小便癃闭一样难受,狂病欲仆而行走不稳,必须扶持物体;邪气盛而口角流涎,鼻孔中疼痛,经常肠鸣;或患骨寒热病而躁动不安,汗出不止。治疗时,可取足少阴经的复溜穴。

男子患了像癥疝一样的蛊病,女子患月经闭阻不行的病,身体恶寒发热,少腹偏肿的,治疗时,可取足少阴经的合穴阴谷。

少腹疼痛,有糜粥样大便泄出,手小指次指之间发热,络脉虚陷不起,恶寒发热而身体疼痛,口唇干燥,无汗出,毛发焦枯,肌肉瘦削,呼吸气短,腹内发热,不想活动,或泄下脓血,腰部牵引少腹疼痛,突然发惊,狂言乱语。治疗时,可取小肠的下合穴下巨虚。

胸中胀满,腋下肿胀,瘰疬溃破成瘘,时常咬舌和腮,天牖穴处肿胀,胫部酸软无力,头晕目眩,枕骨部、颔部和腮部肿胀,眼睛干涩而身体疼痛,恶寒战栗,季胁支撑胀满,身体恶寒发热,胸胁腰腹以及膝外侧疼痛。治疗时,可取足少阳经的腧穴足临泣。

身体恶寒发热而颈部肿胀,治疗时,可取足少阳经的原穴丘墟。

身体恶寒发热,颈部和腋下肿胀,治疗时,可取足太阳经的申脉穴。

身体恶寒发热而酸痛无力,四肢无法活动,腋下肿胀,瘰疬破溃成瘘,咽喉闭塞疼痛,髀、膝、胫等部的筋骨关节无力,酸痛不仁,站立时动摇不稳。治疗时,可取足少阳经的经穴阳辅。

身体恶寒发热,髀和胫部弛缓而无法用力,治疗时,可取足少阳经的阳交穴。

身体恶寒发热,腰痛好像折断一样,治疗时,可取足太阳经的束骨穴。

身体恶寒发热,视物不清,经常咳嗽,喘息气逆,治疗时,可取足太阳经的荥穴通谷。

身体恶寒发热,时常叹息不止,头部沉重,足部寒冷,不欲饮食,两脚痉挛拘急,治疗时,可取足太阳经的原穴京骨。

身体恶寒发热,痔核肿胀而脱出的,治疗时,可取足太阳经的承山穴。

身体恶寒发热,痔核肿胀而脱出,筋脉抽搐,脚和小腿肚均酸重无力,战栗不能久立,脚拘急肿痛,足背疼痛,足筋挛急,少腹疼痛向上牵引咽喉,排便不便。治疗时,可取足太阳经的承筋穴。

足跟部寒凉,膝部拘急,腰脊强痛牵引腹中,会阴和大腿内侧发热,阴部突然疼痛,身体恶寒发热,膝部酸痛沉重。治疗时,可取足太阳经的合阳穴。

经络受病入肠胃五脏积发伏梁息贲肥气痞气奔豚第二

【题解】本篇论述邪气伤人发病的机理,不同邪气伤人的部位规律,重点讨论了经络受邪,内入肠胃、五脏,而发为伏梁、息贲、肥气、痞气、奔豚等五脏积的病因病机、临床表现和主治穴位。

【原文】
黄帝问曰:百病始生,三部之气,所伤各异,愿闻其会。

岐伯对曰:喜怒不节则伤于脏,脏伤则病起于阴;清湿袭虚,则病起于下;风雨袭虚,则病起于上,是谓三部。至其淫泆,不可胜数。

风雨寒热,不得虚邪,不能独伤人,卒然逢疾风暴雨而不病者,盖无虚邪,不能独伤人。此必因虚邪之风,与其身形,两虚相搏,乃客其形。两实①相逢,中人肉间。其中于虚邪也,因其天时,与其身形,参以虚实,大病乃成②。气有定舍,因处为名,上下内外,分为三员。是故虚邪之中人也,始于皮肤。皮肤缓,则腠理开,腠理开则邪从毛发入,入则稍深,稍深则毛发立,洒然,皮肤痛。留而不去,则传舍于络。在络之时,痛于肌肉,其病时痛时息,大经乃代③。留而不去,传舍于经。在经之时,洒淅善惊。留而不去,传舍于腧。在腧之时,六经不通,四肢节痛,腰脊乃强。留而不去,传舍于伏冲之脉④。在伏冲之脉时,身体重痛。留而不去,传舍于肠胃。在肠胃之时,贲响腹胀,多寒则肠鸣,飧泄食不化,多热则溏出糜。留而不去,传舍于肠胃之外,募原之间,留着于脉,稽留而不去,息而成积。或著孙络,或著络脉,或著经脉,或著腧脉,或著于伏冲之脉,或著于膂筋⑤,或著于肠胃之募原,上连于缓筋⑥,邪气淫泆,不可胜论。

其著孙络之脉而成积,往来上下,臂手,孙络之居也,浮而缓,不能拘积而止之,故往来移行,肠间之水,凑渗注灌,濯濯有音,有寒则腹膜满雷引,故时切痛。其著于阳明之经,则侠脐而居,饱则益大,饥则益小。其著于缓筋也,似阳明之积,饱则痛,饥则安。其著于肠胃之募原也,痛而外连于缓筋也,饱则安,饥则痛。其著于伏冲之脉者,揣之应手而动,发手则热气下于两股,如汤沃之状。其著于膂筋,在肠后者,饥则积见,饱则积不见,按之弗得。其著于腧脉者,闭塞不通,津液不下,而空窍干。此邪气之从外入内,从上下者也。

曰:积之始生,至其已成,奈何?

曰:积之始也,得寒乃生,厥上乃成积。

曰:其成奈何?

曰:厥气生足溢(《灵枢》作足悗),足溢生胫寒,胫寒则脉血凝泣,寒气上,入于肠胃,入于肠胃则䐜胀,䐜胀则肠外之汁沫⑦迫聚不得散,日以成积。卒然盛食多饮,则脉满。起居不节,用力过度,则络脉伤,阳络⑧伤则血外溢,溢则衄血;阴络⑨伤则血内溢,溢则便血。肠外之络伤则血溢于肠外,肠外有寒,汁沫与血相搏,则并合凝聚,不得散而成积矣。卒然外中于寒,若内伤于忧怒,则气上逆,气上逆则六腧不通,温气⑩不行,凝血蕴裹而不散,津液凝涩,著而不去,而积皆成矣。

曰:其生于阴者奈何?

曰:忧思伤心;重寒伤肺;忿怒伤肝;醉饱入房,汗出当风则伤脾;用力过度,入房汗出浴水,则伤肾。此内外三部之所生病也。察其所痛,以知其应,有余不足,当补则补,当泻则泻,无逆天时⑪,是为至治。

曰:人之善病肠中积聚者,何以候之?

曰:皮薄而不泽,肉坚而淖泽,如此则肠胃恶⑫,恶则邪气留止,积聚乃作,肠胃之间,寒温不次,邪气乃(一本作稍)至,畜积留止,大聚乃起。

曰:病有身体腰髀股胻皆肿,环脐而痛,是谓何病?

曰：名曰伏梁[13]。此风根[14]也，不可动；动之为水溺涩之病。

病有少腹盛，左右上下皆有根者，名曰伏梁也。裹大脓血，居肠胃之外，不可治之，每切按之致死。此下则因阴[15]，必下脓血，上则迫胃脘，出鬲侠(一本作侠)胃脘内痈。此久病也，难治，居脐上为逆，居脐下为顺，勿动亟夺，其气溢(《素问》作泄)于大肠，而著于肓，肓之原在脐下，故环脐而痛也。

《难经》曰：心之积名曰伏梁，起于脐上，上至心下，大如臂。久久不愈，病烦心，心痛。以秋庚辛日得之，肾病传心，心当传肺，肺以秋王，不受邪，因留结为积。

《难经》曰：肺之积名曰息贲[16]，在右胁下，覆大如杯。久久不愈，病洒洒恶寒，气逆喘咳，发肺痈，以春甲乙日得之，心病传肺，肺当传肝，肝以春王，不受邪，因留结为积。

曰：病胁下满，气逆行，三二岁不已，是为何病？

曰：病名息贲。此不妨于食，不可灸刺，积为导引服药。药不能独治也。

《难经》曰：肝之积名曰肥气[17]，在左胁下，如覆杯，有头足如龟鳖状。久久不愈，发咳逆，痎疟，连岁不已。以季夏戊己日得之，肺病传肝，肝当传脾，脾以季夏王不受邪，因留结为积。此与息贲略同。

《难经》曰：脾之积名曰痞气[18]，在胃脘，覆大如盘。久久不愈，病四肢不收，发黄疸，饮食不为肌肤。以冬壬癸日得之，肝病传脾，脾当传肾，肾以冬王，不受邪，因留结为积。

《难经》曰：肾之积名曰贲豚[19]，发于少腹，上至心下，若豚状，或上或下无时。久不已，令人喘逆，骨痿少气。以夏丙丁日得之，脾病传肾，肾当传心，心以夏王，不受邪，因留结为积也。

息贲时唾血，巨阙主之。

腹中积，上下行，悬枢主之。

疝积胸中痛，不得息，天容主之。

暴心腹痛，疝积时发上冲心，云门主之。

心下大坚，肓腧、期门及中脘主之。

脐下疝，绕脐痛，冲胸不得息，中极主之。

贲豚，上腹肿坚，痛引阴中，不得小便，两丸骞[20]，阴交主之。

脐下疝，绕脐痛，石门主之。

奔豚气上，腹䐜痛，口强不能言，茎肿先引腰，后引小腹，腰䯏少腹坚痛，下引阴中，不得小便，两丸骞，石门主之。

奔豚，寒气入小腹，时欲呕，伤中溺血，小便数，背脐痛，下引阴，腹中窘急欲凑,后泄不止,关元主之。

奔豚,上抢心,甚则不得息,忽忽少气,尸厥㉑,心烦痛,饥不能食,善寒中腹胀,引胁而痛,小腹与脊相控暴痛,时窘之后,中极主之。

腹中积聚时切痛,商曲主之。

脐下积聚疝瘕,胞中有血,四满主之。

脐疝绕脐而痛,时上冲心,天枢主之。

气疝烦呕,面肿,奔豚,天枢主之。

奔豚,卵上入,痛引茎,归来主之。

奔豚上下,期门主之。

疝瘕,髀中急痛,循胁上下抢心,腹痛积聚,府舍主之。

奔豚腹肿,章门主之。

少腹积聚,劳宫主之。

环脐痛,阴骞两丸缩,腹坚痛不得卧,太冲主之。

寒疝,下至腹膝膝腰,痛如清水;小腹诸疝,按之下至膝上伏兔中寒;疝痛,腹胀满,痿厥少气,阴市主之。

大疝腹坚,丘墟主之。

【注释】

①两实:指自然界之实风与人体之形体壮实。实风,四时正常的气候变化,此指致病力弱的邪气。

②参以虚实,大病乃成:意谓盛实之邪气与正虚之形体相结合,就形成大病。

③大经乃代:大经指经脉,大经乃代即经脉将代替络脉受邪。

④伏冲之脉:伏行于腹之冲脉。

⑤膂筋:附着于脊膂肉之筋。

⑥缓筋:循于腹内之筋,有谓指宗筋。

⑦汁沫:津液不行,聚于肠外而成。亦即今之痰饮之类。

⑧阳络:指在外在上之络脉。

⑨阴络:指在内在下之络脉。

⑩温气:此指阳气。

⑪无逆天时:不要违背人与自然相应的规律。

⑫肠胃恶:肠胃功能失调。

⑬伏梁:病名。《类经·伏梁》注:"伏,藏伏也;梁,疆梁坚硬之谓。"

⑭风根:风,指风寒之邪。谓伏梁乃感寒所致。

⑮此下则因阴:此下,指少腹。阴,前后二阴。谓此病在少腹,下临

前后二阴。

⑯息贲：病名。证见气息上逆，呼吸粗大，右胁下积大如覆杯，故名。

⑰肥气：病名。言邪气积于左胁下，形如覆杯，如肉肥盛之状，故名。

⑱痞气：病名。因气机痞塞不行，积如胃脘而成，故名。

⑲贲肫：肫、豚、砘古通用，即猪。贲，通奔。因其病证为气上冲心，如猪仔上奔之状，故名。

⑳两丸褰：褰，高举、上提之意。谓两侧睾丸均上缩入腹中。

㉑尸厥：昏厥不知人，有如尸状，故名。

【译文】

黄帝问道：疾病初起，人体上、中、下三部所感受的邪气各不相同，道理何在？

岐伯回答说：一般来说，喜怒等情志太过，内脏就会损伤，五脏属阴，故病起于阴；冷湿为阴邪，容易乘虚侵犯人体的下部，故病起于下；风雨为阳邪，容易乘虚侵入人体的上部，故病由上而起。这就是起初得病易于发病的三个主要部位，至于邪气侵入人体后的发展传变，就更加复杂，不可胜数了。

风雨寒热之邪，如果不是正气虚弱的时候，是不能单独伤害人体的。突然遇到疾风暴雨而不生病的，也正是因为其身体正气充盛，而邪气无法单独伤人致病的缘故。所以疾病的发生，都是由于人体的正气虚弱，同时又遇到虚邪贼风（致病力强的邪气）的侵袭，两虚相合而导致的。如果形体强壮，正气旺盛，气候正常，感受的邪气致病力也较弱，就不易生成疾病，即使发病也较轻浅。一般而言，凡是被虚邪所中，都是由于虚弱的形体又感受了自然界四时不正之气，在这种正虚邪盛的情况下，就会引发较严重的疾病。由于邪气的性质及停留的部位不同，其病的名称也就不尽相同。依据人体受邪的上、下、内、外等不同部位，一般可分为三部，即风雨伤上、冷湿伤下和喜怒伤中。虚邪侵犯人体是从皮肤开始的，因为当表虚不固之时，皮肤疏松，腠理开泄，邪气易于乘虚从毛孔而入，然后侵入深处，从而引起恶寒战栗，毛发竖起，皮肤疼痛。如果邪气滞留不去，就会逐渐传入到络脉，邪在络脉的时候，肌肉会发生疼痛，其疼痛时发时止，这是邪气将由络脉传入经脉的征象，不久经脉就会受病。邪入经脉，会出现洒渐恶寒和惊恐不安等症状。如果邪在经脉滞留不去，就会传入四肢关节溪谷之间、脏腑气血输注出入的腧穴部位。邪在腧穴，则六经的经气运行不畅，引起四肢关节疼痛，腰脊强硬不舒。若邪气在腧穴部位滞留不去，就会传入在脊里的伏冲脉，导致肢体困重，全身疼痛的症状出现。邪气在伏冲脉留而不去，就会进一步传入并伏藏于肠胃，出现肠鸣腹胀的症状。如果是寒邪盛的，则见肠鸣而有不消化的食物泻下；热盛则大便溏泄如糜状。如果邪在肠胃滞留不去，就会传入肠胃之外的募原之间，于血脉之中滞留，若长久稽留不去，邪气与血气相互凝结，就会结聚而成为积块。总之，邪气侵入人体后，或留着于孙络，或留着于络脉，或留着于经脉，或留着于输脉（转输津血之脉），或留着于伏冲脉，或留着于脊膂之筋，或留着于肠胃之外的募原和腹内之筋，综上所述邪气的传注变化是非常复杂、不计其数的。

邪气留着于孙络而成积的，其积能够上下往来活动，这是臂和手的孙络之处出现积块的特点，因为孙络浮浅而松弛，无力约束积块而使之固定，所以邪气可以随络脉往来，移行于肠胃之外，导致水气于肠间积聚，搏击而发出水声。如果腹部有寒，就会引起腹部胀满，肠中雷鸣，筋脉相互牵引，而腹部像刀割一样疼痛。如果邪气留着于阳明经脉而成积块的，其积位于脐的两旁，饱食时积块增大，饥饿时则积块缩小为其特点。如果邪气留着于腹内之筋，而成积块的，其形状类似于阳明之积，可见饱食则疼痛，饥饿时则疼痛消失。邪气留着于肠胃之募原而形成积块的，其疼痛牵引腹内之筋，饱食时不痛，饥饿时易引发疼痛。邪气留着于伏冲脉而成积块的，按压患部，其积块应手跳动，放手后则感觉有热气下行两股部，如同热汤浇灌。邪气留着于肠胃之后的脊内之筋而成积块的，由于饥饿时肠胃空虚，则积块容易见到，饱食时肠胃充满，则积块隐伏不见，亦摸不到。如果邪气留于输脉而成积块的，由于脉道闭塞不通，津血失于输布，故使肠道干燥，孔窍不通。以上论述的就是邪气从外部侵入体内，从上部而传至下部的病变表现。

黄帝问道：积病的起因及其形成机理是怎样的呢？

岐伯回答说：积病的开始，是由于感受了寒邪，寒邪厥逆上行，就会引起积病。

问：积块是怎样形成的呢？

答：寒气厥逆于下，致使足部血脉涩滞，而足部胀痛不舒，进而发展到胫部寒凉，寒气由下向上侵犯肠胃，则肠胃受寒而阳气不化，引起腹部胀满，气机不利，肠外的津液结聚不散，日久逐渐发展成为积块。或者因暴饮暴食，使血脉充盈胀满，复加起居不节，用力过度，致使络脉损伤。如果损伤上行的阳络，血就外溢而引起鼻出血；若下行的阴络受到损伤，血就内溢而引起便血。如果肠胃之外的络脉受到损伤，血就会溢出肠外，适逢肠外有寒邪，则肠外的津液与外出之血相互搏结，凝聚不散，而

发展成为积块。或者突然感受了外寒,在内又被忧愁郁怒等情志因素所伤,则气机上逆,致使六经气血无法输转,壅塞不通,阳气运行不利,血液凝滞不通,津液结聚不散,这样日久着留不去,故积块形成。

问:属阴的内脏发病,是什么原因造成的呢?

答:忧愁和思虑过度,则使心脏受损;体表受寒,同时饮食寒凉过多,则损伤肺脏;愤恨恼怒过度,则损伤肝脏;酒醉之后行房,汗出之后当风受凉,则脾脏受伤;用力过度,或入房汗出而沐浴,则肾脏受伤。以上就是人体内外上下三部发生疾病的一般情况。在诊治时,应当审察疼痛的部位,以测知哪个脏腑发生,然后根据其有余和不足的具体情况,当补则补,当泻则泻,同时不要违背脏腑与时令气候相应的规律,这就是最正确的治疗法则。

问:肠中容易患积聚病的人,怎样进行诊察呢?

答:凡是皮肤薄而不润泽,肌肉松弛而不坚实者,这种人肠胃功能多不健全,邪气易乘虚侵扰,而患积聚病。如果饮食冷热不相协调,肠胃进一步受损,邪气继续侵入,停聚不去,就会形成大积大聚的重病。

问:有人出现身体的腰、髀、股和小腿部均肿胀,而且脐周疼痛,这是什么病呢?

答:这是伏梁病,是因为寒气厥逆于上而形成的。治疗时不可用峻猛之药攻下,如果误用攻下,就会使水液滞留,而引发小便不利之类的疾患。

症见少腹坚硬胀满,上下左右都有根而固定不移的病,名叫伏梁病。由于腹内肠胃之外包裹着大量脓血,所以治疗起来比较困难。按摩的方法对治疗本病不相适宜,若误用,往往引起病处剧烈疼痛,甚至发生意外而死亡。此病如果向下压迫前后二阴,则必泻下脓血;如果向上逼迫胃脘,出于膈部,胃脘处就会发生痈肿。这是根深日久之病,不易治疗。如果此病在脐部以上出现为逆证,出现于脐部以下的为顺证。治疗时,切忌用屡次攻下的方法,以免损伤正气,致使病邪扩散。由于病邪流溢于肠外而结聚于肓膜,而肓膜的起源在脐下气海,故见环绕肚脐而疼痛。

《难经》说:心脏的积病名叫伏梁,起于脐上,上至心下,形状大小如同手臂。迁延日久不愈,会使人发生心烦心痛。此病得于秋季庚辛之日,因为按照五脏相克的病传规律,当肾病传心之后,心病应当传之于肺,而时值秋令,肺气正值旺盛之际不易受邪,因此邪气留结于心而成积病。

《难经》说:肺脏的积病名叫息贲,出现在右侧胁下,形状大小如同覆着的杯子。迁延日久不愈,会使人洒渐恶寒,气逆而咳喘,可发为肺痈。此病得于春季甲乙之日,按照五脏相克的病传规律,当心病传肺之后，肺病应当传之于肝，而时值春令，肝气正值旺盛之际不受邪，因此邪气留结于肺而形成积病。

黄帝问道：有的人胁下胀满，气逆喘促，二三年不愈，这是什么病呢？

岐伯回答说：这是名叫息贲的病，病在胁下而不在胃，故饮食并不会受到阻碍。治疗时不可使用艾灸和针刺，可以连续使用导引法疏通气血，并结合药物慢慢调治。如果单靠药物，此病同样不易治愈。

《难经》说：肝脏的积病名叫肥气，发生在左侧胁下，形状大小如覆着的杯子，有头有足，形似乌龟。日久迁延不愈，致人咳嗽气逆、疟疾等病，且经年不愈。此病得于长夏戊己之日，因为按照五脏相克的病传规律，当肺病传肝之后，肝病当传之于脾，而时值长夏，脾气正值元盛之际不受邪，因此邪气留结于肝而成积病。肥气与息贲大体相同。

《难经》说：脾脏的积病名叫痞气，易在胃脘部位出现，形状大小像覆着的盘子一样。日久迁延不愈，会使人四肢弛缓无法运动，出现黄疸，饮食无法消化吸收，以营养肌肤，故肌肉消瘦。此病得于冬季壬癸之日，因为按照五脏相克的病传规律，当肝病传脾之后，脾病当传之于肾，而时值冬令，肾气正值元盛之际不受邪，因此邪气留结于脾而成积病。

《难经》说：肾脏的积病名叫奔豚，易见于少腹部，上至心下，好像豚奔走冲突之状，或上或下，时间不固定。日久迁延不愈，致人喘息气逆，骨骼痿弱，少气乏力。此病得于夏季丙丁之日，因为按照五脏相克的病传规律，当脾病传肾之后，肾病当传之于心，而时值夏令，心气正值元盛之际不受邪，因此邪气留结于肾而形成积病。

患息贲病而时常唾血者，治疗时，应取任脉的巨阙穴。

腹中有积块而上下活动者，治疗时，应取督脉的悬枢穴。

腹中有疝气积聚，胸中疼痛，呼吸不利者，治疗时，应取手太阳经的天容穴。

突然发生心腹疼痛，或疝气积聚时常发作，气上冲心者，治疗时，应取手太阴经的云门穴。

心下有积聚，大而坚硬者，治疗时，可取足少阴经与冲脉的交会穴肓腧、肝经的募穴期门、胃经的募穴中脘。

脐下寒疝，绕脐疼痛，气上冲胸而呼吸不利者，治疗时，可取任脉的中极穴。

奔豚病，其气上冲至腹，腹部胀满坚硬，疼痛牵引前阴，小便困难，睾丸上缩入腹，治疗时，可取任脉和冲脉的交会穴阴交。

脐下寒疝而绕脐疼痛的，治疗时，可取任脉的石门穴。

奔豚病，气冲于上，腹部胀满疼痛，舌强无法言语，阴茎肿痛，并先牵引腰部而后牵引少腹，使腰髋和少腹坚硬疼痛，向下牵引阴部，小便困难，睾丸上缩入腹，治疗时，可取任脉的石门穴。

奔豚病，寒气入于少腹，常欲呕吐，内伤而尿血，小便频数，背和脐部疼痛，向下牵引前阴，腹中窘迫拘急而紧聚不散，腹泻不止，治疗时，可取足三阴经与任脉的交会穴关元。

奔豚病，气上冲心，严重时导致呼吸困难，气少气短，甚至发生尸厥。心中烦闷而疼痛，饥饿而无法进食，易患中寒病而腹中胀满，牵引两胁疼痛，小腹与腰脊相互牵引，剧烈疼痛，时常里急后重。治疗时，可取任脉的中极穴。

腹中有积聚，经常剧烈疼痛者，治疗时，可取足少阴经和冲脉的交会穴商曲。

脐下有积聚疝瘕，或胞宫中有积血，治疗时，可取冲脉与足少阴经的交会穴四满。

脐部寒疝，绕脐疼痛，气常上冲于心的，治疗时，可取足阳明经的天枢穴。

气疝而心烦呕吐，面部浮肿，奔豚气上冲的，治疗时，可取足阳明经的天枢穴。

奔豚病，睾丸上缩入腹，疼痛牵引阴茎的，治疗时，可取足阳明经的归来穴。

奔豚病而气上下冲逆者，治疗时，应取足厥阴经的期门穴。

疝瘕病，股髀中拘急作痛，沿着胁肋上下冲心，及腹痛积聚，治疗时，可取足太阴、厥阴经与阴维脉的交会穴府舍。

奔豚病，腹胀肿满，治疗时，可取足厥阴经的章门穴。

少腹有积聚，治疗时，可取手厥阴经的劳宫穴。

环绕脐部疼痛，阴茎和睾丸缩入腹中，少腹坚硬疼痛而不得安卧的，治疗时，可取足厥阴经的原穴太冲。

寒疝，下至腹肌、膝、腰等部疼痛，痛处寒如冷水；小腹的一切疝病，用手按之，从患处下至膝上的伏兔部位均有寒冷之感；疝痛，腹部胀满，下肢痿弱厥冷，少气乏力等，以上病证的治疗，均可取足阳明经的阴市穴。

大疝而腹部坚硬的，治疗时，可取足少阳经的丘墟穴。

五脏六腑胀第三

【题解】本篇着重论述了五脏六腑胀病的病因、病机、症状及其针刺方法和主治穴位,还讨论了胸腹、膻中、胃、咽喉、小肠、胃之五窍、廉泉、玉英等的生理功能。

【原文】

黄帝问曰:脉之应于寸口,如何而胀?

岐伯对曰:其至大坚直以涩者胀也①。

曰:何以知其脏腑之胀也?

曰:阴为脏,而阳为腑也②。

曰:夫气之令人胀也,在于血脉之中耶?抑脏腑之内乎?

曰:二者皆在焉,然非胀之舍也。

曰:愿闻胀舍?

曰:夫胀者,皆在于腑脏之外,排脏腑而廓胸胁,胀皮肤,故命曰胀。

曰:脏腑之在内也,若匣匮之藏禁器也,各有次舍,异名而同处,一域之中,其气各异,愿闻其故。

曰:夫胸腹者,脏腑之城廓;膻中者,心主之中宫也;胃者,太仓也;咽喉小肠者,传道也;胃之五窍者,闾里之门户也③;廉泉玉英者,津液之道路也。故五脏六腑,各有畔界,其病各有形状。营气循脉,卫气逆为脉胀。卫气并血脉循分肉为肤胀(《灵枢》作营气循脉为脉胀;卫气并脉循分肉为肤胀)。取三里泻之,近者一下(一本作分,下同),远者三下,无问虚实,工在疾泻也。

曰:愿闻胀形?

曰:心胀者,烦心短气,卧不得安;肺胀者,虚满而喘咳;肝胀者,胁下满而痛引少腹;脾胀者,苦哕,四肢烦悗,体重不能衣;肾胀者,腹满引背,怏怏然腰髀痛;胃胀者,腹满胃脘痛,鼻闻焦臭,妨于食,大便难;大肠胀者,肠鸣而痛,寒则泄食不化;小肠胀者,少腹䐜胀,引腰而痛;膀胱胀者,小腹满而气癃;三焦胀者,气满于皮肤中,壳壳④然而不坚;胆胀者,胁下痛胀,口苦,好太息。凡此诸胀,其道在一,明知逆顺,针数不失。泻虚补实,神去其室。致邪失正,真不可定。粗工所败,谓之夭命,补虚泻实,神去其室⑤,久塞其空,谓之良工。

曰:胀者焉生,何因而有名?

曰：卫气之在身也，常并脉循分肉，行有逆顺，阴阳相随，乃得天和⑥，五脏皆治，四时皆叙，五谷乃化。然而厥气在下，营卫留止，寒气逆上，真邪相攻，两气相薄，乃合为胀。

曰：何以解惑？

曰：合之于真，三合而得。

曰：无问虚实，工在疾泻，近者一下，远者三下，今有三而不下，其过焉在？

曰：此言陷于肉肓而中气穴者也。不中气穴而气内闭藏；不陷肓，则气不行；不越中肉则卫气相乱，阴阳相逆，其于胀也，当泻而不泻，故气不下。三而不下，必更其道⑦，气下乃止，不下复起，可以万全，恶有殆者乎。其于胀也，必审其诊，当泻则泻，当补则补，如鼓之应桴，恶有不下者乎。

心胀者，心腧主之，亦取列缺。

肺胀者，肺腧主之，亦取太渊。

肝胀者，肝腧主之，亦取太冲。

脾胀者，脾腧主之，亦取太白。

肾胀者，肾腧主之，亦取太溪。

胃胀者，中脘主之，亦取章门。

大肠胀者，天枢主之。

小肠胀者，中窌主之。

膀胱胀者，曲骨主之。

三焦胀者，石门主之。

胆胀者，阳陵泉主之。

五脏六腑之胀，皆取三里。三里者，胀之要穴也。

【注释】

①大坚直以涩者胀也：脉大主邪盛，直坚亦主邪气实，涩为血虚血滞气机不利，故主胀病。

②阴为脏，而阳为腑也：脉病相应，脉病在阴，则胀病在脏；脉病在阳，则胀病在腑。

③胃之五窍者，闾里之门户也：《类经·脏腑诸胀》注："闾，巷门也。里，邻里也。《周礼》五家为比，五比为闾，盖二十五家为闾也。《风俗通》曰：五家为轨，十轨为里，盖五十家为里也。胃之五窍，为闾里门户者，非言胃有五窍，正以上自胃脘，下至小肠、大肠，皆属于胃，故曰闾里门户，如咽门、贲门、幽门、阑门、魄门，皆胃气之所行也，故总属胃之五窍。"

④壳壳：似实而中空的意思。

⑤神去其室:神气离开所居的心脏,因治犯"虚虚""实实"之戒所致。
⑥天和:自然之和气,谓正常无病的状态。
⑦必更其道:当更换治疗方法。

【译文】

黄帝问道:患有胀病,寸口会出现什么样的脉象呢?

岐伯回答说:寸口脉呈现坚大端直而涩的,就是患了胀病的特点。

问:如何知道其胀病是属脏还是属腑呢?

答:凡是出现阴脉的,则五脏肿胀;出现阳脉的,则六腑肿胀。

问:气机阻滞而导致的胀病,其部位是在血脉之中,还是在脏腑之内呢?

答:胀病与血脉和脏腑皆有联系,但它们皆非胀病的病所。

问:胀病的病所究竟在哪里呢?

答:一般气胀的部位都在脏腑以外,它向内排挤脏腑,向上逼迫胸胁,向外冲胀皮肤,故称为"胀"。

问:五脏六腑犹如禁秘的物品般居于人体内部,藏在匮匣里面一样。它们虽然排列有序,同居于胸腹腔中,但其具体部位不同,名称各异,功能有别,这是为什么呢?请你谈谈其中的道理。

答:五脏六腑居于胸腹之内,所以胸腔和腹腔就像保护脏腑的城府;心包居于膻中之内,所以膻中正如保护心脏的宫城;胃受纳水谷而化生精气,所以胃就是供养脏腑的仓库;咽喉和小肠为水谷和大气出入的道路;所属胃腑的咽门、贲门、幽门、阑门(大肠与小肠交会处)、魄门(肛门)五个窍道,就好像闾里的门户;任脉的廉泉、玉英二穴,为津液出入的通道。由此可见,五脏六腑虽然同在胸腹腔内,但是它们所处的部位各异,并各有界限,因而发病时就会有不同的症状出现。营气行于脉中,卫气行于脉外。如果卫气的运行逆乱,同时影响脉内营气的正常运行,而形成脉胀。如果卫气逆乱而并于血脉之中,并于分肉之间积聚,就会成为肤胀。治疗时,均可针刺足三里穴,以泻其邪气。病程短的,泻一次;病程长的,泻三次。不论其病属虚还是属实,治疗时皆可采取急泻的刺法。

问:胀病的症状如何呢?

答:心胀病的症状,表现出心中烦躁,呼吸气短,睡卧不安;肺胀病的症状,表现出胸中虚满,喘息咳嗽;肝胀病的症状,表现出胁下胀满疼痛,向下牵引少腹;脾胀病的症状,表现出呕逆难受,四肢重胀不舒,身体沉重得不能穿衣;肾胀病的症状,表现出腹部胀满,牵引背部,腰与髀部疼痛难受;胃胀病的症状,表现出腹部胀满,胃脘疼痛,鼻中常有焦臭气味而妨碍饮食,大便困难;大肠胀病的症状,表现出肠鸣作痛,感受寒邪则发生泻泄,饮食不消化;小肠胀病的症状,表现出少腹胀满,牵引腰部作痛;膀胱胀病的症状,表现出小腹胀满,小便不通;三焦胀病的症状,表现出气充于皮肤而肿胀,以手按之中空而不坚;胆胀病的症状,表现出胁下胀满疼痛,口苦,喜欢叹长气。以上胀病,症状虽然不同,但具有同样的发病原理。因此,能够明确营卫气血运行的逆顺关系,并恰当地运用针刺疗法,疾病即可治愈。如果不明白这些道理,甚至对虚证误施以泻法,对实证误施以补法,就会使神气受伤失于内守,邪气则乘虚入内而扰乱真气,真气也就无法安定了,甚至还会导致死亡。这都是由于医生的医术低劣所造成的严重后果,高明的医生则能辨明病证的虚实,而正确运用补泻之法,使神气安守于内,营卫充实于外,腠理致密,从而使邪气无法侵害人体。

问:胀病是怎样发生的呢?

答:卫气在人体常依旁着经脉而循行于分肉之间,其运行方向可分为逆顺。营行脉中,卫行脉外,营卫阴阳之气相互伴随,相应于自然界阴阳的规律。营卫运行正常,则五脏和调,水谷乃化,精气依次转输,就像四时一样有一定次序。若阴阳失调,寒气从下而上逆,致使营卫运行失常,留止不行,正邪搏结,而气机郁滞,就会导致胀病发生。

问:能将邪气留滞的部位说得更明白些吗?

答:胀病是邪气乘营卫逆乱之时侵入人体,与正气搏结而成。由于邪气有留于血脉、五脏、六腑的不同,所以把这三种情况结合起来辨别分析,胀病的发病部位就可以明确了。

问:前面说过,胀病初起不问虚实,都应该用针刺急泻足三里,新病泻一次,久病泻三次,即可痊愈,而现在有的病人连续泻三次,胀仍不减,它的错误到底出现在哪里呢?

答:上面所说的情况,是指针刺时必须准确地刺入肌肉的空隙,而中于穴位而言。如果针未刺入肌肉的空隙,并直中穴位,邪气就会闭藏于内而不得外泄。刺不中肓膜,则卫气仍然留滞不行;刺不中分肉之间,则卫气与邪气相乱,阴阳之气相逆。因此,对于胀病来说,当泻而未泻,厥逆之气无法下行,胀病就不会消除。如果刺中穴位,且深达肓膜,刺三次而胀仍不减者,是选穴不当,可更换穴位,重新针刺,直至胀病消除。如果再针三次,胀病仍然不愈的,可调整穴位再进行针刺。这样的针法,有把握将胀病治愈,不会有什么害处。总之,针刺治疗胀病,必须详细审察其症状,以辨明病证的虚实,实证用泻法,虚证用补法,只要方法得当,就不会有无法治愈的疾病?

心胀病，治疗时，可取足太阳经的心腧穴，也可取手太阴经的列缺穴。

肺胀病，治疗时，可取足太阳经的肺腧穴，也可取手太阴经的太渊穴。

肝胀病，治疗时，可取足太阳经的肝腧，也可取足厥阴经的太冲穴。

脾胀病，治疗时，可取足太阳经的脾腧穴，也可取足太阴经的太白穴。

肾胀病，治疗时，可取足太阳经的肾腧穴，也可取足少阴经的太溪穴。

胃胀病，治疗时，可取任脉的中脘穴，也可取足厥阴经的章门穴。

大肠胀病，治疗时，可取足阳明经的天枢穴。

小肠胀病，治疗时，可取足太阳经的中髎穴。

膀胱胀病，治疗时，可取任脉与足厥阴经的交会穴曲骨。

三焦胀病，治疗时，可取任脉的石门穴。

胆胀病，治疗时，可取足少阳经的阳陵泉穴。

五脏六腑所发生的胀病，治疗时，都可取足阳明经的足三里。足三里穴，为治疗胀病的重要穴位。

水肤胀鼓胀肠覃石瘕第四

【题解】本篇着重论述水肿、肤胀、鼓胀、肠覃、石瘕等病的病因病机、症状、治法及主治穴位。

【原文】

黄帝问曰：水与肤胀、鼓胀、肠覃、石瘕，何以别之？

岐伯对曰：水之始起也，目窠①上微肿，如新卧起之状，颈脉动②，时咳，阴股间寒，足胫肿，腹乃大，其水已成也。以手按其腹，随手而起，如裹水之状，此其候也。

肤胀者，寒气客于皮肤之间，㱿㱿然不坚，腹大，身尽肿，皮肤厚，按其腹，腹陷而不起，腹色不变，此其候也。

鼓胀者，腹身皆肿大，与肤胀等，其色苍黄③，腹筋（　本作脉）起④，此其候也。

肠覃⑤者，寒气客于肠外，与卫气相搏，正气不得营，因有所系，瘕而内著，恶气乃起，息肉乃生。其始生也，大如鸡卵，稍以益大，至其成也，如怀子状，久者离岁，按之则坚，推之则移，月事以时下⑥，此其候也。

石瘕⑦者，生于胞中，寒气客于子门，子门闭塞，气不通，恶血泻不泻，血衃乃留止，日以益大，状如怀子，月事不以时下，皆生于女子，可导而下之⑧。

曰:肤胀鼓胀可刺耶?

曰:先刺其腹之血络,后调其经,亦刺去其血脉。

曰:有病心腹满,旦食则不能暮食,此为何病?

曰:此名为鼓胀。治之以鸡矢醴,一剂知,二剂已。

曰:其时有复发者,何也?

曰:此食饮不节,故时有病也。虽然,其病且已时,故当病气聚于腹也。

风水肤胀,为五十七刺,取皮肤之血者,尽取之。徒水,先取环谷下三寸⑨,以排针刺之而藏之,引而内之,入而复出,以尽其水;必坚束之,束缓则烦闷,束急则安静。间日一刺之,水尽乃止;饮闭药,方刺之时徒饮之,方饮无食,方食无饮,无食他食⑩,百三十五日。

水肿,从中尽满,唇反者死。水沟主之。

水肿大脐平,灸脐中,腹无理不治。

水胀,水气行皮中,阴交主之。

水肿腹大,水胀,水气行皮中,石门主之。

石水⑪,痛引胁下胀,头眩痛,身尽热,关元主之。

振寒大腹石水,四满主之。

石水,刺气冲。

石水,章门及然谷主之。

石水,天泉主之。

腹中气盛,腹胀逆(《千金》作水胀逆),不得卧,阴陵泉主之。

水肿留饮,胸胁支满,刺陷谷,出血,立已。

水腹胀,皮种,三里主之。

胞中有大疝瘕积聚,与阴相引而痛,苦涌泄上下出,补尺泽、太溪,手阳明寸口皆补之。

【注释】

①目窠:指眼胞。

②颈脉动:谓颈部之脉跳动明显,此为望诊所见,而非指切诊所得。

③色苍黄:肤色青苍。

④腹筋起:腹部青筋暴露。

⑤肠覃(xūn 训):腹部肠间所生的肿块。

⑥月事以时下:因肿块位于肠而与子宫无关,故月经能按时来潮。

⑦石瘕:生于胞中的积块。

⑧导而下之：用利导、通下之法治疗。如活血化淤之类。
⑨环谷下三寸：环谷，指脐中。脐中下三寸，即关元穴。
⑩无食他食：忌食伤脾助湿之物。
⑪石水：水积于少腹，腹坚硬如水，故名石水。

【译文】

黄帝问道：如何鉴别水肿与肤胀、鼓胀、肠覃、石瘕这些病呢？

岐伯回答说：水肿初起的时候，表现为眼胞微肿，像睡后刚起床的样子。若病人颈部出现明显脉动，时常咳嗽，大腿内侧寒冷，足和小腿浮肿，腹部胀大，表明其水病已经形成。用手按压其腹部，松手时腹部随之而起，无凹陷，如同盛水的袋子，这就是水肿病的证候。

肤胀病，是由于寒邪侵入皮肤之间所致，用手按之，其皮肤如同空壳一样不坚硬，腹部胀大，全身均肿，皮肤较厚，用手按其腹，凹陷无法随手胀起，皮色无异样变化，这就是肤胀病的证候。

鼓胀病，腹部和全身都肿大，不同于肤胀病，但皮肤的颜色青苍而黄，腹部青筋暴露，这是鼓胀病的证候。

肠覃病，是寒邪停留在肠外，与肠外的卫气相互搏结，致使正气无法正常运行，因而邪气滞留不散，于体内滞留，并逐渐发展长成积块。积块初生时，形状大小像鸡蛋，以后逐渐长大，至其病形成时，腹部胀大，如同怀孕。病程长的在一年以上，按其腹部坚硬，推其包块则能移动，但月经仍会按时来潮，这就是肠覃的证候。

石瘕病，生于胞宫，由于寒气留聚于子门（宫颈口），子门闭塞不通，气血瘀滞，瘀血无法排泄，凝结成块，留于胞宫，一天天长大，如同怀孕一样，月经无法按时来潮，这是石瘕病的证候。这种病皆见于女子，治疗时，可以用活血逐瘀等通导瘀滞之法。

问：肤胀和鼓胀，能用针刺治疗吗？

答：治疗肤胀和鼓胀可以用针刺的方法，一般应先刺其腹部胀起的血络，然后再调其经脉，刺出其血，目的是疏通经脉中的瘀滞。

问：有些人心腹胀满，早上可以进食，而晚上却无法进食，这是什么病呢。

答：这叫鼓胀病，治疗时，可以用鸡矢醴，服一剂就能见效，服两剂病就会痊愈。

问：胀病经常有复发的，是什么原因呢？

答：这是饮食失去节制所引起的，因为在其病即将痊愈之时，脾胃之气仍未恢复，一旦饮食不节，就会使脾胃复损，致使病气重新聚于腹中，所以胀病常常复发。

风水肤胀病，是由于汗出受风，风水之邪留于皮肤所致。治疗时，可根据病情，在治水病的五十七穴中选穴针刺。若皮肤有血络瘀结，应尽刺出其血。若水病而不兼夹风邪的，可先在脐下三寸的关元穴处，用铍针深刺，退针后再进针，如此入而复出，反复操作，以尽出其水。水出完以后，可再用布紧束腰腹部。若束扎过松，会导致烦躁满闷；束扎紧的，则其人舒适安静。上述方法隔一天刺一次，直到水尽为止。另外，配合内服通闭利水之药，以防水肿再起。饮药的方法是，针刺之后接着服药。但要注意，正在服药时不可吃饭，刚吃过饭时切莫服药。水肿消退之后，还要禁食伤脾助湿的食物135天。

水肿病，出现人中肿满，口唇外翻的，是脾气已绝，为死候。治疗时，可取督脉与手、足阳明经的交会穴水沟治疗。

水肿病，肿平肚脐的，可灸脐中。若肿胀发展到无法看见腹部肌腠纹理的，主死。

水胀病，水气流入皮肤之中的，治疗时，可取任脉的阴交穴。

水肿病，腹部胀大，水液胀满，水气流入皮中，治疗时，可取任脉的石门穴。

石水病，少腹肿胀坚硬如石，疼痛引胁，胁下胀满，头眩晕而痛，浑身发热，治疗时，可取任脉的关元穴。

身体恶寒战栗，腹部肿大，属石水病，治疗时，可取足少阴经的四满穴。

石水病，可刺足阳明经的气冲穴治疗。

石水病，可取足厥阴经的章门穴和足少阴经的然谷穴治疗。

石水病，可以针刺手厥阴经的天泉穴治疗。

因腹中寒气过盛，以致腹部胀满气逆，无法睡卧的，治疗时，可取足太阴经的阴陵泉。

水肿病而有留饮，致胸胁支撑胀满的，可取足阳明经的陷谷穴治疗，并刺出其血，则病就会立即病愈。

水肿病，腹部胀满，皮肤浮肿的，治疗时，可取足阳明经的合穴足三里。

胞宫中积聚有较大的疝瘕，牵引前阴疼痛，上吐下泻，可取手太阴经的尺泽穴、足少阴经的太溪穴、寸口部手太阴经的太渊穴，以及手阳明经的穴位治疗，皆可用补法。

肾风发风水面胕肿第五

【题解】本篇着重论述肾风病出现面部浮肿等症的病因病机及治疗穴位,还对肾与水肿的关系,从及水肿病发生的机理进行了讨论。

【原文】

黄帝问曰:少阴何以主肾,肾何以主水?

岐伯对曰:肾者,至阴也,至阴者,盛水也。肺者,太阴也。少阴者,冬脉也,其本在肾,其末在肺①,皆积水也。

曰:肾何以聚水而生病?

曰:肾者,胃之关也②。关门不利,故聚水而从其类;上下溢于皮肤,故为胕肿③。胕肿者,聚水而生病也。

曰:诸水皆主于肾乎?

曰:肾者,牝脏也。地气上者,属于肾④而生水液,故曰至阴。勇而劳甚则肾汗出⑤,肾汗出,逢于风,内不得入于腑脏,外不得越于皮肤,客于玄府⑥,行于皮里,传为胕肿,本之于肾,名曰风水。

曰:有病肾风者,面胕疣然壅,害于言⑦,可刺否?

曰:虚不当刺,不当刺而刺,后五日,其气必至。

曰:其至何如?

曰:至必少气,时热从胸背上至头,汗出,手热,口干苦渴,小便黄,目下肿,腹中鸣,身重难行,月事不来,烦而不能食,不能正偃⑧,正偃则咳甚,病名曰风水。

曰:愿闻其说。

曰:邪之所凑,其气必虚,阴虚者,阳必凑之,故少气时热而汗出,小便黄。小便黄者,少腹气中有热也;不能正偃者,胃中不和也;正偃则咳甚,上迫肺也。诸有水气者,微肿先见于目下。

曰:何以言之?

曰:水者,阴也;目下,亦阴也;腹者,至阴之所居,故水在腹者,必使目下肿;真气上逆,故口苦舌干;卧不得正偃,正偃则咳出清水也。诸水病者,皆不得卧,卧则惊,惊则咳甚也。腹中鸣者,病本于胃也;薄脾则烦不能食;食不下者,胃脘膈也;身重难以行者,胃脉在足也;月事不来者,胞脉闭也。胞脉者,属心而络于胞中,今气上迫肺,心气不得下通,故月事不来也。

曰:有病疹然如水气状,切其脉大紧,身无痛者,形不瘦,不能食,食少,名为何病?

曰:病主(《素问》作生)在肾,名曰肾风。肾风而不能食,善惊不已(《素》无不字)。心气痿者死⑨。

风水面肿,巨虚上廉主之。

面胕肿,上星主之。先取譩譆,后取天牖、风池。

风水面胕肿,冲阳主之(肿一作浮。校者按:肿当是胕字之误)。

风水面胕肿,颜黑,解溪主之。

【注释】

①其本在肾,其末在肺:肾主水,居下焦,为水液代谢的根本;肺主宣降,通调水道,为水液代谢之上源。二脏均与水液代谢有关,但其作用与地位不同,故称其本在肾,其末在肺。

②肾者,胃之关也:肾开窍的前后二阴,是胃中水谷代谢后排泄的关口。

③胕肿:即浮肿。

④地气上者,属于肾:下焦之津液蒸腾上升,是肾气所主。

⑤肾汗出:劳甚伤肾所出之汗,谓之肾汗。

⑥玄府:汗孔。

⑦害于言:妨碍言语。肾脉从肾上贯肝膈,入肺中,循喉咙,挟舌本,故肾气病害于言。

⑧正偃:即仰卧。

⑨心气痿者死:肾已病,再加上心火痿弱,心肾俱病,故死。

【译文】

黄帝问道:为什么少阴主肾,为什么肾又能主持水液代谢呢?

岐伯回答说:肾居下焦为至阴之脏,水属阴而为肾所主,因此肾具有主持水液代谢的功能。肺为太阴,主宣发而通调水道,肾的经脉为少阴,亦称冬脉,肾脉上行贯膈,入于肺中,故通常情况下,肾为水病的根本,肺为标末,二者都可以导致水液积聚而形成水病。

问:肾是如何使水液聚积而成水病的呢?

答:肾居下焦,开窍于前后二阴,二阴是胃中水谷化物排泄的关口,故称肾为胃之关。若肾气通调,关门就会通畅;肾气不化,关门就会不利,水液排泄受阻,水气内停,上下泛溢于肌肤之中,故见浮肿。浮肿,就是水液积聚不化而导致的疾病。

问：所有的水病都由肾所主吗？

答：肾为阴脏，阴气向上蒸腾，均依赖于肾的气化，因此肾具有气化和化生水液的功能，而被称为至阴之脏。如果强恃勇力而劳力过度，则肾脏受伤而汗出，此时若感受风邪，则汗孔闭塞，汗液既向内入于脏腑，也无法向外越出皮肤，而只能在汗孔之内，皮肤之中停留，因而成为浮肿。这种病的根本在肾，但因是感受风邪所致，故叫做风水。

问：有人患了肾风病，面色不荣而浮肿，并说话受到妨碍，可以用针刺治疗吗？

答：肾虚的不可用针刺法，如果误用了针刺，就会损伤肾气，五日之后病气必然再至而使病情加重。

问：病气再至时的情况怎样呢？

答：病气再至时必然见有少气，时常发热，热从胸背上行至头部，汗出，两手发热，口干口苦而渴，小便色黄，目下浮肿，肠鸣，身体沉重，行动不便，闭经，心烦而无法进食，无法仰卧，仰卧时则咳嗽厉害的症状，这种病名叫风水。

问：出现上述症状是什么原因呢？

答：邪气之所以能够侵入人体而致病，着先是人体正气出现亏虚的缘故。当肾阴虚时，阳邪必乘虚而入，故少气，时时发热汗出，小便黄。小便黄者，表明少腹有热；不能平卧者，表明胃中不和；仰卧时咳嗽厉害者，表明邪气上迫于肺。凡是有水气病的人，首先在其目下可见轻度的浮肿。

问：为什么这样说呢？

答：水性属阴，目下也属阴，腹部是至阴脾脏所居之处，故腹部有水积聚时，水气必犯于属阴的目下，而使目下先肿；水邪上逆凌心，导致心火上扰，所以口苦口干；不能仰卧，仰卧则咳出清水，是由于卧时水气上逆，影响致肺所致。凡是患水病，都不能安卧，卧则惊悸不安，而咳嗽加剧。腹中肠鸣，是水邪留于肠胃的缘故；水邪困脾，脾失健运，则心烦无法饮食；水邪于胃脘处阻滞，则饮食不下；水邪在胃，影响阳明经脉，四肢无法得到充养，则身体沉重，行动困难；水邪阻滞胞宫，胞脉闭塞不通，就会出现闭经的症状。因为胞中经络上属于心，而下络于胞中，今水气上迫于肺，使肺气无法肃降，心血无法下通胞宫，故月经闭止不行。

问：有的病人面色不荣而浮肿，犹如患水气病一样，但其脉大而紧，身无痛处，形体并未消瘦，无法饮食，或进食很少，这是什么病呢？

答：这种病的根本在肾，名叫肾风。患肾风病，出现不进饮食，惊恐不止症状的，表明心脾已虚；如果发惊后心气亏虚而无法恢复的，表明心肾俱败，为死候。

患风水病，面部浮肿的，治疗时，可取足阳明经与足太阳经的合穴上巨虚。

感受风热而面部浮肿的，治疗时，可取督脉的上星穴。然后先刺足太阳经的䜣譆，后刺手、足少阳经的天牖、风池二穴。

风水而面部浮肿的，治疗时，可取足阳明经的原穴冲阳。

风水病，面部浮肿，而颜面色黑的，治疗时，可取足阳明经的解溪穴。

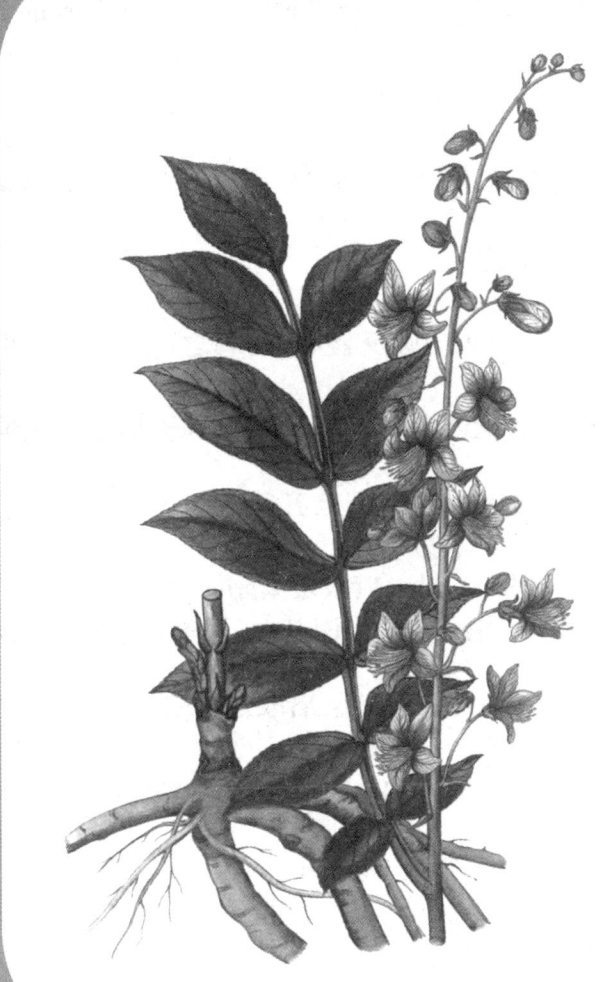

卷第九

大寒内薄骨髓阳逆发头痛第一（颔项痛附）

【题解】本篇着重论述由于大寒侵入骨髓或阳邪逆于阳经所致的各种头痛的症状与主治腧穴。

【原文】

黄帝问曰：病头痛，数岁不已，此何病也？

岐伯对曰：当有所犯大寒，内至骨髓。骨髓者，以脑为主，脑逆，故令头痛齿亦痛。

阳逆头痛，胸满不得息，取人迎。

厥头痛①，面若肿起而烦心，取足阳明、太阳（一作阴）。

厥头痛，头脉痛，心悲喜泣，视头动脉反盛者，乃刺之，尽去血，后调足厥阴②。

厥头痛，噫（《九墟》作意）善忘，按之不得，取头面左右动脉，后取足太阴（一作阴）。

厥头痛，员员而痛③（《灵枢》作贞贞头重），泻头上五行，行五④。先取手少阴，后取足少阴。

厥头痛，项先痛，腰脊为应，先取天柱，后取足太阳。

厥头痛，痛甚，耳前后脉骨（一本作涌）热，先泻其血，后取足太阳、少阴（一本亦作阳）。

厥头痛，痛甚，耳前后脉涌⑤，有热，泻其血，后取足少阳。

真头痛⑥，痛甚，脑尽痛，手足寒至节，死不治。

头痛不可取于腧。有所击坠，恶血在内，若内伤痛，痛未已，可即刺之，不可远取。

头痛不可刺者，大痹⑦为恶，风日作者，可令少愈，不可已。

头半寒痛，先取手少阳、阳明，后取足少阳、阳明。

颔痛，刺手阳明，与颔之盛脉出血。

项痛不可俯仰，刺足太阳；不可顾，刺手太阳（一云手阳明）。

颔痛刺足阳明曲周动脉见血，立已；不已，按经刺人迎，立已。

头痛，目窗及天冲、风池主之。

厥头痛，孔最主之。

厥头痛，面肿起，商丘主之。

【注释】

①厥头痛：邪逆于经，上至头脑而为头痛，故称厥头痛。

②后调足厥阴：肝脉会于巅顶，先刺血去其邪，后当取足厥阴肝经以调补之。

③员员而痛：员员，旋转的意思。即头痛伴旋转感。

④头上五行，行五：即前卷之七"六经受病发伤寒热病第一上"五十九刺中，头上的二十五个腧穴。

⑤耳前后脉涌：耳前动脉搏动剧烈，如泉水上涌一样。

⑥真头痛：邪气直入脑中，引起的剧烈头痛。

⑦大痹：指头部因邪气阻滞导致严重的气机不通。

【译文】

黄帝问道：有的人患头痛，多年不愈，这是什么病呢？

岐伯回答说：这是因为曾经感受过大寒，且寒邪侵入到骨髓所造成的。人身的骨髓都属于脑，寒邪内侵入骨髓，向上逆于脑，就会引发头痛。齿为骨之余，所以牙齿也会痛。

阳邪逆于阳经，发生头痛，胸满，呼吸不畅，治疗时，应当取足阳明经的人迎穴治疗。由于邪气上逆犯脑而引起的头痛证，如果同时兼见面肿和心烦等症状的，治疗时，应当取足阳明经和足太阳经的腧穴。

厥头痛，头部脉络跳痛，并常悲伤哭泣的，这是气逆于肝的缘故，当观察其头部，见搏动而充血的脉络，则刺之出血，然后调补足厥阴经即愈。

厥头痛，用手按摸，其疼痛部位并不固定，并出现噫气善忘等症状的，这是逆气犯胃，胃气上逆的缘故，应先刺足阳明经在头面左右的动脉（浮显于外的络脉），然后再刺足太阳经，以泻阳邪。

厥头痛，眩晕而痛，这是热邪上逆于头的实证。应刺头上五行的二十五穴，目的是散阳热之邪，先取手少阴经的腧穴，后再取足少阴经的腧穴。

厥头痛，项部先痛，腰脊也随之而痛，这是邪气逆于足太阳经的缘故，治疗时，应先取天柱穴，后取该经下部的腧穴。

厥头痛，头痛得很厉害，耳前和耳后的动脉搏动较甚，这是热邪在上的缘故，治疗时，应先刺其络脉以泻其瘀血，然后再取足太阳、足少阴经的腧穴治之。

厥头痛，头痛得很厉害，耳前和耳后的动脉跳动较快，这也是热邪上犯的缘故，治疗时，应先刺其络脉以泻其瘀血，然后再取足少阳经的腧穴治之。

真头痛，痛得十分厉害，整个头脑都痛，甚至手足寒冷到肘膝关节，主死。

头痛有的治疗时，不可取腧穴。如因撞击或坠伤。淤血留滞在脉络内，或内部受伤而疼痛不止，由于这些头痛证并非经络气逆而发病。所以只能在疼痛的局部刺之，而不可远取腧穴。

头痛也有不可以用针刺治愈的，如寒湿入脑所引起的恶性头痛，这种头痛证，遇到有大风的日子，头痛就会复发或加重，针刺治疗只能稍微减轻头痛症状，但无法根治它。

头一侧冷痛的，先取手少阳经和手阳明经，然后取足少阳经和足阳明经的腧穴治之。颔部疼痛，可取手阳明经的商阳穴，并刺颔部充血的络脉出血，以散其瘀结。

项部疼痛，无法前俯后仰者，刺足太阳经的腧穴；若头项不能左右回顾的，可刺手太阳经腧穴。

颔痛，刺足阳明经在耳下曲颊处的颊车穴使之出血，其痛可以立止；若不止，再于该经人迎穴处，避开动脉而浅刺之，痛则可立止。

头痛，治疗时，可刺足少阳经的目窗、天冲、风池等穴。

厥逆头痛，治疗时，应取手太阴经的孔最穴。

厥逆头痛，面部肿起，治疗时，应取足太阴经的商丘穴。

寒气客于五脏六腑发卒心痛胸痹心疝三虫第二

【题解】本篇着重论述寒邪侵犯五脏六腑发生心痛、胸痹、心疝、三虫的病因、诊断及主治腧穴。

【原文】
厥心痛①，与背相引，善瘛，如从后触其心，身伛偻者，肾心痛也②。先取京骨、昆仑，发针立已，不已取然谷。

厥心痛，暴泄，腹胀满，心痛尤甚者，胃心痛也。取大都、太白。

厥心痛，如锥刺其心，心痛甚者，脾心痛也。取然谷、太溪。

厥心痛，色苍苍如死灰状，终日不得太息者，肝心痛也。取行间、太冲。

厥心痛，卧若徒居，心痛乃间，动作痛益甚，色不变者，肺心痛也。取鱼际、太渊。

真心痛③，手足青至节，心痛甚，旦发夕死，夕发旦死。

心痛不可刺者，中有盛聚，不可取于腧④。

肠中有虫瘕，有蛕咬，不可取以小针。

心腹痛,发作肿聚,往来上下行,痛有休止,腹中热,喜涎出,是蛕虫咬也。以手聚按而坚持之,无令得移,以大针刺之,久持之,虫不动,乃出针。

心痛引腰脊,欲呕,一刺足少阴。

心痛腹胀,涩涩然,大便不利,取足太阴。

心痛引背不得息,刺足少阴。不已,取手少阴。

心痛引少腹满,上下无常处,溲便难,刺足厥阴。

心痛,但短气不足以息,刺手太阴。

心腹中卒痛而汗出,石门主之。

心痛有三虫⑤,多涎,不得反侧,上脘主之。

心痛身寒,难以俯仰,心疝气冲冒,死不知人,中脘主之。

心痛上抢心,不欲食,支痛引鬲,建里主之。

胸胁背相引痛,心下溷溷⑥,呕吐多唾,饮食不下,幽门主之。

胸痹逆气,寒厥急烦心,善唾,哕噫,胸满瘀呼,胃气上逆,心痛(《千金》作肺胀胃逆),太渊主之。

心膨膨痛(《千金》云:烦闷乱),少气不足以息,尺泽主之。

心痛,咳干呕,烦满,侠白主之。

卒心中痛,瘈疭互相引,肘内廉痛,心敖敖然,间使主之。

心痛,衄哕呕血,惊恐畏人,神气不足,郄门主之。

心痛卒咳逆,曲泽主之。出血则已。

卒心痛,汗出,大敦主之。出血立已。

胸痹引背时寒,间使主之。

胸痹心痛,肩肉麻木,天井主之。

胸痹心痛,不得息,痛无常处(《千金》云不得反侧),临泣主之。

心疝暴痛,取足太阴、厥阴,尽刺之血络。

喉痹舌卷,口干烦心,心痛,臂表痛(《灵枢》及《太素》俱作背内廉痛)不可及头,取关冲。在手小指次指爪甲去端如韭叶许(一云左取右,右取左)。

【注释】

①厥心痛:因五脏之气相干,厥逆于心所致的心痛,称厥心痛。

②肾心痛:肾脏之邪上干于心引起的心痛,称为肾心痛,属于厥心痛之一。余此类推。

③真心痛:此指邪气直犯于心而产生的心痛,是厥心痛中最严重的一种。

④中有盛聚,不可取于腧:《类经·刺心痛并虫瘕蛟蛕》注:"中有盛聚,谓有形之证,或积或血,停聚于中,病在脏而不在经,故不可取于腧

穴,当从内以调治之也。"

⑤三虫:《诸病源候论·九虫病》:"三虫者,长虫、赤虫、蛲虫,为三虫也。"

⑥溷溷(hùn hùn 混混):杂乱的意思。

【译文】

厥心痛,牵引背部疼痛,且时常筋脉抽搐,似有物从后面触动其心,脊背弯曲无法伸直,这是肾邪循经上犯于心所致,叫肾心痛。肾与膀胱相表里,治疗时,当先取膀胱经的京骨、昆仑穴,刺之则痛可立止,若痛仍不止,再刺肾经的然谷穴。

厥心痛,突然泄泻,腹部胀满,心痛更加厉害的,这是胃邪犯心的缘故,叫胃心痛。胃与脾相表里,治疗时,当取足太阴经的大都、太白二穴。

厥心痛,心痛如锥刺,疼痛很厉害的,这是脾邪循经上犯于心的缘故,叫做脾心痛。治疗时,当取足少阴经的然谷、太溪二穴。

厥心痛,面色苍苍如死灰,很长时间内无法舒畅地呼吸,这是肝邪犯心的缘故,叫做肝心痛。治疗时,当取足厥阴经的行间、太冲二穴。

厥心痛,在卧床休息或闲居时,疼痛就会有所减轻,活动时疼痛就会加重,痛的时候面色不变的,这是肺邪犯心的缘故,叫肺心痛。治疗时,当取手太阴经的鱼际、太渊二穴。

真心痛,手足寒冷到肘膝关节,心痛得很厉害,这是邪气直接侵犯心脏,心主神明,受邪则死,故早上发病晚上死亡,晚上发病者次日早晨死亡。

心下疼痛也有不可用针刺治疗的,这是内有积聚的缘故,因积聚是病在脏而非在经,故当调其内脏,治疗时不可针刺其经脉腧穴。

肠中有寄生虫瘕聚,或有蛔虫而导致心痛者,小针刺治的方法是不适用的。

心腹痛,发作时有一肿块,往来上下,行走不定,时痛时止,腹中感觉发热,喜欢流涎的,是蛔虫所致。治疗时先用手按其肿块,使其无法移动,用大针刺之,须久留针,直到蛔虫不动时,才出针。

心痛牵引腰脊作痛,时欲作呕,是肾邪上逆的缘故,治疗时,当取足少阴经的腧穴。

心痛,腹部胀满,气机滞涩,大便不通利,这是病在脾经,治疗时,当取足太阴经的腧穴。

心痛牵引背部作痛,呼吸不利,这是肾邪循经上犯心肺的缘故,治疗时,当刺足少阴经的腧穴。若不愈,再刺手少阴经的腧穴治之。

心痛,牵引少腹胀满疼痛,上下走动痛无定处,大小便不利,这是邪在肝经的缘故,治疗时,当刺足厥阴经的腧穴。

心痛,仅见气短而呼吸气息不足的,是病在肺的缘故,治疗时,当刺手太阴经的腧穴。

心腹突然疼痛且伴汗出的,治疗时,当取三焦经的石门穴。

心痛由寄生虫引起,口中多涎,痛时不能转身的,治疗时,当取任脉的上脘穴。

心痛,伴全身发冷,无法俯仰,心痛气上冲,眩冒如死,不知人事,治疗时,当取任脉的中脘穴。

心痛,气上冲心,不欲饮食,支撑胀痛,牵引胸膈,治疗时,当取任脉的建里穴。

胸胁背部相互牵引作痛,心中杂乱不舒,呕吐,口中多涎唾,无法进饮食,治疗时,当取足少阴经的幽门穴。

胸痹气上逆,四肢厥冷拘急,心烦,喜吐涎,呃逆,嗳气,胸闷叫呼,胃气上逆,心痛,治疗时,当取手太阴经的太渊穴。

心胸部膨胀疼痛,呼吸而感气息不足的,治疗时,当取手太阴经的尺泽穴治之。

心痛,伴咳嗽,干呕而烦闷的,治疗时,应取手太阴经的侠白穴。

突然心中疼痛,伴筋脉牵引抽掣,肘内侧疼痛,心中焦躁不安的,治疗时,应取手厥阴经的间使穴。

心痛,伴衄血,呃逆,呕血,惊恐怕人,神气不足的,治疗时,当取手厥阴经的郄门穴。

心痛,突然咳嗽而肺气上逆的,治疗时,应取手厥阴经曲泽穴。刺出血后则可治愈。

突然心痛,伴汗出,治疗时,当取大敦穴。刺出血则心痛立止。

胸痹,牵引背部作痛,时常恶寒,治疗时,应取手厥阴经的间使穴。

胸痹心痛,肩背肌肉麻木,治疗时,当取手少阳经的天井穴。

胸痹心痛,呼吸不利,痛无定处,治疗时,当取足少阳经临泣穴。

心疝而突然发作疼痛的,治疗时,当取足太阴,足厥阴二经,将其有瘀血的血络,全部刺之出血。

喉痹痛,舌卷缩,口干,心烦,心痛,臂部外侧疼痛,无法高举到头部,治疗时,应取手少阳经的关冲穴。关冲穴位于无名指端外侧,距爪甲约一韭叶处。

邪在肺五脏六腑受病发咳逆上气第三

【题解】本篇着重论述邪气侵入肺及五脏六腑而致咳嗽上气的病机、证候和治疗腧穴。

【原文】

邪在肺,则病皮肤痛,发寒热,上气喘,汗出,咳动肩背,取之膺中外腧①,背三椎之旁②,以手疾按之。快然乃刺之,取缺盆中以越之。

黄帝问曰:肺之令人咳何也?

岐伯对曰:五脏六腑皆令人咳,非独肺也。皮毛者,肺之合也。皮毛先受邪气,邪气以从其合。其寒饮食入胃,从肺脉上至于肺,则肺寒,肺寒则内外合邪,因而客之,则为肺咳。五脏各以其时受病,非其时各传以与之③。人与天地相参,故五脏各以治时④,感于寒则受病也,微则为咳,甚则为泄为痛。乘秋则肺先受邪,乘春则肝先受之,乘夏则心先受之,乘至阴则脾先受之,乘冬则肾先受之。

肺咳之状:咳而喘息有音,甚则唾血。

心咳之状:咳则心痛,喉中喝喝(《素问》作介介)如梗状,甚则咽肿喉痹。

肝咳之状:咳则胁内(《素问》作两胁下)痛,甚不可以转,转作两胁(《素问》作胠)下满。

脾咳之状:咳则右胠(《素问》作胁)下痛,阴阴⑤引肩背,甚则咳涎,不可以动,动则咳剧。

肾咳之状:咳则腰背相引而痛,甚则咳涎。

五脏久咳,乃移于六腑。脾咳不已,则胃受之。胃咳之状,咳而呕,呕甚则长虫⑥出。

肝咳不已,则胆受之。胆咳之状,咳呕胆汁。

肺咳不已,则大肠受之。大肠咳之状,咳而遗矢⑦。

心咳不已,则小肠受之。小肠咳之状,咳而失气⑧,气与咳俱失。

肾咳不已,则膀胱受之。膀胱咳之状,咳而遗尿(《素问》作溺)。

久咳不已,则三焦受之。三焦咳之状,咳而腹满不欲饮食。此皆聚于胃,关于肺,使人多涕唾而面浮肿气逆。

治脏者,治其腧;治腑者,治其合;浮肿者,治其经。

秋伤于湿,冬生咳嗽⑨。

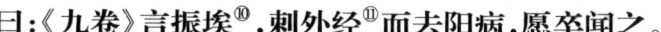

曰：《九卷》言振埃⑩，刺外经⑪而去阳病，愿卒闻之。

曰：阳气大逆，上满于胸中，愤膹肩息，大气⑫逆上，喘喝坐伏，病咽噎不得息，取之天容。其咳上气，穷诎⑬胸痛者，取之廉泉。取之天容者，深无一里⑭（里字疑误）。取廉泉者，血变乃止。

咳逆上气，魄户及气舍、噫嘻主之。

咳逆上气，咽喉鸣渴喘息，扶突主之。

咳逆上气唾沫，天容及行间主之。

咳逆上气，咽喉痈肿，呼吸短气，喘息不通，水突主之（一本作天突）。

咳逆上气，喘不能言，华盖主之。

咳逆上气，喘不得息，呕吐胸满，不得饮食，腧府主之。

咳逆上气，涎出多唾，呼吸喘悸，坐卧不安，或中主之。

胸满咳逆，喘不得息，呕吐，烦满，不得饮食，神藏主之。

胸胁榰⑮满，咳逆上气，呼吸多喘，浊沫脓血，库房主之。

咳喘不得息，坐不得卧，呼吸气索，咽不得，胸中热，云门主之。

胸胁榰满，不得俯仰，㸌痛，咳逆上气，咽喉喝有声，太溪主之。

咳逆不止，三焦有水气，不能食，维道主之。

咳逆烦闷不得卧，胸中满，喘不得息，背痛，太渊主之。

咳逆上气，舌干胁痛，心烦肩寒，少气不足以息，腹胀喘，尺泽主之。

咳，干呕烦满，侠白主之。

咳，上气，喘不得息，暴瘅内逆，肝肺相传，鼻口出血，身胀，逆息不得卧，天府主之。

凄凄寒嗽，吐血，逆气，惊，心痛，手少阴郄主之。

咳而胸满，前谷主之。

咳，面赤热，支沟主之。

咳，喉中鸣，咳唾血，大钟主之。

【注释】

①膺中外腧：指云门、中府等穴。

②背三椎之旁：即肺腧穴。

③五脏各以其时受病，非其时各传以与之：张介宾《类经·咳证》注："如肝当受病于春，以其时也，然有非木令之时，而肝亦病者，正以肺先受邪，而能传以与之也。凡诸脏腑之非时受邪者，其义皆然，所以五脏六腑虽皆有咳，然无不由于肺者。"

④治时：即所主之时令。

⑤阴阴：深慢痛貌。

⑥长虫：蛔虫。

⑦遗矢：大便失禁。

⑧失气：气从肛门排出。

⑨秋伤于湿，冬生咳嗽：秋天被湿邪所伤，伏藏于内，至冬季寒水当旺，水湿相合，故易生咳嗽。

⑩振埃：振掉尘埃，谓治病像振去尘灰一样容易。

⑪外经：指循行于体表部的经脉。

⑫大气：指宗气。

⑬穷诎（qū 区）：穷，指身体。诎，弯曲。身体屈曲的意思。

⑭一里：《太素·五节刺》注："一里，一寸也。"

⑮榰：音义同"支"，支撑的意思。

【译文】

邪气在肺时，由于肺合皮毛，其经脉循行于肩部，所以出现皮肤病，发热恶寒，气上逆而喘的症状。汗出，见咳嗽时引肩背等症状，当取胸外侧的中府、玄门等穴，及背部第三胸椎棘突下旁开一寸半的肺腧穴治之，针刺前先用手指快速按压，若病人感觉爽快的，即在此处刺之，然后再刺缺盆穴以散越邪气。

黄帝问道：肺脏有病，能使人咳嗽，是什么原因呢？

岐伯回答说：五脏六腑有病，都能使人咳嗽，不单独是肺。皮毛是和肺相合的，皮毛先感受了邪气，邪气从皮毛直接侵犯肺脏。如果又食用了寒冷的饮食，寒冷之气由胃循着肺脉向上到肺，则使肺寒，肺寒则内外之邪相合，邪气停滞不去，就会生成肺咳，五脏各在其主令之时间感邪受病，影响到肺而引发咳嗽，若不在其主令之时受病，则是因肺先受邪，肺中邪气再传给各个脏腑。人与自然界之气相互应合，五脏各在其主令的时候，感受寒邪，以至肺受影响而发病，感邪轻时则引发咳嗽，严重的则出现泄泻或腹痛。一般来说，在秋季受邪的则肺先受邪，在春季受邪的则肝先受邪，在夏季受邪的则心先受邪，感于长夏季节的则脾先受邪，感于冬季的则肾先受邪。

患有肺咳的症状是，咳而气喘，呼吸有声音，病重时则伤及肺络而唾血。

患有心咳的症状是，咳嗽时则心痛，喉中如有物梗塞一样，病重时则引起咽肿喉痹。

患有肝咳的症状是，咳嗽时则两胁下作痛，病重时身体无法转动，转动则两胁下胀满。

患有脾咳的症状是,咳嗽时则右胁下痛,疼痛隐隐,牵引肩背部也痛,病重时则咳嗽吐涎无法活动,活动则咳嗽就会加重。

患有肾咳的症状是,咳嗽则腰部和背部相互牵引作痛,病重时则咳嗽吐涎。

五脏之咳日久不愈,则传变六腑。脾咳不愈则胃受病。患有胃咳的症状是,咳而作呕,呕重时则有蛔虫呕出。

肝咳不愈,则胆受病。患有胆咳的症状是,咳嗽,呕出胆汁。

肺咳不愈,则大肠受病。患有大肠咳的症状是,咳嗽时兼见大便失禁。

心咳不愈,则小肠受病。患有小肠咳的症状是,咳而矢气,往往咳嗽与矢气同时出现。

肾咳不愈,则膀胱受病,患有膀胱咳的症状是,咳嗽兼见遗尿。

长久咳嗽不愈的,则三焦受病。三焦咳的症状是,咳嗽,兼见腹部胀满,不思饮食。这都是因邪气聚于胃而关系于肺,使人多流涕唾,面部浮肿,气逆不降的缘故。

治疗的原则是,治脏病咳嗽,取其腧穴;治腑病咳嗽,取其合穴;浮肿者,取其经穴。

秋季若被湿邪所伤,到冬季就会引发咳嗽病。

问:《九卷》上说,振埃这种刺法,针刺外经而治阳病,愿意听听其中的道理。

答:阳气上逆,充满于胸中,引起胸膺高起而胀满,喘息抬肩,气上冲逆,喘息时只能坐伏,不可平卧,咽喉梗塞,呼吸不利,治疗时,当取天容穴,以通阳气之逆。若出现咳逆上气,身体屈曲而胸痛的,应取廉泉穴治之,以通肾脏的逆气。取天容的深度,不可超过一寸。取廉泉时,病人面部血色有了变化则立即停止针刺。

咳喘气上逆,当取魄户,气舍和譩譆治之。

咳喘气上逆,咽喉痰鸣,喝喝而喘,治疗时,当取扶突穴。

咳嗽气上逆,吐涎沫,治疗时,当取天容、行间二穴。

咳嗽气上逆,咽喉痛肿,呼吸气短,喘息而气不通利的,治疗时,当取水突穴。

咳嗽气上逆,喘息而无法言语的,治疗时,当取华盖穴。

咳嗽气上逆,吐涎唾,喘息短气,呼吸困难,无法言语的,治疗时,当取膻中穴。

咳嗽气上逆,喘息,呼吸不利,呕吐,胸满,无法饮食的,治疗时,当取腧府穴。

咳嗽气上逆,唾涎很多,喘息,心悸,坐卧不安者,治疗时,当取或中穴。

若胸中胀满,咳嗽气逆,喘息,呼吸困难,呕吐,心烦胸闷,无法进食的,治疗时,当取神藏穴治之。

胸胁支撑胀满,咳嗽气上逆,呼吸不利,吐稠浊唾沫及脓血,治疗时,当取库房穴治之。

咳嗽喘气,呼吸困难,但坐不能平卧,呼吸气少欲尽,兼见咽喉不利,胸中热的,治疗时,当取云门穴。

胸胁支撑胀满,身体无法俯仰,痈肿溃破,咳嗽气上逆,咽喉喝喝有声,治疗时,当取太溪穴。

咳嗽气上逆不止,三焦病而水气内停,无法进食,治疗时,当取维道穴。

咳嗽气上逆,心中烦闷,无法安卧,胸中胀满,喘息而呼吸不利,背部疼痛的,治疗时,当取太渊穴。

咳嗽气上逆,舌干胁痛,心烦而兼肩背畏寒,呼吸气短,腹部胀满,喘息,治疗时,当取尺泽穴。

咳嗽,干呕,烦闷,胀满的,治疗时,当取侠白穴。

咳嗽气上逆,喘息,呼吸不利,暴热之邪逆于体内,肝肺邪气相传,口鼻出血,全身肿胀,气上逆而无法平卧,治疗时,当取天府穴。

凄凄恶寒而咳嗽,伴吐血,气上逆,易惊,心痛,治疗时,当取手少阴经的阴郄穴。

咳嗽,胸部胀满,治疗时,当取前谷穴。

咳嗽,面赤发热,治疗时,当取支沟穴。

咳嗽,喉中痰鸣,咳吐的痰涎中带血,治疗时,当取大钟穴。

肝受病及卫气留积发胸胁满痛第四

【题解】本篇着重论述肝病和卫气留滞所形成的胸胁满痛等病的症状、病机及主治腧穴。

【原文】

邪在肝,则病两胁中痛,寒中,恶血在内,胻节时肿,善瘛疭。取行间以引胁下,补三里以温胃中,取血脉以散恶血,取耳间青脉[①]以去其瘛。

黄帝问曰:卫气留于脉(《太素》作腹)中,稸积[②]不行,苑蕴不得常所(《灵枢》下有使人二字），楮胁中满，喘呼逆息者，何以去之？

伯高对曰：其气积于胸中者，上取之；积于腹中者，下取之；上下皆满者，旁取之。积于上者，泻人迎、天突、喉中；积于下者，泻三里与气街；上下皆满者，上下皆取之，与季胁之下一寸③，重者鸡足取之④。

诊视其脉，大而强急，及绝不至者，腹皮绞甚者⑤，不可刺也。

气逆上，刺膺中陷者，与胁下动脉。

胸满，呕无所出，口苦舌干，饮食不下，胆腧主之。

胸满呼啄喘喝，穷诎窘不得息，刺人人迎，入四分。不幸杀人。

胸满痛，璇玑主之。

胸胁楮满，痛引胸中，华盖主之。

胸胁楮满，痹痛骨疼，饮食不下，呕（《千金》作咳）逆，气上烦心，紫宫主之。

胸中满，不得息，胁痛骨疼，喘逆上气，呕吐，烦心，玉堂主之。

胸胁楮满，鬲塞饮食不下，呕吐食复出，中庭主之。

胸胁楮满，痛引膺，不得息，闷乱烦满，不得饮食，灵墟主之。

胸胁楮满，不得息，咳逆，乳痈，洒淅恶寒，神封主之。

胸胁楮满，鬲逆不通，呼吸少气，喘息不得举臂，步廊主之。

胸胁楮满，喘逆上气，呼吸肩息，不知食味，气户主之。

喉痹，胸中暴逆，先取冲脉，后取三里、云门，皆泻之。

胸胁楮满，却引背痛，卧不得转侧，胸乡主之。

伤忧悁⑥思气积，中脘主之。

胸满马刀，臂不得举，渊腋主之。

大气不得息，息即胸胁中痛，实则其身尽寒，虚则百节尽纵⑦，大包主之。

胸中暴满，不得眠（一云不得喘息），辄筋主之。

胸胁楮满，瘛疭，引脐腹痛，短气烦满，巨阙主之。

胁下积气结痛，梁门主之。

伤食胁下满，不能转展反侧，目青而呕，期门主之。

胸胁楮满，劳宫主之。

多卧善唾，胸满肠鸣，三间主之。

胸满不得息，头颔肿，阳谷主之。

胁胀，肠鸣切痛（一云胸胁支满，腹中切痛）太白主之。

暴胀，胸胁楮满，足寒，大便难，面唇白，时呕血，太冲主之。

胸胁楮满，恶闻人声与木音，巨虚上廉主之。

胸胁楮满,寒如风吹状,侠溪主之。
胸满,善太息,胸中膨膨然(《千金》作胸背急)丘墟主之。
胸胁楮满,头痛,项内寒,外丘主之。
胁下楮满,呕吐逆,阳陵泉主之。

【注释】
①耳间青脉:即足少阳经瘛脉穴。
②楮(xǔ 蓄):积聚的意思。
③季胁之下一寸:指足厥阴经之章门穴。
④鸡足取之:正穴部刺一针,左右斜刺各一针,形同鸡足状。
⑤腹皮绞甚:腹皮绷劲急绷紧。
⑥悁(yuān 冤):忿忧的意思。
⑦百节尽纵:全身关节松弛无力。

【译文】
病邪侵犯肝经,因肝经行于胁,故两胁中疼痛;肝病乘机侵犯脾胃,而致中焦虚寒;肝主藏血,肝病则恶血留滞在内;肝主筋,故胻骨关节时有肿胀而致筋脉常抽掣。治疗时可取足厥阴经的行间穴,以去肝邪而止胁痛;取足阳明经的三里穴,补之以温胃,可去中焦虚寒;针刺肝经有瘀血的络脉,目的是散在内的恶血;取足少阳经的瘛脉穴,目的是去筋脉抽掣。

黄帝问道:卫气与邪气相并,于脉中停留,聚积不行而成病,其蓄积的部位并不固定,使人胁中支撑胀满,喘息气逆,应当怎样治疗呢?

伯高回答说:卫气随邪气蓄积在胸中而发病者,治疗时,应当取上部的腧穴;蓄积在腹中而发病者,治疗时,应当取下部的腧穴;若是胸中和腹中都有蓄积者,除取上部和下部的腧穴外,治疗时,还应取旁边的腧穴。如于胸中蓄积的,可泻足阳明经的人迎,任脉的天突和廉泉三穴;于腹中蓄积的,可泻足阳明经的三里,气街穴;胸中和腹中都有蓄积的,治疗时,应取上、下的五个腧穴,和季胁下的章门穴,病重的,用鸡足法刺之。

诊察病人的脉象,若脉现大而弦硬急疾的,表明是阴虚而致邪气亢盛;或营气虚脱而脉绝不至;或邪气亢盛脾气坏败而致腹皮绷急;像这些情况,针刺法皆不适用。

气上逆的,应刺胸膺部下陷之处及胁下动脉处。

胸满,干呕无物,口苦舌干,无法饮食,治疗时,应取足太阳经的胆腧穴。

胸满,呼吸喘息气粗,身体屈曲而呼吸不利的,治疗时,应刺足阳明经的人迎穴,刺入四分。如果刺之不当,可因刺破动脉而使病人亡命。

胸部胀满作痛的,治疗时,应取任脉的璇玑穴。

胸胁支撑胀满,疼痛牵引胸中的,治疗时,应取任脉的华盖穴。

胸胁支撑胀满,痹痛胸胁骨痛,无法进食,呕吐,气上逆,心烦,治疗时,应取任脉的紫宫穴治之。

胸中胀满,呼吸不利,胸胁骨痛,喘息气上逆,呕吐心烦的,治疗时,应取任脉的玉堂穴。

胸胁支撑胀满,隔塞不通饮食难进,食入即呕吐的,治疗时,应取任脉的中庭穴。

胸胁支撑胀满,疼痛连及膺部,呼吸困难,胸中烦闷胀满,无法饮食,治疗时,应取足少阴经的灵墟穴。

胸胁支撑胀满,呼吸不利,咳嗽气逆,或病乳痛而洒淅恶寒的,治疗时,应取足少阴经的神封穴。

胸胁支撑胀满,隔塞气逆上下不通,呼吸少气,喘息而手臂无法上举的,治疗时,应取足少阴经的步廊穴。

胸胁支撑胀满,喘而气上逆,呼吸抬肩,饮食无味的,治疗时,应取足阳明经的气户穴。

喉痹,突然胸中气逆,应先取气冲穴以降冲气,后取足三里穴以下胃气,再取云门穴以宣肺气,三穴皆用泻法。

胸胁支撑胀满,牵引背部疼痛,卧床而无法转身的,治疗时,应取足太阴经的胸乡穴。

伤于忧愁,郁怒思虑,以致心脾气结或气积于中的,治疗时,应取任脉的中脘穴。

胸满,腋生瘰疬,手臂无法上举的,治疗时,应取足少阳经的渊腋穴。

邪气闭于胸中不敢深呼吸,深呼吸即觉胸胁疼痛,邪气盛则全身都会感到寒冷,正气虚则全身关节都会出现弛缓,治疗时,应取足太阴经的大包穴。

胸中突然胀满,不能安眠,治疗时,应取足少阳经的辄筋穴。

胸胁支撑胀满,筋脉拘急,牵引脐部和小腹部疼痛,呼吸气短,胸中烦闷的,治疗时,应取任脉的巨阙穴。

胁下积气郁结疼痛的,应取足阳明经的梁门穴。

因伤于饮食而引起胁下胀满,无法反身转侧,目色青而呕吐的,治疗时,应取足厥阴经的期门穴。

胸胁支撑胀满的,治疗时,应取手厥阴经的劳宫穴。

喜卧而口涎多,胸部胀满而伴肠鸣的,治疗时,应取手阳明经的三间穴。

胸满呼吸不利,头颔部肿胀的,治疗时,应取手太阳经的阳谷穴。

胸胁胀满,肠鸣而腹部急痛的,治疗时,应取足太阴经的太白穴。

突然腹胀,胸胁支撑胀满,足部寒冷,大便困难,面与口唇色白,时常呕血的,治疗时,应取足厥阴经的太冲穴。

胸胁支撑胀满,厌恶听到人声和木音,治疗时,应取足阳明经的巨虚上廉。

胸胁支撑胀满,全身寒冷就像被风吹一样,治疗时,应取足少阳经的侠溪穴。

胸部胀满,叩之如鼓声膨膨,经常叹气的,治疗时,应取足少阳经的丘墟穴。

胸胁支撑胀满,头痛,项内寒冷的,治疗时,应取足少阳经的外丘穴。

胁下支撑胀满,呕吐上逆的,治疗时,应取足少阳经的阳陵泉穴。

邪在心胆及诸脏腑发悲恐太息口苦不乐及惊第五

【题解】本篇着重论述邪在心胆所出现的病证,以及涉及其他脏腑而发生悲、恐、惊等情志病变的刺法与主治腧穴。

【原文】

黄帝问曰:有口苦取阳陵泉。口苦者,病名为何?何以得之。

岐伯对曰:病名曰胆瘅。夫胆者,中精之府(《素问》无此句);五脏取决于胆,咽为之使。此人者,数谋虑不决,胆气上溢(《素问》下有虚字),而口为之苦。治之以胆募腧①。在阴阳十二宫相使中②。

善怒而不欲食,言益少,刺足太阴。

怒而多言,刺足少阳。

短气心痹,悲怒逆气,怒狂易,鱼际主之。

心痛善悲,厥逆,悬心如饥之状,心澹澹而惊,大陵及间使主之。

心澹澹而善惊恐,心悲,内关主之(《千金》作曲泽)。

善惊,悲不乐,厥,胫足下热,面尽热,渴,行间主之。

脾虚令人病寒不乐,好太息,商丘主之。

色苍苍然,太息,如将死状,振寒,溲白,便难,中封主之。

心如悬,哀而乱,善恐,嗌内肿,心惕惕恐,如人将捕之,多溅出,喘,少气,吸吸③不足以息,然谷主之。

惊,善悲不乐,如堕坠,汗不出,面尘黑,病饥不欲食,照海主之。

胆眩寒厥,手臂痛,善惊,妄言,面赤,泣出,腋门主之。

大惊乳痛,梁丘主之。

邪在心,则病心痛,善悲,时眩仆,视有余不足,而调其腧。

胆病者,善太息,口苦,呕宿水(《灵枢》作宿汁),心下澹澹,善恐,如人将捕之,嗌中吤吤然,数唾,候在足少阳之本末④,亦视其脉之陷下者灸之。其寒热者取阳陵泉。

邪在胆,逆在胃,胆液泄,则口苦,胃气逆则呕苦汁,故曰呕胆⑤。取三里以下胃逆,刺足少阳血络以闭胆,调其虚实以去其邪。

【注释】

①胆募腧:指胆的募穴日月与腧穴胆腧。详见本书卷三。

②阴阳十二官相使:古医经篇名,今已亡佚。

③吸吸:悲忧之意。

④足少阳之本末:经穴之始为本,经穴之终为末。

⑤呕胆:病名。胆邪犯胃,胆胃之气俱上逆,而呕吐苦水胆汁,故名。

【译文】

黄帝问道:有的病人患口苦而针刺阳陵泉,口苦是什么病?怎样得的?

岐伯回答说:这是胆瘅病。胆因藏精汁,故称中精之腑。五脏依靠胆作决断,咽作役使。口苦的病人,是因屡次谋虑,而犹豫不决,使得胆气上溢,胆汁味苦,所以口中出现苦味。在治疗上,应取胆经的募穴和腧穴。这种治法,亦被记载在古经阴阳十二官相使篇中。

经常发怒而不欲进食,说话越来越少的,这是肝木克制脾土而中气不畅的缘故,应针刺足太阴脾经的腧穴。

发怒而多言不休的,这是肝的逆气太甚的缘故,治疗时,应针刺足少阳胆经的腧穴以泻肝气。

呼吸气短,心痹,时悲时怒,气上逆,或因怒而发癫狂病的,治疗时,应取手太阴经荥穴鱼际。

心痛,时常悲伤,四肢厥逆,心中空虚如同饥饿,心悸动不安而易惊恐的,治疗时,应取手厥阴经的大陵、间使二穴。

心中悸动不安,时常出现惊恐,悲伤的,治疗时,应取手厥阴经的内关穴。

好发惊恐,悲伤不乐,厥逆,胫部和足下发热,面部发热,口渴的,治疗时,应取足厥阴经的行间穴。

脾气虚弱,使人病中焦虚寒,闷闷不乐而时好叹息的,应取足太阴经的商丘穴治之。

面色发青而时好叹息,如同欲死之状,见战栗畏寒,小便白浊,大便困难的,治疗时,应取足厥阴经的中封穴。

心中空虚如悬,悲哀烦乱,时常恐惧,像有人将要捕捉他一样,嗌内肿胀,口多涎出,喘气,心悲哀,气少不足以息,这是心肾不足的征象,治疗时,应取足少阴经的然谷穴。

发惊,时常悲哀不乐,好像从高处向下堕坠,无汗出,面灰黑,感觉饥饿而不愿意进食的,治疗时,应取足少阴经的照海穴。

胆病,头晕目眩,四肢厥冷而手臂疼痛,时常发惊,妄言狂语,面赤而两目流泪的,治疗时,应取手少阳经的液门穴。

受了大的惊恐而致乳部疼痛的,治疗时,应取足阳明经的梁丘穴。

邪气在心则发生心痛,时常悲伤,有时眩晕仆倒,治疗时,应诊察其病是有余还是不足,而针刺其腧穴进行调治。

胆病患者,时常叹息,口苦,呕出宿存的水液,心悸动不安,时常恐惧,好像有人将要捕捉他一样,咽喉像有物梗塞,经常吐涎,治疗时,应在整个足少阳经脉上进行诊察,见到该脉有陷下不起的,表明正气不足,应灸之。其发寒热的,则应取阳陵泉穴治之。

邪气在胆则胃气上逆,胆热液泄则口苦,胃气上逆则呕苦汁,故称为呕胆。在治疗上,应取足三里穴以降胃气,刺足少阳经的瘀血结络出血,目的是防止胆液外泄。

脾受病发四肢不用第六

【题解】本篇着重从生理上论述了四肢和脾的关系,进而说明脾受病而四肢不用的道理。

【原文】
黄帝问曰:脾病而四肢不用何也?
岐伯对曰:四肢者,皆禀气于胃,而不得至经,必因脾乃得禀。今脾病,不能为胃行其津液,四肢不得禀水谷气,气日以衰,脉道不通,筋骨肌肉皆无气以生,故不用焉①。

曰:脾不主时,何也?

曰:脾者,土也,土者,中央,常以四时长四脏,各十八日寄治,不独主时。脾者土脏,常著胃土之精也②。土者生万物而法天地,故上下至头足不得主时③。

曰:脾与胃以募相连耳,而能为之行津液何也?

曰:足太阴者,三阴也,其脉贯胃属脾络嗌,故太阴为之行气于三阴④。阳明者表也,五脏六腑之海也,亦为之行气于三阳⑤。脏腑各因其经而受气于阳明,故为胃行津液。

身重骨酸,不相知,太白主之。

【注释】

①不用:不能正常活动。

②常著胃土之精:著,昭著。脾主运化,能为胃行其津液,使胃中水谷精气输布而昭著全身。

③不得主时:土为万物之本,四时均赖土气以养,故脾不单独主某一时。

④为之行气于三阴:之,指代胃。为胃将水谷精气输送于三阴经。

⑤为之行气于三阳:之,指代胃。为胃行精气于三阳经。

【译文】

黄帝问道:脾脏有病而四肢功能就会失常,这是什么道理呢?

岐伯回答说:四肢皆是以胃所吸收的水谷精气为营养,功能活动才能正常,但是胃中津液,无法直接到达四肢,必须经过脾的转输,才能布达到四肢。现在由于脾病无法为胃运行津液以养四肢,因而四肢得不到水谷精气的充养,精气日益衰减,血脉无法和畅,筋骨和肌肉,都丧失精气的营养,所以就无法正常活动了。

问:脾不主旺一个季节,是什么道理呢?

答:脾在五行中属土,位居中央,经常是寄于四时来长养四脏,在四脏主旺的季节各寄治十八天,即每个季节的后十八日属土,而非单独主旺在某个季节。脾脏属土经常吸收蓄积胃土的精华,营养全身。脾脏为胃转输水谷精气,滋养全身,就像天地之气长养万物一样,人体从上到下,从头至足,都无法离开脾气的输布,所以,脾就不得单独主旺一个季节了。

问:脾和胃只不过一膜相连,而脾能为胃运行津液,这是什么道理呢?

答:足太阴经,属于三阴,它的经脉贯胃属脾上络于咽部,因为太阴经脉将脾胃相连,故太阴能为胃运行津液于三阴。阳明为太阴之表,受纳水谷精气,营养五脏六腑,所以称它为五脏六腑之海,也能为胃运行津液于三阳。五脏六腑各通过脾气的转输而吸收来自胃中的水谷精气,所以脾可以将胃中的津液散布全身。

身重骨酸而没有知觉,这是脾经湿盛所致,治疗时,应取足太阴的太白穴。

脾胃大肠受病发腹胀满肠中鸣短气第七

【题解】本篇主要讨论了因脾、胃、大肠受病而致腹痛胀满、肠鸣、短气,以及饮食与大便异常等病变的症状、诊断、治法和主治腧穴。

【原文】

邪在脾胃,则病肌肉痛。阳气有余,阴气不足,则热中善饥;阳气不足,阴气有余,则寒中肠鸣腹痛;阴阳俱有余,若俱不足,则有寒有热。皆调其三里。

饮食不下,膈咽不通。邪在胃脘。在上脘则抑而下之;在下脘则散而去之①。

胃病者,腹䐜胀,胃脘当心而痛,上支两胁,膈咽不通,食饮不下,取三里。

腹中雷(一本作常)鸣,气上冲胸,喘,不能久立,邪在大肠也,刺肓之原②、巨虚上廉、三里。

腹中不便③,取三里。盛则泻之,虚则补之。

大肠病者,肠中切痛而鸣濯濯④,冬日重感于寒则泄,当脐而痛,不能久立,与胃同候,取巨虚上廉。

腹满大便不利,腹大,上走胸嗌(《灵枢》下有喘息二字)喝喝然,取足少阴。

腹满,食不化,向向然,不得大便,取足太阴。

腹痛,刺脐左右动脉⑤。已刺,按立已,不已,刺气街,按之立已。

腹暴痛满,按之不下,取太阳经络血者,则已。又刺少阴腧(一作少阳腧)去脊椎三寸旁五,用圆利针,刺已,如食顷久,立已。必视其经之过于阳者数刺之。

腹满不能食,刺脊中。

腹中气胀,引脊痛,食饮多身羸瘦,名曰食㑊。先取脾腧,后取季胁⑥。

大肠转气,按之如覆杯,热引胃痛,脾气寒,四肢急,烦不嗜食,脾腧主之。

胃中寒胀,食多身体羸瘦,腹中满而鸣,腹胀风厥⑦,胸胁榰满,呕吐,脊急痛,筋挛,食不下,胃腧主之。

头痛,食不下,肠鸣,胪胀⑧,欲呕时泄,三焦腧主之。

腹满胪胀,大便泄,意舍主之。

胪胀水肿,食饮不下,多寒(《千金》多恶寒)胃仓主之。

寒中伤饱,食饮不化,肿胀,心腹胸胁榰满胀,脉虚则生百病,上脘主之。

腹胀不通,寒中伤饱,食饮不化,中脘主之。

食饮不化,入腹还出,下脘主之。

肠中常鸣,时上冲心,灸脐中。

心满气逆,阴都主之。

大肠寒中(《千金》作疝),大便干,腹中切痛,肓腧主之。

腹中尽痛,外陵主之。

肠鸣相逐,不可倾侧,承满主之。

腹胀善满,积气,关门主之。

食饮不下,腹中雷鸣,大便不节,小便赤黄,阳纲主之。

腹胀肠鸣,气上冲胸,不能久立,腹中痛濯濯。冬日重感于寒则泄,当脐而痛,肠胃间游气切痛⑨,食不化,不嗜食,身肿(一本作重),侠脐急,天枢主之。

腹中有大热不安,腹有逆气,暴腹胀满,癃,淫泺,气冲主之。

腹满痛,不得息,正仰卧,屈一膝,伸一股,并刺气冲,针上入三寸,气至泻之。

寒气腹满,癃,淫泺,身热,腹中积聚疼痛,冲门主之。

腹中肠鸣,盈盈然,食不化,胁痛不得卧,烦,热中不嗜食,胸胁榰满,喘息而冲,鬲呕,心痛及伤饱,身黄羸瘦,章门主之。

肠鸣而痛,温留主之。

肠腹时寒,腰痛不得卧,手三里主之。

腹中有寒气,隐白主之。

腹满响响然,不便,心下有寒痛,商丘主之。

腹中热,若寒,腹善鸣,强欠⑩,时内痛,心悲,气逆,腹满,漏谷主之。已刺内踝上,气不目,腹胀而气快然引肘胁下,皆主之。

腹中气胀,嗑嗑⑪不嗜食,胁下满,阴陵泉主之。

喘,少气不足以息,腹满,大便难,时上走胸中鸣,胀满,口舌干,口中吸吸⑫,善惊,咽中痛,不可纳食,善怒,惊恐不乐,大钟主之。

嗌干,腹瘈痛,坐起目䀮䀮,善怒多言,复留主之。

寒,腹胀满。厉兑主之。

腹大不嗜食,冲阳主之。

厥气上逆,太溪主之。

大肠有热,肠鸣腹满,侠脐痛,食不化,喘,不能久立,巨虚上廉主之。

肠中寒,胀满善噫,闻食臭,胃气不足肠鸣腹痛泄,食不化,心下胀,三里主之。

腹满,胃中有热,不嗜食,悬钟主之。

大肠实则腰背痛,寒痹转筋,头眩痛;虚则鼻衄癫疾,腰痛濈濈然汗出,令人欲食而走。承筋主之。取脚下三折,横视盛者出血⑬。

【注释】

①在上脘则抑而下之;在下脘则散而去之:《类经·刺胸背病》注:"上脘下脘,俱任脉穴,即胃脘也。刺抑而下之,谓刺上脘以泻其至高之食气;散而去之,谓温下脘以散其停积之寒滞也。

②肓之原:即气海穴。

③不便:功能活动失常。

④肠中切痛而鸣濯濯:《灵枢注证发微》注:"切痛者,痛之紧也。濯濯者,肠中有水,而往来气冲,则有声也。"

⑤脐左右动脉:《类经·刺胸背腹病》注:"脐之左右动脉,如足少阴之肓腧,足阳明之天枢,皆主腹痛。"

⑥季胁:指章门穴。

⑦风厥:风邪所致之厥症。

⑧胪(lú 炉):即腹部皮肤。

⑨游气切痛:游气,流动的气体。切痛,如刀切割样剧痛。谓气体游动走窜而导致剧烈疼痛。

⑩强欠:强行呵欠之意。

⑪嗋嗋(xiā xiā 呷呷):此指吹饮。

⑫吸吸:动貌。

⑬取脚下三折,横视盛者出血:脚下三折,其义未明,存疑待考。横视盛者出血,即见络脉有盛坚胀起者,可刺络出血。

【译文】

脾胃受邪,发病就会引起肌肉疼痛。若阳气有余而阴气不足,则病为内热而消谷善饥;若阳气不足而阴气有余,则病为内寒而肠鸣腹痛;若阴阳皆有余,或阴阳皆不足,则病即有寒有热。这些病,都应取足阳明经的足三里穴,目的是调整脾胃的虚实。

饮食无法下,膈咽梗塞不通利的,表明邪在胃脘。若邪在上脘,则刺上脘穴以抑制食气,使之降下;若邪侵入下脘,则刺下脘穴以散停积而去寒滞。

胃病患者,腹部胀满,胃脘正当心窝处作痛,向上支撑两胁,膈咽不通利,以致饮食停滞不下,治疗时,应取足阳明经的足三里穴。

腹中雷鸣,气上冲胸,喘气而不能久立的,这是邪在大肠,治疗时,应针刺气海,巨虚上廉、足三里三穴。

胃肠功能失常的,治疗时,应取足三里穴。属于邪气盛的,就用泻法,属于正气虚的,则用补法。

大肠有病,则肠中剧痛,并因水气冲激而肠鸣濯濯,若在冬季再受寒邪,即成泄泻,正当脐部作痛,无法长久站立的,治疗方法同于胃,应取巨虚上廉治之。

腹部胀满大便不利,水邪停滞则腹大,肾邪循经上逆于胸喉,则喝喝然喘息,治疗时,应取足少阴经的腧穴。

腹部胀满,饮食不化,无法大便,治疗时,应取足太阴经的腧穴。

腹部疼痛,针刺脐两旁的腧穴,刺后用手按之,其痛可立止,若不止,可再刺气街穴,刺后仍用手按之,立即止痛。

腹部突然疼痛胀满,用手按之,亦不觉减轻,治疗时,按照"暴病者取之太阳"的治法,应取手、足太阳经的结络针刺出血,痛胀可立愈。若病不愈,可再刺足少阴之肾腧穴,在十四椎两旁开各一寸五分处(共为三寸)左右各刺五次,用圆利针,刺后,大约吃一顿饭的时间,痛胀则可愈。但必须确定其病是属于阳性的,才可以用这样的多次针刺法。

腹胀满而无法进食的,治疗时,应取督脉脊中穴。

腹中气胀,牵引脊背疼痛,饮食虽多而身体消瘦的,病名叫食㑊。治疗时,应先取脾腧,后取季胁处的章门穴。

大肠转气作胀,按之像覆杯一样,大肠热影响及胃就会引起胃痛,而脾气虚寒则四肢拘急,心烦不欲饮食,治疗时,应取足太阳经的脾腧穴。

胃中有寒而胀满无法进食;或者胃中有热而食多体瘦;或者寒热错杂而腹满肠鸣;或者腹胀而兼风厥;或者胸胁支撑胀满,气逆呕吐,脊背拘急疼痛,筋脉拘挛,饮食停滞不下的,治疗时,应取足太阳经的胃腧穴。

头痛,饮食不下,肠鸣腹皮作胀,在上欲呕,在下时常水泄的,治疗时,应取足太阳经的三焦腧。

腹部胀满而腹皮作胀,大便溏泄的,治疗时,应取足太阳经的意舍穴。

水肿而腹皮作胀,饮食不下,常伴恶寒的,治疗时,应取足太阳经的胃仓穴。

寒邪内中又为饱食所伤,则饮食无法运化,发生胀满,甚至心腹胸胁支撑胀满不舒,脉虚表明正气不足,则百病丛生,治疗时,应取任脉的上脘穴。

腹部胀满不通,寒邪内中又为饱食所伤,饮食不化的,治疗时,应取任脉的中脘穴。

饮食无法消化,呕吐反胃的,治疗时,应取任脉的下脘穴。

肠中水气经常作响,有时向上冲心的,治疗时,应灸任脉脐中穴。

心中满,气上逆的,治疗时,应取足少阴经的阴都穴。

大肠中于寒邪,失于传导,以致大便干,腹中急痛的,治疗时,应取足少阴经的肓俞穴。

腹疼痛的,治疗时,应取足阳明经的外陵穴。

肠鸣而水气上下奔窜,甚而无法侧卧的,治疗时,应取足阳明经的承满穴。

腹中胀满,有积气的,治疗时,应取足阳明经的关门穴。

饮食不下,腹中雷鸣,大便次数增多,小便短而黄赤的,治疗时,应取足太阳经的阳纲穴。

腹中肠鸣,气上冲胸,无法久立,腹中疼痛而有水气流动声,这是气血虚,肠中积冷的缘故。若冬季重感寒邪,则必然发生腹泻,正当脐部疼痛,肠胃之间的气体走窜剧痛,食物无法消化,也不欲饮食,全身浮肿,脐旁的筋脉拘急的,治疗时,应取足阳明经的天枢穴。

腹中热邪亢盛,使人不适,腹中有逆气,突发腹部胀满,小便不利,全身酸痛无力的,治疗时,应取足阳明经的气冲穴。

腹部胀满疼痛,以至于不敢呼吸,让患者仰面正卧,下肢一屈一伸,刺气冲穴,沿皮向上刺入三寸,待气至则泻之。

寒气在内而腹胀满,小便点滴而出,全身酸痛无力,并有身热,腹中积聚疼痛的,治疗时,应取冲门穴。

腹中肠鸣像水满溢一样,饮食不化,胁痛无法睡卧,心中烦热,不欲饮食,胸胁支撑胀满,喘息而气上冲,食入阻隔,呕吐,心痛及饮食过饱,全身发黄,消瘦的,治疗时,应取章门穴。

肠鸣腹痛的,治疗时,应取手阳明经的温溜穴。

肠中及腹部时常有寒冷感觉,腰痛无法安卧的,治疗时,应取手阳明经的手三里穴。

腹中积有寒气的,治疗时,应取足太阴经的隐白穴。

腹中胀满而鸣响,大便不通,胃中有寒而作痛的,治疗时,应取足太阴经的商丘穴。

腹中有热,或有寒,经常发生肠鸣,呵欠时则腹内疼痛,心中悲伤,气上逆,腹满,治疗时,应取足太阴经的漏谷穴。若已经刺过内踝上的三阴交穴后,气逆不止,腹胀满而时有爽快感觉的,此穴都能。

腹中气胀,饮水而不欲食,胁下胀满的。应取足太阴经阴陵泉穴治之。

喘息气少不足以息,腹满而大便困难,气时上行,胸中痰鸣而胀满,口舌干燥而舌在口中乱动,时常发惊,咽中痛无法进食,时常发怒,惊恐郁闷不乐的,治疗时,应取足少阴经的大钟穴。

咽喉发干,腹中抽掣疼痛,坐起则两眼视物不清,时常发怒,言语多的,治疗时,应取足少阴经的复溜穴。

身寒而腹胀满的,治疗时,应取足阳明经的厉兑穴。

腹胀大不欲饮食的,治疗时,应取足阳明经的冲阳穴。

四肢厥冷而气上逆的,治疗时,应取足少阴经的太溪穴。

大肠有热,肠鸣腹胀,脐两旁疼痛,食物无法消化,喘息,无法长久站立的,治疗时,应取巨虚上廉。

肠中有寒,腹部胀满,嗳气而有食臭的气味,胃气不足,肠鸣,腹痛,泄泻,饮食不化,心下胀满的,治疗时,应取足三里穴。

腹胀满,胃中有热,不欲饮食的,治疗时,应取悬钟穴。

大肠邪实,则腰背拘急疼痛,寒痹疼痛转筋,头眩晕而痛;大肠气虚,则引起鼻衄,癫疾,腰痛汗出,使人食欲亢进而想行走的,治疗时,应取足太阳经的承筋穴。治疗时,取膝下三横掌处,诊察其络脉充盛处针刺,并刺出瘀血。

肾小肠受病发腹胀腰痛引背少腹控睾第八

【题解】本篇着重论述了邪在肾和小肠所出现的腹胀、腰痛、睾丸痛等病变的症状和治疗。

【原文】

邪在肾,则病骨痛阴痹[①]。阴痹者,按之而不得,腹胀腰痛,大便难,肩背颔项强痛,时眩。取之涌泉、昆仑,视有血者,尽取之。

少腹控睾,引腰脊,上冲心肺,邪在小肠也。小肠者,连睾系,属于脊,贯肝肺,络心系。气盛则厥逆,上冲肠胃,动肝肺,散于肓,结于脐,故取肓原以散之,刺太阴以予之,取厥阴以下之,取巨虚下廉以去之,按其所过之经以调之。

小肠病者,少腹痛,腰脊控睾而痛,时窘之后②,耳前热,若寒甚,若独肩上热甚,及手小指次指间热,若脉陷者,此其候也。

黄帝问曰:有病厥者,诊右脉沉坚,左脉浮迟,不知病生安在?

岐伯对曰:冬诊之,右脉固当沉坚,此应四时;左脉浮迟,此逆四时。左当主病,诊左在肾,颇关在肺,当腰痛。

曰:何以言之?

曰:少阴脉贯肾络肺,今得肺脉③,肾为之病,故为腰痛。

足太阳脉,令人腰痛,引项脊尻背如重状。刺其郄中,太阳正经出血,春无见血。

少阳令人腰痛,如以针刺其皮中,循循然不可俯仰,不可以左右顾。刺少阳成骨之端出血。成骨在膝外廉之骨独起者。夏无见血④。

阳明令人腰痛,不可以顾,顾如有见者,善悲。刺阳明于骭前三痏,上下和之⑤出血,秋无见血。

足少阴令人腰痛,痛引脊内廉。刺足少阴于内踝上二痏,春无见血,若出血太多,虚不可复。

厥阴之脉,令人腰痛,腰中如张弓弩弦。刺厥阴之脉,在腨踵鱼腹之外⑥,循之累累然⑦乃刺之。其病令人言默默然不慧,刺之三痏。

解脉⑧令人腰痛,痛引肩,目䀮䀮然,时遗溲。刺解脉在膝筋分肉间⑨,在郄外廉之横脉⑩出血,血变而止。

同阴之脉⑪,令人腰痛,痛如小锤⑫居其中,怫然肿⑬。刺同阴之脉,在外踝上绝骨之端⑭,为三痏。

解脉令人腰痛如裂(《素问》作引带),常如折腰之状,善怒。刺解脉,在郄中结络如黍米,刺之血射以黑,见赤血乃已(全元起云:有两解脉,病原各异,疑误未详)。

阳维之脉,令人腰痛,痛上怫然肿。刺阳维之脉,脉与太阳合腨下间,去地一尺⑮。

衡络⑯之脉,令人腰痛,得俯不得仰,仰则恐仆。得之举重伤腰,衡络绝伤,恶血归之。刺之在郄阳之筋间,上郄数寸衡居,为二痏出血。

会阴之脉⑰,令人腰痛,痛上漯然汗出,汗干令人欲饮,饮已欲走。刺直阳之脉上三痏,在跷上然郄下三寸所横居,视其盛者出血(《素问》漯漯然作漯漯然,三所作五寸)。

飞阳之脉[18],令人腰痛,痛上怫然,甚则悲以恐。刺飞阳之脉,在内踝上二寸(《素问》作五寸),少阴之前与阴维之会。

昌阳之脉[19],令人腰痛,痛引膺,目晾晾然,甚则反折,舌卷不能言。刺内筋[20]为二痏,在内踝上大筋前太阴后,上踝二寸所。

散脉令人腰痛而热,热甚而烦,腰下如有横木居其中,甚则遗溲。刺散脉在膝前骨肉分间,络外廉束脉为三痏。

肉里之脉[21]令人腰痛,不可以咳,咳则筋挛。刺肉里之脉不二病,在太阳之外,少阳绝骨之端。

腰痛侠脊而痛,至头几几然,目晾晾欲僵仆。刺足太阳郄中出血。

腰痛引少腹控䏚,不可以俯仰。刺腰尻交[22]者,两髁胂上[23],以月死生为痏数,发针立已(《素问》云:左取右,右取左)。

腰痛上寒,取足太阳、阳明;痛上热,取足厥阴;不可以俯仰,取足少阳;中热而喘,取足少阴,郄中血络。

腰痛上寒,实则脊急强,长强主之。

小腹痛控睾引腰脊,疝痛,上冲心,腰脊强,溺黄赤,口干,小肠俞主之。

腰脊痛强引背少腹,俯仰难,不得仰息,脚痿重,尻不举,溺赤,腰以下至足清不仁,不可以坐起,膀胱俞主之。

腰痛不可以俯仰,中膂内俞主之。

腰脊痛而清,善怄,睾跳骞,上髎主之。

腰痛怏怏不可以俯仰,腰以下至足不仁,入脊,腰背寒,次髎主之。先取缺盆,后取尾骶与八髎。

腰痛,大便难,飧泄,腰尻中寒,中髎主之。

腰痛脊急,胁中满,小腹坚急,志室主之。

腰脊痛,恶风,少腹满坚,癃闭下重,不得小便,胞肓主之。

腰痛骶寒,俯仰急难,阴痛下重,不得小便,秩边主之。

腰痛控睾,小腹及股,卒俯不得仰,刺气街。

腰痛不得转侧,章门主之。

腰痛不可以久立俯仰,京门及行腰痛少腹痛,下髎主之。

腰痛,不可俯仰,阴陵泉主之。

腰痛,少腹满,小便不利如癃状,赢瘦,意恐惧,气不足,腹中怏怏,太冲主之。

腰痛,少腹痛,阴包主之。

腰痛大便难(《千金》作腰脊相引如解),涌泉主之。

腰脊相引如解,实则闭癃,凄凄腰脊痛嗜卧,口中热;虚则腰痛,寒厥烦心闷,大钟主之。

腰痛引脊内廉,复溜主之。春无见血,若太多,虚不可复(是前足少阴痛也)。

腰痛,不能举足少坐,若下车踬地,胫中矫矫然,申脉主之。

腰痛如小锤居其中,怫然肿痛,不可以咳,咳则筋缩急,诸节痛,上下无常,寒热,阳辅主之。

腰痛不可举,足跟中踝后痛,脚痿,仆参主之。

腰痛侠脊至头,几几然,目䀮䀮,委中主之(是前刺足太阳郄中出血者)。

腰痛得俯不得仰,仰则恐仆,得之举重,恶血归之,殷门主之(是前衡络之脉腰痛者)。

腰脊尻股臀阴寒大痛,虚则血动,实则热痛,痔篡痛,尻䏶㉔中痛,大便直出,承扶主之。

【注释】

①阴痹:寒湿阴邪所致的痹证。

②时窘之后:窘,窘迫。后,指大便。有时腹中窘迫,急欲大便。

③今得肺脉:即里肺之浮脉,乃浮脉出现于属肾的部位。

④夏无见血:《素问·刺腰痛》王冰注:"少阳合肝,肝旺于春,木衰于夏,故无见血也。"余此类推。

⑤腑前三痏,上下和之:《类经·刺腰痛》注:"胻前三痏,即三里也。上下和之,兼上下巨虚而言。"

⑥踝鱼腹之外:指蠡沟穴处。

⑦累累然:重叠如串珠状。

⑧解脉:此指足太阳散行之脉。

⑨膝筋分肉间:即委中穴。

⑩郄外廉之横脉:委阳穴处。

⑪同阴之脉:指足少阳之别络,因其别走厥阴并经于络足背,故曰同阴脉。

⑫锤:通"锥"。

⑬怫然肿:怫,郁。郁积而肿胀。

⑭绝骨之端:即阳辅穴。

⑮去地一尺:即承山穴。

⑯衡络:衡,横。指太阳之外络,其络自腰中横入髀外后廉者。

⑰会阴之脉:指任督之脉,二脉均会于前后二阴的会阴穴,故名会阴之脉。

⑱飞阳之脉：其说不一，存疑待考。
⑲昌阳之脉：昌阳，足少阴穴名，又名复溜。即指足少阴之脉。
⑳内筋：筋之内，即复溜穴。
㉑肉里之脉：《素问·刺腰痛》王冰注："肉里之脉，少阳所生，则阳维之脉气所发也。"
㉒腰尻交：指八髎穴。足太阴、厥阴、少阳三脉左右交结于此，故名。
㉓两髁胂上：髁，指髂骨。胂，脊椎旁髂嵴以下的肌肉。
㉔䪼（shuí 谁）：臀部。

【译文】
肾脏受邪，则发生骨痛阴痹一类的疾病。阴痹病，疼痛的部位多在深处，所以按之而不可得，并兼见腹胀、腰痛、大便困难，肩背颈项强痛，时常头晕目眩等症状，应取足少阴经的涌泉穴，和足太阳经的昆仑穴治之，如见到络脉有瘀血时，都要刺之出血。

少腹牵引睾丸作痛，并向后连及到腰、脊，上冲心、肺，表明邪气在小肠。小肠下连睾系，向后连属于脊，其经脉贯肝肺，络于心系。当小肠邪气盛时，则其气厥逆，上冲肠胃，扰动肝肺，散布于肓膜，在脐部聚结，所以应取肓原（气海穴）以散其结，刺手太阴以补肺虚，取足厥阴以泻肝实，取巨虚下廉以去小肠的邪气，审察邪气所在的经脉后予以调治。

小肠有病，少腹疼痛，腰脊牵引睾丸作痛，有时痛得急迫似要大便一样，并循着经脉所经过的部位，出现耳前发热或者寒甚，或肩上发热较重，以及小指次指间发热，或者其络脉有下陷的现象，这是小肠病所表现的证候。

黄帝问道：患有厥逆的病人，诊察其右脉沉而紧，左脉浮而迟，怎样辨别是哪个部位发生了病变呢？

岐伯回答说：在冬天诊察脉象，右脉本来应当沉紧，这是和四时相应的脉象；而左脉浮迟，这是与四时相逆的脉象，左手见此脉象，主病在肾脏，与肺脏也有一定的关系，腰为肾之府，故应当有腰痛的症状出现。

问：为什么会这样呢？

答：因为足少阴的经脉是贯肾络肺的，冬季脉应呈现沉紧之象，现在反而见浮而迟的肺脉，说明肾脏出现病变，所以当发生腰痛。

足太阳经脉发病，致使病人腰痛，可以牵引致经脉所经过的项、脊、尻、背等部位沉重不适。治疗时应刺其合穴委中，即在委中之脉刺之出其恶血，但在春季不要出血。

足少阳经脉发病，使人发生针刺入皮中一样的腰痛，痛时像针刺入皮中一样，渐渐的使人无法前俯后仰和左右顾盼，应刺少阳经脉所过处的成骨之端出血。成骨即膝外侧高骨独起处。若在夏季就不要出血。

足阳明经脉发病，使人腰痛，无法左右回顾，强行回顾则眼花缭乱，而且心情也容易悲伤，治疗时，应刺阳明经脉在胫骨前的足三里穴三次，及巨虚上下廉等穴，使之上下调和，并刺出恶血。若在秋季就不要出血。

足少阴经脉发病，使人腰痛，痛时牵引脊内作痛。治疗时，应刺足少阴经脉内踝上的复溜穴两次，若在春季就不要出血，如果出血过甚，则肾气虚损，病难以康复。

足厥阴经脉发病，使人腰痛，腰部有拘挛紧急的感觉，好像新张的弓弦一样。刺厥阴之脉，在小腿肚和足跟之间鱼腹外侧的蠡沟穴处，用手循摸，觉有累累硬结之处，就用针刺。这种病常使人言语沉默，精神不振，可以连刺三次。

解脉发病，使人腰痛，痛时牵引肩部，两目视物不清，有时遗尿。治疗时，应刺解脉在膝弯筋肉分界处，委中穴外侧的横脉（委阳穴）刺出血，以血色紫黑变红为止。

同阴之脉发病，使人腰痛，痛得好像有小锤梗塞在里面一样，并且郁积肿胀。治疗时，应刺同阴之脉，在外踝上绝骨之端，即阳辅穴，可以刺三次。

解脉发病，使人腰痛，好像撕裂一样，常作屈曲之状，不敢直立，时常发怒。治疗时，应刺解脉，在郄中之络脉结滞如黍米处，刺之有黑色血液射出，以血色变红为度。

阳维之脉发病，使人腰痛，痛处郁积肿胀。治疗时，应刺阳维之脉，其脉与足太阳会合于腿肚下间，即距离地面约一尺的承山穴。

衡络之脉发病，使人腰痛，身体只能前俯而不可后仰，后仰则可能倒地。这种病大多得于抬举重物时损伤腰部，使得衡络受伤，瘀血停积不去。用针刺法治疗，应在郄中大筋之间，上去郄中数寸处，在有血络横居的部位，针刺二次，并出其瘀血。

会阴之脉发病，使人腰痛，疼痛部位汗出，汗出时则欲饮水，饮水后又想走动。治疗时，应在直阳之脉上针刺三次，其部位在阳跷脉的申脉穴上三寸和足太阳经的委中穴下三寸有络脉横居处，有血络盛满出现的，针刺出其瘀血。

飞阳之脉发病，使人腰痛，疼痛部位郁积不通，严重的则出现情志悲哀或恐惧。治疗时，应刺飞阳之脉，其脉位于内踝上二寸，少阴脉之前，与阴维脉相会的地方。

昌阳之脉发病，使人腰痛，疼痛牵引到膺部，两目视物模糊，严重的则腰背向后反折,舌卷缩而无法言语。治疗时,应刺大筋内侧的复溜穴二次,其穴位于内踝上大筋的前面,足太阴经的后面,踝上二寸之处。

散脉发病,使人腰痛且发热,热甚的则引起心烦,腰以下的部位似乎横着一根木头在里面,严重的会引起遗尿。治疗时,应刺散脉在膝前骨肉分间,络外廉束脉之处,可刺三次。

肉里之脉发病,使人腰痛,不能咳嗽,咳嗽就会引起筋脉拘急。治疗时,应刺肉里之脉二次,其部位在太阳经脉之外,少阳经脉所过的绝骨之端处。

腰痛挟脊而痛,上至头项部强直不舒,两目视物不清,有时欲僵直倒地,这是足太阳经病的症候。治疗时,当刺足太阳经的委中穴出血。

腰痛牵引到少腹和䏚部,无法前俯或后仰。应刺腰尻交,即下髎穴,其部位位于两踝骨侠脊肌肉处,根据月的圆缺来增减针刺的次数,针刺后可以很快病愈。

腰痛时,疼痛部位上有寒冷感觉的,可以针刺足太阳、阳明,以散阴邪;疼痛部位上有发热感觉的,可以针刺足厥阴,以散风热;无法俯仰的,可以针刺足少阳,以转输枢机;若内中有热而喘的,可以针刺足少阴,以水来制火,或刺郄中的血络出血。

腰痛,疼痛部位上感觉寒冷的,属邪气盛的,就会引起脊背拘急而强直不舒,治疗时,应刺督脉的长强穴治之。

小腹疼痛,下连及睾丸,向后牵引到腰脊,疝痛,上冲于心,腰脊强直,小便黄赤,口中干燥的,治疗时,应取足太阳经的小肠腧。

腰脊疼痛强直牵引背部和少腹,前俯或后仰都很困难,无法仰卧呼吸,足部痿软无力且感到沉重,尻部抬不起来,小便色赤,腰部以下直到足部寒冷而麻木不仁,无法坐起来,治疗时,应取足太阳经的膀胱腧。

腰痛而不能俯仰,治疗时,应取足太阳经的中膂内腧穴。

腰脊痛而感觉寒冷,喜欢弯着腰,睾丸上缩的,治疗时,应取足太阳、少阳之络上髎穴。

腰痛不舒而无法俯仰,腰以下直到足部麻木不仁,或因邪气入脊而感到腰部寒冷的,治疗时,应取足太阳经的次髎穴。针刺时应先取缺盆,后取长强与八髎。

腰痛,大便困难,或泄泻完谷不化,腰尻感觉寒冷,治疗时,应取足太阳经的中髎穴。

腰痛而脊背拘急,胁下胀满,小腹坚硬拘急,治疗时,应取足太阳经的志室穴。

腰脊疼痛,怕风、少腹胀满坚硬且有下坠感,小便不通,应取足太阳经的胞肓穴治之。

腰痛而骶部寒冷,俯仰强急困难,前阴疼痛坠胀,小便不利,治疗时,应取足太阳经的秩边穴。

腰痛牵引及睾丸,小腹和大腿疼痛,身体既前俯,就无法后仰,治疗时,应刺足阳明经的气街穴。

腰痛不能够转侧,治疗时,应取足厥阴经的章门穴。

腰痛不能长时间站立,也无法俯仰,治疗时,应取足少阴经的京门穴和足厥阴经的行间穴。

腰痛牵引少腹疼痛,治疗时,应取足太阳经的下髎穴。

腰痛,无法俯仰,治疗时,应取足太阴经的阴陵泉穴。

腰痛,少腹胀满,小便不利,就像得了癃闭病一样,形体消瘦,时常感到恐惧,呼吸气不足,腹中不适,治疗时,应取足厥阴经的太冲穴。

腰痛连及少腹疼痛,治疗时,应取足厥阴经的阴包穴。

腰痛而大便困难的,治疗时,应取足少阴经的涌泉穴。

腰脊牵引疼痛好像要裂开一样,若邪气盛就会引起小便不通,畏寒怕冷,腰脊疼痛而嗜卧,口中觉热;若正气虚的则会引起腰痛,四肢厥冷,心胸烦闷,应足少阴经的大钟穴。

腰痛牵引脊内疼痛,治疗时,应取足少阴经的复溜穴。在春天不要刺出血,若出血过甚,就会引起正气虚弱而无法康复。

腰痛,以至无法将脚抬起和稍坐片刻,像是下车被绊倒一样,胫骨内有火热的感觉,应取足太阳经的申脉穴。

腰痛像有针锥横在里面,郁积而肿痛,不能够咳嗽,咳嗽则筋脉紧缩拘急,全身骨节疼痛,且没有固定的部位,恶寒发热,治疗时,应取足少阳经的阳辅穴。

腰痛不能够抬足,足跟和踝后疼痛,脚痿软无力,治疗时,应取足太阳经的仆参穴。

腰痛,挟脊两旁上到头项部强直拘急不适,两目视物不清,治疗时,应取足太阳经的委中穴。

腰痛,能够前俯而无法后仰,后仰则害怕倒地,这是由于抬举重物伤腰,瘀血停积所引起的,治疗时,应取足太阳经的殷门穴。

腰、脊、尻、股、臀感受阴寒邪气而剧痛,正气亏虚则血液妄行,邪气亢盛则发热疼痛,痔及会阴部痛、尻及臀部肿胀,大便泻出,治疗时,应取足太阳经的承扶穴。

三焦膀胱受病发少腹肿不得小便第九

【题解】本篇着重论述了三焦膀胱受病,发生小便不利,少腹肿满的诊断和主治腧穴。

【原文】

少腹肿痛,不得小便,邪在三焦约①。取之足太阳大络,视其络脉与厥阴小络结而血者;肿上及胃脘,取三里。

三焦病者,腹胀气满,少腹尤坚,不得小便,窘急,溢则为水,留则为胀。候在足太阳之外大络,络在太阳、少阳之间,

赤见于脉,取委阳。

膀胱病者少腹偏肿而痛,以手按之则欲小便而不得,眉(一本作肩)上热,若脉陷及足小指外侧及胫踝后皆热者,取委中。

病在少腹痛,不得大小便,病名曰疝。得寒则少腹胀,两股间冷。刺腰髁间,刺而多之尽炅②,病已。

少腹满大,上走胸至心,索索然身时寒热,小便不利,取足厥阴。

胞转③不得溺,少腹满,关元主之。

小便难,水胀满,出少,胞转不得溺,曲骨主之。

少腹胀急,小便不利,厥气上头巅,漏谷主之。

溺难,痛,白浊,卒疝,少腹肿,咳逆呕吐,卒阴跳,腰痛不可以俯仰,面苍黑,热,腹中肿满,身热,厥痛,行间主之。

少腹中满,热闭不得溺,足五里主之。

少腹中满(一本作痛),小便不利,涌泉主之。

筋急身热,少腹坚肿,时满,小便难,尻股寒,髀枢痛引季胁,内控八髎,委中主之。

阴胞④有寒,小便不利,扶承主之。

【注释】

①邪在三焦约:约,三焦约束水道的功能失常。意谓邪在三焦,致使三焦约束水道的功能失调。

②刺而多之尽炅:刺而多之,即多刺之。炅,热。尽炅,小腹全部发热。

③胞转:转,扭转。胞系扭绞缠结。

④阴胞:指膀胱。

【译文】

少腹肿胀疼痛，小便不利，这是三焦受邪，使三焦的约束功能失常所引起的。由于三焦连属于膀胱，故治疗时，应取足太阳经的大络委阳穴治疗，并在足太阳经的络脉和足厥阴经的孙络交结而有瘀血之处，针刺出血；如果少腹肿痛，向上连及胃脘，这是水邪上犯，治疗时，可取足阳明经的足三里穴，培土以制水。

三焦发生病变，则引起腹胀气满，少腹部硬满尤甚，小便不通而急迫，若水气溢于四肢则为水肿，停留在一处则为胀。其证候反应在足太阳经之外的大络，即在太阳和少阳之间，脉上有赤色出现。治疗时应取足太阳经的委阳穴。

膀胱发生病变，则引起少腹肿胀疼痛，用手按之则想小便但又解不出，若其经脉出现下陷的征象，且在其经脉循行的部位如眉上、足小趾外侧、胫部、踝后等处，有发热之感的，治疗时可取足太阳经的委中穴。

少腹部发生病变且疼痛，大便困难，小便不利，病名叫做"疝"。感受寒邪则致少腹胀满，两股间感到寒冷，可以针刺腰髁间的腧穴，应多刺一些穴位，直到少腹部有热感，病就会痊愈。

少腹部胀满膨大，其气上逆到心胸，全身时常有寒热的感觉，小便不利，这是肝气上逆的缘故，治疗时可以取足厥阴经的穴位。

胞系扭转，小便不出，少腹胀满的，治疗时，应取任脉的关元穴。

小便难解，水停腹部胀满，排尿量少，胞系扭转而小便不出的，治疗时，应取任脉的曲骨穴。

少腹胀满拘急，小便不利，气逆而上冲头顶的，治疗时，应取足太阴经的漏谷穴。

小便不利，尿道疼痛，小便白浊，突然疝痛，少腹肿胀，咳嗽气逆呕吐，突然出现阴缩，腰痛不能够俯仰，面色青黑，腹中胀满，全身发热，厥逆疼痛症状，治疗时，应取足厥阴经的行间穴。

少腹胀满，热邪郁闭而小便不通，治疗时，应取足厥阴经的五里穴。

少腹胀满，小便不利，应取足少阴经的涌泉穴治之。

筋脉拘急，全身发热，少腹部坚硬而肿，时常胀满，小便不利，尻和股部寒冷，髀枢牵引季胁部疼痛，向内控引至八髎处，治疗时，应取足太阳经的委中穴。

膀胱有寒，小便不利，治疗时，应取足太阳经的承扶穴。

三焦约内闭发不得大小便第十

【题解】本篇着重论述三焦通调水道的功能失常,导致大小便不利的主治腧穴。

【原文】

内闭不得溲①,刺足少阴、太阳与骶上,以长针②。气逆,取其太阴、阳明③。厥甚,取少阴、阳明动者之经④。

三焦约,大小便不通,水道主之。

大便难,中注及太白主之。

大便难,大钟主之。

【注释】

①内闭不得溲:内闭,膀胱之气闭塞。溲,此指小便。

②刺足少阴、太阳与骶上:刺足少阴之涌泉、筑宾,足太阳之委阳、飞扬、仆参、金门等穴。骶上,即督脉尾骶骨之上的长强穴。

③取其太阴、阳明:取足太阴的隐白、公孙,足阳明的三里、解溪穴。

④取少阴,阳明动者之经:取足少阴之复溜,足阳明之解溪穴。

【译文】

三焦的通调水道功能失常,水气闭蓄,小便不通的,治疗时,可用长针刺足少阴、足太阳与尾骶上的腧穴,以通利小便。如水气上逆,应取足太阴、足阳明的腧穴治之,补土以制水。若水气上逆太过,治疗时,应取足少阴,足阳明的经穴,以降其逆。

三焦的约束功能失常,大便困难、小便不通的,治疗时,应取足阳明经的水道穴。

大便困难,治疗时,可取足少阴经的中注穴和足太阴经的太白穴。

大便困难,治疗时,可取足少阴经的大钟穴。

足厥阴脉动喜怒不时发癞疝遗溺癃第十一

【题解】本篇着重论述由于足厥阴经脉受病,或喜怒不节所导致的癫疝、遗尿、癃闭等病变的症状和主治腧穴。

【原文】

黄帝问曰：刺节言去衣者，刺关节之支络者，愿闻其详。

岐伯对曰：腰脊者，人之关节；股胻者，人之趋翔①；茎垂者，身中之机，阴精之候，津液之道路也。故饮食不节，喜怒不时，津液内流，而下溢于睾，水道不通，日大不休，俯仰不便，趋翔不能，荣然有水②，不上不下③，铍石所取，形不可匿，裳不可蔽，名曰去衣。

曰：有癃者，一日数十溲，此不足也；身热如炭，颈膺如格④，人迎躁盛，喘息气逆，此有余也（《素问》下有阳气大盛于外一句）；太阴脉微细如发者，此不足者也。其病安在？

曰：病在太阴，其盛在胃，颇在肺，病名曰厥，死不治。此得五有余二不足。

曰：何谓五有余，二不足？

曰：所谓五有余者，病之气有余也；二不足者，亦病气之不足也。今外得五有余，内得二不足，此其不表不里，亦死证明矣。

狐疝惊悸少气，巨阙主之。

阴疝⑤引睾，阴交主之。

少腹痛，溺难，阴下纵，横骨主之。

少腹疝，卧善惊，气海主之。

暴疝痛少腹大热，关元主之。

阴疝气疝，天枢主之。

癫疝，大巨及地机、中郄主之。

阴疝痿茎中痛，两丸骞痛，不可仰卧，刺气街主之。

阴疝，冲门主之。

男子阴疝，两丸上下，小腹痛，五枢主之。

阴股内痛，气逆，狐疝走上下，引少腹痛，不可俯仰，商丘主之。

狐疝，太冲主之。

阴跳遗溺，小便难而痛，阴上入腹中，寒疝阴挺⑥出，偏大肿，腹脐痛，腹中悒悒不乐，大敦主之。

腹痛上抢心，心下满，癃，茎中痛，怒肿不欲视，泣出，长太息，行间主之。

癫疝，阴暴痛，中封主之（《千金》云：癫疝，阴暴痛，痿厥身体不仁）。

疝，癃，脐少腹引痛，腰中痛，中封主之。

气癃，小便黄，气满，虚则遗溺，身时寒热，吐逆，溺难，腹满，石门主之。

气癃癫阴急，股枢腨内廉痛，交信主之。

阴跳腰痛，实则挺长，寒热，挛，阴暴痛，遗溺，偏大，虚则暴痒，气逆，肿睾，卒疝，站便不利如癃状，数噫，恐悸，气不足，腹中悒悒，少腹痛，嗌中有热，如有息肉状，背挛不可俯仰。蠡沟主之。

丈夫癫疝，阴跳，痛引篡中，不得溺，腹中支胁下榰满，闭癃，阴痿，后时泄，四肢不收，实则身疼痛，汗不出，目䀮䀮然无所见，怒欲杀人，暴痛引腰下节，时有热气，筋挛膝痛，不可屈伸，狂如新发，衄，不食，喘呼，少腹痛引嗌，足厥痛，涌泉主之。

癃疝，然谷主之。

卒疝，少腹痛，照海主之。病在左，取右，右取左。立已。

阴暴起，疝，四肢淫泺，心闷，照海主之。

疝，至阴主之。

遗溺，关门及神门、委中主之。

胸满膨膨然，实则癃闭，腋下肿痛，虚则遗溺，脚急兢兢然⑦，筋急痛，不得大小便，腰痛引腹不得俯仰，委阳主之。

气癃，中窌主之。

气癃溺黄，关元及阴陵泉主之（《千金》云：寒热不节，肾病不可以俯仰）。

气癃，小便黄，气满，虚则遗溺，石门主之。

癃，遗溺，鼠鼷痛，小便难而白，期门主之。

小便难，窍中热⑧，实则腹皮痛，虚则痒搔，会阴主之。

小肠有热，溺赤黄，中脘主之。

溺黄，下廉主之。

小便黄赤，完骨主之。

小便黄，肠鸣相逐，上廉主之。

劳瘅，小便赤难，前谷主之。

【注释】

①趋翔：趋，快走。翔，飞翔。

②荥然有水：荥，小水貌。意为水液蓄积。

③不上不下：不上，上气不通；不下，小便及气不下泄。

④颈膺如格：咽喉与胸膺部上下格阻不通。

⑤阴疝：阴聚于阴而致阴器肿大而痛之疝病。

⑥阴挺：即子宫脱垂。

⑦兢兢然：不安貌。

⑧窍中:指尿道。

【译文】

黄帝问道:刺节中所说的去衣,是就刺关节支络而言,我想听你讲讲其中的道理。

岐伯回答说:腰和脊为人身的大关节;股和胫是主持人体行走的重要部位;阴茎和睾丸,是人身的机窍,阴精由此而外泄,又是津液的通道。所以饮食无节制,喜怒超常,都可以使津液的输注失常而内流,如果下流于阴囊,引起水道不通,日益长大不止,则身体俯仰困难,无法行动,水液积蓄于阴囊之中,气不能上通,水无法下泄。可以用铍针放出其水,使水液不能隐藏,不再闭塞不通,这就是所谓的去衣。

问:瘅病患者,一日数十次小便,这是不足的现象;全身发热如炭火一样,咽喉和胸膺之间,似有东西堵塞,人迎脉跳动洪数,喘息气逆,这是有余的现象;太阴脉微细得像头发一样,这是不足的征象。这种病是什么部位出现病变呢?

答:这种病发生在太阴,热邪炽盛在胃,而与肺也密切相关,病名叫做厥,属于死候。这是五有余和二不足的证候。

问:五有余和二不足指的是什么呢?

答:五有余,是指身热如炭、颈膺如格、人迎躁盛、喘息气逆等病气有余的证候;二不足,是指一日数十小便和脉微细等正气不足的证候。现在外面得的是五有余症,里面得的是二不足症,若攻其邪则会伤正,若补其虚则会恋邪,此既非表证,也为里证,由于其病情违逆,故可断定为死症。

狐疝而心惊悸不宁,呼吸少气,治疗时,应取任脉的巨阙穴。

阴疝,牵引睾丸作痛,应取任脉的阴交穴治之。

少腹疼痛而排尿困难,前阴弛纵,治疗时,应取足少阴经的横骨穴。

少腹疝痛,睡卧则时常惊恐,治疗时,应取任脉的气海穴。

突发疝病疼痛,少腹部热甚的,治疗时,应取任脉的关元穴。

阴疝和气疝,治疗时,应取足阳明经的天枢穴。

癫疝,治疗时,应取足阳明经的大巨及足太阴经的地机、足厥阴经的中郄(即中都)三穴。

阴疝阴痿,阴茎中痛,睾丸上缩而疼痛,无法仰卧的,治疗时,应取足阳明经的气街穴。

阴疝,治疗时,应取足太阴经的冲门穴。

男子阴疝,两侧睾丸时上时下,小腹疼痛,应取足少阳经的五枢穴。

大腿内侧疼痛,气逆于内,狐疝时上时下,牵引少腹作痛,身体无法

卷第九

俯仰，治疗时，应取足太阴经的商丘穴。

狐疝，治疗时，应取足厥阴经的太冲穴。

睾丸上缩且有遗尿，小便排泄不利而茎中疼痛，前阴上缩入于腹中，寒疝或阴挺出，睾丸偏大而肿，脐腹疼痛，腹中不适的，治疗时，应取足厥阴经的大敦穴。

腹痛，气上冲心，心下胀满，小便点滴而出，阴茎中痛，发怒瞪目而讨厌视物，眼泪流出，长声叹气。治疗时，应取足厥阴经的行间穴。

癞疝，前阴剧痛的，治疗时，应取足厥阴经的中封穴。

疝病，小便困难，脐和少腹牵引作痛，腰中亦痛的，治疗时，应取足厥阴经的中封穴。

气化不行，以致小便点滴不畅，尿色黄，少腹气满，气虚则遗尿，全身时作寒热，呕吐气逆，小便不利且少腹胀满，治疗时，应取任脉的石门穴。

气癃与癞疝病，前阴拘急，股枢及腿肚内侧疼痛，治疗时，应取足少阴经的交信穴。

睾丸上缩而腰痛，邪气亢盛则阴器挺长，身发寒热而筋脉拘挛，阴部剧痛，遗尿，一侧睾丸肿大，正气不足就会引起阴部奇痒而气逆，睾丸肿大，突然疝痛，小便不利如癃病一样，或嗳气频数，恐惧心悸，气虚不足，腹中不适，少腹疼痛，咽喉觉热，像生有息肉，背部拘挛无法俯仰，应取足厥阴经的蠡沟穴。

男子患癞疝，睾丸上缩，疼痛牵引会阴部，无法排泄小便，腹部和胁下支撑胀满，小便不通或不利，阳痿，大便泄泻，四肢弛缓无力，若邪气盛则会出现身体疼痛，汗不出，两目视物不清，或大怒时想要杀人，或突然阴部疼痛，牵引腰部关节，时常有发热的感觉，筋脉拘挛，膝关节疼痛，无法屈伸，或如新发狂证，鼻出血，不进饮食，喘息呼叫，少腹疼痛连及咽喉，足部疼痛，治疗时，应取足少阴经的涌泉穴。

疝病见小便不利，点滴而出的，治疗时，应取足少阴经的然谷穴。

突发疝病，少腹疼痛，治疗时，应取足少阴经的照海穴。若少腹左侧痛的，针刺右足的照海穴；若少腹右侧痛的，针刺左足的照海穴。刺后病即可痊愈。

阴部突发疝病，四肢酸痛无力，心闷，治疗时，应取足少阴经的照海穴。

疝病，治疗时，可取足太阳经的至阴穴。

遗尿，治疗时，应取足阳明经的关门穴，手少阴经的神门穴及足太阳经的委中穴。

胸中膨膨然胀满，若邪气盛，则引起小便癃闭，腋下肿痛，若正气虚，则会引起遗尿,足部拘急不安,筋脉拘挛疼痛,无法大小便,腰痛牵引及腹部,身体无法俯仰,治疗时,应取足太阳经的委阳穴。

膀胱气化不行,以致小便不利点滴而出的,治疗时,应取足太阳经的中髎穴。

气癃而尿黄的,治疗时,应取任脉的关元穴与足太阴经的阴陵泉穴。

气癃而尿黄,气胀满,正气虚则遗尿的,治疗时,应取任脉的石门穴。

小便不利或遗尿,腹股沟部位疼痛,小便不利而尿色白的,治疗时,应取足厥阴经的期门穴。

小便滞涩难解,尿道中感觉发热,若邪气盛则引起腹皮疼痛,正气虚则引起腹皮瘙痒,治疗时,应取任脉的会阴穴。

小肠有热,出现尿黄赤的,治疗时,应取任脉的中脘穴。

小便色黄,若由于小肠之热移于膀胱的,治疗时,应取足阳明经的巨虚下廉。

小便色黄赤,若由于胆经有热所致的,治疗时,应取足少阳经的完骨穴。

小便色黄,肠鸣而有水气上下逐荡的,治疗时,应取足阳明经的巨虚上廉。

因劳伤而发黄疸,小便涩滞难解而色赤,治疗时,应取足太阳经的前谷穴。

足太阳脉动发下部痔脱肛第十二

【题解】本篇着重论述足太阳经脉受病发生痔病和脱肛的主治腧穴。

【原文】

痔痛,攒竹主之。

痔,会阴主之。凡痔与阴阳通者,死。阴中诸病①,前后相引痛,不得大小便,皆主之。

痔,骨蚀,商丘主之。

痔,篡痛②,飞扬、委中及扶承主之。

痔,篡痛,承筋主之。

脱肛,下利,气街主之。

【注释】

①阴中诸病:前后二阴的多种病证。

②篡:二阴之间的部位。

【译文】

痔疮疼痛,治疗时,应取足太阳经的攒竹穴。

痔疮,治疗时,应取任脉的会阴穴。凡痔病溃疡与前阴相通的,主死。二阴的各种疾病,凡前后阴相互牵引疼痛,大小便不通的,都可以取会阴穴治之。

痔疮及骨蚀病,治疗时,应取足太阴经的商丘穴。

痔病,会阴部疼痛的,治疗时,应取足太阳经的飞扬、委中、承扶三穴。

痔病,会阴部疼痛的,治疗时,应取足太阳经的承筋穴。

肛门直肠脱出,泄利的,治疗时,应取足阳明经的气街穴。

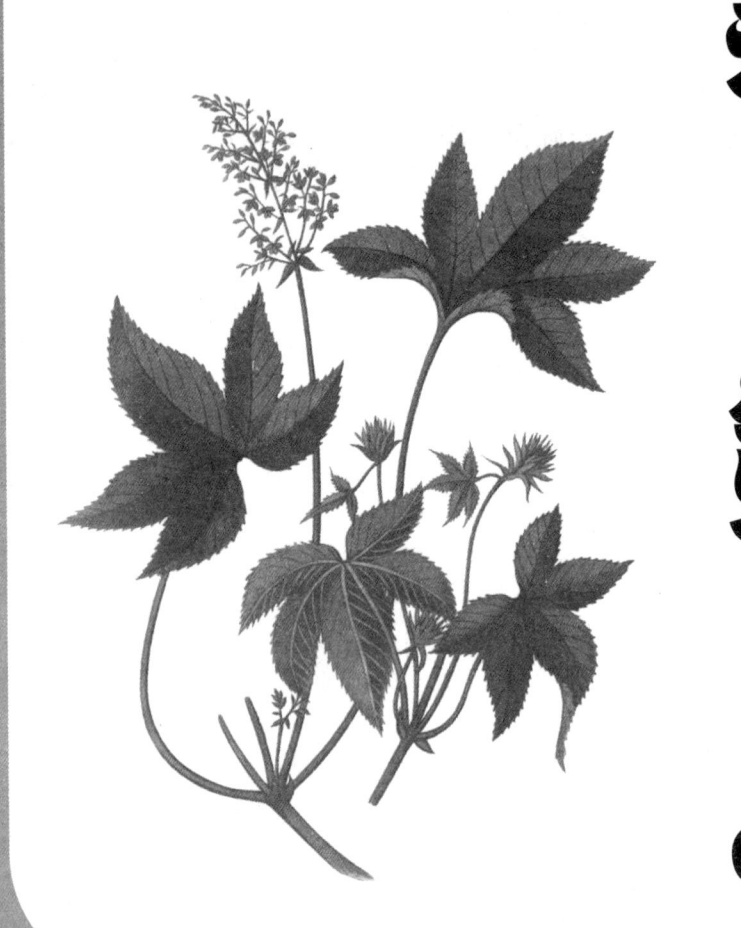

巻第十

阴受病发痹第一　上

【题解】本篇着重论述阴分受邪而发生的各种痹病。阐述了周痹和众痹的不同特点,以及皮、肉、脉、筋、骨五痹与五脏的关系,指出风、寒、湿三气是导致痹病的主要原因。

【原文】

黄帝问曰:周痹之在身也,上下移徙①,随其脉上下,左右相应,间不容空②。愿闻此痛在血脉之中耶?将在分肉之间乎?何以致是?其痛之移也,间不及下针;其蓄痛之时,不及定治而已止矣。何道使然?

岐伯对曰:此众痹也,非周痹也。此各在其处,更发更止,更居更起,以左应右,以右应左。非能周也,更发更休。刺此者,痛虽已止,必刺其处,勿令复起。

曰:周痹何如?

曰:周痹在于血脉之中,随脉以上,循脉以下,不能左右,各当其所。其痛从上下者,先刺其下以遏之,后刺其上以脱之;其痛从下上者,先刺其上以遏之,后刺其下以脱之。

曰:此病安生?因何有名?

曰:风、寒、湿气客于分肉之间,迫切而为沫。沫得寒则聚,聚则排分肉而分裂,分裂则痛,痛则神归之,神归之则热,热则痛解,痛解则厥③,厥则他痹发,发则如是。此内不在脏,而外未发于皮,独居分肉之间,真气不能周,故名曰周痹。

故刺痹者,必先循切其上下之大经,视其虚实,及大络之血结而不通者,及虚而脉陷空者而调之,熨而通之,其瘈紧者,转引而行之④。

曰:何以候人之善病痹者?

少俞对曰:粗理而肉不坚者善病痹。欲知其高下,视其三部⑤。

曰:刺有三变⑥,何也?

曰:有刺营者,有刺卫者,有刺寒痹之留经者。刺营者出血,刺卫者出气,刺寒痹者内热。

曰:营、卫、寒痹之为病奈何?

曰:营之生病也,寒热少气,血上下行。卫之生病也,气痛时来去,怫忾贲响⑦,风寒客于肠胃之中。寒痹之为病也,留而不去,时痛而皮不仁。

曰:刺寒痹内热奈何?

曰：刺布衣者，用火焠之。刺大人者，药熨之。方用醇酒二十升、蜀椒一升、干姜一升、桂一升、凡四物，各细咬咀⑧，著清酒中。绵絮一斤，细白布四丈二尺，并内酒中。置酒马矢煴中，善封涂，勿使气泄，五日五夜，出布絮暴干，复渍之，以尽其汁。每渍必晬⑨其日乃出布絮干之，并用滓与絮，布长六七尺为六巾。即用之生桑炭炙巾，以熨寒痹所乘之处，令热入至于病所；寒，复炙巾以熨之，三十遍而止；即汗出，炙巾以拭身，以三十遍而止。起不内中；无见风。每刺必熨，如此病已矣，此所谓内热。

曰：痹将安生？

曰：风、寒、湿三气杂至合而为痹。其风气胜者为行痹⑩；寒气胜者为痛痹⑪；湿气胜者为著痹⑫。

曰：其有五者何也？

曰：以冬遇此者为骨痹；以春遇此者为筋痹；以夏遇此者为脉痹；以至阴⑬遇此者为肌痹；以秋遇此者为皮痹。

曰：内舍五脏六腑，何气使然？

曰：五脏皆有合，病久而不去者，内舍于合。故骨痹不已，复感于邪，内舍于肾；筋痹不已，复感于邪，内舍于肝；脉痹不已，复感于邪，内舍于心；肌痹不已，复感于邪，内会于脾；皮痹不已，复感于邪，内舍于肺。所谓痹者，各以其时感于风、寒、湿之气也。

诸痹不已，亦益内也⑭。其风气胜者，其人易已。

曰：其时有死者，或疼久者，或易已者，何也？

曰：其入脏者死，其留连筋骨间者疼久，其留连皮肤间者易已。

曰：其客六腑者何如？

曰：此亦由其饮食居处为其病本也。六腑各有腧，风、寒、湿气中其腧，而食饮应之，循腧而入，各舍其腑也。

曰：以针治之奈何？

曰：五脏有腧，六腑有合，循脉之分，各有所发。各治其过，则病瘳矣。

曰：营卫之气，亦令人痹乎？

曰：营者水谷之精气也，和调五脏，洒陈六腑，乃能入于脉。故循脉上下，贯五脏，络六腑。卫者水谷之悍气者，其气剽疾⑮滑利，不能入于脉也。故循皮肤之中，分肉之间，熏于肓膜，聚（《素问》作散）于胸腹。逆其气则病，顺其气则愈，不与风、寒、湿气合，故不痹也。

【注释】

①上下移徙：上下移动。

②间不容空：没有间隔时间。
③厥：气逆之意。
④转引而行之：用针刺及导引法来促进气血运行。
⑤三部：人体上、中、下三部。
⑥三变：三种不同的刺法，即刺营、刺卫、刺寒痹三法。
⑦怫（fú 拂）忾贲响：怫忾，气郁满闷。贲响，肠鸣。
⑧哎咀：古代将药咬碎称为哎咀。
⑨晬：一昼夜的时间。
⑩行痹：疼痛走窜不定之痹证。
⑪痛痹：剧痛不移之痹证。
⑫著痹：重着麻木之痹证。
⑬至阴：即农历六月，又称长夏。
⑭益内：向内发展。
⑮剽疾：急速的意思。

【译文】

黄帝问道：人体患周痹病，其疼痛上下移动，往往随着病邪所在的经脉，在上下左右相应的部位发作，无休止。这种痛是发生在血脉之中呢？还是在分肉之间呢？出现这种情况的原因是什么？其疼痛部位移动很快，有时来不及下针；其疼痛聚在一处时，还来不及确定治法，疼痛却已经停止了，道理何在呢？

岐伯回答说：你所说的这是众痹而非周痹。众痹的临床表现是，其疼痛各有一定的部位，且为交替发作。右侧肢体有病可以影响到左侧，左侧肢体有病可以影响到右侧，所以左右移易的交替发作是此病疼痛的特点，而不能同时周遍全身。刺众痹时，疼痛虽然已经停止，仍必须针刺其处，以便疼痛不再复发。

问：周痹的发病又是怎样的呢？

答：周痹是邪气在血脉之中，发作时随着血脉或向上或向下的交替出现，不像众痹那样疼痛左右交替出现和有一定的部位。针刺治疗周痹时，若疼痛是从上向下行的，应先刺其下部的穴位，以阻止病邪向下发展，而后再刺其上部原发部位的穴位，以除去病根；若疼痛是从下向上行的，就应先刺其上部的腧穴，以阻止病邪向上发展，而后再刺其下部原发部位的腧穴，以除去病根。

问：这种病是怎样发生的呢？为什么叫周痹？

答：风寒湿三种邪气客犯于分肉之间，逼迫津液化为汁沫。汁沫遇到寒冷就凝聚不散,凝聚则排挤分肉,使腠理分裂而引发疼痛。痛则使神气集中于痛处,神气集中就产生热量,热量产生后寒凝得散而痛解。但疼痛虽解,其气尚逆,寒气又随血脉于别处凝聚,故其他部位又出现痹痛。周痹就是这样的反复发作,此痹痛,邪气内不在脏腑,外不在皮肤,独居在分肉之间,经气受阻无法周行全身,所以叫做周痹。

因此,针刺周痹时,必须先循按其上下的经脉,诊察其属虚属实,以及大络是否有血液郁结而不得通畅,脉气是否有陷下而虚空的,然后再根据实际情况进行调治,针刺或加热熨法以温通其经脉,若筋肉挛急的,可采用针刺或导引按摩法,以行其经气。

黄帝问道:如何诊察容易患痹病的人呢?

少俞回答说:凡是腠理疏松而肌肉脆弱者,就容易导致痹病。要想弄明白易患痹病的高下部位,就应审察人体的上、中、下三部哪一部分肌肉最为脆弱。

问:针刺有三种不同的方法,是指哪三种呢?

答:即刺营、刺卫和刺寒痹留结经脉等三种刺法。刺营应刺出血,刺卫应疏通其气,刺寒痹留结经脉的,应用火粹、药熨等法纳热,目的在于温通经络。

问:营、卫、寒痹病有哪些证候表现?

答:营病,则阴虚而阳邪乘之,阴与阳争,故引起寒热,阴虚则阳无以生,故少气,邪在血中,故随血上下移动。卫病,则气受到阻滞而为痛,气行则痛止,故其痛时来时去,并见气郁满闷和肠鸣等症,这是风寒邪气侵犯肠胃所致。寒痹病是寒邪留结经脉,凝滞不去,故时常疼痛,且兼见皮肤麻木不仁。

问:刺寒痹如何纳热呢?

答:由于人的体质各异,因而纳热的方法也不尽相同。对一般劳动人民,针刺后须用火针或艾灸以纳热。对有地位的人,针刺后要用药物加热熨贴纳热。方用:醇酒二十升,蜀椒一升,干姜一升,桂一升。上述药物,制成细块,于酒中浸泡。再将棉絮一斤,细白布四丈二尺,一起置于酒中。然后将酒器密封,不使泄气,放在马粪火中煨烤,待五天五夜后,将布和棉絮取出晒干,干后再浸,每次要浸一昼夜的时间,直至酒和药汁完全浸干为止。将布每长六七尺作成一个夹袋,共作六个夹袋,把干药渣和棉絮分装在夹袋内,然后用生桑炭火烤炙夹袋,烤热后熨贴在寒痹的部位上,使热力渗透到病处。袋凉后再烤,仍如法熨贴。这样反复熨贴三十遍为止,这时病人汗出,将夹袋烤热擦身,同样三十遍为止。

最后让病人在密室内散步,不要见风。每次针后,都要用上述方法熨贴,这样病就会痊愈。此即上面所说的刺寒痹纳热法。

问:痹病是怎样发生的呢?

答:风、寒、湿三气夹杂在一起侵犯人体,就会引发痹病。若风气偏盛的称做行痹;寒气偏盛的称做痛痹;湿气偏盛的称做著痹。

问:痹病有五种说法,是指哪五种?

答:若正值冬季遇此三气而引发痹病的叫骨痹,因冬与骨相应;正值春季遇此三气而引发痹病的叫筋痹,因春与筋相应;正值夏季遇此三气而引发痹病的叫脉痹,因夏与脉相应;正值长夏季节遇此三气而引发痹病的叫肌痹,因长夏与肌肉相应;正值秋季遇此三气而引发痹病的叫皮痹,因秋与皮毛相应。

问:痹病向内深入于五脏六腑,何以致此呢?

答:五脏与皮、肉、筋、脉、骨皆有内外相应合的关系,若皮、肉、筋、脉、骨的病日久不愈,便会向内侵入于其相应合的脏器。故骨痹日久不愈,复感邪气,就会深入于肾;筋痹不愈,复感邪气,就会深入于肝;脉痹日久不愈,复感邪气,就会深入于心;肌痹日久不愈,复感邪气,就会深入于脾;皮痹日久不愈,复感邪气,就会深入于肺。这五种痹症,都是在各自相应的季节里,感受风、寒、湿三种病邪所引起的。

各种痹病,若日久不愈,就会日益深入发展。只有风气偏盛的痹病,较易痊愈。

问:痹病患者,有死亡的,有久痛不愈的,有容易痊愈的,道理何在呢?

答:痹病若传入五脏,病情深重,脏气败坏就会引起死亡;若痹病留连在筋骨之间,邪不易出,则痛久难愈;若留连在皮肤之间,邪浅易散,就易痊愈。

问:痹侵犯到六腑,这是什么原因引起的呢?

答:其发病的根本原因为,痹入六腑,饮食不节和起居失常。六腑各有腧穴,风、寒、湿三气外侵其腧,饮食不节伤于内,内外相合,邪气乘虚顺着腧穴而入,各侵犯其本腑。

问:如何用针刺治疗五脏六腑的痹病?

答:五脏痹当取其腧穴,六腑痹当取其合穴。这些穴位,都在各经经脉所循行的部位,也都是本经的脉气所发。因此,根据五脏六腑的发病情况,分别针刺其腧穴或合穴,病则可痊愈。

问:营气和卫气,也能使人发生痹病吗?

答：营是水谷的精气所化生，上传于肺以营养五脏，布达于六腑，而后入于脉中。所以循着经脉上下，贯通五脏，联络六腑。卫是水谷的悍气所化生，其气猋疾滑利，无法入于脉。所以循行于皮肤腠理之间，熏蒸于肓膜，于胸腹中聚积。若营卫气逆，就会生病；若营卫顺调，病就痊愈。由于营卫不与风、寒、湿气相合，因而不能引发痹病。

阴受病发痹第一 下

【题解】本篇着重论述了痹病痛与不痛的机理，以及诸痹的症状和主治腧穴。

【原文】

黄帝问曰：痹或痛，或不痛，或不仁，或寒，或热，或燥，或湿者，其故何也？

岐伯对曰：痛者，其寒气多，有寒故痛。其不痛不仁者，病久入深，营卫之行涩，经络时疏①，故不痛，皮肤不营，故不仁。其寒者，阳气少，阴气多，与病相益，故为寒。其热者，阳气多，阴气少，病气胜，阳乘阴，故为热。其多寒汗出而濡者，此其逢湿胜也。其阳气少，阴气盛，两气相感②，故寒汗出而濡也。

夫痹在骨则重，在脉则血凝而不流，在筋则屈而不伸，在肉则不仁，在皮则寒，故具此五者则不痛。凡痹之类，逢寒则急，逢热则纵。

曰：或有一脉生数十病者，或痛，或痈，或热，或寒，或痒，或痹，或不仁，变化无有穷时，其故何也？

曰：此皆邪气之所生也。

曰：人有真气，有正气③，有邪气，何谓也？

曰：真气者，所受于天，与水谷气并而充身者也。正气者，正风，从一方来，非虚风也（《太素》云非灾风也）。邪气者，虚风也。虚风之贼伤人也，其中人也深，不得自去。正风之中人也浅而自去，其气柔弱，不能伤真气，故自去。

虚邪之中人也，凄索动形，起毫毛而发腠理，其入深。内薄于骨，则为骨痹；薄于筋，则为筋挛；薄于脉中，则为血闭而不通，则为痈；薄于肉中，与卫气相薄，阳胜则为热，阴胜则为寒，寒则真气去，去则虚，虚则寒；薄于皮肤，其气外发，腠理开，毫毛摇。气（一本作淫气）往来微行则为痒；气留而不去,故为痹;卫气不行,则为不仁。

病在骨,骨重不可举,骨髓酸痛,寒气至,名曰骨痹。深者,刺无伤脉肉为故。其道大、小分④,骨热病已。

病在筋,筋挛节痛,不可以行,名曰筋痹。刺筋上为故。刺分肉间,不可中骨,病起筋热,病已止。

病在肌肤,肌肤尽痛,名曰肌痹。伤于寒湿,刺大分小分,多发针而深之,以热为故;无伤筋骨,筋骨伤,痈发若变。诸分尽热。病已止。

曰:人身非衣寒也,中非有寒气也,寒从中生者何?

曰:是人多痹,阳气少而阴气多,故身寒如从水中出。

曰:人有身寒,汤火不能热也,厚衣不能温也,然不为冻栗,是为何病?

曰:是人者,素肾气胜,以水为事⑤,太阳气衰,肾脂枯不长。肾者,水也,而主骨,肾不生则髓不能满,故寒甚至骨。所以不能冻栗者,肝,一阳也,心,二阳也,肾,孤脏也,一水不能胜上二火,故不能冻栗。病名曰骨痹,是人当挛节。

着痹不去,久寒不已,为骭痹。

骨痹举节不用而痛,汗注,烦心,取三阴之经补之。

厥痹者,厥气上及腹,取阴阳之络,视主病者,泻阳补阴经也。

风痹注病(《灵枢》作淫泺),不可已者,足如覆冰,时如入汤中,肢胫淫泺,烦心头痛,时呕时闷,久则目眩,眩已汗出,悲以喜怒,短气不乐,不出三年死。

足髀不可举,侧而取之,在枢阖中,以圆利针,大针大可。

膝中痛,取犊鼻,以圆利针,针发而间之。针大如耗,刺膝无疑。

足不仁,刺风府。

腰以下至足,清不仁,不可以坐起,尻不举,腰腧主之。

痹,会阴及太渊、消泺、照海主之。

嗜卧,身体不能动摇,大湿,三阳络主之。

骨痹烦满,商丘主之。

足下热,胫痛不能久立,湿痹不能行,三阴交主之。

膝内廉痛引髌,不可屈伸,连腹,引咽喉痛,膝关主之。

痹,胫肿,足跗不收,跟痛,巨虚下廉主之。

胫痛,足缓失履,湿痹,足下热,不能久立,条口主之。

胫苔苔(一本作苦)痹⑥,膝不能屈伸,不可以行,梁丘主之。

膝寒痹不仁不可屈伸,髀关主之。

肤痛痿痹,外丘主之。

膝外廉痛,不可屈伸,胫痹不仁,阳关主之。

髀痹引膝股外廉痛,不仁,筋急,阳陵泉主之。

寒气在分肉间,痛攻上下,筋痹不仁,中渎主之。

髀枢中痛,不可举,以毫针,寒留之,以月生死为病数,立已。长针亦可。

腰胁相引痛急,髀筋瘛,胫痛不可屈伸,痹不仁,环跳主之。

风寒从足少指起,脉痹上下,胸胁痛无常处,至阴主之。

足大指搏伤⑦,下车挃地⑧,通背指端伤,为筋痹,解溪主之。

【注释】

①疏:空虚之意。

②两气相感:阳虚阴盛之体质与感受的寒湿之气相结合。

③正气:即正风,指四时的正常气候。

④道:此指针行之道。

⑤以水为事:在水湿环境中工作。

⑥苕苕(tiáo tiáo 迢迢):久远之意。

⑦搏伤:即击伤。

⑧挃(zhì 至)地:撞地之意。

【译文】

黄帝问道:痹病患者有着不同的症状,有的痛,有的不痛,有的肌肤麻木不仁,有的感觉身寒,有的感觉身热,有的皮肤干燥,有的皮肤湿润,这是什么原因呢?

岐伯回答说:痛是寒邪偏盛,寒性凝滞,经络气血不通,有寒所以引发痛。不痛与肌肤不仁者,表明病情久延,邪气深入,营卫运行滞涩,以致经络有时空虚,所以不痛,皮肤失去营养,所以失去感觉而麻木不仁。身寒的,是由于病人本来就阳气偏少,阴气偏多,加之感受风邪后,阴气与病气相并,胜过阳气,故身寒。身热的,是由于病人素来阳气偏多,阴气偏少,感受邪气后,则阳气与病气相并,胜过阴气,所以身热。身寒汗出而湿衣的,是感受寒湿太过,体内的阳气不足,阴气偏盛,寒与湿两气相感的缘故,故身寒汗出而湿衣。

凡痹在骨的就会感到身重,痹在脉的血液就会凝滞而流行不畅,痹在筋的则肢体能屈而无法伸直,痹在肌肉的则麻木不仁,痹在皮肤的,其病变部位就感觉寒冷,这五种痹病,皆无疼痛的症状。凡是痹一类的病,遇寒则筋脉拘急,遇热则筋脉弛缓。

问:有一脉受邪而引发数十种病证的,有的疼痛,有的成痛,有的发热,有的恶寒,有的作痒,有的成痹痛,有的麻木不仁,变化无穷,原因何在呢?

答:这都是由不同邪气侵犯人体所引起的。

问:人体有真气、有正气、有邪气,这指什么说的呢?

答:所说真气,是指受于先天之精气及自然界的清气,与水谷之精气合并而成并充养全身。所谓正气,又叫正风,是指从与季节相应方向而来的风,而非虚风。所谓邪气,又叫虚风,是指能伤害人体的虚邪贼风,一旦侵犯人体,侵犯的部位就会较深,也无法自行消散。正风侵入人体较浅,可以自行消散,这是因为正风来势柔弱,不会伤害人体的真气,所以能自行消散。

虚邪贼风侵入人体后,先出现恶寒战栗,毫毛竖立,腠理开泄,继而逐步向体内深入。若邪气搏结于骨的,则引发骨痹;搏结于筋的,则筋脉拘挛;搏结于血脉的,则血脉闭塞不通,因而成痈;搏结于肌肉中的,就会与卫气相争,若阳气偏盛的,则身热,阴气偏盛的,则身寒;寒邪盛则真气衰,衰则气虚,气虚则更寒;搏结于皮肤之间的,其气向外发泄,使腠理开疏,毫毛动摇,邪气轻微地往来于皮腠之间,故皮肤就作痒;若邪气留而不去,因而成为痹病;卫气受阻,无法正常运行,则出现麻木不仁。

病在骨,就会感到骨沉重而无法举动,骨髓酸痛,且骨部感到寒冷的,称为骨痹。针刺时应深刺至骨,不要伤及筋脉和肌肉。治疗时,应在大小分肉之间刺针,若感到骨部发热,病已痊愈。

病在筋,就会引起筋脉拘挛,关节疼痛,无法行动,称为筋痹。针刺时以刺到筋上为度。针刺至分肉之间,不可深刺到骨,等到气至筋热,病已痊愈,针刺立止。

病在肌肤,肌肉和皮肤都感觉疼痛的,称为肌痹,这是受了寒湿的缘故,应针刺大小分肉之间,因邪气散漫,必须多下针而刺深一些,以患处感觉发热为度;但切莫刺的过深,以免伤及筋骨,筋骨若伤,就会引发痈肿的病变。等到大小分肉都有热感,表明病已痊愈,即可停止针刺。

问:有的人并非因衣服穿得少而感到寒冷,也不是体内素来有寒邪留滞,但总觉得寒从体内产生,这是什么原因呢?

答:这种人多患有痹病,因为体内的阳气少而阴气重,阳气不通,故身体有寒冷的感觉,就像从冷水中出来一样。

问:有的人身体感觉寒冷,虽饮热汤或用火烤也无法使其觉热,多穿衣服也无法使他感到温暖,但不会引起战栗,这是什么病呢?

答:这种人平素认为自己肾气旺盛,经常涉寒水以伤形,纵欲以耗精,导致太阳经气虚衰,肾精枯竭不生。肾为水脏而主骨生髓,肾精不足则髓无法充满,所以寒冷至骨。其之所以没有战栗,是因为肝是一阳,内寄相火,心为二阳,又主君火,肾为孤会脏,一个肾水无法胜过心肝二火,所以身虽寒冷而不发生战栗,这种病叫做骨痹,病人必然有骨节拘挛的现象出现。

湿邪偏盛的著痹,若寒湿久留不去,湿流关节,即成为骭痹。

骨痹全身关节无法运动而疼痛,汗出如注,心中烦闷的,为病在阴分,治疗时,应取三阴经的穴位补之。

厥痹,是厥逆兼有痹证。若厥逆之气由下肢上至腹部,治疗时,应取足太阴和足阳明的络穴。但要诊察主病在何经,一般来说,阳明经病多实,应当用泻法,太阴经病多虚,补当用外法。

风痹病日益加重,如果发展到无法治愈时,就出现两足忽冷忽热,有时像踏在冰上,有时又像浸在热水中,胫骨酸痛无力,心烦,头痛,有时作呕,有时胸闷,病久则目眩,眩后则汗出,悲哀喜怒无常,呼吸气短,抑郁不乐的症状,这是阴阳表里俱病,病人三年内就会死亡。

足部和股部举动不便的,治疗时让病人侧卧,取环跳穴,用圆利针刺之,不可使用大针。

膝关节疼痛,治疗时,可以取犊鼻穴,用圆利针,隔一天刺一次。圆利针形似牦牛的毛一样,针刺膝部可以放心使用,不必担心。

两足麻木不仁,应刺风府穴。

从腰以下直到足部,寒冷且麻木不仁,起坐皆感困难,臀部无法举动,治疗时,应取督脉的腰腧穴。

痹病,治疗时,应取会阴及太渊、消泺、照海穴。

嗜卧,身体不能动摇,为湿胜所致,治疗时,应取三阳络穴。

骨痹而烦闷的,治疗时,应取足太阴经的商丘穴。

足下觉热,胫痛不能长久站立,以及湿痹无法行走的,治疗时,应取足太阴经的三阴交穴。

膝关节内侧疼痛,牵引膝盖骨也痛,以致关节无法屈伸,向上连及腹部和咽喉也痛,治疗时,应取足厥阴经的膝关穴。

痹痛,胫部肿胀,足背松弛无力,跟骨疼痛,治疗时,应取足阳明经的巨虚下廉。

胫部疼痛,足弛缓无力以至无法行走,以及湿痹足下发热,无法长久站立的,治疗时,应取足阳明经的条口穴。

胫部患痹日久,以致膝关节不能屈伸,妨碍行走,治疗时,应取足阳明经的梁丘穴。

膝部寒冷且麻木不仁，屈伸不利的，治疗时，应取足阳明经的髀关穴。

肌肤疼痛，下肢痿软无力且麻木不仁的，治疗时，应取足少阳经的外丘穴。

膝关节外侧疼痛，不能够屈伸，胫部麻木不仁的，治疗时，应取足少阳经的阳关穴。

髋关节部痹痛，向下牵引到股及膝外侧疼痛，肌肤麻木不仁，筋脉拘急的，治疗时，应取足少阳经的阳陵泉穴。

寒邪停留在分肉之间，上下攻痛，日久而成筋痹不仁，治疗时，应取足少阳经的中渎穴。

髋关节内感觉疼痛，两腿无法抬举，若属寒性的，可以用毫针深刺久留，根据月亮的圆缺来决定针刺的次数，病就能立即治愈。治疗此病，使用长针亦可。

腰和胁部相互牵引拘急疼痛，髋关节筋脉抽掣，胫部疼痛无法屈伸，肌肤麻木不仁，治疗时，应取足少阳经的环跳穴。

风寒从足小趾开始，沿着经脉上下作痛，胸胁疼痛无固定的部位，治疗时，应取足太阳经的至阴穴。

足大趾被打伤，或下车撞在地上，导致整个足背和趾端损伤，形成筋痹的，治疗时，应取足阳明经的解溪穴。

阳受病发风第二　上

【题解】本篇着重论述阳分受邪发风病的病机、临床表现、诊察特点和针刺手法。

【原文】

黄帝问曰：风之伤人也，或为寒热，或为热中，或为寒中，或为厉风，或为偏枯。其为风也，其病各异，其名不同，或内至五脏六腑，不知其解，愿闻其说。

岐伯对曰：风气藏于皮肤之间，内不得通，外不得泄。风气者，善行而数变①，腠理开则凄（《素问》作洒）然寒；闭则热而闷②；其寒也则衰食饮；其热也则消肌肉③，使人解㑊（《素问》作怢栗），闷而不能食，名曰寒热。

风气与阳明入胃，循脉而上至目内眦。其人肥则风气不得外泄，则为热中而目黄；人瘦则外泄而寒，则为寒中而泣出。

风气与太阳俱入，行诸脉腧，散分肉间，卫气悍，邪时与卫气相干（《素问》无卫气悍邪时五字），其道不利，故使肌肉膹胀而有疡，卫气凝而有所不行，故其肉有不仁。疠者，有荣气热胕，其气不清，故使鼻柱坏而色败，皮肤疡以溃。风寒客于脉而不去，名曰疠风，或曰寒热。

以春甲乙伤于风者，为肝风。以夏丙丁风者，为心风。以季夏戊己伤于风者，为脾风。以秋庚辛伤于风者，为肺风。以冬壬癸伤于风者，为肾风。

风气中五脏六腑之腧，亦为脏腑之风。各入其门户，风之所中则为偏风④。

风气循风府而上则为脑风，入系头则为目风，眼寒，饮酒中风则为漏风⑤，入房汗出中风则为内风⑥，新沐中风则为首风，久风入中则为肠风飧泄，而外在腠理则泄风。

故风者，百病之长也。至其变化，乃为他病，无常方，然故有风气也。

肺风之状，多汗恶风，色䬳⑦然白，时咳短气，昼日则差，暮则甚。诊在眉上，其色白。

心风之状，多汗恶风，焦绝善怒⑧，色赤，病甚则言不快。诊在口，其以赤。

肝风之状，多汗恶风，善悲，色微苍，嗌干善怒，时憎女子。诊在目下，其色青。

脾风之状，多汗恶风，身体怠堕，四肢不欲动，色薄微黄，不嗜食。诊在鼻上，其色黄。

肾风之状，多汗恶风，面庞然浮肿，腰脊痛，不能正立，色焰，隐曲不利⑨。诊在颐上，其色黑。

胃风之状，颈多汗恶风，食饮不下，鬲塞不通，腹善满，失衣则䐜胀，食寒则泄。诊形瘦而腹大。

首风之状，头面多汗恶风，先当风一日则病甚⑩，头痛不可以出内，至其风日，则病少愈⑪。

漏风之状，或多汗，常不可单衣，食则汗出，甚则身汗，喘息恶风，衣常濡，口干善渴，不能劳事。

泄风之状，多汗，汗出泄衣上，咽（《素问》作口中）干，上渍⑫，其风不能劳事，身体尽痛则寒。

曰：邪之在经也，其病人何如？

取之奈何？

曰：天有宿度⑬，地有经水⑭，人有经脉。天地温和则经水安静；天寒地冻,则经水凝泣;天暑地热则经水沸溢;卒风暴起,则经水波举(《素问》作涌)面陇起。夫邪之入于脉了。寒则血凝泣,暑则气淖泽。虚邪因而入客也,亦如经水之得风也,经之动脉,其至也亦时陇起,于脉中循循然,其至寸口中手也,时大时小,大则邪至,小则平。其行无常处,在阴与阳,不可为度,循而察之,三部九候,卒然逢之,早遏其路。吸则内针,无令气忤;静以久留,无令邪布。吸则转针,以得气为故;候呼引针,呼尽乃去。大气皆出⑮,故名曰泻。

曰:不足者补之奈何?

曰:必先扪而循之⑯,切而散之⑰,推而按之⑱,弹而怒之⑲,抓而下之⑳,通而取之,外引其门,以闭其神。呼尽内针,静以久留,以气至为故,如待所贵,不知日暮,其气已至,适以自护。候吸引针,气不得出,各在其处,推阖其门,令真气(《素问》作神气)存,大气留止,故名曰补。

曰:候气奈何?

曰:夫邪去络,入于经,舍于血脉之中,其寒温未相得,如涌波之起也,时来时去,故不常在,故曰方其来也,必按而止之,止而取之,无迎(《素问》作逢)其冲而泻之。真气者,经气也㉑,经气太虚,故曰其气(《素问》作其来)不可逢,此之谓也。故曰候邪不审,大气已过,泻之则真气脱,脱则不复,邪气复至而病益畜㉒,故曰其往不可追,此之谓也。不可挂以发者,待邪之至时,而发针泻焉,若先若后者,血气已虚,其病不下。故曰知其可取如发机,不知其取如叩椎,故曰知机道者,不可挂以发,不知机者,叩之不发,此之谓也。

曰:真邪以合,波陇不起,候之奈何?

曰:审　循三部九候之盛虚而调之。不知三部者,阴阳不别,天地不分。地以候地,天以候天,人以候人,调之中府,以定三部,故曰刺不知三部九候病脉之处,虽有太过且至,工不能禁也。诛罚无过,命曰大惑,反乱大经,真不可复。用实为虚,以邪为正(《素问》作真),用针无义,反为气贼,夺人正气,以顺为逆,营卫散乱,真气已失,邪独内著,绝人长命,予人夭殃。不知三部九候,故不能久长。固(《素问》作因)不知合之四时五行,因加相胜,释邪攻正,绝人长命。邪之新客来也,未有定处,推之则前,引之则止㉓,逢而泻之,其病立已。

曰:人之善病风,洒洒汗出者,何以候之?

曰:肉不坚,腠理疏者,善病风。

曰:何以候肉之不坚也?

曰:䐃肉不坚而无分理者,肉不坚;肤粗而皮不致者,腠理疏也。

【注释】

①善行而数变：风邪为病游走不定，变化迅速而复杂的意思。

②腠理开则凄然寒，闭则热而闷：腠理开则卫气不固，故凄然恶寒；腠理闭则阳气内郁，故烦热而闷。

③其寒也则衰食饮，其热也则消肌肉：《类经·风证》注："寒邪伤阳，则胃气不化，故衰少食饮，热邪伤阴，则津液枯涸，故消瘦肌肉。"

④偏风：风中于左侧或右侧的腧穴而致的风病，称为偏风。

⑤漏风：风中肌腠，汗出如漏，故名。

⑥内风：入房汗出，阴阳俱虚，风邪直中于内，故名内风。

⑦胼（píng 平）：淡白色。

⑧焦绝：焦躁烦乱之意。

⑨隐曲不利：隐曲，指生殖器。谓生殖功能减弱。

⑩先当风一日则病甚：《类经·风证》注："凡患首风者，止作无时，故凡于风气将发，必先风一日而病甚头痛，以阳邪居于阳分，阳性先而速也。"

⑪至其风日，则病少愈：风性急而速，风先至则亦先衰，风衰减，故病少愈。

⑫上渍：上半身如水浸湿一样。

⑬宿度：指二十八宿在周天之度数。宿，二十八宿。度，周天之三百六十五度。

⑭经水：指地之十二水。

⑮大气：此指邪气。

⑯扪而循之：用手循经穴抚摸，使气血舒缓。

⑰切而散之：用手指按压腧穴，使经气宣散。

⑱推而按之：用手指揉按腧穴周围的肌肤，使针道流利。

⑲弹而怒之：用手指弹其腧穴，使其脉络胀满而怒起。

⑳抓而下之：抓，掐之意。即用手指甲掐其穴，然后下针。

㉑经气：十二经之正气。

㉒畜：通"蓄"，积聚的意思。

㉓推之则前，引之则止：此言误治。邪气新客，若推针补之，则邪随补而增进；若引而致气，则邪气随引而留止。

【译文】

黄帝问道：风邪侵犯人体后，或患寒热，或患热中，或患寒中，或患厉风，或患偏枯。都是感受风邪，所患病变不一，病名也各不相同，有的向内侵犯到五脏六腑,不知其中的道理,想听听你的解释。

岐伯回答说:风邪侵犯人体后,藏于皮肤腠理之间,使人体元气无法内通,风邪也不得外泄。风邪善于走窜而变化多端,若腠理开张则卫气不固,就凄然而恶寒;腠理闭塞,则阳气内郁,引起发热而烦闷。若寒胜则阳气衰,饮食减少;若热胜则伤耗津液,使人肌肉消瘦,倦怠乏力,心烦胸闷而无法饮食,这叫做寒热。

风邪由阳明经入胃,并循着经脉上至目内眦。假如其人形体肥胖,腠理致密,则风邪无法向外发泄,郁而成热,便为热中,而两目发黄;若其人形体消瘦,腠理疏松,则阳气外泄,便为寒中,而不时流泪。

风邪由太阳经侵入人体,流行于太阳经脉及其腧穴之中,散布于分肉之间。卫气剽悍滑利,因邪气经常干犯卫气,以致卫气无法正常通行,邪气也壅滞不散,使得肌肉发生肿胀而成为疮疡。由于卫气凝滞而无法正常的通行,所以肌肤麻木而无法感知寒热痛痒。疠风,是由于风邪侵入营血,与营血相合而发热,腐蚀血脉,致使气血也秽浊不清,鼻子为呼吸的门户,所以鼻柱损坏而颜色衰败,皮肤肿疡溃烂。病由风寒之邪侵入血脉停留不去腐败血液而成,故名曰疠风,在病情轻浅的初期,也可以称做寒热。

若春季甲、乙日,感受风邪的,为肝风。夏季丙、丁日,感受风邪的,为心风。季夏戊、己日,感受风邪的,为脾风。秋季庚、辛日,感受风邪的,为肺风。冬季壬、癸日,感受风邪的,为肾风。

风邪侵入五脏六腑的腧穴,传入脏腑,就成为脏腑之风。若风邪从脏腑的腧穴侵入而偏中于某一处的,就成为偏风。

风邪循着风府穴而上行入脑,则成为脑风;风邪上行入头侵犯目系,则成为目风,两眼感觉寒冷;饮酒汗出之后感受风邪,则为漏风;房事之后,因精泄里虚,又汗出受风,则为内风;刚洗过头即感受风邪,则为首风;感受风邪日久不愈,内传于肠胃,则为泄利或便血的肠风病,或成为完谷不化的飧泄病;风邪侵犯腠理,卫气不固,常有汗出,则为泄风。

由于风邪是引发多种疾病的首要因素,所以风被称为百病之长。风邪侵入人体之后,可以变化引发各种疾病,其变化虽无一定的规律可循,但其发病的原因都是由风邪所引起,因而都有风的特征。

肺风的病状,多汗而恶风,面色淡白,时常咳嗽短气,白天减轻,夜晚则加重。诊察时要对两眉之间的阙庭部位加以注意,在此处往往出现白色。

心风的病状,多汗而恶风,焦躁善怒,面色多赤,病情严重时舌强而语言不利。诊察时要多加注意唇舌部位,在此处往往见有红色。

肝风的病状,多汗而恶风,肝藏血,肝虚则心失所养,所以善悲,面色微青,咽喉干燥,易发怒,肝脉环阴器,肝气衰则恶色,所以时常憎恶女子,诊察时要对眼睛以下部位多加注意,在此处往往出现青色。

脾风的病状,多汗而恶风,脾主运化,又主肌肉四肢,故脾虚则身倦怠,四肢无力不想动,面色多淡薄微黄,不欲饮食。诊察时要对鼻头部位多加注意,在此处往往出现黄色。

肾风的病状,多汗而恶风,面部浮肿,腰脊疼痛,无法端正的直立,面色多黑,肾藏精,主生殖,肾病精少,所以生殖机能多有衰退。诊察时要对颐部多加注意,在此处往往出现黑色。

胃风的病状,颈部多汗而恶风,饮食下咽不利,鬲塞不通,腹部时常胀满,若少穿衣服而外受风寒,导致消化机能失常则胀满更重,吃了冷食则腹泻。诊察时可发现形体消瘦而腹部胀大。

首风的病状,头面部多汗而恶风,每当外界刮风的前一天,病情就会加重,头痛得无法外出,到了外界刮风的这一天,病情都会逐渐好转。

漏风的病状,出汗较多,汗多卫表阳虚,故不能穿的衣服太少,每当吃饭时即汗出,严重的则全身汗出,时常喘息怕风,衣服经常汗湿,汗多伤津,故经常口干,不能过于劳累。

泄风的病状,出汗多,以致衣服浸湿,咽喉干燥,上半身经常像水浸过一样,无法操劳,浑身疼痛并感到寒冷。

问:邪气侵入经脉之中,使人发病的情况是怎样的呢?治疗时应采取什么方法?

答:天有二十八宿三百六十五度,地有十二经水,人体相应也有十二经脉运行气血。若天地之气温暖平和,经水就会安静流畅;天气寒冷,地面结冰,则经水流行淤滞受阻;天暑地热,则经水沸腾外溢;若突然刮起大风,则经水波浪汹涌而隆起。若邪气侵入经脉之中,也会发生类似情况,感受寒邪则血脉凝涩不畅,受了热邪则气血流畅滑利。凡是虚邪贼风侵犯人体,就像江河之水遇到了大风一样,所以在脉内流动的经血,会出现汹涌隆起的现象,血气虽然在脉中按次序循行,但循行至寸口,却有时较大,有时较小,大的时候,表示邪气正盛,小的时候,表明邪气已去。由于邪气的流行,无固定的部位,或在阴,或在阳,无法预先测知,所以必须循着经脉仔细察寻,通过三部九候的诊法,一旦发觉邪之所在的部位,必须立即针刺,及时阻止邪气的深入。针刺的方法:当病人吸气时进针,避免针刺与正气相悖逆;进针后安静地停留一段时间,不可使邪气散布。再等到病人吸气时,捻转其针,以得气为原则;然后再等到病人呼气时,慢慢将针拔出,待气呼尽时,将针取出。这样,就可将针下所聚的邪气全部排泄出来,称为泻法。

问:不足的用补法又是怎样的呢?

答:在针刺之前,必须先用手循着经脉,摸准将要进针的部位,用手指切按穴位,让经气舒散,并推按其处,使针道流利,用手指弹动穴位,使经脉怒张,然后以左手掐正穴位,右手进针,待脉气通畅,再运用手法,以取其疾,出针后,立即按住针孔,不使经气外泄。针刺的方法是:当病人呼气将尽时开始进针,然后安静地停留一段时间,以得气为原则,候气时不可性急,要像等待贵客一样,不管时间的长短,气至之后,必须谨慎地守护。等到病人吸气时,将针起出,这样真气就不会外泄,出针后,必须立即按闭针孔,使真气内守,针下所聚之气也可以留住,所以叫做补法。

问:怎样候邪气呢?

答:当邪气离开络脉,入于经脉,滞留于血脉之中的时候,正气奋起抗邪,邪正相争,或寒或热,脉中血气也会引起波动不宁。邪气时来时去,没有固定的部位,所以说,当邪气方来其气尚微时,必先用手切按而阻止其发展,然后用针刺泻,莫在邪气方盛之时迎其势而泻之。真气,就是经脉的正气,当邪气太盛时,经气必虚,此时泻之,必然损伤正气,所以说邪气来而方盛时,不可迎而泻之,就是这个道理。因此,没有审察清楚诊候邪至的时间,反在邪气已去时,用针泻之,就会使真气虚脱,真气虚脱而不得恢复,则邪气反而乘虚而入,病邪更加聚积,所以说邪气已去,不可追之,就是这个道理。所说的"不可挂以发",是说待邪气已至的时候,必须立即下针使用泻法,不可差之毫发。若在邪气未至之前,或在邪气已去之后进行针刺,此时血气已虚,失去治病的最佳时机,病就不会痊愈。因此说能够掌握用针的时机,就好像扣动弩机一样的迅速准确;不能掌握用针的时机,就好像叩打木椎一样的动作迟疑顽钝难入。也就是说,用针跟发机的道理是一样的,要一扣即发,不能差之毫厘,不懂得发机的道理,虽然扣之,也未必发得准确迅速,讲的就是这个道理。

问:当正气与邪气已经相合时,症状不会很明显,此时应如何诊候邪气呢?

答:要仔细地诊察按摸三部九候脉象的盛衰虚实而予以调治。如果不知道天、地、人三部的诊察方法,就不会分清邪气在阴在阳,病变部位在上在下。三部所主是,地部候下部的病,天部候上部的病,人部候中部的病,并且要结合五脏及胃气的情况,来决定三部是否患有疾病。所以针刺时,若不知道三部九候病脉的所在,虽然有疾病发生严重,医生也同样束手无策。如果治不得宜,必然攻伐无过,损伤正气,这叫做"大惑",因为这种治法不但无法去邪,反而扰乱了经脉的正气,致使真气不能恢复。将实证当作虚证,把邪气当做正气,不但用针没有丝毫意义,反而损伤正气,劫夺了正气,使顺证变为逆证,营卫散乱,正气散失,邪气独留于内,致人丧命,给人以不应有的夭折与灾祸。如此不懂得三部九候的医生给人治病,病人的生命是无法长久的。另外,由于不懂得结合四时五行的变化及未对客主相加和虚实相胜等具体情况进行分析,放过了邪气,攻伐了正气,也能致人于死地。若邪气刚刚侵犯人体,尚无固定部位时,推针补之则邪随补反而更加深入;或引而导之则邪随引而留止,这时必须迎其气而泻之,其病方可痊愈。

问:有的人时常患风病,身寒栗而汗出的,怎样进行诊察呢?

答:凡是肌肉不坚实,腠理疏松者,易常患风病。

问:怎样诊察肌肉不坚实呢?

答:凡是较大的肌肉不坚实而又无分理的,表明肌肉不坚实;肌肤粗糙而皮肤不致密的,表明腠理疏松。

阳受病发风第二　下

【题解】本篇着重论述阳分受邪发生风病的主治腧穴。

【原文】

黄帝问曰:刺节言解惑者,尽知调诸阴阳,补泻有余不足相倾移也,何以解之?

岐伯对曰:大风在身①,血脉偏虚,虚者不足,实者有余,轻重不得,倾侧宛伏②,不知东西,不知南北,乍上乍下,乍反乍复,颠倒无常,甚于迷惑。补其不足,泻其有余,阴阳平复。用针如此,疾于解惑。

淫邪偏客于半身,其入深,内居营卫,营卫稍衰,则真气去,邪气独留,发为偏枯;其邪气浅者,脉偏痛。

风逆③,暴四肢肿,身漯漯④,唏然时寒,饥则烦,饱则善变。取手太阴表里,足少阴、阳明之经。肉清取荥;骨清取井经也。

偏枯,身偏不用而痛,言不变,智不乱,病在分腠之间,温卧取汗,则巨针取之,益其不足,损其有余,乃可复也。

痱⑤之为病也,身无痛,四肢不收,智乱不甚,其言微知,可治;甚则不能言,不可治也。

病先起于阳,后入于阴者,先取其阳,后取其阴,必审其气之浮沉沉而取之。

病大风骨节重,须眉坠,名曰大风⑥。刺肌肉为故,汗出百日,刺骨髓汗出百日,凡二百日,须眉生而止针。

曰:有病身热懈堕,汗出如浴,恶风少气,此为何病?

曰:名酒风⑦,治之以泽泻、术各十分,麋衔五分,合以三指撮⑧,为后饭。

身有所伤,出血多,及中风寒,若有所坠堕,四肢懈㑊不收,名曰体解。取其小腹脐下三结交。三结交者,阳明、太阴(一本作阳)脐下三寸关元也。

风眩善呕,烦满,神庭主之。如颜青者,上星主之,取上星者,先取譩譆,后取天牖、风池;头痛颜青者,囟会主之。

风眩引颔痛,上星主之。取上星亦如上法。

风眩目瞑,恶风寒,面赤肿,前顶主之。

顶上痛,风头重,目如脱,不可左右顾,百会主之。

风眩目眩,颅上痛,后顶主之。

头重顶痛,目不明,风眩脑中寒,重衣不热,汗出,头中恶风,刺脑户主之。

头痛项急,不得倾侧,目眩晕,不得喘息,舌急难言,刺风府主之。

头眩目痛,头半寒(《千金》下有痛字),玉枕主之。

脑风目瞑,头痛,风眩目痛,脑空主之。

颈颔楮满,痛引牙齿,口噤不开,急痛不能言,由鬓主之。

头痛引颈,窍阴主之。

风头,耳后痛,烦心,及足不收失履,口㖞僻,头项摇瘈痛,牙车急完骨主之。

眩,头痛重,目如脱,项似拔,狂见鬼,目上反,项直不可以顾,暴挛,足不任身,痛欲折,天柱主之。

腰脊强,不得俯仰,刺脊中。

大风汗出⑨,膈腧主之。又譩譆主之(《素问》骨空论云:大风汗出灸譩譆主之)。

眩,头痛,刺丝竹空主之。

口僻,颧窌,及龈交、下关主之。

面目恶风寒,烦颊肿痈痛,招摇视瞻,瘈疭口僻,巨髎主之。

口不能水浆,㖞僻,水沟主之。

口僻噤，外关主之。

瘈疭，口沫出，上关主之。

偏枯，四肢不用，善惊，大巨主之。

大风[9]逆气，多寒善悲，大横主之。

手臂不得上头，尺泽主之。

风汗出，身肿，喘喝，多睡，恍善忘，嗜卧不觉，天府主之。在腋下三寸臂内动脉之中。

风热善怒，中心喜悲，思慕欷歔[10]，喜笑不休，劳宫主之。

两手挛不伸及腋，偏枯不仁手瘈偏注筋急，大陵主之。

头身风热，善呕吐、怵惕，寒中少气，掌中热，肘挛腋肿，间使主之。

足不收，痛不可以行，天泉主之。

足下缓失履[11]，冲阳主之。

手及臂挛，神门主之。

痱[12]、痿，臂腕不用，唇吻不收，合谷主之。

肘痛不能自带衣，起头眩，颔痛面黑，肩背痛不可顾，关冲主之。

嗌外肿，肘臂痛，五指瘈不可屈伸，头眩，颔、额颅痛，中渚主之。

马刀肿瘘，目痛，肩不举，心痛支满，逆气，汗出，口噤不可开，支沟主之。

大风默默，不知所痛，嗜卧善惊，瘈疭，天井主之（《千金》云悲伤不乐）。

偏枯，臂腕发痛，肘屈不得伸；又风头痛，涕出，肩臂颈痛，项急，烦满，惊，五指掣不可屈伸，战栗，腕骨主之。

风眩惊，手腕痛；泄风，汗出至腰，阳谷主之（《千金》手腕痛作手卷）。

风逆，暴四肢肿，湿则唏然寒，饥则烦心，饱则眩，大都主之。

风入腹中，侠脐急，胸痛，胁支满，衄不止，五指端尽痛，足不践地，涌泉主之。

偏枯不能行，大风默默，不知所痛，视如见星，溺黄，小腹热，咽干，照海主之。泻在阴跷，右少阴腧。先刺阴跷，后刺少阴。在横骨中。

风逆四肢肿，复溜主之。

风从头至足，面目赤，口痛啮舌，解溪主之。

大风，目外眦痛，身热痱，缺盆中痛，临泣主之。

善自啮颊，偏枯，腰髀枢痛，善摇头，京骨主之。

大风，头多汗，腰尻腹痛，踹跟肿，上齿痛，脊背尻重不欲起，闻食臭，恶闻人音，泄风从头至足，昆仑主之。

痿厥风头重，颔痛，枢股颈外廉骨痛。瘈疭，痹不仁，振寒，时有热，

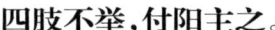

四肢不举,付阳主之。

腰痛,颈项痛,历节汗出而步失履,寒复不仁,踹中痛,飞扬主之。

【注释】

①大风:指中风之类的病证。

②倾侧宛伏:身体仆倒屈伏之意。

③风逆:风感于外而逆乱于内。

④漯漯:水湿积聚之意。

⑤痱:风病之一,四肢不用之意。

⑥大风:又称厉风,即麻风病。

⑦酒风:即漏风。

⑧三指撮:用三个指头撮药末,以定药量。

⑨大风:此指感受严重风邪所致之风病,非指麻风病。

⑩欷欷(xū xi 虚希):因悲伤而抽泣的样子。

⑪失履:不能行走。

⑫痱:痱子。

【译文】

黄帝问道:《刺节》篇中所说的解惑,都知道是要调和阴阳,补其不足,泻其有余,使虚实相互移易,阴阳得到平复,但如何解释其具体情况呢?

岐伯回答说:人患中风一类的疾病,血脉必然有偏虚之处,虚,即正气不足,实,即邪气有余,正因为正无法胜邪,所以身体左右轻重失去平衡,无法倾斜反侧,也不能婉转俯伏,甚则神志昏乱,意识模糊,不能辨别东西南北,且其病状的出现,颠倒无常,忽上忽下,时反时复,较一般神志迷惑更重。治疗这种病,应补其不足,泻其有余,恢复其阴阳平衡,病即可痊愈。

若邪气侵犯人的半身,并逐渐深入,停留于营卫之间,使营卫之气衰虚,则真气离去,邪气独留于其中,就会引发半身不遂的偏枯症状出现;如果邪气只是停留于肌肤,就会引发半身偏痛的症状。

外感风邪而厥气内逆的病,会突然出现四肢肿胀,全身如水湿积聚一样,时常恶寒而有唏嘘声发出,饥饿时则心中烦乱,饱食后就变动不宁。治疗时,应取手太阴肺经与手阳明大肠经,以祛风邪,取足少阴肾经与足阳明胃经,以调逆气。若肌肉感觉寒冷的,可取上述四经的荥穴;寒冷深入到骨的,可取上述四经的井穴和经穴治之。

偏枯,若偏引起身体一侧无法活动而疼痛,但语言正常,神志也不紊乱,这是病在分肉肌腠之间的缘故。治疗时,应让患者温卧取汗,用巨针刺之,根据病情的虚实情况,补其不足,泻其有余,病则愈。

痱病,表现出身体没有疼痛的感觉,但四肢弛废不能动作,有轻微的神志错乱的症状,如果患者说话尚能够听懂一些,其病不是太重,还可以治愈;若不能说话的,表明已病入膏肓就不可治了。

风病先发生在阳分,后入于阴分的,治疗时,应先治其阳分,后治其阴分,但必须审察清楚风邪的浮沉,然后确定针刺的深浅。

厉风病(麻疯病),全身骨节酸重,胡须、眉毛脱落。治疗时,针刺肌肉之间,使患者出汗,用此法针刺一百天;再深刺入骨髓,使患者汗出,同样针刺一百天,总共针刺二百天,胡须、头发重新生长,然后才可以停止针刺。

问:有的病人全身发热,肢体懈怠无力,汗出像刚洗过澡一样,恶风少气,这是什么病?

答:这是一种叫酒风的疾病,治疗可以用泽泻、白术各十分,麋衔五分,合研为细末,每次服药量约三指撮,饭后服。

身有破伤,出血较多,又感受风寒,就像从高处坠地跌伤一样,四肢急惰而无法运动,名叫"体懈病"。在治疗时,应取小腹部在脐下的三结交。所谓三结交,是指任脉与足阳明、太阴三经交结之处,位于脐下三寸,名叫关元穴。

因感受风邪而致头眩,经常呕吐,胸中烦闷的,应取神庭穴。如果兼见颜部色青的,取上星穴治之,但在取上星穴治疗时,应先取䪼䪼穴,后取天牖、风池两穴。头痛而颜部色青的,治疗时,应取囟会穴治之。

因感受风邪而致头眩牵引颔部疼痛的,治疗时,应取上星穴治之。取上星穴时,也采取上述方法。

因感受风邪而致头目眩晕且不欲睁眼,怕风寒,面赤而肿胀,这是风热在上的缘故,治疗时,应取督脉的前顶穴。

头顶疼痛,因受风而头部沉重,两目像要脱出一样,无法左右回顾,治疗时,应取督脉的百会穴。

感受风邪而致头晕目眩,头部疼痛,治疗时,应取督脉的后顶穴。

头部沉重而头顶疼痛,两目不明,遇风眩晕而脑中发冷,多穿衣服也不觉热,身上汗出,头部怕风,应取督脉的脑户穴。此穴应浅刺,不宜灸。

头痛项强,无法转侧,头晕目眩,喘息不利,舌强难以言语,治疗时,应取督脉的风府穴。此穴只宜刺,不可灸。

头眩晕而两目作痛,头一侧发冷的,治疗时,应取足太阳经的玉枕穴。

患脑风而视物不清,头痛,或遇风头眩晕而两目作痛的,治疗时,应

取足少阳经的脑空穴治之。

颈部和颔部有胀满感,疼痛连及牙齿,口噤不开,拘急疼痛而不能言语的,治疗时,应取足少阳经的曲鬓穴。

头痛连及颈部的,治疗时,当取足少阳经的头窍阴穴。

头风,耳后疼痛,心烦,以及两足弛缓无力而无法行走,口㖞斜,头项摇动且抽掣疼痛,牙车部位拘急,治疗时,应取足少阳经的完骨穴。

眩晕,头痛头重,眼珠像要脱出一样,项部强直似拔,或发狂如见鬼神,目睛上翻,项部强直无法回顾,或突然肢体拘挛,两足无法支撑身体,且疼痛得像要折断了一样,治疗时,应取足太阳经的天柱穴。

腰脊强直,无法俯仰的,治疗时,应刺督脉的脊中穴。

感受大风而汗出的,治疗时,应取足太阳经的膈俞穴,取譩譆穴亦可。

眩晕而头痛的,治疗时,应刺手少阳经的丝竹空穴。

口㖞斜,治疗时,应取颧髎、龈交、下关三穴。

面目怕风寒,目眶下部肿胀而痛,肢体伸缩摇动,两目直视或上视,以及筋脉抽搐而口㖞斜的,治疗时,应取足阳明经的巨髎穴。

口㖞斜而不能饮水浆的,治疗时,应取督脉的水沟穴。

口㖞斜而口噤不开的,治疗时,应取手少阳经的外关穴。

四肢抽搐,口流涎沫的,治疗时,应取足少阳经的上关穴。

偏枯,四肢痿废无法活动,且时常发惊的,治疗时,应取足阳明经的大巨穴。

感受大风而气上逆,身多寒冷且时常悲伤欲哭的,治疗时,应取足太阴经的大横穴。

手臂疼痛不能上举到头部的,治疗时,应取手太阴经的尺泽穴。

感受风邪而汗出,全身肿,喘息声粗,神志恍惚而健忘,嗜卧多睡的,治疗时,应取手太阴经的天府穴。天府穴位于腋前下三寸处,上臂内侧动脉之中。

风热在肝则时常发怒,在心则时常思慕悲伤而抽泣;心气实则喜笑不休,上述诸症,治疗时,均可取手厥阴经的劳宫穴。

两手拘挛不能伸,向上牵引及腋下,半身偏枯而麻木不仁,手指拘急,手臂内侧肌肉发紧,治疗时,应取手厥阴经的大陵穴。

头身感受风热,时常呕吐和恐惧不安,或中焦虚寒,呼吸少气,掌心发热,肘部拘挛而腋下肿胀的,治疗时,应取手厥阴经的间使穴。

两足弛缓无力,疼痛而无法行走的,治疗时,应取手厥阴经的天泉穴。

足下筋脉弛缓而不能行走的,治疗时,应取足阳明经的冲阳穴。

手和臂部的筋脉拘挛,治疗时,应取手少阴经的神门穴。

痹证和痿证,臂和手腕不能运动,唇吻不能收摄的,治疗时,应取手阳明经的合谷穴。

肘部疼痛不能自己穿衣,起立则头晕目眩,颔痛而面色黑,肩背疼痛而无法回顾的,治疗时,应取手少阳经的关冲穴。

咽喉外部肿胀,肘臂疼痛,五个手指拘急无法屈伸,头目眩晕,颔部及头额部疼痛,治疗时,应取手少阳经的中渚穴。

马刀疮,肿胀或有瘘管,两目作痛,肩臂无法上举,心痛而胸中支撑胀满,气上逆,汗出,口噤不开的,治疗时,应取手少阳经的支沟穴。

感受大风,病人默默不语,疼痛部位不确定,嗜卧、易惊、筋脉抽搐的,治疗时,应取手少阳经的天井穴。

偏枯,臂和手腕疼痛,肘关节能屈而不能伸;又因感受风邪头痛,流涕,肩、臂、颈等部位疼痛,项部强急,心胸烦闷,发惊,五个手指抽掣而无法屈伸,浑身战栗的,治疗时,应取手太阳经的腕骨穴。

因感受风邪而致眩晕发惊,手腕疼痛;或泄风,汗出一直到腰部,治疗时,应取手太阳经的阳谷穴。

外感风邪而厥气内逆的病,突然四肢肿胀,若挟湿则啼然发冷,饥饿时则心烦不安,饱食后则头晕目眩,治疗时,应取足太阴脾经的大都穴。

风邪侵入腹中,脐两侧拘急,胸痛,两胁支撑胀满,在上则鼻衄不止,在下则五趾趾头都痛,足不敢踩在地上,治疗时,应取足少阴经的涌泉穴。

肢体偏枯不能行走,或感受大风,默默不语,不知道痛处,或两眼发花视如见星,小便黄,小腹发热,咽喉干燥,治疗时,应取足少阴经的照海穴。在治疗时,应泻阴跷脉和右侧足少阴腧穴(横骨穴)。在刺法上,应先刺阴跷脉,后刺少阴经。横骨穴位于耻骨联合上,曲骨旁五分处。

外感风邪而厥气内逆病,出现四肢浮肿的,治疗时,应取足少阴经的复溜穴。

风邪从头到足侵入人体,面目发赤,口腔疼痛,有时咬舌的,治疗时,应取足阳明经的解溪穴。

感受大风,外眼角痛,浑身发热而出现痱疮,缺盆中疼痛的,治疗时,应取足少阳经的足临泣穴。

自己时常咬腮颊,肢体偏枯,腰和髋关节疼痛,经常头摇的,治疗时,应取足太阳经的京骨穴。

感受大风,头部多汗,腰、尻、腹等部位疼痛,腿肚和足跟肿,上齿痛,脊背和尻部沉重不想起立,喜闻食物气味,讨厌听到人的声音,以及泄风从头到足出汗的,治疗时,应取足太阳经的昆仑穴。

痿病和厥病,感受风邪而头部沉重,鼻根处疼痛,髋关节、大腿以及腿肚外侧骨痛,或筋脉抽搐,痹痛不仁,恶寒战栗,时常发热,四肢无法举动的,治疗时,应取足太阳经的跗阳穴。

腰痛,颈项疼痛,历节汗出而步行困难,或寒冷而麻木不仁,腿肚内疼痛,治疗时,应取足太阳经的飞扬穴。

八虚受病发拘挛第三

【题解】本篇着重论述两肘、两腋、两髀、两腘等八个部位受邪后发生关节拘挛的病机与治法。

【原文】

黄帝问曰:人有八虚①,各以何候?

岐伯对曰:肺心有邪,其气留于两肘;肝有邪,其气留于两腋;脾有邪,其气留于两髀;肾有邪,其气留于两腘。凡此八虚者,皆机关之室②,真气之所过,血络之所游,是八邪气恶血,因而得留,留则伤筋骨机关不得屈伸,故拘挛。

暴拘挛,痫眩,足不任身,柱主之。

腋拘挛,暴脉急,引胁而痛,内引心肺譩譆主之。从项至脊,自脊已下至十二椎,应手刺之,立已。转筋者,立而取之,可令遂已。痿厥者,张而引之。可令立快矣。

【注释】

①八虚:指两肘、两腋、两髀、两腘八个部位。

②机关之室:即活动的枢纽。

【译文】

黄帝问道:人身有八虚部位,它们分别诊察什么疾病呢?

岐伯回答说:肺与心两脏感受邪气,邪气则循经停留于两肘;肝脏感受邪气,邪气则循经停留于两腋;脾脏分别邪气,邪气则循经停留于两髀;肾脏感受邪气,邪气则循经停留于两腘。两肘、两腋、两髀、两腘这八个部位,皆为人体活动的枢纽部位,也是真气和血络通行会合的要处,所以邪气恶血容易在这些部位停留,如果邪气停留就要损伤筋脉骨节,以致关节枢纽无法屈伸,而出现拘挛的证候。

突然筋脉拘挛,或癫痫眩晕,足弱无法站立的,治疗时,应取足太阳经的天柱穴。

腋部拘挛,突然筋脉拘急,牵引胁部作痛,向内而掣连心肺的,治疗时,应取足太阳经的譩譆穴治之。再从项部直到脊以下十二椎两旁的太阳经穴按之有应手而痛之处,用针刺之,病可立愈。若下肢转筋而引起拘挛,应让病人站立刺之,病可立即痊愈。痿厥病人,四肢不能活动,应让病人仰卧,伸开四肢而取之,病人可立即感到舒适。

热在五脏发痿第四

【题解】本篇着重论述五脏有热致痿的病机和治法。并讨论了痿病的治疗原则和主治腧穴。

【原文】

黄帝问曰:五脏使人痿,何也?

岐伯对曰:肺主身之皮毛,心主身之血脉,肝主身之筋膜,脾主身之肌肉,肾主身之骨髓。故肺气热则叶焦,焦则皮毛虚弱急薄,著则生痿躄①矣。

故心气热则下脉厥而上,上则下脉虚,虚则生脉痿,榴折挈,胫纵而不任地。

肝气热则胆泄口苦,筋膜干,筋膜干则筋急而挛,发为筋痿。

脾气热则胃干而渴,肌肉不仁,发为肉痿。

肾气则腰脊不举,骨枯而髓减,发为骨痿。

曰:何以得之?

曰:肺者,脏之长也,为心之盖,有所亡失,所求不得,则发为肺鸣,鸣则肺热叶焦,发为痿躄。

悲哀太甚,则胞络绝②,胞络绝则阳气内动,发则心下崩,数溲血。故本病曰:大经空虚,发为脉痹,传为脉痿。

思想无穷,所愿不得,意淫于外,入房太甚,宗筋弛纵,发为筋痿,及为白淫③。故《下经》曰:筋痿生于肝,使内也④。

有渐⑤于湿,以水为事⑥,若有所留,居处伤湿,肌肉濡渍,痹而不仁发为肉痿。故《下经》曰:肉痿者,得之湿地。

有所远行劳倦,逢大热而渴,渴则阳气内伐,内伐则热合(《素问》作舍)于肾。肾者水脏,今水不胜火,则骨枯而髓空,故足不任身,发为骨痿。

故《下经》曰:骨痿生于大热。

曰:何以别之?

曰:肺热者,色白而毛败;心热者,色赤而络脉溢;肝热者,色苍而爪枯;脾热者,色黄而肉蠕动;肾热者,色黑而齿槁。

曰:治痿者,独取阳明,何谓也?

曰:阳明者,五脏六腑之海,主润宗筋。宗筋者,主束骨而利机关。冲脉者,经脉之海,主渗灌溪谷,与阳明合于宗筋,阴阳总宗筋之会⑦,会于气冲,而阳明为之长,皆属于带脉,而络于督脉,故阳明虚则宗筋纵,带脉不引⑧,故足痿不用。治之,各补其荥而通其腧,调其虚实,和其逆顺,则筋脉骨肉,各以其时受月⑨则病已矣。

痿厥,为四支束闷,乃疾解之,日二;不仁者十日而知,无休,病已止。

口缓不收,不能言语,手足痿躄不能行,地仓主之。

痿不相知,太白主之(一云身重骨痿不相知)。

痿厥,身体不仁,手足偏小。先取京骨,后取中封、绝骨⑩,皆泻之。

痿厥寒,足腕不收,躄,坐不能起,髀枢脚痛,丘墟主之。

虚则痿躄,坐不能起;实则厥,胫热时痛,身体不仁,手足偏小,善啮颊,光明主之。

【注释】

①痿躄(bì 壁):泛指一切痿证,又指肺热津伤所致的皮痿。

②胞络:心包络之脉。

③白淫:男子流白及女子白浊之类。

④使内:意为房劳过度。

⑤渐:浸渍之意。

⑥以水为事:居处卑湿或在水湿环境中工作。

⑦阴阳总宗筋之会:阴阳经脉总会于宗筋(众筋)所聚的前阴部。

⑧不引:即不能收引,失去约束之意。

⑨时受月:受气之时月,即脏腑之气当旺之月。

⑩绝骨:指阳辅穴。

【译文】

黄帝问道:五脏有病,致人引发痿症,这是什么道理呢?

岐伯回答说:肺主一身的皮毛,心主一身的血脉,肝主一身的筋膜,脾主一身的肌肉,肾主一身的骨髓。所以肺中有热,热灼伤津则肺叶枯焦,肺叶枯焦则无法输布精气到达皮毛,以致皮毛虚弱而拘急;热气留著于肺,日久则下肢痿弱无法行走而引发痿躄病。

心气热则下部的脉厥逆上行,脉上行则下部的脉虚,下脉虚则引发脉痿,使四肢关节枢纽无法屈伸自如,足胫部纵缓而不能站立于地。

肝气热则胆汁上泄而口苦,筋膜失养而干燥,干燥则筋脉拘急而挛缩,引发筋痿。

脾气热则耗伤胃津,进而引起口干作渴,肌肉失养而麻木不仁,引起肉痿。

肾气热则腰脊无法俯仰,骨枯而髓减,引起骨痿。

问:痿病是怎样形成的呢?

答:肺居于五脏的最高部位,属五脏之长,又覆盖于心之上,如果精神受到刺激,或所渴求的东西而又无法得到,则肺气郁而不畅,引起喘鸣,喘鸣则气郁为热,以致肺叶枯焦,无法输精于全身,就会引发痿躄。

过分的悲哀,则心包络之气闭绝不通,闭绝不通则阳气亢逆而内迫血脉,使得心气崩损,血液妄行,导致时常小便尿血。所以《本病》篇上说:大的经脉空虚,可以致人发生肌痹,进一步传变为脉痿。

思想欲望无穷,自己的心愿,或思想为外界美色所动,因而入房过度,前阴为宗筋所聚,以致宗筋弛缓,引起筋痿,以及白淫病。所以《下经》上说:筋痿属于肝病,是房劳过度,耗竭精气的缘故。

经常为湿所浸以及从事水中工作的人,水邪停留于体内,或居住在潮湿的地方,常受湿邪的伤害,肌肉被湿气浸渍,日久则麻木不仁,引发肉痿。所以《下经》上说:肉痿病是由于久居湿地的缘故。

由于走远路而过度劳累,又遇到天气炎热,津伤而口渴,渴则阳气内伐,侵扰阴气,热气内舍于肾。肾为水脏,今肾水无法胜过火热之邪的攻伐,则骨枯而髓空,因而两足痿弱无法支持身体,引发为骨痿。所以《下经》上说:骨痿病是大热的缘故。

问:这五种痿病如何区别呢?

答:肺有热的,则颜面色白而毛发衰败;心有热的,则颜面色赤而络脉充盈;肝有热的,则颜面色青而爪甲干枯;脾有热的,则颜面色黄而肌肉蠕动;肾有热的,则颜面色黑而牙齿枯槁。

问:治痿病,独取阳明经,这是什么道理呢?

答:阳明经属胃,胃能受纳水谷,五脏六腑依赖水谷精华而得以滋养,所以阳明被称为五脏六腑之海,同时又输送水谷精华以滋润宗筋,进而使全身的筋脉得以充养。宗筋具有约束骨骼而使关节滑利的作用。冲脉为十二经脉之海,主输送营养以渗灌于骨骼的间隙之中,并与阳明经会合于宗筋,阳明为水谷之海,冲脉为血海,一阴一阳,总领诸脉,所以称阴阳为宗筋之总会。其相会之处为"气冲",气冲属于阳明胃,因而阳明就为经脉之长,它们都属于带脉而络于督脉,这是带脉状如束带,环身一周,督脉为诸脉之总督的缘故,都与宗筋的活动有关。因此在阳明虚时,无法润养宗筋,则宗筋弛缓,带脉无法收引,两足就痿废不用,所以治痿要独取阳明。而具体的治疗方法是,调补各经的荥穴,疏通各经的腧穴,根据不同的病情,采用不同的手法,调其正邪的虚实和病情的逆顺,再根据脏腑和筋脉骨肉所主季节情况施治,病则可痊愈。

痿厥病,在治疗时,用布将其四肢束缚,当肢体有满闷感觉时即迅速解开,每天早晚各做一次;若肢体麻木不仁的,做十天便能生效,应连续不停地治疗,直至病愈为止。

口唇弛缓不收,无法言语,以及手足痿躄无法行走的,治疗时,应取足阳明经的地仓穴。

痿病而又失去知觉的,治疗时,应取足太阴经的太白穴。

痿厥病,身体麻木不仁,手足萎缩变细,是经络不通,营卫不行的缘故。治疗时,应先取足太阳经的京骨穴,后取足厥阴经的中封穴和足少阳经的阳辅穴,均用针刺泻法。

痿厥四肢发凉,脚腕软弱,无法行走,坐下去就站不起来,从髀枢直到脚都痛,治疗时,应取足少阳经的丘墟穴。

正气虚弱则会发生痿躄病,坐下去就站不起来;若邪气盛,就会引发热厥,胫部发热而时常疼痛,肌肤麻木不仁,手足萎缩变细,经常自咬腮部的,治疗时,应取足少阳经的光明穴。

手太阴阳明太阳少阳脉动发肩背痛肩前臑皆痛肩似拔第五

【题解】本篇着重论述了邪气侵入手太阴、阳明、太阳、少阳诸经,发生肩背、肩前、臑部疼痛,以及肩似拔扯样疼痛等证的表现和主治腧穴。

【原文】

肩痛不可举,天容及秉风主之。

肩背痹痛,臂不举,寒热凄索,肩井主之。

肩肿不得顾,气舍主之。

肩背痹不举,血瘀肩中,不能动摇,巨骨主之。

肩中热,指臂痛,肩髃主之。
肩重不举,臂痛,肩贞主之。
肩重、肘臂痛不可举,天宗主之。
肩胛中痛,而寒至肘,肩外腧主之。
肩胛周痹①,曲垣主之。
肩痛不可举,引缺盆痛,云门主之。
肘痛,尺泽主之。
臂瘈引口,中寒颜肿,肩痛引缺盆,商阳主之。
肩肘中痛,难屈伸,手不可举重,腕急,曲池主之。
肩肘节酸重,臂痛不可屈伸,肘髎主之。
肩痛不能自举,汗不出,颈痛,阳池主之。
肘中濯濯②,臂内廉痛,不可及头,外关主之。
肘痛引肩不可屈伸,振寒热,颈项肩背痛,臂痿痹不仁,天井主之(《千金》云肩内麻木)。
肩不可举,不能带衣,清冷渊主之。
肘臂腕中痛,颈肿不可以顾,头项急痛,眩,淫泺,肩胛小指痛,前谷主之。
肩痛不可自带衣,臂腕外侧痛不举,阳谷主之。
臂不可举,头项痛,咽肿不可咽,前谷主之。
肩痛欲折,臑如拔,手不能自上下,养老主之。
肩背头痛时眩,涌泉主之。

【注释】
①周痹:此指肩周麻木痹痛。
②濯濯:此为肿胀之意。

【译文】
肩关节疼痛而致手臂无法上举,治疗时,应取手太阳经的天容穴和秉风穴。

肩背疼痛,手臂无法上举,发热而恶寒的,治疗时,应取足少阳经的肩井穴。

肩部肿,使得头项无法回顾的,治疗时,应取足阳明经的气舍穴。

肩背疼痛,且肩中积有淤血,手臂无法上举的,治疗时,应取手阳明经的巨骨穴。

肩中觉热,臂部和手指疼痛的,治疗时,应取手阳明经的肩髃穴。

肩部沉重而无法抬举,臂部疼痛的,治疗时,应取手少阳经肩贞穴。

肩部沉重,肘与臂部疼痛无法抬举的,治疗时,应取手太阳经的天宗穴。

肩胛内疼痛,且从肩胛直到肘部感到寒冷的,应取手太阳经的肩外腧穴。

肩胛周围麻痹疼痛的,治疗时,应取手太阳经的曲垣穴。

肩部疼痛不能抬举,并牵引缺盆也痛的,治疗时,应取手太阴经的云门穴。

肘部疼痛的,治疗时,应取手太阴经的尺泽穴。

臂部抽掣牵引到口,受寒后目下肿胀,肩痛牵引缺盆也痛的,治疗时,应取手阳明经的商阳穴。

肩和肘中疼痛,肘关节难以屈伸,手不能举重物,手腕部拘急的,治疗时,应取手阳明经的曲池穴。

肩和肘部骨节酸重,手臂疼痛无法屈伸的,治疗时,应取手阳明经的肘髎穴。

肩痛不能自己向上抬举,不出汗,颈部疼痛的,应取手少阳经的阳池穴治之。

肘部肿胀,臂内侧痛,手无法摸到头的,治疗时,应取手少阳经的外关穴。

肘痛牵引到肩,以致手臂无法屈伸,战栗恶寒发热,以及颈项、肩背疼痛,手臂痿软无力且麻木不仁,治疗时,应取手少阳经的天井穴。

肩不能抬举,自己无法系带和穿衣的,治疗时,应取手少阳经的清冷渊穴。

肘、臂、腕内都感疼痛,颈肿无法回顾,头项强急疼痛,眩晕,四肢酸痛,肩胛到小指都痛,应取手太阳经的前谷穴。

肩痛而自己无法系带和穿衣,手臂和腕部的外侧疼痛,以致手臂手无法向上抬举的,治疗时,应取手太阳经的阳谷穴。

手臂无法抬举,头项痛,咽肿无法吞咽,治疗时,应取手太阳经的前谷穴。

肩痛如同折断般,臑痛似拔,手上下活动不自如的,治疗时,应取手太阳经的养老穴。

肩背疼痛,头痛且时常眩晕的,治疗时,应取足少阴经的涌泉穴。

水浆不消发饮第六

【题解】本篇着重论述因水液不化而发水饮病的主治腧穴。

【原文】

溢饮①胁下坚痛，中脘主之。

腰清脊强，四肢懈堕，善怒，咳，少气，郁然不得息，厥逆，肩不可举，马刀瘘，身伏，章门主之。

溢饮，水道不通，溺黄，小腹痛里急肿，洞泄，何痛引骨，京门主之。

饮渴②，身伏，多唾，隐白主之。

腠理气③，臑会主之。

【注释】

①溢饮：水液溢于肌表的水饮病。

②饮渴：即渴而喜饮。

③腠理气：水溢肌腠，气机郁滞。

【译文】

溢饮，若出现胁下坚硬而痛的，是水溢胁下的缘故，治疗时，应取任脉的中脘穴。

腰部感到寒冷，脊背强直，四肢无力，经常发怒，咳嗽气少，胸中郁闷而呼吸不利，以及厥气上逆，肩无法抬举，腋生瘰疬瘘疮，全身肌肉跳动，治疗时，应取足厥阴经的章门穴。

溢饮，水道不利，小便色黄，小腹疼痛且拘急肿胀，大便洞泄，全身疼痛牵引到骨的，治疗时，应取足少阳经的京门穴。

饮后口仍渴，身体倦伏，口中多唾，应取足太阴经的隐白穴。

水溢皮肤，致使腠理气滞，若在臂肘的，治疗时，应取手少阳经的臑会穴。

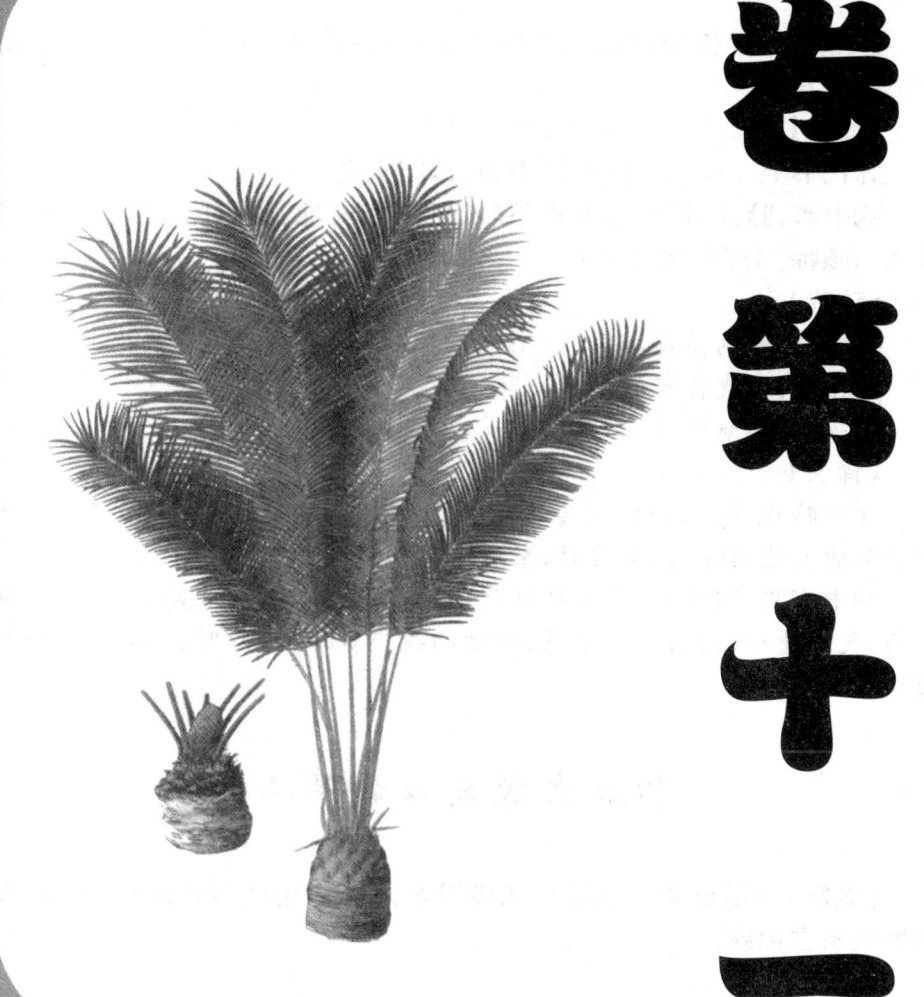

巻第十一

胸中寒发脉代第一

【题解】本篇着重论述由于胸中有寒,导致脉代不至所表现的症状和主治腧穴。

【原文】

脉代不至寸口,四逆脉鼓①不通,云门主之。

胸中寒,脉代时不至,上重下轻,足不能安地,少腹胀,上抢心,胸胁榰满②,咳唾③有血,然骨主之。

【注释】

①脉鼓:脉的搏动。

②榰满:即支撑胀满之意。

③咳唾:咳嗽吐痰。

【译文】

寸口脉代不至,四肢厥冷,脉的鼓动不畅,这是胸中有寒,使阳气内郁而不能外达的缘故,治疗时,应取手太阴经的云门穴。

胸中有寒,阳气不振,出现脉代不至,头重脚轻,两足站立不稳,少腹胀满,气上冲心,胸胁支撑胀满,咳嗽而痰中带血,治疗时,应取足少阴经的然谷穴。

阳厥大惊发狂痫第二

【题解】本篇着重论述因阳气厥逆及大惊大恐所致狂病和痫病的症状表现及主治腧穴。

【原文】

黄帝问曰:人生而病癫疾者,安所得之?

岐伯对曰:此得之在母腹中时,其母数有大惊,气上而不下,精气并居①,故令子发为癫疾。

病在诸阳脉,且寒且热,诸分且寒且热,名曰狂②;刺之虚脉,视分尽热,病已止。病初发岁一发,不治月一发,不治月四、五发,名曰癫疾;刺诸分其脉尤寒者(《素问》云:诸脉诸分其无寒者,以针调之,病已止),以针补之。

曰：有病狂怒者，此病安生？

曰：生于阳也。

曰：阳何以使人狂也？

曰：阳气者，因暴折而难决，故善怒，病名曰阳厥③。

曰：何以知之？

曰：阳明者常动，太阳、少阳不动。不动而动大疾，此其候也。

曰：治之奈何？

曰：夺其食即已。夫食入于阴，气长于阳④，故夺其食即已。使人服以生铁落，为后饮，夫生铁落者，下气候也（《素问》候作疾）。

癫疾，脉搏大滑，久自已；脉小坚急，死不治⑤（一作脉沉小急疾，死不治，小牢急可治）。

癫疾，脉虚可治，实则死。厥成为癫疾⑥。

贯疽⑦（《素问》作黄疸），暴病厥，癫疾狂久逆之所生也。五脏不平，六腑闭塞之所生也。

癫疾始生，先不乐，头重痛，视举目赤⑧，其作极已而烦心。候之于颜。取手太阳、阳明、太阴，血变而止。

癫疾始作，而引口⑨啼呼喘悸者，候之手阳明、太阳，左强者，攻其右（一本作左），右强者，攻其左（一本作右），血变而止。

治癫疾者，常与之居，察其所当取之处，病至，视之有过者，即泻之，置其血于瓠壶之中，至其发时，血独动矣⑩；不动，灸穷骨三十壮。穷骨者，尾骶也。

骨癫疾者⑪，颔齿诸腧分肉皆满，而骨倨⑫强直，汗出烦闷。呕多涎沫，气下泄，不治。

脉癫疾者，暴仆，四肢之脉皆胀而纵。脉满，尽刺之出血；不满，灸之侠项太阳，又灸带脉于腰相去三寸，诸分肉本腧。呕多涎沫，气下泄，不治。

筋癫疾者，身卷挛急，脉大，刺项大经之大杼。呕多涎沫，气下泄，不治。

狂之始生，先自悲也，善忘善怒善恐者，得之忧饥，治之先取手太阴、阳明，血变而止，及取足太阴、阳明。

狂始发，少卧不饥，自高贤也，自辨智也，自尊贵也，善骂詈，日夜不休。治之取手阳明、太阳、太阴，舌下少阴⑬，视脉之盛者，皆取之，不盛者释之。

狂，善惊善笑，好歌乐，妄行不休者，得之大恐。治之取手阳明、太阳、太阴。

狂，目妄见耳妄闻，善呼者，少气之所生也。治之取手太阳、太阴、阳明、足太阴，及头两颔。

狂，多食，善见鬼神，善笑而不发于外者，得之有所大喜。治之取足太阴、阳明、太阳，后取手太阴、阳明、太阳。

狂而新发，未应如此者，先取曲泉左右动脉⑭及盛者，见血立顷已，不已以法取之，灸骶骨二十壮（骶骨者，尾屈也）。

癫疾呕沫，神庭及况端、承浆主之。其不呕沫，本神及百会、后顶、玉枕、天冲、大杼、曲骨、尺泽、阳溪、外丘、当上脘旁五分通谷、金门、承筋、合阳主之。

癫疾，上星主之。先取譩譆，后取天牖、风池。

癫疾呕沫，暂起僵仆，恶见风寒，面赤肿，囟会主之。

癫疾狂走，瘈疭摇头，口㖞戾⑮颈强，强间主之。

癫疾瘈疭，狂走，颈项痛，后顶主之。

癫疾，骨酸，眩，狂，瘈疭，口噤，羊鸣（《千金》作喉鸣），脑户主之。

狂易多言不休，及狂走欲自杀，及目妄见，刺风府。

癫疾僵仆，目妄见，恍惚不乐，狂走瘈疭，络却主之。

癫疾大瘦，脑空主之。

癫疾僵仆，狂易，完骨及风池主之。

癫疾互引，天柱主之。

癫疾，怒欲杀人，身柱主之（《千金》又云：瘈疭身热狂走谵语见鬼）。

狂走癫疾，脊急强，目转上插，筋缩主之。

癫疾发如狂者，面皮厚敦敦，不治；虚则头重，洞泄，淋癃，大小便难，腰尻重，难起居，长强主之。

癫疾憎风，时振寒，不得言，得寒益甚，身热狂走，欲自杀，目反妄见，瘈疭泣出，死不知人，肺腧主之。

癫疾，膈腧及肝腧主之。

癫疾互引，水沟及龈交主之。

癫疾，狂瘈疭，眩仆；癫疾，喑不能言，羊鸣沫出，听宫主之。

癫疾互引，口㖞喘悸者，大迎主之，及取阳明、太阴，候手足变血而止。

狂癫疾，吐舌，太乙及滑肉门主之。

太息善悲，少腹有热，欲走，日月主之。

狂易，鱼际及合谷、腕骨、支正、少海、昆仑主之。

狂言，大陵主之。

心悬如饥状，善悲而惊狂，面赤目黄，间使主之。

狂言笑见鬼，取之阳溪及手、足阳明、太阴。

癫疾，多言耳鸣，口僻颊肿，实则聋，喉痹不能言，齿龋痛，鼻衄衄；虚则痹鬲,偏历主之。

癫疾,吐舌鼓颔,狂言见鬼,温溜主之。

目不明,腕急,身热,惊狂,躄痿痹重,瘖疭,曲池主之。

癫疾吐舌,曲池主之。

狂疾,液门主之;又侠溪、丘墟、光明主之。

狂,互引头痛,耳鸣,目痛,中渚主之。

热病汗不出,互引颈嗌外肿,肩臂酸重,胁腋急痛,四肢不举,痂疥,项不可顾,支沟主之。

癫疾,吐舌沫出,羊鸣戾颈,天井主之。

热病汗不出,狂互引癫疾,前谷主之。

狂互引癫疾数发,后溪主之。

狂,癫疾,阳谷及筑宾、通谷主之。

癫疾,狂,多食,善笑不发于外,烦心渴,商丘主之。

癫疾,短气,呕血,胸背痛,行间主之。

痿厥癫疾,洞泄,然谷主之。

狂仆,温溜主之。

狂癫,阴谷主之。

癫疾发寒热,欠,烦满,悲泣出,解溪主之。

狂,妄走善欠,巨虚上廉主之。

狂易,见鬼与火,解溪主之。

癫狂,互引僵仆,申脉主之。先取阴跷,后取京骨、头上五行。目反上视,若赤痛从内眦始,踝下半寸各三痏,左取右,右取左。

寒厥癫疾,噤齘瘖疭,惊狂,阳交主之。

癫疾,狂,妄行,振寒,京骨主之。

身痛,狂,善行,癫疾,束骨主之。

癫疾,僵仆,转筋,仆参主之。

癫疾,目䀮䀮,鼽衄,昆仑主之。

癫狂疾,体痛,飞扬主之。

癫疾,反折,委中主之。

凡好太息,不嗜食,多寒热,汗出,病至则善呕,呕已乃衰,即取公孙及井腧。实则肠中切痛,厥,头面肿起,烦心,狂,多饮,不嗜卧;虚则鼓胀,腹中气大满,热痛不嗜食;霍乱,公孙主之。

【注释】

①气上而不下,精气并居:《类经·癫疾》注:"惊则气乱而逆,故气

上不下；气乱则精亦从之，故精气并及于胎，令子为癫痫疾也。"

②诸分且寒且热，名曰狂：《类经·刺灸癫狂》注："阳胜则为狂病，凡病在诸阳分，而经脉分肉之间，且寒且热者，皆阳邪乱其血气，热极则生寒也，故病为狂。"

③阳厥：指怒狂病。因其为阳气厥逆所致，故又名阳厥。

④食入于阴，气长于阳：指饮食进入体内胃中，其化生的精气则充实于体表四肢。

⑤脉小坚急，死不治：脉小坚急为阴脉，阳病见阴脉，故死不治。

⑥厥成为癫疾：邪气厥逆于上，上实下虚，故忽然癫仆而发癫痫之疾。

⑦贯疽：义未明，存疑待考。

⑧视举目赤：两目上吊，目睛红赤。

⑨引口：口角㖞斜。

⑩血独动：此句存疑待考。

⑪骨癫疾：病深入骨及肾之癫痫。余下脉癫疾、筋癫疾类推。

⑫侹：直的意思。

⑬舌下少阴：指舌下足少阴脉。

⑭曲泉左右动脉：指左右曲泉穴。

⑮戾：弯曲。

【译文】

黄帝问道：有的人一出生就患有癫病，是怎样得的呢？

岐伯回答说：得这种病，是由于胎儿在母腹中时，其母多次受到较大的惊恐，惊则气乱而逆，气上而不下，精也随气上逆，胎失精养，气逆又累及胎儿，故致使其子患上癫病。

病在手、足诸阳经，其经脉及诸分肉间有或寒或热的感觉，是阳邪乱其血气，热极则生寒的缘故，名叫狂病。应刺邪气盛的经脉以使其脉虚，刺后若觉察到诸分肉都发热时，说明气至邪退，病即痊愈，方可停针。最初发病是一年发作一次，若治疗不及时，则逐渐加重，演变为每月发作一次；再不及时治疗，则每月就会发作四五次，名叫癫病。当在其分肉经脉有明显寒冷感觉的部位进行针刺，用补法。

问：有患暴怒发狂的，怎么得的这种病呢？

答：这种病发生在阳分。

问：阳分受病，什么原因使人发狂呢？

答：阳气由于受到剧烈的情绪刺激而遭到挫折，难以疏畅条达，故易暴怒而发狂，这种病被称为"阳厥"。

问：怎么知道是阳分受病呢？

答：阳明经有些腧穴，都有动脉不停地跳动，太阳经和少阳经有些腧穴，本来是静止不跳动的，如果本来跳动得不明显的脉，反而跳动得盛大急疾的，即为阳厥的证候。

问：如何治疗呢？

答：使病人的饮食量减少，病就可以好。由于饮食物入胃以后，经脾的运化，化生为水谷精气，充养全身脏腑经络，而助长阳气，所以减少病人的饮食，使其阳气衰少，病则痊愈。再将生铁落用水煎之，让病人饭后服。生铁落具有重镇降逆下气开结的功能。

癫病脉搏大而滑利的，日久可以自愈；若脉小而坚急的，此为阳病见阴脉，主死。

癫病，脉象虚软的，表明邪气微，病可治；脉象坚实的，表明邪气盛，多主死。厥逆之气，上而不下，使病人猝然仆倒，成为癫病。

突然患厥病、癫病、狂病，都是气逆日久的缘故。五脏之气失衡，则是由于六腑闭塞不通，水谷精气不能养脏的缘故。

癫病开始发生的时候，首先有头部沉重疼痛，两目上视而红赤的症状出现，在这些症状剧烈发作后，仍感到心烦不安。诊断时，可以通过颜面部的表情，色泽变化，推断即将发病。针刺时可取手太阳经的支正、小海，手阳明经的偏历、温溜，手太阴经的太渊、列缺等穴。待其面部血色转变正常时，针刺止。

癫病开始发作时，有口角抽引㖞斜，惊啼呼叫，气喘心悸等证出现的，可以取手阳明经和手太阳经的穴位，治疗时，采用缪刺法，即左侧正常的刺右侧，右侧正常的刺左侧。待其面部血色转为正常时，针刺方止。

治疗癫病，应和病人经常住在一起，以便观察应该针刺的部位。当病发作时，看到邪气很盛的经脉，即用针泻血，将泻出的血盛于葫芦壶中，等到再次发作时，其血会有变动，如果无变动的，可以灸穷骨三十壮，穷骨，即尾骶骨处的长强穴。

骨癫病发作时，颔、齿诸腧穴部位的分肉胀满，骨骼强直，汗出，胸中烦闷。若有很多涎沫呕出，而气又泄于下，表明脾肾俱败，病大多难治。

脉癫病发作时，突然跌倒，四肢的经脉都胀满而弛纵。凡是脉胀满的，都要针刺出血；脉不胀满的，当灸足太阳经挟项的天柱穴，足少阳经的带脉穴，诸经分肉间和四肢的腧穴。若有很多涎沫呕出，而气又泄于下，表明脾肾俱败，病大多难治。

筋癫病发作时，身体蜷缩，筋脉拘急，脉大，应刺足太阳经的大杼穴。

若有很多涎沫呕出，而气又泄于下，表明脾肾俱败，病多难治。

狂病开始发生时，先是独自悲哀，喜欢忘事，经常发怒、惊恐。这种病多是由于忧思伤神及饥饿伤脏的缘故。治疗时，先刺手太阴经的太渊、列缺，手阳明经的偏历、温溜等穴，待其面部血色转变正常时而停止针刺，并针刺足太阴经的隐白、公孙，足阳明经的足三里、解溪等穴。

狂病开始发作时，很少睡卧，没有饥饿感，自以为最高明、最聪明、最尊贵，经常骂人，日夜不休。治疗时，可取手阳明经、手太阴经、手太阳经的穴位，以及舌下足少阴经的络脉，观察上述诸脉，凡是脉充盛的，皆可针刺，不充盛的，莫针刺。

狂病，时常惊恐，时常发笑，喜欢唱歌，到处乱跑而不停止，这种病是由于受到较大的惊恐，扰乱神志的缘故。可以取手阳明经、手太阳经和手太阴经的穴位进行针刺。

狂病，目妄见异物，耳妄听异声，时常喊叫，这是由于神气衰少的缘故。治疗时，应当取手太阳经、手太阴经、手阳明经、足太阴经及头上两颔部的穴位进行针刺。

狂病，吃的很多，时常幻视如见鬼神，喜笑但不在人前表露，这是由于大喜伤心的缘故。治疗时，应先刺足太阴经、足阳明经、足太阳经的穴位，然后再取手太阴经、手阳明经、手太阳经的穴位。

狂病初次发作，上述症状还未出现的，治疗时，可刺两侧的曲泉穴及经脉充盛的部位，刺出血病很快就会痊愈，若不愈，再按上述方法治疗，灸尾骶骨二十壮。

癫病而伴有呕吐涎沫的，治疗时，应取督脉的神庭及兑端穴，任脉的承浆穴。癫病发作而不出现呕吐涎沫的，治疗时，应取足少阳经的本神、天冲、外丘等穴以解郁，取督脉的百会、后顶等穴以清脑，取足太阳经的玉枕、大杼、金门、承筋、合阳等穴以通阳而柔筋，取手太阴经的尺泽，手阳明经的阳溪等穴以调肺，取足少阴经的通谷、任脉的曲骨等穴以降冲任之气。

癫病，治疗时，应取督脉的上星穴。针刺时先取足太阳经的懿譆穴，后取手少阳经的天髎穴和足少阳经的风池穴进行针刺。

癫病见呕吐涎沫，刚刚起立便僵直而仆倒，怕风寒，面赤而肿，治疗时，应取督脉的囟会穴。

癫病，狂奔乱跑，抽搐头摇，口㖞斜，颈项扭曲发强硬，应取督脉的强间穴。

癫病，筋脉抽搐，狂走，颈项疼痛，治疗时，应取督脉的后顶穴。

癫病，骨节酸软无力，眩晕，发狂，抽搐，口噤不开，口中如羊叫声，治疗时,应取督脉的脑户穴。

狂痫而多言不休,狂奔乱跑而想自杀,以及两目妄见异物,治疗时,应针刺督脉的风府穴。

癫病身僵而仆倒,两目妄见异物,精神恍惚不乐,狂奔乱跑,筋脉抽搐,治疗时,应取足太阳经的络却穴。

癫病,形体极度消瘦的,治疗时,应取足少阳经的脑空穴。

癫病,身体僵直而仆倒,或狂痫病,治疗时,应取足少阳经的完骨穴和风池穴。

癫病发作,肢体相互掣引的,治疗时,应取足太阳经的天柱穴。

癫病,大怒想要杀人的,治疗时,应取督脉的身柱穴。

癫病,狂走,脊背紧急强直,目反转上视的,治疗时,应取督脉的筋缩穴。

癫病发作类似狂病的病人,若面部皮肤很厚,表明邪深病重,治疗困难;若正气虚则感头部沉重,大便洞泄,小便淋沥不通,或大小便不利,腰尻部沉重,起立坐卧不可自如,治疗时,应取督脉的长强穴。

癫病恶风,有时畏寒而战栗,不能言语,遇到寒冷更加严重,周身发热而狂奔乱跑,想自杀,两目妄见异物,筋脉抽搐,流眼泪,或像死人一样不省人事,治疗时,应取足太阳经的肺腧穴。

癫病,治疗时,应取足太阳经的膈腧和肝腧穴。

癫病,肢体相互掣引,治疗时,应取督脉的水沟穴和龈交穴。

癫病,发狂而筋脉抽搐,眩晕跌倒;癫病发作,失音而不可言语,口中如羊叫声并吐涎沫,治疗时,应取手太阳经的听宫穴。

癫病发作,肢体相互牵引,口㖞斜而气喘心悸,治疗时,应取足阳明经的大迎穴。并取手阳明经(偏历、温溜),手太阴经(太渊、列缺)和足阳明经(三里、解溪),足太阴经(隐白、公孙)治疗,直到手足的血色转为正常针刺,方可停止。

狂癫病,将舌吐出口外而不收,治疗时,应取足阳明经的太乙和滑肉门穴。

时常叹气悲伤,少腹有发热的感觉,想要外出行走,治疗时,应取足少阳经的日月穴。

狂痫病,治疗时,应取手太阴经的鱼际穴、手阳明经的合谷穴、手太阳经的腕骨穴和支正穴、手少阴经的少海穴,足太阳经的昆仑穴。

狂言,治疗时,应取手厥阴经的大陵穴。

心中空悬像是饥饿一样,经常悲伤而发惊狂,面赤目黄,治疗时,应取手厥阴经的间使穴。

狂言乱笑,好像见到鬼神一样,治疗时,应取手阳明经的阳溪穴以及手、足阳明经和手、足太阴经的穴位。

癫病发作,多言耳鸣,口㖞颊肿,若邪气盛则耳聋,喉中闭塞不可言语,龋齿疼痛,鼻流涕或出血;正气虚衰的,则膈间痹阻不通,治疗时,应取手阳明经的偏历穴。

癫病,将舌吐出口外不收,颔部鼓动,狂言乱语,如见鬼神,治疗时,应取手阳明经的温溜穴。

两目视物不清,手腕拘急,周身发热,惊恐发狂,两足痿弱无法行走,并感到麻木沉重,或筋脉抽搐,治疗时,应取手阳明经的曲池穴。

癫病,将舌吐出口外不收,治疗时,应取手阳明经的曲池穴。

狂病,治疗时,应取手少阳经的液门穴;取足少阳经的侠溪、丘墟、光明等穴治之,亦可。

狂病发作,筋脉互引,头痛,耳鸣,目痛,治疗时,应取手少阳经的中渚穴。

热病不出汗,引起颈咽外部肿胀,肩臂酸重无力,胁肋和腋下胀痛,四肢无法抬举,皮肤生痂疥,项强无法左右回顾,治疗时,应取手少阳经的支沟穴。

癫病发作,将舌吐出口外而流出涎沫,口中作羊叫声而颈扭弯曲,治疗时,应取手少阳经的天井穴。

热病不出汗,引起狂病与癫疾交替发作,应取手太阳经的前谷穴。

狂病而引起癫疾频繁发作的,治疗时,应取手太阳经的后溪穴。

狂病和癫疾,治疗时,应用手太阳经的阳谷、足少阴经的筑宾和足太阳经的通谷穴。

癫病发狂,吃的多,好笑但不在人前表露,心烦口渴,治疗时,应取足太阴经的商丘穴。

癫病,出现短气,呕血,胸背部疼痛的,治疗时,应取足厥阴经的行间穴。

痿厥而发癫病,大便稀溏的,治疗时,应取足少阴经的然谷穴。

狂病仆倒,治疗时,应取手阳明经的温溜穴。

狂病和癫疾,治疗时,应取足少阴经的阴谷穴。

癫病,身发寒热,呵欠,心烦胸闷,悲伤流泪,治疗时,应取足阳明经的解溪穴。

狂病,到处乱跑而经常打呵欠,治疗时,应取足阳明经巨虚上廉穴。

狂痫病,好像见到鬼神与火焰,治疗时,应取足阳明经的解溪穴。

癫疾和狂病,相互交替发作,以致僵直仆倒,治疗时,应取足太阳经的申脉穴。但针刺时,应先取阴跷脉与足少阴经相交会的照海穴,再取足太阳经的京骨穴及头上五行的穴位。

若两目反转上视,或从目内眦开始红肿疼痛,治疗时,应取外踝下半寸的申脉穴各刺三针,病在左眼则刺右侧的穴位,反之,病在右眼则刺左侧的穴位。

寒厥而发癫病,见口噤切齿,筋脉抽搐,惊恐发狂等证,治疗时,应取阳维脉与足少阳经相交会的阳交穴。

癫病发狂,妄行,恶寒战栗的,治疗时,应取足太阳经的京骨穴。

全身疼痛,发狂,善于行走,或发癫病的,治疗时,应取足太阳经的束骨穴。

癫病,僵直仆倒,转筋,治疗时,应取足太阳经的仆参穴。

癫病,两目视物不清,鼻流涕或出血,治疗时,应取足太阳经的昆仑穴。

癫疾或狂病,身体疼痛的,治疗时,应取足太阳经的飞扬穴。

癫病,脊强反折的,治疗时,应取足太阳经的委中穴。

凡是病人经常叹气,不欲进食,身多寒热而汗出,病发作时就呕吐,吐后病就会有所减轻,治疗时,应即取足太阴经的公孙穴和隐白穴。若邪气盛,则肠中剧痛,厥气上逆,头面肿胀,心烦、发狂,多饮,不欲安卧;若正气虚,则腹中气胀满,发热疼痛而不欲饮食;或为霍乱上吐下泻,治疗时,应取足太阴经的公孙穴。

阳脉下坠阴脉上争发尸厥第三

【题解】本篇着重论述了阳脉之气下降、阴脉之气上逆导致尸厥的症状和主治腧穴。

【原文】

尸厥①,死不知人,脉动如故,隐白及大敦主之。

恍惚尸厥,头痛,中极及仆参主之。

尸厥暴死②,金门主之。

【注释】

①尸厥:昏仆如尸之意,故名尸厥。

②尸厥暴死：尸厥病突然加重，如死去一样。

【译文】
　　尸厥，即如死人般不省人事，而脉搏的跳动如常，这是由于阳脉之气突然下降，阴脉之气突然上逆的缘故。治疗时，应取足太阴经的隐白穴和足厥阴经的大敦穴治之，使阴阳经气顺接而尸厥可愈。

　　神志恍惚不清而发尸厥，头痛，治疗时，应取任脉的中极穴和足太阳经的仆参穴。

　　尸厥突然如死去一样，治疗时，应取足太阳经的金门穴。

气乱于肠胃发霍乱吐下第四

【题解】本篇着重论述了气乱于肠胃发霍乱吐泻的症状和主治腧穴。

【原文】
　　霍乱①，刺腧旁五②，足阳明及上旁三。
　　呕吐烦满，魄户主之。
　　阳逆霍乱，刺人迎，刺入四分，不幸杀人。
　　霍乱，泄出不自知，先取太溪，后取太仓之原。
　　霍乱，巨阙、关冲、支沟、公孙（《千金》又取阴陵泉）、解溪主之。
　　霍乱泄注，期门主之。
　　厥逆霍乱，府舍主之。
　　胃逆霍乱，鱼际主之。
　　霍乱逆气，鱼际及太白主之。
　　霍乱遗矢失气，三里主之。
　　暴霍乱，仆参主之。
　　霍乱转筋，金门、仆参、承山、承筋主之。
　　霍乱，胫痹不仁，承筋主之（《千金》云：主瘦疯脚）。
　　转筋于阳，理其阳，转筋于阴，理其阴，皆卒刺之。

【注释】
　　①霍乱：《类径·刺胸背腹病》注："邪在中焦，则既吐且泻，脏气反复，神志缭乱，故曰霍乱。"
　　②刺腧旁五：《素问·通评虚实论》王冰注："霍乱者，取少阴腧旁志室穴。"

【译文】

霍乱病,治疗时,应刺肾腧旁的志室穴五次,以及取胃腧和胃仓穴各针刺三次。

呕吐而兼见心烦满闷的,治疗时,应取足太阳经的魄户穴。

阳邪上逆所致的霍乱病,治疗时,应刺足阳明经的人迎穴,刺入四分深。针刺时,要避开动脉,若刺伤动脉,就会造成死亡。

霍乱,大便泄出而自己不得知,这是阳气虚脱无法固摄的缘故,治疗时,应先取足少阴经的太溪穴,以固先天之阳,再取足阳明经的冲阳穴,以补后天脾胃之气。

霍乱吐泻,治疗时,应取任脉的巨阙穴和手少阳经的关冲、支沟穴,足太阴经的公孙穴,足阳明经的解溪穴。

霍乱而暴泄不止的,治疗时,应取足厥阴经的期门穴。

厥气上逆所致的霍乱病,治疗时,应取足太阴经的府舍穴。

胃气上逆而致的霍乱病,治疗时,应取手太阴经的鱼际穴。

霍乱而气上逆的,治疗时,应取手太阴经的鱼际和足太阴经的太白穴。

霍乱,大便失禁和放屁的,治疗时,应取足阳明经的足三里穴。

突然发霍乱病,治疗时,应取足太阳经的仆参穴。

霍乱而转筋的,治疗时,应取足太阳经的金门、仆参、承山、承筋等穴。

霍乱,小腿麻木不仁的,治疗时,应取足太阳经的承筋穴。

四肢外侧转筋的,应调理三阳的经脉;四肢内侧转筋的,应调理三阴的经脉,都应不拘时日,随病随时而进行针刺。

足太阴厥脉病发溏泄下痢第五

【题解】本篇着重论述足太阴、足厥阴等病变导致溏泄下痢的病因、病机,主治腧穴和预后。

【原文】

春伤于风,夏生飧泄肠澼①。久风为飧泄。飧泄而脉小,手足寒者难已。飧泄而脉大,手足温者易已。

黄帝问曰:肠澼便血何如?

岐伯对曰:身热则死,寒则生。

曰:肠游下白沫何如?

曰:脉沉则生,浮则死②。
曰:肠澼下脓血何如?
曰:悬绝则死,滑大则生。
曰:肠澼之属,身不热,脉不悬绝,何如?
曰:脉滑大皆生;悬涩皆死,以脏期之③。

飧泄补三阴交,上补阴陵泉,皆久留之,热行乃止。

病泄下血,取曲泉、五里。腹中有寒,泄注肠澼便血,会阳主之。

肠鸣澼,下窌主之。

肠澼泄切痛,四满主之。

便脓血,寒中,食不化,腹中痛,腹哀主之。

绕脐痛,抢心,膝寒,泄利,腹结主之。

溏瘕,腹中痛,脏痹,地机主之。

飧泄,太冲主之。

溏泄不化食,寒热不节,阴陵泉主之。

肠澼,中郄主之。

飧泄,大肠痛,巨虚上廉主之。

【注释】

①肠澼:即今之痢疾。
②脉沉则生,浮则死:沉为脉有根,故生;浮而无根,故死。
③以脏期之:病之死期,多在脏气所不胜之时日。

【译文】

人在春季感受了风邪不会马上发病,而到夏季就会发生完谷不化的泄泻或痢疾。感受风邪,日久不愈,与肝气内合而乘胃,也可引发完谷不化的泄泻病。若泄泻而见脉象细小,手足寒冷的,表明脾气亏虚,其病不易治愈;若泄泻而见脉象细小,手足温暖的,表明脾气尚和,其病则容易治愈。

黄帝问道:若痢疾便血会如何呢?

岐伯回答说:若出现身发热的,表明阳胜阴败,则预后不良;若出现身寒的,表明营气未伤,则预后良好。

问:痢疾而下白沫的预后怎样呢?

答:若见脉沉,表明脉尚有根,则预后良好;若见脉浮无根,表明气血虚极,则预后不良。

问:痢疾而下脓血会怎样呢?

答:若见脉绝不至,表明无胃气,则预后不佳;若见脉滑大,表明有胃气,则预后良好。

问：痢疾这一类疾病，身不发热，脉搏不悬绝，是怎么回事？

答：无论病情如何，只要出现脉象滑大的，预后都较好，脉象悬绝的，预后皆不良。病的死期，当在脏气所不胜的那一天。

完谷不化的泄泻病，是脾气虚衰的缘故，治疗时，应取足太阴经的三阴交穴，针刺时用补法，上取阴陵泉穴，皆久留针，待针下有发热感觉时针刺方可停止。

病泄泻下血，应取足厥阴经的曲泉、五里穴治之。若腹中有寒而致泄泻下痢便血的，治疗时，应取足太阳经的会阳穴。

肠鸣泄泻，这是肠间有水饮停聚的缘故，治疗时，应取足太阳经的下髎穴。

痢疾下泄，腹中剧痛，治疗时，应取足少阴经的四满穴。

大便下脓血，内有寒邪，食物不消化，腹中疼痛的，治疗时，应取足太阴经的腹哀穴。

绕脐作痛，气上冲心，膝部寒冷，大便泄泻，应取足太阴经的腹结穴治之。

溏泄病，邪气留滞肠中而为瘕，腹中疼痛，脏气闭塞不畅，应取足太阴经的地机穴治之。

完谷不化的泄泻，治疗时，应取足厥阴经的太冲穴。

溏泄而食物不化，这是由于寒热不节的缘故，治疗时，应取足太阴经的阴陵泉穴。

痢疾，治疗时，应取足厥阴经的中都穴。

完谷不化的泄泻，大肠疼痛的，治疗时，应取足阳明经的巨虚上廉穴。

五气溢发消渴黄疸第六

【题解】本篇着重论述五谷之气留溢为病，发为脾瘅、消渴、口甘等的病因病机和主治腧穴。

【原文】

黄帝问曰：人之善病消瘅者，何以候之？

岐伯对曰：五脏皆柔弱者，善病消瘅①。夫柔弱者，必刚强，刚强多怒，柔者易伤也。此人薄皮肤而目坚固以深者，长衡直扬②，其心刚，刚则多怒，怒则气上逆，胸中畜积，血气逆留（《太素》作留积），腹皮充胀（《太素》作髓皮充肌），血脉不行，转而为热，热则消肌，故为消瘅。此言其刚暴而肌肉弱者也。

面色微黄,齿垢黄,爪甲上黄,黄瘅也。安卧,小便黄赤,脉小而涩者,不嗜食。

曰:有病口甘者,病名曰何?何以得之?

曰:此五气之溢也③,名曰脾瘅。夫五味入口,藏于胃,脾为之行其精气,津液在脾,故令人口甘,此肥美之所发也。此人必数食甘美而多肥,肥令人内热,甘令人中满,故其气上溢,转为消瘅(《素问》作渴)。治之以兰④,除陈气也。

凡治消瘅,治仆击偏枯,厥气逆满,肥贵人则膏粱之病也;鬲塞闭绝,上下不通,暴忧之病也。

消瘅脉实大,病久可治;脉悬绝小坚,病久不可治也。

曰:热中消中⑤,不可服膏粱芳草石药。石药发瘨(《素问》作瘅),芳草发狂。夫热中消中者,皆富贵人也,令禁膏粱,是不合其心,禁芳草石药,是病不愈,愿闻其说。

曰:夫芳草之气美,石药之气悍,二者其气急疾坚劲,故非缓心和人,不可以服此二者。夫热气慓悍,药气亦然,二者相遇,恐内伤脾⑥。脾者,土也,而恶木;服此药也,至甲乙日当愈甚(《素问》作当更论)。

瘅成为消中。

黄瘅(《千金》云腹重不动作),刺脊中。

黄瘅善欠,胁下满欲吐(《千金》云身重不动作),脾腧主之。

消渴身热,面目黄,意舍主之。

消渴嗜饮,承浆主之。

黄瘅目黄,劳宫主之。

嗜卧,四肢不欲动摇,身体黄,灸手五里,左取右,右取左。

消渴,腕骨主之。

黄瘅,热中善渴,太冲主之。

身黄,时有微热,不嗜食,膝内廉内踝前痛,少气,身体重,中封主之。

消瘅,善噫,气走喉咽而不能言,手足清,溺黄,大便难,嗌中肿痛,唾血,口中热,唾如胶,太溪主之。

消渴黄瘅,足一寒一热,舌纵烦满,然谷主之。

阴气不足,热中,消谷善饥,腹热身烦,狂言,三里主之。

【注释】

①五脏皆柔弱者,善病消瘅:消瘅,消渴病之类。五脏藏精,柔弱则津液竭,故善病消瘅。

②长衡直扬:衡,指眉上。扬,即眉。谓视力视远而眉毛直竖之意。

③五气之溢：指五谷之气上溢于口。
④兰：指兰草，即藿香、佩兰之类。
⑤热中消中：《素问·腹中论》王冰注："多饮数溲，谓之热中；多食数溲，谓之消中。"
⑥恐内伤脾：热药入胃，易伤脾阴，故恐其内伤脾胃之阴液。

【译文】

黄帝问道：有的人容易患消瘅病，如何诊察呢？

岐伯回答说：五脏皆柔弱者，容易患消瘅病。因为五脏很柔弱，其性情必然刚强，性情刚强就常常发怒，柔弱的五脏就易受损伤。这种人的皮肤脆薄，两目坚固深入，两眉直竖，其性刚强，刚强则容易发怒，怒则肝气上逆，使气血于胸中蓄积，血与气交阻而停滞，充斥于肌肉皮肤之间，使血脉流通不利而生郁热，热则消烁肌肉皮肤，所以就成为消瘅。这是指性情刚暴而肌肉脆弱的人而言的。

黄疸病表现为，面色微黄，齿垢发黄，爪甲也黄。体倦安卧，小便黄赤，脉小而涩的，是湿热困脾的缘故，故必不思饮食。

问：有患口中发甜的，是什么病？是怎样得的呢？

答：这是由于五谷之气向上泛溢于口的缘故，名叫脾瘅。五谷气味入于口，藏纳于胃，其精气上输于脾，脾为胃行其精气，若津液停留在脾而不得运化，向上泛溢，所以使病人口中发甜，这种病大都是过食膏粱肥美的食物的缘故，这类病人平素必然爱吃甘美而肥腻的食物，肥腻助阳能使人内热盛，甜味性缓不散则使人腹中胀满，因而谷气上溢，转化而成消渴病，治疗本病可以用兰草汤，兰草具有芳香化湿的作用，以除其陈腐久郁之气。

凡是治疗消瘅，或治疗仆倒偏枯，厥气逆满，应察明发病原因。若肥胖权贵者患此病，则是由于过食肥甘厚味无法运化所造成的病；若是隔塞闭绝，水谷之气上下不通，则是由于暴怒忧郁的缘故。

消瘅病，脉象实大的，病虽日久，尚可治疗；若脉象悬绝细小而坚急的，为病久正气虚极，主死。

问：热中病和消中病，根据病情，是不宜食膏粱厚味和服用芳草石类药物。因为石类药性燥烈，服之容易发疽，芳草药性辛散，服之容易发狂。但热中消中的患者，大多是富贵人，若禁食膏粱厚味，这不适合他们的心理，禁用芳草石药，又治不好疾病，想听听你的意见。

答：芳草的气味香窜，石药之性猛悍，这两类药物的性能，都是急疾坚劲的，所以非性情和缓者，是禁服这两类药物的，因为病的性质是热邪亢盛，药物的性质亦如此，如果两种热气相合，恐怕就会内伤脾阴。脾是属土的,最畏肝木相乘,这类药能助肝阳,当到甲日和乙日肝木主令之时,病情就会加重。

瘅病内热日久郁积,就会传变为多食多尿的消中病。

黄疸病,治疗时,应刺督脉的脊中穴。

黄疸病,经常打呵欠,胁下胀满而欲呕吐的,治疗时,应取足太阳经的脾腧穴。

消渴而见身热,面目俱黄的,治疗时,应取足太阳经的意舍穴。

消渴而饮水不止的,治疗时,应取任脉的承浆穴。

黄疸两目发黄的,治疗时,应取手厥阴经的劳宫穴。

喜欢卧床而四肢不想活动,全身皮肤发黄的,治疗时,应灸手阳明经的五里穴刺之。病在左侧取右边的五里穴刺之,病在右侧取左边的五里穴刺之。

消渴病,治疗时,应取手太阳经的腕骨穴。

黄疸,体内有热而经常口渴的,治疗时,应取足厥阴经的太冲穴。

全身皮肤发黄,时有微热,没有食欲,膝部内侧和足内踝前疼痛,气短,身体沉重,治疗时,应取足厥阴经的中封穴。

消瘅病,经常嗳气,气上冲咽喉而不能言语,手足冰冷,小便黄,大便排出不利,或咽中肿痛,唾血,口中觉热;唾液粘稠似胶,治疗时,应取足少阴经的太溪穴。

消渴病而发黄疸,一足寒冷而另一足发热,舌弛缓,心烦胸部满闷的,治疗时,应取足少阴经的然谷穴。

阴气不足而致阳气偏盛,热郁胃中,使人消谷善饥,腹热心烦,狂言乱语的,治疗时,应取足阳明经的足三里穴。

动作失度内外伤发崩中淤血呕血唾血第七

【题解】本篇着重论述由于摄生不慎,动作失度而诱发崩中、淤血、呕血、唾血等病的病因病机、症状和治疗。

【原文】

黄帝问曰:人年半百而动作皆衰者,人将失之耶?

岐伯对曰:今时之人,以酒为浆①,以妄为常②,醉以入房,以欲竭其精,以好散其真,不知持满③,不时御神④,务快其心,逆于生乐,起居无节,故半百而衰矣。夫圣人之教也,形劳而不倦,神气从以顺,色欲不能劳其目,淫邪不能惑其心,智愚贤不肖,不惧于物,故合于道数。年度百岁而动作不衰者,以其德全不危故也。

久视伤血,久卧伤气,久坐伤肉,久立伤骨,久行伤筋。

曰:有病胸胁榰满,妨于食,病至则先闻腥臊臭⑤,出清涕,先唾血⑥,四肢清,目眩,时时前后血,何以得之?

曰:病名曰血枯,此得之少年时,有所大夺血,若醉以入房,中气竭,肝伤,故使月事衰少不来也。治之以乌贼鱼骨,蒚茹,二物并合,丸以雀卵,大如小豆,以五丸为后饭,饮以鲍鱼汁,利伤中及肝也。

曰:劳风⑦,为病何如?

曰:劳风法在肺下⑧,其为病也,使人强上⑨而瞑视,唾出若涕,恶风而振寒,此为风之病也。

曰:治之奈何?

曰:以救俯仰。太阳引精者三日,中若五日,不精者七日(《千金》云:候之三日五日,不精明者,是其证也)。咳出青黄涕,其状如脓,大如弹丸,从口中若鼻空出,不出则伤肺,伤肺则死矣。

少气,身漯漯也,言吸吸也⑩,骨酸体重,懈惰不能动,补足少阴。

短气,息短不属,动作气索⑪,补足少阴,去血络。

男子阴端寒,上冲心中很久,会阴主之。

男子脊急目赤,支沟主之。

脊内廉痛,溺难,阴痿不用,少腹急引阴,及脚内廉痛,阴谷主之。

善魇梦者,商丘主之。

丈夫失精,中极主之。

男子精溢,阴上缩,大赫主之。

男子精不足,太冲主之。

崩中,腹上下痛,中郄主之。

胸中瘀血,胸胁榰满,鬲痛,不能久立,膝痿寒,三里主之。

心下有鬲,呕血,上脘主之。

呕血,肩息,胁下痛,口干,心痛与背相引,不可咳,咳则引肾痛,不容主之。

唾血,振寒,嗌干,太渊主之。

呕血,大陵及郄门主之。

呕血上气,神门主之。

内伤不足,三阳络主之。

内伤唾血不足,外无膏泽,刺地五会。

凡唾血,泻鱼际,补尺泽。

【注释】
①以酒为浆:将酒当饮料来用。形容饮酒无度。
②以妄为常:肆行妄为作为常务。
③不知持满:不知道保持精气盈满。
④不时御神:时,善;御,用。不善于使用神气。
⑤先闻腥臊臭:肺主腥,肝主臊,肝肺之气俱逆于上,故闻腥臊臭。
⑥先唾血:肝主藏血,肝逆血升,故唾血。
⑦劳风:房劳过度,被风所伤,故名。
⑧法在肺下:肾脉连肺,法在肺下,谓劳风病位在肺下。
⑨强上:头项强硬,俯仰不便。
⑩身漯漯也,言吸吸也:身漯漯,寒栗貌;言吸吸,气怯貌。
⑪动作气索:动则气更感不足。

【译文】
黄帝问道:现在的人到五十岁左右的年龄,动作都衰退了,这是不是人们在养生之道上的失误呢?

岐伯回答说:现在的人,饮酒如饮水浆,将肆行妄为当做日常的习惯,喝醉酒后即行房事,淫欲以竭尽其精气,以贪图女色而耗散其真气,不懂得保持真元的充满,亦不懂得根据四时变化调摄精神,只贪图一时的快活,违背了养生之道,一切举止行动皆无节制,所以年至半百,动作就衰退了。按照圣人的教导,形体虽然劳动但不要疲倦过度,精神正气才能调和从顺,美色无法动摇他的视听,淫乱邪说无法诱惑他的心志,这样,不论聪明的、愚笨的还是贤良的、不肖的,对于一切事物都无所畏惧,所以能合于养生的道理,年至百岁时而动作不衰的,这是因为他完全掌握了养生之道,使天真之气得以保护而不受危害的缘故。

久视就会因过度劳心而伤血,久卧就会因过度劳肺而伤气,久坐就会因过度劳脾而伤肉,久立就会因过度劳肾而伤骨,久行就会因过度劳肝而伤筋。

问:有的人患胸胁支撑胀满,饮食受阻,发病时,先闻到腥臊气味,鼻流清涕,先吐血,四肢清冷,头目眩晕,时常前阴尿血或后阴便血,这种病是由什么所致呢?

答:这种病名叫"血枯"。得病的原因,即少年时,曾发生过大失血的病,使内脏有所损伤,或酒醉后行房事,使肾气耗竭,肝血损伤,故月经衰少而不来。治疗此病,用乌贼骨、藘茹,将二药合而为沫,以麻雀卵为丸,如小豆大,每次服五丸,饭后服,再饮以鲍鱼汁。这种疗法,有补精活血的功效,有利于伤中和伤肝的病。

问:劳风的病情是怎样的呢?

答:劳风是劳而汗出,邪气侵袭肺下部位。使人颈项强直,视物不清,吐出黏痰似涕,恶风而战栗怕冷,以上是劳风病的症状,即劳风的发病情况。

问:怎样治疗呢?

答:先治其颈项强直等俯仰不灵的证候。治疗方法,应引肾精以助太阳,若肾精随足太阳经即至的,三日可愈,中等的五日可愈,精至迟缓的七日可愈,愈时有青黄色像脓一样的涕液从口或鼻中出,如弹丸大小,如果不出,热郁肺中则伤肺,伤肺则主死。

病人少气,身上经常恶寒战栗,说话气怯,断断续续,骨节酸痛,身体沉重,懈惰无力无法活动,此皆精虚不足的缘故。治疗时,应补足少阴。

病人短气,呼吸短促不相接续,若稍活动,则呼吸更觉紧促,这是气虚的缘故。在治疗时,应补足少阴经,在有淤血的络脉上针刺,尽去其血。

男子阴茎头寒凉,气上冲心,有如互相扭转一样,治疗时,应取任脉的会阴穴。

男子脊背拘急,两目发赤,应取手少阳经的支沟穴治之。

脊柱内疼痛,小便困难,阳痿不用,少腹拘急牵引前阴,以及脚的内侧疼痛,应取足少阴经的阴谷穴治之。

好作恶梦的人,治疗时,应取足太阴经的商丘穴。

男子遗精病,治疗时,应取任脉的中极穴。

男子精液外溢,前阴上缩,治疗时,应取足少阴经的大赫穴。

男子精液不足,治疗时,应取足厥阴经的太冲穴。

女子血崩证,腹部上下作痛,治疗时,应取足厥阴经的中都穴。

胸中有淤血停积,胸胁支撑胀满,膈痛,无法久立,膝关节酸软无力而感寒冷的,治疗时,应取足阳明经的足三里穴。

心下隔塞不通,或呕血的,治疗时,应取任脉的上脘穴。

呕血,喘息抬肩,胁下痛,口干,心痛牵引脊背也痛,不敢咳嗽,咳嗽则牵引肾区疼痛,治疗时,应取足阳明经的不容穴。

唾血,恶寒战栗,咽喉干,治疗时,应取手太阴经的太渊穴。

呕血,治疗时,应取手厥阴经的大陵和郄门二穴。

呕血而气上逆的,治疗时,应取手少阴经的神门穴。

内伤而气血不足的,治疗时,应取手少阳经的三阳络穴。

内伤唾血,以致气血不足,肌肤不润泽的,治疗时,应取足少阳经的地五会穴。

凡是唾血的病人，治疗时，应泻手太阴经的鱼际穴，补尺泽穴。

邪气聚于下脘发内痈第八

【题解】本篇着重论述邪气结聚于下脘发生内痈的病机与诊治。

【原文】

黄帝问曰：气为上膈①。上膈者，食入而还出，余已知之矣。虫为下膈，下膈者，食晬时乃出，未得其意，愿卒闻之。

岐伯对曰：喜怒不适，食饮不节，寒温不时，则寒汁留于肠中，留则虫寒，虫寒则积聚守于下脘，守下脘则肠胃充郭，卫气不营，邪气居之。人食则虫上食，虫上食则下脘虚，下脘虚则邪气胜，胜则积聚以留，留则痈成，痈成则下脘约。其痈在脘内者，则沉而痛深；其痈在脘外者，则痈外而痛浮，痛上皮热。微按其痈，视气所行②，先浅刺其旁，稍内益深，还而刺之，无过三行③，察其浮沉以为浅深，已刺必熨，令热入中，日使热内，邪气益衰，大痈乃溃。互以参禁，以除其内，恬憺无为④，乃能行气，后服酸苦，化谷乃下膈矣。

曰：有病胃脘痈者，诊当如何？

曰：诊此者，当候胃脉，其脉当沉涩《素问》作细。沉涩者气逆，气逆者则人迎甚盛，甚盛则热。人迎者，胃脉也，逆而盛则热聚于胃口而不行，故胃脘为痈。

肝满肾满肺满皆实，则为肿⑤。肺痈喘而两胠下满；肝痈两胁《素问》作胠下满，卧则惊，不得小便⑥；肾痈胠《素问》作脚下至少腹满，胫有大小，髀胻跛，易偏枯。

【注释】

①气为上膈：《类经·上膈下膈虫痈之刺》注："气为上膈者，食饮入而还出。夫气有虚实，实而气壅，则食无所容，虚而气寒，则食不得化，皆令食入即出也。"

②微按其痈，视气所行：《太素·虫痈》注："以手轻按痈上，以候其气，取知痈气所行有三：一、欲知其痈气之盛衰；二、欲知其痈之浅深；三、欲知其刺处之要，故按以视也。"

③三行：即三次。

④恬憺无为：思想清静，内无杂念的意思。

⑤肿：此指痈肿。
⑥卧则悸，不得小便：肝主惊骇，其脉环绕阴器，故肝病则易惊而小便困难。

【译文】
黄帝问道：由于气机不畅而引发上膈病。我已得知上膈病的症状是，饮食入胃之后立即吐出。虫积发生下膈病。下膈病的症状是，饮食入胃之后，经过一昼夜的时间才能吐出来，但我还不懂得其中的道理，想听你详细地谈谈。

岐伯回答说：喜怒失常，饮食没有节制，寒温失于调摄，则脾胃运化功能失常，使寒湿于肠中留积，肠中的寄生虫感到寒冷，遂向上于胃的下脘中积聚，虫聚则使肠胃充实扩大，下脘壅塞不通，卫气无法转运，邪气居留不去。当人进食时，虫闻食气，亦向上求食，虫向上求食则下脘空虚，下脘空虚则邪气更胜，邪气胜则积聚而留滞，邪气留聚则形成痈即，痈成则下脘约束而不得畅通。若脘内发生痈，则部位深痛在里；脘外发生痈，则部位浅痛在表，并且痈上的皮肤发热。针刺时，用手轻轻按在痈上，观察痈的气行情况，先在旁边浅刺之，然后再稍微向内，逐渐深刺，如此反复进行刺治，但不可超过三次，要根据痈的浅深来决定针刺的深度，针刺之后，必须加火熨，使热透入于里，每日使热气入内，邪气就会逐渐衰退，内痈则可溃散。在调养方面，饮食起居不要犯各种禁忌，以消除内伤，使精神安定，气血才能得以流通，再服用酸苦的药物，助胃的消化，则水谷即可下通，就不会再出现上逆吐出的情况了。

问：有的人患胃脘痛应当如何诊察呢？

答：诊察这种病，应当诊其胃脉，这种病的脉象应为沉涩。沉涩脉是胃气上逆，胃气上逆则人迎脉很盛，人迎脉盛则热，人迎亦属胃脉，胃气上逆而经气盛，则热聚于胃口不畅，所以痈肿于胃脘形成。

肝满、肾满、肺满，皆为邪气壅盛，邪气壅盛则痈肿形成。肺痈则气喘两胠（腋下，胁上空软部）胀满；肝痈则两胁下胀满，卧则惊悸不宁，小便不利；肾痈则胠下至少腹胀满，两侧胫部肿胀，肿势时大时小，患侧髀枢和胫部活动不便，出现跛行，易形成偏枯病。

寒气客于经络之中
发痈疽风成发厉浸淫第九　上

【题解】本篇着重论述风寒邪气侵犯人体，可使经脉不通而发生痈疽、厉风、浸淫疮等病，同时指出了痈疽的病机和治疗原则。

【原文】

黄帝问曰：肠胃受谷，上焦出气①，以温分肉，以养骨节，通腠理。中焦出气如露，上注溪谷而渗孙脉，津液和调，变化而赤为血。血和则孙络先满，乃注于络脉，络脉皆盈，乃注于经脉。阴阳乃张②，因息而行，行有经纪，周有道理，与天合同，不得休止。切而调之，从虚去实，泻则不足，疾则气减，留则先后；从实去虚，补则有余，血气已调，神气乃持。余已知血气之平与不平，未知痈疽之所从生，成败之时，死生之期，或有远近，何以度之？

曰：经脉流行不止，与天同度，与地合纪，故天宿失度，日月薄烛③，地经失纪，水道流溢，草蓂不成④，五谷不植，径路不通，民不往来，巷聚邑居，别离异处。血气犹然，请言其故。夫血脉营卫，周流不止，上应星宿，下应经数。寒邪客于经络之中则血泣，血泣则不通，不通则卫气归之不得复反，故痈肿也。寒气化为热，热胜则肉腐，肉腐则为脓，脓不泻则筋烂，筋烂则骨伤，骨伤则髓消，不当骨空，不得泄泻，则筋骨枯空，枯空则筋骨肌肉不相营，经脉败漏，熏于五脏，脏伤则死矣。

【注释】

①上焦出气：指肺宣发卫气。
②阴阳乃张：谓营卫气血正常输布而盈满。
③日月薄蚀：薄，迫。蚀，通食。指发生日蚀、月蚀。
④草蓂：即众草。

【译文】

黄帝问道：肠胃受纳水谷，化生为水谷精微，与肺吸入的清气相合积于胸中而为宗气，其出于上焦者为卫气，它具有温暖肌肉、濡养骨节、通利腠理的作用。其出于中焦者为营气，像露水一样，输注到肌肉所会的溪谷中，渗于络脉之内，与津液调和后，则变化为赤色的血液。血脉调和，孙络就会充满，然后注于络脉，络脉皆充盈后，再注于经脉。这样，阴经和阳经皆张起而运行，再由于呼吸的作用而运行于全身，其循行有一定的度数，环周的道路也是固定的，并且与自然界的变化相应合，周而复始，运行不息，不能停止。如果出现异常变化，则应切按循察其虚实进行调治，若为实证，可以用去实的泻法，泻后能使有余的变为不足，如用快刺针法可使邪气衰减，如用留针法就无法去邪而病情亦先后如一。若为虚证，应采用补法，补后能使不足的变得充实起来。调治的目的在于达到血气调和，神气才能守持于内。我已经知道了血气是否平和，但不知道痈疽是如何发生的，以及病情的成败，死生日期的远近等，应如何去测知呢？

答：经脉的流行不止，与天地自然是相应合的，所以天空星宿的运行失度，就会导致日蚀或月蚀的出现，地面的河流失常，就会使水道泛滥成灾，草木枯萎，五谷不得生长，道路不通，民众不得往来，聚居于巷邑之中，与其他地方相隔离。人体的气血运行也是如此，让我再讲讲其中的道理。人体的血脉营卫周流不休，上应天空星宿之度，下应大地经水之数，若寒邪侵犯于经脉之中，则血脉凝滞不通，血脉不通则卫气聚结而不能往返运行，所以引起痈肿。寒气久留则化为热，热盛则肌肉腐烂为脓，脓若无法及时排出则烂筋伤骨，骨伤则髓液消耗，无法充实骨空，骨髓无法泄泽，则筋骨枯萎空虚，筋骨和肌肉也不能相互营养，使经脉败坏，毒气内熏五脏，五脏俱伤则人就会死亡。

寒气客于经络之中发痈疽风成发厉浸淫第九 下

【题解】本篇着重论述了痈与疽的区别，痈疽逆顺证的辨别，以及痈疽、厉风、浸淫疮等病的主治腧穴。

【原文】

黄帝问曰：病之生时，有喜怒不测，饮食不节，阴气不足，阳气有余，营气不行，乃发为痈疽；阴阳气不通，两热相搏，乃化为脓，小针能取之乎？

岐伯对曰：夫致使身被①痈疽之疾，脓血之聚者，不亦离道②远乎？痈疽之生，脓血之成也，积微之所生；故圣人自治于未形也，愚者遭其已成也。

曰：其已有形，脓已成，为之奈何？

曰：脓已成，十死一生。

曰：其已成有脓血，可以小针治乎？

曰：以小治小者，其功小；以大治大者，其功大；以小治大者，多害。故其已成脓血者，其惟砭石铍锋之所取也。

曰：多害者，其不可全乎？

曰：在逆顺焉耳。

曰：愿闻顺逆？

曰：已为伤者，其白睛青黑，眼小，是一逆也；内药而呕③，是二逆也；腹痛渴甚④，是三逆也；肩项中不便，是四逆也；音嘶色脱⑤，是五逆也。除此五者为顺矣。

邪之入于身也深，其寒与热相薄，久留而内著，寒胜其热，则骨疼肉枯；热胜其寒，则烂肉腐肌为脓；内伤骨为骨蚀。

有所结，筋屈不得伸，气居其间而不反，发为筋瘤也。

有所结，气归之，卫气留之不得复反，津液久留，合而为肠（一本作疡）瘤。留久者，数岁乃成。以手按之柔。

有所结，气归之，津液留之，邪气中之，凝结日以易甚，连以聚居为昔瘤，以手按之坚。

有所结，气深中骨，气因于骨，骨与气并息⑥，日以益大，则为骨疽。

有所结，气中于肉，宗气归之，邪留而不去，有热则化为脓，无热则为肉疽。

凡此数气者，其发无常处而有常名。

曰：病痈肿颈痛，胸满腹胀，此为何病？

曰：病名曰厥逆，灸之则喑⑦，石之则狂，须其气并，乃可治也，阳气重上（一本作止），有余于上，灸之则阳气入阴，入则喑，石之则阳气虚，虚则狂⑧；须其气并而治之，使愈。

曰：病颈痈者，或石治之，或以针灸治之，而皆已，其治何在？

曰：此同名而异等者也。夫痈气之息者，宜以针开除去之；夫气盛血聚者，宜石而泻之。此所谓同病异治者也。

曰：诸痈肿筋挛骨痛，此皆安生？

曰：此皆寒气之肿也，八风之变也。

曰：治之奈何？

曰：此四时之病也，以其胜，治其腧。

暴痈筋緛⑨，随分而痛，魄汗⑩不尽，胞气不足⑪，治在其经腧。腋痈大热，刺足少阳五，刺而热不止，刺手心主三，刺手太阴经络者、大骨之会各三。

痈疽不得顷回⑫。痛不知所，按之不应手，乍来乍已，刺手太阴旁三，与缨脉各二⑬。

治痈肿者，刺痈上，视痈大小深浅刺之，刺大者，多而深之，必端内针为故止也（《素问》曰：刺大者多血，小者深之，必端内针为故止）。

项肿不可俯仰，颊肿引耳，完骨主之。

咽肿难言，天柱主之。

颔肿唇痈，颧髎主之。

颊肿痛，天窗主之。

颈项痈肿不能言，天容主之。

身肿，关门主之。

胸下满痛，膺肿，乳根主之。

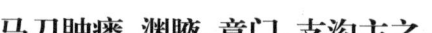

马刀肿瘘,渊腋、章门、支沟主之。

面肿目痈肿,刺陷谷出血立已。

犊鼻肿,可刺其上,坚勿攻,攻之者死。

疽,窍阴主之。

厉风者⑭,索⑮刺其肿上,已刺以吮其处,按出其恶血,肿尽乃止,常食方食,无食他食。

脉风成为厉,管疽发厉⑯,窍阴主之。

头大浸淫,间使主之。

管疽,商丘主之。

瘃蚌⑰欲呕,大陵主之。

痂疥⑱,阳溪主之。

黄帝问曰:愿尽闻痈疽之形与忌日名?

岐伯对曰:痈发于嗌中,名曰猛疽⑲,不急治化为脓,脓不泻塞咽,半日死;其化为脓者,脓泻已,则含豕膏,无冷食,三日已。

发于颈者,名曰夭疽⑳。其状大而赤黑。不急治则热气下入渊腋,前伤任脉,内熏肝肺,熏则十余日死矣。

阳气大发,消脑溜项,名曰脑烁㉑。其色不乐,项痛如刺以针。烦心者,死不治。

发于肩及臑,名曰疵疽㉒。其状赤黑,急治之,此令人汗出至足,不害五脏,痈发四五日逆焫之㉓。

发于腋下赤坚者名曰米疽。治之以砭石,欲细而长,疏砭之,涂以豕膏,六日已,勿裹之。其痈坚而不溃者,为马刀挟瘿,以急治之。

发于胸,名曰井疽㉔其状如大豆,三四日起,不早治,下入腹;不治,七日死。

发于膺,名曰甘疽。色青,其状如谷实㉕栝楼,常苦寒热。急治之,去其寒热;不急治,十岁死,死后出脓。

痈发于胁,名曰败疵。此言女子之病也,久之,其状大痈脓,其中乃有生肉大如赤小豆,治之以蔆翘草根㉖及赤松子根㉗各一升,以水一斗六升,煮之令竭,得三升,即强饮,厚衣坐于釜上,令汗至足已。

发于股胫(一作胻),名曰股胫疽。其状不甚变色,痈脓内薄于骨,急治之,不急治三十日死。

发于尻,名曰锐疽。其状赤坚大,急治之,不治三十日死。

发于股阴,名曰赤弛。不治六十日死;在两股之内,不治十日死。

发于膝,名曰疵疽,其状大痈色不变。寒热而坚者,勿石,石之者即死;须其色异,柔乃石之者生。

诸痈之发于节而相应者,不可治㉘。发于阳者,百日死;发于阴者,四十日死。

发于胫,名曰兔啮㉙,其状如赤豆至骨,急治之,不急治杀人。

发于内踝,名曰走缓㉚。其状痈色不变。数石其腧,而止其寒热,不死。

发于足上下,名曰四淫。其状大痈。不急治之,百日死。

发于足旁,名曰厉痈㉛,其状不大,初从小指发,急治之,去其黑者,不消辄益,不治,百日死。

发于足指,名曰脱痈㉜。其状赤黑者,死不治;不赤黑者不死;治之不衰,急斩去之,不去则死矣。

黄帝问曰:何为痈?

岐伯对曰:营气积留于经络之中,则血泣而不行,不行则卫气归之,归而不通,壅遏而不得行故热;大热不止,热胜则肉腐,肉腐则为脓,然不能陷于骨髓,骨髓不为焦枯,五脏不为伤,故名曰痈。

曰:何为疽?

曰:热气纯盛,下陷肌肤筋髓骨肉,内连五脏,血气竭绝,当其痈下筋骨良肉皆无余,故名曰疽。疽者,其皮上夭以坚,状如牛领皮;痈者其皮上薄以泽,此其候也。

曰:有疽死者奈何?

曰:身有五部:伏菟一,腓二,背三,五脏之腧四,项五。此五部有疽死也。

曰:身形应九野奈何?

曰:请言身形之应九野也:左足应立春,其日戊寅己丑;左胁(一作胁)应春分,其日乙卯;左手应立夏,其日戊辰己巳;膺喉头首应夏至,其日丙午;右手应立秋,其日戊申己未;右胁(一作胁)应秋分,其日辛酉;右足应立冬,其日戊戌己亥;腰尻下窍应冬至,其日壬子;六腑及膈下三脏应中州,其日大禁,太乙所在之日,及诸戊己。

凡此九者,善候八正所在之处,主左右上下身体有痈肿者,欲治之,无以其所直之日溃治之,是谓天忌日也。

五子夜半　五丑鸡鸣
五寅平旦　五卯日出
五辰食时　五巳禺中
五午日中　五末日

五申晡时　　五酉日入
五戌黄昏　　五亥人定
以上此时得疾者皆不起。

【注释】

①被：遭受的意思。

②道：指养生之道。

③内药而呕：内，通纳。服药而吐，是胃气衰败的表现。

④腹痛渴甚：脾居腹中，能输布津液，腹痛渴甚，是脾气衰败。

⑤音嘶色脱：音嘶，肺衰。色脱，五脏之气衰。

⑥气并：指阴阳之气渐次合并而通畅。

⑦喑：失音不能言语。

⑧石之则阳气虚，虚则狂：《类经·厥逆之治须其气并》注："阳并于上，其下必虚，以石泄之，则阳气随刺而去，气去则上下俱虚，而神失其守，故为狂也"。

⑨緛(ruǎn 软)：短缩之意。

⑩魄汗：肺会皮毛，藏魄，故皮肤出汗又称魄汗。

⑪胞气不足：指膀胱经气不足。

⑫不得顷回：不得顷刻使痈毒内回而攻脏的意思。

⑬婴脉：结婴两旁之脉，即水突、气舍等穴。

⑭厉风：即麻风。

⑮索：此作应当解。

⑯管疽发厉：指鼻管败坏的麻风病。

⑰瘃蛘(zhú yàng 竹杨)：肿核瘙痒的意思。

⑱痂疥：指干疮瘙痒之病，非今之疥疮。

⑲猛疽：发于项前结喉之上毒势猛烈之疽。

⑳夭疽：疽发于颈部耳后人体致命之处，故名夭疽。

㉑脑烁：疽发于颈项太阳经脉，热毒炽盛，循径上烁于脑，故名脑烁。

㉒疵疽：疽发浮浅如疵，故名。

㉓逆炳：迎而灸之意思。

㉔井疽：言其病位很深，证情凶险。

㉕谷实：即楮实子。

㉖蔆翘草根：即连翘草及根。

㉗赤松子根：不详，待考。

㉘诸痈之发于节而相应者，不可治：《类经·痈疽》注："诸节者，神

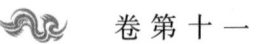

气之所游行出入也,皆不宜有痈毒之患,若其相应,则发于上而应于下,发于左而应于右,其害尤甚,为不可治。"

㉙兔啮:疽发于胫,其痛有如兔啮之状,故名兔啮。

㉚走缓:即内踝疽,因疽毒留于脉中而不行,故名走缓。

㉛厉痈:以其证凶险而名。

㉜脱疽:疽毒深重,易于局部坏死而指节脱落,故名脱疽。

【译文】

黄帝问道:生病时,有的因为喜怒无常,饮食不节,致使阴气不足而阳气有余,营气不行而卫气蕴结,于是引起痈疽;由于阴阳之气不通,内外两热相搏结,而引发痈脓,这样的病,小针可以治疗吗?

岐伯回答说:身体受邪引起痈疽病,致使脓血结聚,岂不是背离了养生之道吗?因为痈疽的发生,脓血的形成,是逐渐生成的。故高明的医生是在其未成形之前就会开始治疗。而低劣的医生在其已成之后才开始进行治疗。

问:痈肿已有形,脓已形成,情况如何呢?

答:到脓已形成时,病人十之八九主死。

问:痈肿已形成,内有脓血,用小针可以治疗吗?

答:用小针治疗小痈,其功效较小,用大针治疗大痈,又可能产生不良后果,所以对于已经形成脓血的,最适宜的方法是,采用砭石、铍针或锋针及时排出脓血。

问:痈疽病恶化的就不能治好了吗?

答:那就得看病情的逆顺。

问:我想听听有关病情的逆顺。

答:身体已经受了损伤,若眼内白睛青,黑睛变小,为一逆;服药而呕吐的,为二逆;腹部疼痛,口渴严重的,为三逆;肩、项等部位关节活动不灵便的,为四逆;声音嘶哑,色脱不泽的,为五逆。除去这五逆之外的,皆为顺证。

邪气侵入人体比较深的,则寒与热相搏结,久留不去,而于体内停积,若寒胜于热,则骨节疼痛,肌肉枯萎;热胜于寒,则肌肉腐烂,化而为脓;若向内损伤了骨,则成为"骨蚀"。

邪气有所结聚,而邪犯于筋,使筋屈而不能伸,邪气居留于其中而不得除,就发生成为"筋瘤"。

邪气有所结聚,而气归藏于内,卫气亦留于内而不得复出,津液无法向外输布,停留于胃肠,与邪气相合而成为"肠瘤"。若邪留日久的,几年后才能形成,用手按之是柔软的。

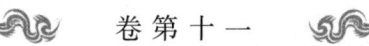

邪气有所结聚,而气归藏于内,津液停留,邪气复侵入内,致使凝结不散而日益加重,连接而聚积起来,就成为"昔瘤"。用手按之是坚硬的。

邪气有所结聚,深中于骨,邪气因而停留于骨中,骨和邪气相并存,日益增大,则形成"骨瘤"。

邪气有所结聚,而中于肌肉,宗气归藏于内,邪气停留不去,若有热则化为脓,无热则形成"肉瘤"。

凡是这几种邪气为患,虽然它们发病的部位不固定,但却有一定的名称。

问:患痈肿颈痛,胸满腹胀,这是什么病?

答:这是厥逆之病。治疗这种病,如果用灸法就会失音,用砭石则会发狂,须其阴阳之气相并而渐通后,才可治疗。因为本病是阳气逆上,有余于上,若用灸法,灸能助阳,使阳气更盛,阳气入于阴中,阴气被伤而无法上承,故失音;若用砭石治疗,气因之外泄则阳气虚,阳虚神气失守,就会引发狂证;所以必须待其阴阳之气合并之后治之,才能使病得以痊愈。

问:患颈痈病,有的用砭石治疗,有的用针灸治疗,都能治好,原因是什么呢?

答:这是病名虽同而症状表现各不相同的缘故,所以用不同的治法。颈痈属于气结不行的,宜用针刺开导以除去其病;若属于气壅盛而血结聚的,宜用砭石以泄之。即所谓的"同病异治"的原则。

问:各种痈肿以及筋脉拘挛骨节疼痛,这都是如何形成的呢?

答:这都是由于感受了寒邪和四时八风的侵袭变化的缘故。伤血则为痈肿,伤筋则为拘挛,伤骨则为骨节疼痛。

问:怎样治疗呢?

答:这些病都是由四时的邪气所致,因而治疗时,可以用五行相胜的刺法,取其腧穴以治之。

急性痈肿而引起筋脉肌肉收缩拘急,痈肿处的肌肉疼痛,汗出不止的,是由于膀胱经气不足的缘故,治疗时应刺其所属之经的输穴。腋痛患者,全身壮热,治疗时,应刺足少阳经五次,针刺后热仍不退的,可刺手厥阴经三次,再刺手太阴经的络穴和大骨之会穴(肩贞穴)各三次。

痈疽病,要急泻脓毒,无法使疮毒顷刻回复而向内攻,内攻则烂筋伤骨,穿通脏腑。若痈疽初起,病变部位并不确定,按之也不肿,时痛时止,治疗时,应刺手太阴经之旁三次,与结缨两旁之脉各二次。

治疗痈肿已腐败为脓的,治疗时,应刺痈上,要根据痈肿的大小深浅刺之,刺大痈肿应多刺深刺,但必须端直进针,以免好肉受损。

项部肿胀不得俯仰,颊肿连及到耳,治疗时,应取足少阳经的完骨穴。

咽部肿胀而语言困难的,治疗时,应取足太阳经的天柱穴。

患唇痛而眼下肿的,治疗时,应取手太阳经的颧髎穴。

颊部肿痛的,治疗时,应取手太阳经的天窗穴。

颈项痛肿而不能说话的,治疗时,应取手太阳经的天容穴。

身肿,治疗时,应取足阳明经的关门穴。

胸下胀满而疼痛,胸部两侧肿起,治疗时,应取足阳明经的乳根穴。

腋下瘰疬肿瘘,治疗时,应取足少阳经的渊液穴、足厥阴经的章门穴、手少阳经的支沟穴。

患目痛而面肿的,治疗时,应刺足阳明经的陷谷穴,使之出血,病可立时痊愈。

䪼鼻部位肿胀,可浅刺其肿部,若肿而坚硬的,不要针刺,若刺之则疮毒内陷而身亡。

疽病,治疗时,应取足少阳经头部的窍阴穴。

麻风病人,应针刺在其肿块上,刺后要吮吸所刺的部位,再用手将里面的恶血挤出,待肿块消尽,针刺方可停止。刺后应注意饮食,平时经常吃的东西才能吃,不可乱吃其他食物。

脉感受风邪可引发为厉风病,鼻腔败坏而引发厉风病的,治疗时,应取足少阳经头部的窍阴穴治之。

头部肿大的浸淫疮,治疗时,应取手厥阴经的间使穴。

麻风而鼻腔败坏的,治疗时,应取足太阴经的商丘穴。

肿核瘙痒而欲呕吐的,治疗时,应取手厥阴经的大陵穴。

浸淫疮结痂瘙痒的,治疗时,应取手阳明经的阳溪穴。

黄帝问道:想详尽地听听痈疽所表现的症状和生死的忌日。

岐伯回答说:痈疽于喉内发起的,病名叫猛疽,若治疗不及时,就会化脓,化脓后应急泻其脓,不泻则堵塞咽喉,半天内就会死亡;若化脓,当脓泻尽以后,可口含豕膏,但不要冷用,三天即可痊愈。

痈疽于颈部发起的,病名叫夭疽,它的形大而色赤黑。若不及时治疗,则热毒向下发展到渊液穴处,向前发展伤及任脉,向内发展则熏灼肝肺,熏灼肝肺的,大约十余日就会死亡。

阳热亢盛,消烁脑髓而痈疽发于项部的,病名叫脑烁。病人的神色失常,项部疼痛如针刺。若出现心烦,表明毒气入里,主死。

痈疽发于肩背和臑部的,病名叫疵痈。它的颜色赤黑,须立即治疗,使病人全身直至两足皆有汗出,汗出透则不致损害内脏,若痈疽已发四五天,应用灸法迎而灸之。

痈疽发于腋下色赤而坚硬的,病名叫米疽。治疗时,可用细而长的砭石,刺时宜疏而不宜密。刺后涂以豕膏,六天即可痊愈,不须包扎。若痈疽坚硬而不溃破的,是马刀挟瘿,应当立即治疗。

痈疽发于胸部的,病名叫井疽。它状如大豆,三四天则会肿起,若不及早治疗,则向下入于腹;若再不治,七天内就会死亡。

痈疽发于胸膺部位的,病名叫甘疽。它的颜色青,形状像楮实或栝楼,时常发寒热。当以急治,以去其寒热症状;若治疗不及时,十年死亡,死时有脓流出。

痈疽发于胁部的,病名叫败疵。这种病多见于女子,病久则形大而有痈脓,里面生有息肉,如赤小豆大。治疗时可用薹翘草根和赤松子根各一升,用水一斗六升,煎煮至三升,趁热强服之,并穿厚衣服坐在盛有热水的锅上,使其全身包括足部在内皆出汗,病即痊愈。

痈疽发于股胫部位的,病名叫股胫疽。病变部位皮肤的颜色变化很小,而其痈脓内迫于骨,应当急治,若不急治,则三十天内就会死亡。

痈疽发于尻部的,病名叫锐疽。病变部位色赤坚硬则肿大,应当急治,若不急治,则三十天内就会死亡。

痈疽发于股部内侧的,病名叫赤弛。若治疗不及时,则六十天内就会死亡;若发生在两股之间,治疗不及时则十天就会死亡。

痈疽发于膝部的,病名叫疵疽,病变范围大而皮肤的颜色不变。若发寒热而病变部位坚硬的,表明脓未形成,不可用砭石刺破,砭石刺破则会导致死亡;必须在病变部位皮肤颜色发生改变,痈已变软时,方可用砭石刺之。

凡是痈疽发于关节,而且上下左右相应的,皆不易治愈。发于阳部的,一百天内就会死亡,发于阴部的,四十天内就会死亡。

痈疽发于胫部的,病名叫兔啮,它的形状像赤豆而深至骨,应当急治,若不急治则容易丧命。

痈疽发于内踝部的,病名叫走缓。病变部位皮肤的颜色不变。应用砭石多次刺其肿起部位,以止其寒热,病就可以好转而避免死亡。

痈疽发于足上下部位的,病名叫四淫,它的形状如大痈。若不急治,一百天内就会死亡。

痈疽发于足旁的,病名叫厉痈。它的形状不大,起初见于足小趾。应急治之,将疮色暗黑的地方除去,若不消而痛日益增大,不治疗,则一百天就会死亡。

痈疽发于足趾的,病名叫脱痈。病变部位赤黑色,为死候;颜色不赤黑的，可以不死；若经治疗而病势不见减轻的，应尽快切除，如不切除，则容易丧命。

黄帝问道：什么样的疮称为痈呢？

岐伯回答说：营气留积于经脉之中，则血液凝滞而致运行失常，血液不行，则卫气归藏于营血之中，壅遏而不能通行，所以发热，大热不止，热毒太盛，则肌肉腐烂为脓，但脓毒尚浅，无法内陷于骨髓，故骨髓还不至于枯焦，五脏也不会受到损伤，所以叫做"痈"。

问：什么样的疮称为疽？

答：热毒极盛，下陷于肌肤筋膜骨髓之中，向内连及五脏，使血气枯竭，正当有疮部位下面的筋骨肌肉皆败坏无余，所以叫做"疽"。疽的特点是，其皮色晦暗无泽，而且像牛颈项部的皮那样坚硬粗糙；痈的特点是，其皮薄而有光泽，这是两者证候的不同。

问：有的人因患疽病而死去，是什么道理？

答：身体有五个重要部位：即一是伏兔；二是小腿肚；三是背部；四是五脏背腧；五是项部。如果这五个部位发生疽病，有生命危险。

问：身形应九野是怎样的呢？

答：我来谈谈身形应九野的情况：左足当在立春，其日当在戊寅己丑；左胁当在春分，其日当在乙卯；左手当在立夏，其日当在戊辰己巳；膺、喉及头部当在夏至，其日当在丙午；右手当在立秋，其日当在戊申己未；右胁当在秋分，其日当在辛酉；右足当在立冬，其日当在戊戌己亥；腰、尻及前后二阴当在冬至，其日当在壬子；六腑及膈下肝脾肾三脏当在中州，其日所应，大忌太乙移居之日（天忌日），以及所有戊日和己日。

凡上述九应，要善于察明八方和中州与人体相应之处，当身体上下左右有痈肿，需要治疗时，莫在其部位相应之日采用溃破疗法，因为这叫"天忌日"。

五个子日的"夜半"时，五个丑日的"鸡鸣"时，五个寅时的"平旦"时，五个卯日的"日出"时，五个辰日的"食时"时，五个巳日的"禺中"时，五个午日的"日中"时，五个未日的"日昳"时，五个申日的"晡时"时，五个酉日的"日入"时，五个戌日的"黄昏"时，五个亥日的"人定"时。

以上这些时间内，患痈肿的，都无法治愈。

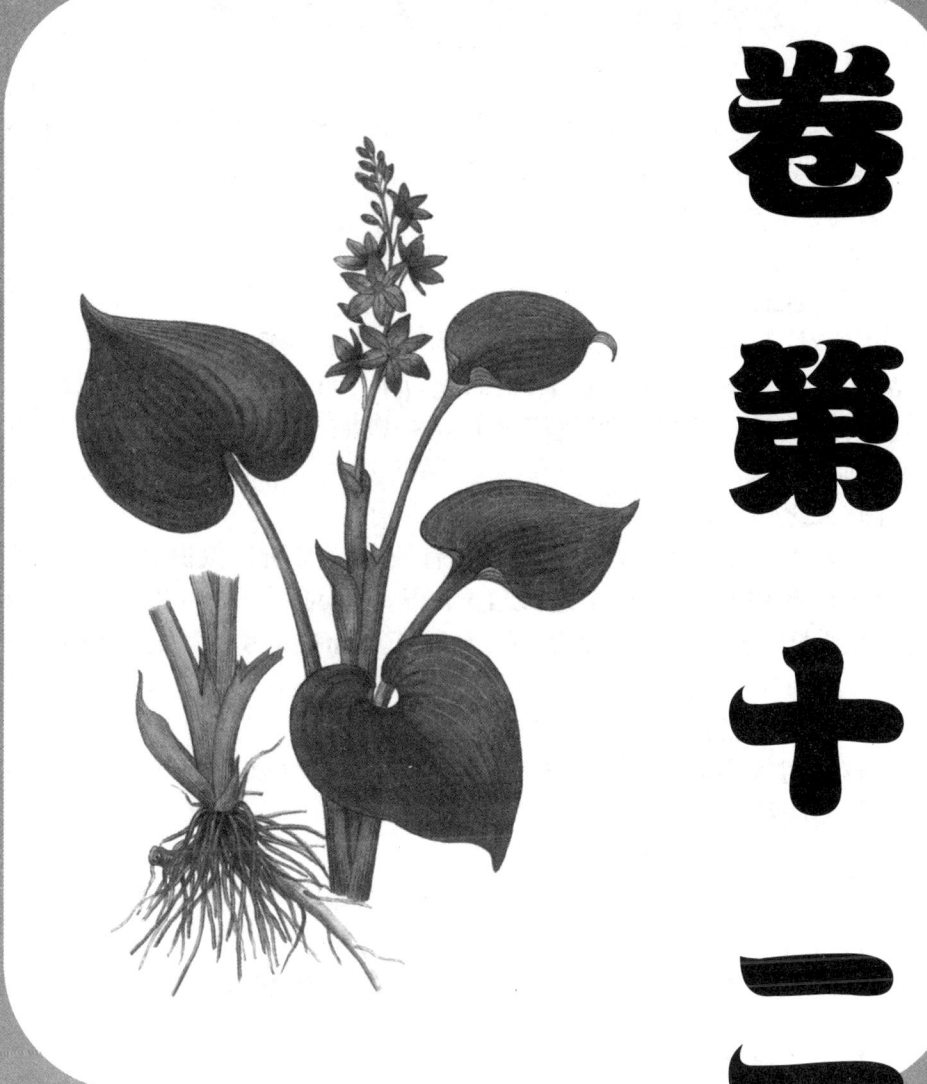

巻第十二

欠哕唏振寒噫嚏亸泣出
太息涎下耳鸣啮舌善忘善饥第一

【题解】本篇着重论述呵欠、呃逆、泣而抽息、恶寒战栗、嗳气、打喷嚏、亸病、悲而泣出、叹长气、流涎、耳鸣、咬舌、健忘、易饥等十四种疾病的病因病机和针刺治疗方法。

【原文】

黄帝问曰：人之欠者，何气使然？

岐伯对曰：卫气昼行于阳，夜行于阴，阴主夜，夜主卧。阳主上，阴主下，故阴气积于下，阳气未尽，阳引而上，阴引而下，阴阳相引，故数欠①。阳气尽，阴气盛，则目瞑；阴气尽，阳气盛，则寤。肾主欠。故泻足少阴，补足太阳。

曰：人之哕者何？

曰：谷入于胃，胃气上注于肺。今有故寒气与新谷气俱还入于胃，新故相乱，真邪相攻②，气并相逆，复出于胃，故为哕。肺主哕。故补手太阴，泻足太阴；亦可以草刺其鼻，嚏而已；无息而疾迎引之立已；大惊之亦可已。

曰：人之唏者何？

曰：此阴气盛而阳气虚，阴气疾而阳气徐，阴气盛而阳气绝，故为唏。唏者，阴盛阳绝，故补足太阳，泻足少阴。

曰：人之振寒者何？

曰：寒气客于皮肤阴气盛阳气虚，故为振寒寒栗。补诸阳③。

曰：人之噫者何？

曰：寒气客于胃，厥逆从下上散，复出于胃，故为噫。补足太阴、阳明（一云补眉本）。

曰：人之嚏者何？

曰：阳气和利，满于心，出于鼻，故为嚏，补足太阳荣、眉本（一云眉上）。

曰：人之亸者何？

曰：胃不实则诸脉虚，诸脉虚则筋脉懈惰，筋脉懈惰，则行阴④用力，气不能复，故为亸⑤。因其所在补分肉间。

曰：人之哀而泣涕出者何？

曰：心者，五脏六腑之主也；目者，宗脉之所聚也，上液之道也；口鼻者，气之门户也。故悲哀愁忧则心动，心动则五脏六腑皆摇，摇则宗脉感，宗脉感则液道开，液道开故涕泣出焉。液者所以灌精濡空窍者也，故上液之道开则泣，泣不止则液竭，液竭则精不灌，精不灌则目无所见矣，故命曰夺精。补天柱经侠颈。侠颈者，头中分也。

曰：有哭泣而泪不出者，若出而少涕，不知水所从生，涕所从出也？

曰：夫心者，五脏之专精⑥也，目者其窍，华色其荣。是以人有德，则气和于目，有亡忧知于色。是以悲哀则泣下，泣下水所由生也。众精（《素问》作水宗）者，积水也；积水者，至阴也；至阴者，肾之精也。宗精⑦之水所以不出者，是精持之也，辅之裹之，故水不行也。夫气之传也，水之精为志，火之精为神，水火相感，神志俱悲，是以目之水生也。故谚言曰：心悲又名曰志悲⑧。志与心精共凑于目也，是以俱悲则神气传于心，精上不传于志而志独悲，故泣出也。泣涕者，脑也；脑者，阴也；髓者，骨之充也；故脑渗为涕。志者，骨之主也；是以水流涕从之者，其类也。夫涕之与泣者，譬如人之兄弟，急则俱死，生则俱生（《太素》作出则俱亡），其志以摇悲，是以涕泣俱出而相从者，所属之类也。

曰：人哭泣而泣不出者，若出而少，涕不从之，何也？

曰：夫泣不出者，哭不悲也。不泣者，神不慈也。神不慈则志不悲，阴阳相持，泣安能独来？夫志悲者惋⑨，惋则冲阴⑩，冲阴则志去目，志去目则神不守精，精神去目，涕泣出也。

夫经言乎，厥则目无所见（自涕之与泣者以下至目光无所见原本漏，今以《素问》、《灵枢》补之）。

夫人厥则阳气并于上，阴气并于下，阳并于上，则火独光也，阴并于下，则足寒，足寒则胀。夫一水不能胜五火⑪，故目眦。是以气冲风泣下而不止，夫风之中.目也，阳气内守于精，是火气燔目，故见风则泣下也。有以比之夫（《素问》下有火字）疾风生，乃能雨，此之类也（《九卷》言其形，《素问》言其情，亦互相发明也）。

曰：人之太息者何？

曰：忧思则心系急，心系急则气道约，约则不利，故太息以伸出之。补手少阴心主，足少阳留之⑫。

曰：人之漾下者何？

曰：饮食皆入于胃，胃中有热，热则虫动，虫动则胃缓，胃缓则廉泉开，故漾下。补足少阴。

曰：人之耳中鸣者何？

曰：耳者，宗脉之所聚也⑬。故胃中空则宗脉虚，虚则下溜，脉有所竭者,故耳鸣。补客主人,手大指爪甲上,与肉交者。

曰:人之自啮⑭舌者何?

曰:此厥逆走上,脉气皆至也。少阴气至则自啮舌;少阳气至则啮颊;阳明气至则啮唇矣。视主病者补之。

曰:人之善忘者何?

曰:上气不足,下气有余,肠胃实而心肺虚。虚则营卫留于下⑮,久不以时上,故善忘也。曰:人之善饥不嗜食者何也?

曰:精气并于脾,则热留于胃,胃热则消谷,消谷故善饥,胃气逆上,故胃脘塞,胃脘塞故不嗜食。

善忘及善饥,先视其腑脏,诛其小过,后调其气,盛则泻之,虚则补之。

凡此十四邪者,皆奇邪走空窍者也。邪之所在,皆为不足⑯。故上气不足,脑为之不满,耳为之善鸣,头为之倾目为之瞑。中气不足,溲便为之变,肠为之善鸣。下气不足,则乃为痿厥,心闷⑰。补之足外踝下留之。急刺足大指上二寸留之。一曰补足外踝下留之。

【注释】

①数欠:呵欠频作。

②真邪相攻:真,胃气;邪,寒邪。胃气与寒邪相争。

③补诸阳:《类经·口问十二邪刺》注:"补诸阳者,凡手足三阳之原、合及阳跷等穴,皆可酌而用之。"

④行阴:指房事。

⑤軃(tuǒ 妥):下垂无力貌,指头项及四肢下垂无力。

⑥五脏之专精:《素问·解精微论》王冰注:"专,任也。言五脏精气,任心之所使,以为神明之府,是故能焉。"

⑦宗精:《类经·涕泪》注:"五液皆宗于肾,故又曰宗精。"

⑧心悲又名曰志悲:心肾相通,神志交感,故心悲又名志悲。

⑨惋(wǎn 腕):阴郁凄惨之意。

⑩冲阴:阴,指脑。冲阴即气逆上冲于脑的意思。

⑪一水不能胜五火:《素问·解精微论》王冰注:"一水,目也,五火谓五脏之厥阳也。"

⑫留之:留针以补之。

⑬耳者,宗脉之所聚:《太素·十二邪》注:"人耳有手足少阳、太阳及手阳明等五络脉,皆入耳中,故曰宗脉所聚。"

⑭啮(niè 聂):咬的意思。

⑮虚则营卫留于下：虚，心肺虚。心行营气，肺行卫气，心肺虚而营卫之行失常，故留于下。

⑯邪之所在，皆为不足：《太素·十二邪》注："邪气所至之处，损于正气，故令人不足为病。"

⑰心悗：心胸郁悗，肾气不足，关于上交所致。

【译文】

黄帝问道：人打呵欠，这是什么原因所致呢？

岐伯回答说：卫气白天行于属阳分的体表，夜晚行于属阴分的内脏，阴主夜主静，故夜晚人就要睡眠。阳气主升在上，阴气主降在下，当阴气蓄积于下，阳气将入阴分而未全部入阴时，阳欲引之而上，阴欲引之而下，阴阳之气上下相引，故呵欠频作。一般来说，阳气全部入于阴分，阴气充盛，则目合而眠；阳气从阴分全部出于体表，阳气充盛，则目开而醒。肾为阴中之阴，如受邪则阴阳不合，相引而欠，故肾主欠。经常打呵欠的，治疗时，当泻足少阴经的照海穴，补足太阳经的申脉穴，以调和阴阳，则呵欠自止。

问：人出现呃逆，这是什么原因所致呢？

答：水谷进入胃后，水谷的精气由脾上注于肺，而浊气从胃下降。现由于中焦素有寒气与新入的谷气，都胃中聚积混杂在一起，胃气与邪气相互搏击，以致胃气无法下行，反而逆出于胃，所以引起呃逆。因肺主一身之气，故肺主呃逆。治疗时可以补手太阴经以利肺气，泻足太阴经以降胃气；用草茎刺激患者的鼻腔亦可，使之喷嚏，而呃逆可止；或闭住口鼻，暂不呼吸，急以吸入之气，迎其上逆之气，引其下行，呃逆可立止；或采用惊吓的办法，惊则气乱，也可止。

问：人发生哀而叹息，是什么原因呢？

答：这是由于阴气太盛而阳气虚衰，阴气急疾而阳气徐缓，阴气过盛而阳气阻绝不行的缘故。哀而叹息因为阴气太盛阳气阻绝所致，因此治疗时可以补足太阳经以宣发阳气，泻足少阴经以抑制阴气。

问：人战栗恶寒，是什么原因呢？

答：皮肤感受寒邪，阴寒邪气太盛而阳气虚少，阳气无法卫外，卫气无法温养分内充实皮肤，所以出现战栗恶寒。治疗时，应取诸阳经的穴位，采用补法，目的在于通行阳气。

问：人出现嗳气，是什么原因呢？

答：寒邪侵犯于胃，胃气下行受到影响，则厥逆之气反从下而上散，复从胃中上出，所以出现嗳气。治疗时，可以取足太阴经和足阳明经的穴位,采用补法,使中阳健运,胃气下行,嗳气即止。

问:人打喷嚏,是什么原因呢?

答:阳气调和通利,充满于心,上达于肺而从鼻出,故打喷嚏。若经常打喷嚏,治疗时,采用补法,可取足太阳经的荥穴通谷和攒竹穴。

问:人出现肢体下垂无力的瘘病患,是什么原因呢?

答:胃为水谷之海,气血化生之源,若胃气不足,则减少水谷精微生化而致全身经脉空虚,经脉空虚,则全身筋脉肌肉失养而懈惰无力,若强行房事,则气化更难恢复,所以引发肢体下垂无力的瘘病。治疗时,采用补法,要根据发病的部位,针刺其分肉之间。

问:人在悲哀时则泪涕俱出,是什么原因呢?

答:心主宰着五脏六腑;五脏六腑的精气都上注于目,所以目为宗脉会聚之所,又是精气津液上行的道路;口鼻是气出入的门户。当人遇到悲哀忧愁的事情时,则心首先受到感动,心动则五脏六腑都随之而动,脏腑动则宗脉必然出现相应的感应,宗脉感应则津液通行的道路会随之开放,液道开放,故涕泪俱出。人体的津液,具有灌输精气,濡润空窍的功能,所以上部津液通行的道路开放则泪出,泪出不止则津液枯竭,津液枯竭则无法灌输精气,精气无法灌输则目失所养而视物不清,所以叫做"夺精"。治疗时可以取足太阳经的天柱穴,穴位在挟颈项两旁,所谓挟颈项两旁,是指在头部中线的两侧。

问:有的人在哭泣时不会泪流,或虽然流泪,但很少有鼻涕流出,那水液是从何处而生,鼻涕又是从何处而来呢?

答:心主宰五脏六腑,主持五脏的精气,故为五脏之专精。心气和则目能视物,故目为心的外窍,心的外部表现,为面部的光华色泽。当人体调摄得宜,则脏气和调而上注于目,若有失意忧愁,则能从面部色泽反应出来。所以人在悲哀时就落泪,泪是由水液所化生的。人身所有的精气,皆由水液聚积所化生;水液聚积之处,就是"至阴";所谓"至阴",即肾所藏的精气。水液所化生的各种精气不能随便流出于外的原因,是肾中精气的固摄的缘故,所以水液不流于外。人体气化的传变规律是,水之精合为肾之志,火之精合为心之神,水火相互感应,因而神和志皆能生悲,悲则水生于目而泪出,故俗话说:心悲为志悲。心和肾的精气皆可向上输注于目,当神志俱为悲哀所感应的时候,神动则心精受到影响,精气随即向上而非传于肾,肾志独悲,丧失主持水液的机能,所以眼泪流出,哭泣而涕出的,是由于脑的缘故,脑属阴,髓充于骨而藏于脑,鼻窍通脑故脑中水液渗出为涕。肾主志主骨,泪水外流而鼻涕也随之外流,原因是泪与涕属于同一类。涕和泪,好像兄弟一样,死则可以同死,生则可以同生,当肾志悲哀而动摇时,涕泪俱出,就是同类相从,都属水液化生之故。

问:有的人在哭泣时而不流泪,或虽流泪但流得很少,同时无鼻涕流出,原因何在呢?

答:哭时不流泪,是因为他哭的不悲伤,不流泪,是因为他的心神并未感动,心神不感动则肾志不悲,肾阴心阳之气各持本位,又怎么可能流泪呢?当肾志为悲哀所动时,则阴郁凄惨之气生,继而此气上冲于脑,上冲于脑则肾志不守于目,志不守目则神也无法守精,精和神都无法维系于目,所以涕泪都流出来了。

经书上说,厥气上逆则目不可视物。

当人有厥气时,则阳气偏聚于上而不下降,阴气偏聚于下而不上达。阳聚于上,则上部之火独亢,阴聚于下,则下部阴中无阳,故足部寒冷,同时由于气不运化而发生胀满。由于目之阴水,无法胜过五脏上逆之火,所以引发目病。迎风流泪不止的,是风邪犯目,阳气内守于精,风火相煽,上燔于目的缘故,所以见风就流泪。譬如天空中阴云密布,突然刮起大风,接着就能下雨,流泪跟这一类情况是非常相类似的。

问:人发生叹气,是什么原因所致呢?

答:忧愁思虑则心系急迫,心系急迫则气道受到约束。气道约束则气不得通行,所以需要通过叹气以舒伸其胸中郁闷之气。治疗时可以取手厥阴经和足少阳经的穴位,留针用补法。

问:人的口中流涎,是什么原因所致呢?

答:饮食物都进入胃中,若胃中有热时,就会引起胃肠中的寄生虫扰动不安,虫扰动就会胃气弛缓,胃弛缓则津液之道廉泉开张,所以口中流出涎。治疗时可以取足少阴经的穴位,采用补法。

问:人发生耳鸣,是什么原因所致呢?

答:耳,会聚着许多经脉。胃为水谷气血之海,所以当胃中水谷精微不足时,就会引起宗脉空虚,宗脉空虚就会引起精微下流而不上奉,因而上入耳部的经脉气血虚竭,所以发生耳鸣。治疗时可取足少阳经的上关穴和手太阴经的少商穴,采用补法。

问:人发生自己咬舌的,是什么原因呢?

答:这是厥逆之气走于上部,则循行于口颊部位的脉气也随之上逆的缘故。如少阴之脉气上逆而至的,则容易咬舌;少阳之脉气上逆而至的,则容易咬颊;阳明之脉气上逆而至的,则容易咬唇。治疗时必须诊察是哪一条经所引起的病变，即取该经的穴位，采用补法。

问：人容易健忘，是什么原因呢？

答：这是因为上部的脏气不足，下部的脏气就会有余，也就是肠胃之气盛实而心肺之气就会虚弱。心肺之气虚弱，则营卫留滞于肠胃，长久的无法按时循行于上，所以健忘。

问：有的人容易饥饿而又没有食欲，是什么原因呢？

答：这是因为水谷的精气都归并于脾，则胃中阴气不足，相对阳盛而生内热，胃中有热气存留则消化水谷，所以容易饥饿；但因胃热致胃气上逆，导致胃脘滞塞不通，故又不想吃东西。

健忘及善饥病，都应先诊察出脏腑的虚实，去其邪气，然后调其正气，邪气盛的用泻法，正气虚的用补法。

以上所论十四种邪气，都是指奇邪走于空窍而引起的病变。邪气所在的部位，正气都是不足的。所以上气不足时，则脑髓不能充满，出现耳鸣，头向下倾，两眼发花的症状。中气不足时，证见大、小便发生异常，经常肠鸣。下气不足时，出现两下肢痿软无力，厥冷，心胸烦闷的症状。以上各证，治疗时都可以取足太阳经足外踝的昆仑穴，留针用补法。急刺足大趾上足厥阴经的太冲穴留针。还有一种说法是，取足外踝下，留针用补法。

寒气客于厌发喑不能言第二

【题解】本篇着重论述寒邪侵犯会厌而致不能发音的病机和主治腧穴。

【原文】

黄帝问曰：人之卒然忧恚而言无音者，何气不行？

少师对曰：咽喉者①，水谷之道路也。喉咙者②，气之所以上下者也。会厌者，音声之户也③。唇口者，音声之扇也。舌者，音声之机也。悬雍垂者，音声之关也。颃颡者，分气之所泄也④。横骨⑤者，神气之所使，主发舌者也。故人之鼻洞涕出不收者，颃颡不闭，分气失也。其厌小而薄，则发气疾，其开合利，其出气易；其厌大而厚，则开合难，其出气迟，故重言⑥也。所谓吃者，其言逆，故重之，卒然无音者，寒气客于厌，则厌不能发，发不能下至其机扇，机扇开合不利，故无音。足少阴之脉上系于舌本,络于横骨,终于会厌,两泻血脉,浊气乃辟;会厌之脉,上络任脉,复取之天突,其厌乃也。

暴喑气哽,刺扶突与舌本出血。

喑不能言,刺脑户。

暴喑不能言,喉嗌痛,刺风府。

舌缓,喑不能言,刺喑门。

喉痛喑不能言,天突主之。

暴喑气哽,喉痹咽肿,不得息,食饮不下,天鼎主之。

食饮善呕,不能言,通谷主之。

喑不能言,期门主之。

暴喑不能言,支沟主之。

喑不能言,合谷及涌泉、阳交主之。

【注释】

①咽喉:是气道与食道上端的两个开口。

②喉咙:下连息道而与肺相通,是气体出入之门户。

③会厌者,音声之户也:《类经·卒然失音之刺》注:"会厌者,喉间之薄膜也,周围会合,上连悬雍,咽喉食息之道得以不乱者,赖其遮厌,故谓之会厌,能开能合,声由以出,故谓之户。"

④颃颡者,分气之所泄也:颃颡,即后鼻道。分气之所泄,谓是气体分出于口鼻的通路。

⑤横骨:此指舌骨。

⑥重言:即口吃。

【译文】

黄帝问道:有的人因突然忧虑忿怒而说话发不出声音者,这是什么气阻塞不行呢?

少师回答说:咽喉为水谷内入的道路。喉咙为气息出入的部位。会厌主开合,为发音门户。口唇主开闭,为发音的门扇。舌主运动,能协助发出各种声音,为发音的枢机。垂位于喉前的悬雍,为声音发出之关隘。颃颡,是口鼻相互通气的孔窍。横骨连舌本,受神气的支配,负责舌的发动。所以人患鼻渊而涕出不止的,是颃颡不开,气分失职的缘故,若是会厌小而薄的,呼气畅快,开合顺利,出气容易,振动声门快速,则发音响亮;会厌大而厚的,开合困难,出气迟缓,振动声门滞涩,则说话口吃。所谓口吃,是由于出言逆而不顺所致,所以反复重言。突然说话发不出声音的,是由于风寒邪气侵犯会厌,使会厌无法发动,或虽能发动,但不足以扇动声门,声门开合困难,所以发不出声音。足少阴的经脉,上系舌根,络于舌下的横骨,于会厌处终止,在治疗本病时,可取足少阴经上联于会厌的血脉,必须泻两次,则可排除会厌部位的浊气;会厌之脉,上络于任脉,可再取任脉的天突穴,会厌开合则可恢复,发出声音了。

突然失音,是由于寒气梗阻于会厌所致,治疗时,应取手阳明经的扶突穴和任脉的廉泉穴,针刺出血。

失音不能说话的,治疗时,可刺督脉的脑户穴。(按:《素问》刺禁论云:"刺头中脑户,入脑立死"。当存疑。)

突然失音无法说话,咽喉疼痛,治疗时,可刺督脉的风府穴。

舌弛缓,失音而无法说话的,治疗时,可刺督脉的瘖门穴。

喉痛而失音无法说话的,治疗时,应取任脉的天突穴。

突然失音而气梗于喉,咽喉痹塞疼痛,呼吸不利,饮食不得下咽的,治疗时,应取手阳明经的天鼎穴。

饮食后时常呕吐,无法说话的,治疗时,应取足少阴经的通谷穴。

失音不能说话,是风火上逆的缘故,治疗时,应取足厥阴经的期门穴。

突然失音不能说话,是三焦相火炽盛所致,治疗时,应取手少阳经的支沟穴。

失音不能说话,治疗时,应取手阳明经的合谷穴以清燥热,取足少阳经的阳交穴以引相火下行,取足少阴经的涌泉穴以滋肾水,使火降水升。则病自愈。

目不得眠不得视及多卧卧不安不得偃卧肉苛诸息有音及喘第三

【题解】本篇着重论述失眠、目闭不能视、多卧、卧不安、不能仰卧、肉苛、哮鸣喘息等病证的病机和治法。

【原文】

黄帝问曰:夫邪气之客于人也,或令人目不得眠者,何也?

伯高对曰:五谷入于胃也,其糟粕津液宗气,分为三隧。故宗气积于胸中,出于喉咙,以贯心肺,而行呼吸焉。营气者,泌其津液,注之于脉,化而为血,以营四末,内注五脏六腑,以应刻数焉。卫气者,出其悍气之栗疾,而先行于四末、分肉、皮肤之间,而不休息也,昼行于阳,夜行于阴,其入于阴也,常从足少阴之分间,行于五脏六腑。今邪气客于五脏,则卫气独卫其外,行于阳,不得入于阴。行于阳则阳气盛,阳气盛则阳蹻满;不得入于阴,阴气虚,故目不得眠。治之,补其不足,泻其有余,调其虚实,以通其道,而去其邪。饮以半夏汤一剂,阴阳已通,其卧立至。此所以决渎壅塞,经络大通,阴阳得和者也。其汤方以流水千里以外者①八升,扬之万遍②,取其清五升,煮之,炊以苇薪火,沸煮秫米③一升,治半夏五合,徐炊令竭为一升半,去其粗④,饮汁一小杯,日三、稍益,以知为度。故其病新发者,复杯则卧,汗出则已矣;久者,三饮而已。

曰:目闭不得视者何也?

曰:卫气行于阴,不得入于阳。行于阴则阴气盛,阴气盛则阴蹻满;不得入于阳则阳气虚,故目闭焉(《九卷》行作留,入作行)。

曰:人之多卧者何也?

曰:此人肠胃大而皮肤涩(《九卷》作湿,下同)。涩则分肉不解焉,肠胃大则卫气行留久,皮肤涩,分肉不解,则行迟。夫卫气者,昼常行于阳,夜常行于阴,故阳气尽则卧,阴气尽则寤。故肠胃大,卫气行留久,皮肤涩,分肉不解,则行迟,留于阴也久,其气不精,(一作清)则欲瞑,故多卧矣。其肠胃小,皮肤滑以缓,分肉解利,卫气之留于阳也久,故少卧焉。

曰:其非常经也,卒然多卧⑤者何也?

曰:邪气留于上焦,上焦闭而不通,已食若饮汤,卫气久留于阴而不行,故卒然多卧。

曰:治此诸邪奈何?

曰:先视其腑脏,诛其小过,后调其气,盛者泻之,虚者补之,必先明知其形志之苦乐,定乃取之。

曰:人有卧而有所不安者,何也?

曰:脏有所伤,及情有所倚,则卧不安(《素问》作精有所寄则安,《太素》作精有所倚则不安),故人不能悬其病也。

曰:人之不得偃卧者何也?

曰:肺者脏之盖也。肺气盛则脉大,脉大则不得偃卧。

曰:人之有肉苛⑥者何也?是为何病?

曰:营气虚,卫气实也。营气虚则不仁,卫气虚则不用,营卫俱虚,则不仁且不用,肉如苛也。人身与志不相有也,三十日死。

曰:人有逆气不得卧而息有音者;有不得卧而息无音者;有起居如故而息有音者;有得卧行而喘者;有不得卧不能行而喘者;有不得卧,卧而息有音者,是阳明之逆也。足三阳者,下行,今逆而上行,故息有音也。阳明者,胃脉也,胃者六腑之海也,其气亦下行。阳明逆不得从其道,故不得卧。《下经》曰：胃不和则卧不安，此之谓也。夫起居如故而息有音者，此肺之络脉逆，不得随经上下，故留经而不行；络脉之病人也微，故起居如故，而息有音也。夫不得卧，卧则喘者，水气客也。夫水气循津液而留（《素问》作流）者也，肾者，水脏，主津液，主卧与喘也⑦。

惊不得眠，善断水气上下，五脏游气⑧也，阴交主之。

不得卧，浮郄主之。

身肿皮痛不可近衣，淫泺瘈疭，久则不仁，屋翳主之。

【注释】

①流水千里以外者：即长流水。《内经知要·病能》注："千里流水，取其流长源远，有疏通下达之义。"

②扬之万遍：即甘澜水。《内经知要·病能》注："扬之万遍，令水珠盈溢，为甘澜水，可以调和阴阳。"

③秫米：即黄米。

④柤(zhā 渣)：药渣。

⑤卒然多卧：《类经·不卧多卧》注："邪气居于上焦，而加之食饮，则卫气留闭于中，不能外达阳分，故猝然多卧。"

⑥肉苛：肌肉顽麻，不知痛痒之病。

⑦主卧与喘也：《类经·不得卧》注："水病者，其本在肾，其末在肺，故为不得卧，卧则喘者，标本俱病也。"

⑧五脏游气：五脏不调，气满窜走之意。

【译文】

黄帝问道：人体受邪后，有的使人无法安然入睡，是什么原因呢？

伯高回答说：饮食物于胃中，经过消化之后，其糟粕、津液、宗气分行于三条道路。糟粕行于下焦，津液行于中焦，宗气行于上焦。故宗气于胸中积聚，由喉咙而出入，贯通于心肺，而进行呼吸。营气是水谷的精气所化生，分泌津液，渗注于脉中，生成血液，外以营养四肢，内以灌注于五脏六腑，它在周身的循行时间，和昼夜漏水下百刻之数相应。卫气为水谷悍气所化生，流动迅猛滑疾，先通行于四肢，分肉、皮肤之间，无休无止，白天行于三阳经之阳分，夜晚行于内脏之阴分；每次入于阴分的时候，始于足少阴肾经的分间，然后行于五脏六腑，现在由于五脏受邪气侵犯，迫使卫气在外，只能行于阳分而不能入于阴分。卫气只行于阳分，则阳气偏盛，阳气偏盛则阳跷脉充满无法交于阴分；阳跷无法交于阴分，则阴虚，阳盛阴虚，所以无法闭目入睡了。治疗时，应补其不足的阴分，泻其有余的阳分，调整其阴阳的虚实，通其营卫的道路，而使其邪气除。可饮服半夏汤一剂,使其阴阳之气通畅,则可立即入眠。半夏汤方,用千里以外的长流水八升,经多次搅扬,澄取其中清者五升,用苇薪火将之煮沸后,放入秫米一升,制半夏五合,慢火煮至浓缩成一升半时,去渣,每次服一小杯,一日三次,逐渐加量,以药生效为度。如果是新发生的病,服药后,很快就可入睡,睡后出点汗,病就会痊愈了;病情久的,服三剂则可痊愈。

问:闭目而讨厌看见东西,是什么原因呢?

答:这是卫气只能行于阴分,无法入于阳分的缘故。卫气只行于阴分则阴气偏盛,阴气偏盛则阴跷脉充满;阴跷无法交于阳分,则阳气虚,阴盛阳衰,所以闭目不想看东西。

问:有的人只想睡觉,是什么原因造成的呢?

答:这种人的肠胃较大且皮肤滞涩。皮肤滞涩就会引起分肉间不滑利,肠胃大则卫气在其内停留的时间就会较久,皮肤滞涩,分肉不滑利,则卫气行于外较迟缓。卫气的循行,是白天行于阳分,夜晚行于阴分,所以当卫气行于阳分已尽而入于阴分时就要睡眠,卫气行于阴分已尽而出于阳分时就醒了。肠胃大的人,卫气行于阴分的时间就会较久,皮肤滞涩,分肉不滑利,则行于阳分迟缓,卫气留于阴分较久,而无法如常行达于阳分,所以闭目睡眠多。若肠胃小,皮肤缓滑而分肉滑利的,则卫气留于阳分的时间就会比较长,所以两眼就少闭而不想睡眠。

问:有的人平素并不好睡,而突然多睡的,是什么原因所致呢?

答:这是邪气留滞在上焦,使上焦之气闭塞不通,吃饱饭后又饮热汤,卫气长久地留于阴分而不外行于阳分的缘故。

问:这几种病,应当如何治疗呢?

答:治疗这几种病,首先要判断脏腑的虚实,去其邪气,然后调其正气,邪气盛则泻之,正气虚则补之。必须对其形体神志等方面的苦和乐作出具体分析,而后才能根据具体情况,决定治疗方法。

问:有的人睡卧无法安宁的,是什么原因呢?

答:这是由于五脏有所损伤,和情志有所偏激,所以睡卧不能安宁,因为这种人在睡眠时,就会想到他所患的病。

问:有的入睡眠无法仰卧,是什么原因呢?

答:肺居胸中,为五脏六腑的华盖,如果肺中邪气亢盛,则脉洪大,仰卧时肺气更加不利,所以睡眠无法仰卧。

问:有的人肌肉顽麻,是什么原因所致呢?属于什么病?

答:营气虚弱,则肌肉麻木不仁,卫气虚弱,则肢体无法举动,营卫俱虚,则肌肉麻木不仁,且肢体无法举动,这是肉苛病的症状。若人的形体与意志无法相互作用时,三十天就会死亡。

问:患气逆的病人,有的无法安卧而呼吸有声;有的人无法安卧而呼吸无声;有的人起居和平常一样而呼吸有声;有的人能安卧,行动则气喘;有的人无法安卧,无法行动,而有气喘;有的人无法安卧,卧则气喘。这是哪些脏腑发生病变而造成的结果呢?

答:不能安卧而呼吸有声音的,是阳明经之气上逆的缘故。足三阳经的经脉,从头走足,都是向下行的,现在足阳明之气逆而上行,所以呼吸有声音。阳明是胃的经脉,胃是六腑之海,主受纳水谷,胃气同样以下行为顺。如果阳明经气上逆,则胃气不得循其道路下行,所以不能安卧。《下经》说:"胃不和则卧不安",其道理是相同的。起居和平常一样而呼吸有声音的,这是由于肺的络脉之气上逆,络脉之气无法随着经脉之气往来上下,因而留滞不行;络脉使人患病比较轻微,所以起居和平常一样而呼吸有声音。无法安卧,平卧则气喘的,是由于水气的停留而上迫于肺的缘故。水液是循着津液的道路而流行的,肾为水脏,又主管津液的代谢,如果肾气不化,水气内停,水寒犯肺,气喘不得平卧,这是肾脏病变的缘故。

心惊而无法睡眠,经常咬牙,腹中水气上下流动,内脏之气游行不散而引发胀满的,治疗时,应取任脉的阴交穴。

由于阴气虚而阳气盛,阳气不能入于阴分,以致不能安卧的,治疗时,应取足太阳经的浮郄穴。

全身肿胀,皮肤疼痛而不得穿衣,四肢酸痛无力,筋脉抽搐,病久则肌肤麻痹不仁的,治疗时,应取足阳明经的屋翳穴治之。

足太阳阳明手少阳脉动发目病第四

【题解】本篇着重论述足太阳、阳明和手少阳经脉变动而发生目病的机理和主治腧穴。

【原文】

黄帝问曰:余尝上青霄之台,中陛①而惑,独瞑视之,安心定气,久而不解,被发长跪,俯而复视之,久不已,卒然自止。何气使然?

岐伯对曰:五脏六腑之精气,上注于目而为之精,精之裹(《灵枢》作窠,下同)者为眼。骨之精为瞳子，筋之精为黑睛（《灵枢》作黑眼)，血之精为其络，气之精为白睛（《灵枢》亦作白眼)，肌肉之精为约束②。裹契③（一作撷)筋骨血气之精而与脉并（《灵枢作并》)为系，上属于脑，后出于项中。故邪中于头目，逢身之虚，其入深，则随眼系以入于脑，入则脑转，脑转则引目系急，目系急则目眩以转矣。邪中其精，则其精所中者不相比，不相比则精散，精散则视岐，故见两物也。目者，五脏六腑之精也，营卫魂魄之所常营也，神气之所生也。故神劳则魂魄散，志意乱，是故瞳子黑睛法于阴，白睛赤脉法于阳，故阴阳合揣④（《灵枢》作传)而精明也。目者，心之使也，心者神之所舍也，故神分精乱而不揣(一作转)，卒然见非常之处，精神魂魄散不相得，故曰惑。

曰：余疑何其然也，余每至东苑，未尝不惑，去之则复。余惟独为东苑劳神乎，何其异也？

曰：不然，夫心有所喜，神有所恶，卒然相感，则精气乱，视误故惑，神移乃复。是故间者为迷，甚者为惑。

目眦外决(一作次)于面者为兑眦，在内近鼻者，上为外眦，下为内眦。

目色赤者，病在心；白色者，病在肺；青色者，病在肝；黄色者，病在脾；黑色者，病在肾；黄色不可名者，病在胸中⑤。

诊目痛赤脉从上下者，太阳病；从下上者，阳明病；从外走内者，少阳病。

夫胆移热于脑，则辛頞鼻渊(一作洞)。鼻渊者，浊涕下不止，传为衄衊⑥（《素问》作衄蠛)瞑目，故得之气厥。

足阳明有侠鼻入于面者，名曰悬颅，属口，对入系目本。头痛引颔取之，视有过者取之，损有余，补不足，反者益甚。

足太阳有通项入于脑者，正属目本，名曰眼系。头目苦痛，取之在项中两筋间。入脑乃别，阴跷阳跷，阴阳相交，阳入阴出，阴阳交于兑眦，阳气盛则瞋目，阴气盛则瞑目⑦。

目中赤痛，从内眦始，取之阴跷。

目中痛不能视，上星主之。先取譩譆，后取天牖、风池。

青盲，远视不明，承光主之。

目瞑，远视䀮䀮，目窗主之。

目䀮䀮，赤痛，天柱主之。

目眩无所见，偏头痛，引目外眦而急，颔厌主之。

目不明，恶风，目泪出憎寒，目痛目眩，内眦赤痛，目疏疏无所见，眦痒痛，淫肤白翳，睛明主之。

青盲无所见，远视䀮䀮，目中淫肤，白膜覆瞳子，目窗主之。

目不明，泪出，目眩瞢，瞳子痒，远视䀮䀮，昏夜无见，目瞤动，与项口能相引，㖞僻口不能言，刺承泣。

目痛口僻，泪出，目不明，四白主之。

目赤黄，颧髎主之。

瞑目，水沟主之。

目痛不明，龂交主之。

目瞑身汗出，承浆主之。

青盲䁾目恶风寒，上关主之。

青盲，商阳主之。

䀮目，目眩䀮，偏历主之。

眼痛，下廉主之。

䁾目，目䀮䀮，少气，灸手五里，左取右，右取左。

目中白翳，目痛泣出，甚者如脱，前谷主之。

白膜覆珠，瞳子无所见，解溪主之。

【注释】

①陛：台阶。

②肌肉之精为约束：肌肉之精，指脾之精气。脾精注于眼胞，主持眼胞的开合。约束，即指眼胞。

③裹挈：挈，合之意。裹挈，包罗的意思。

④阴阳合揣：揣，持。谓阴阳相持而平衡协调。

⑤黄色不可名者，病在胸中：《灵枢集注》张志聪注："黄色不可名者，色黄而有黑白青赤之间色也。病在胸中者，五脏之气，皆从内膈而出，故所以之色若是。"

⑥瞢（méng 萌）：目不明。

⑦䁾（juàn 倦）目：斜视之意。

【译文】

黄帝问道：我曾经攀登过高入青云的望台，行到台阶中部的时候，忽然感到眼花瞭乱，视物不清，心神不定，我便闭上眼睛，以安心定气，很长时间后，仍然不得解除，于是我便披散头发跪在地上，低下头再来看看，也是很久没有好转，后来这些现象竟突然自动消失了，这是什么原因呢？

岐伯回答说：五脏六腑的精气，都向上灌注于目，目方可视物。精气汇集之处，合而为目。肾主骨，骨的精气上注于瞳仁，肝主筋，筋的精气上注于黑睛，脾主肌肉，肌肉的精气上注于眼胞，它包裹着筋、骨、血、气的精气,与血脉合并而组成为目系,向上连属于脑,向后出于项中。所以当头目受邪,若遇到身体虚弱者,邪气就会深部深入,则随着目系内入于脑,邪气入脑,则头晕脑转,脑转则牵引目系紧急,目系紧急则两目昏眩,视物转动。由于邪气侵犯于精的汇集之处,则其精气不和,精气不和则精气耗散无主,精气耗散则视物就无法专一,因而引起"视岐",即将一个东西看成两个。目汇聚着五脏六腑的精气,也是营卫魂魄经常营运之处,又为精神反映的部位。精神过劳时,则魂魄散乱,意志失常,这是因为瞳仁黑睛为筋骨之精,内应肝、肾,属于阴,白睛、亦脉为气血之精,内应心、肺,属于阳,所以当阴阳相合保持平衡协调,则两目视物就清楚明亮。由于目视物又被心指使,神又内藏于心,所以神气分散精气紊乱而不协调,则会有非同寻常的事物出现在眼前,使精神魂魄散乱,无法适应这种突然的改变,因而出现两眼发花,视物不清,心神不定的惑症。

问:令我疑惑不解的是为什么我每次到了东苑,就要出现惑证,而离开了那里,则恢复。我难道唯独在东苑这个地方劳神吗?为什么在别的地方就不会有这种惑症出现呢?

答:不是这样的,由于你的心情本来是喜悦的,但有些异常的环境,又引发你精神上的厌恶,喜和恶两种不同的情感,突然交织在一起,使得精气紊乱,眼睛则失去了调节能力,因而导致两目发花,视物不清。当精神转移之后,自然就可恢复了。这种现象,轻的叫做"迷",重的叫做"惑"。

目眦向外开裂于面颊一侧的是锐眦,在内靠鼻一侧的,上面为外眦,下面为内眦。

目色赤的是心生病;色白的是肺病;色青的是肝生病;色黄的是脾生病;色黑的是肾生病;黄色恶而不可名状的是胸中出现病变。

诊察目痛病,若赤脉自上而下的,是太阳经病;从下向上的,是阳明经病;从外向内的,是少阳经病。

胆有热,邪热移传于脑,鼻部常有辛辣的感觉,这是鼻渊病。鼻渊的症状是不断地有浊涕流下,如果日久不愈,则出现鼻衄和头目不清爽等症状,这是气逆不顺的缘故。

足阳明经脉,有一支脉挟鼻入于面部,并上至颠颥即悬颅穴处,该脉下行的连于口,上行的对着口角上入于目,系于目本。头痛牵引到颔部的,治疗时,可以取悬颅穴,如果本经被诊察到有病时,也可以取该经治之。邪气盛的用泻法,正气不足的用补法,反之病情就会加重。

足太阳经脉,有一支脉通过项部入于脑中,直接连属于目本,叫做目系。如果出现头痛目疼症状的,可以取此经在项中两筋间的玉枕穴治之。此脉入脑之后才别道而行,阴跷和阳跷,二脉阴阳相交,阳入于阴,阴出于阳,阴阳气的出入,交于目内眦足太阳经的睛明穴处,所以当阴出于外阳跷满时,则阳气盛,阳气盛则目开,当阳入于内阴跷满时,则阴气盛,阴气盛则目合。

阴跷脉上属目内眦,所以目中赤痛,先始于目内眦的,应取阴跷脉所生照海穴。

目睛痛而不能视物的,治疗时,应取督脉的上星穴,针刺出血,以宣泄诸阳热气。须先取䯉䯊穴,后取天牖、风池二穴,以泻足太阳、少阳和手阳明经的风热。

青盲,远视模糊,治疗时,应取足太阳经的承光穴。

两目不明,远视模糊,治疗时,应取足少阳经的目窗穴。

两目视物不清,目赤疼痛,治疗时,应取足太阳经的天柱穴。

两目发花,看不见东西,偏头痛,牵引目外眦拘急,治疗时,应取足少阳经的颔厌穴。

目视物不明,怕风,流泪,憎寒,或目痛,眼睛发花,内眼角色赤疼痛,眼睛模糊,看不见东西,或眼角痒痛,眼皮湿烂,睛生白翳,治疗时,应取足太阳经的睛明穴。

青盲看不见东西,或远视模糊不清,目中湿润,白翳覆盖瞳子,治疗时,应取足少阳经的目窗穴。

目视物不清,流泪,两眼发花,头昏,瞳子痒,远视模糊,夜盲,或眼睑和项、口同时互相牵引跳动,口眼㖞斜,不能说话,治疗时,应针刺足阳明经的承泣穴。

目痛口歪,泪出,眼睛看不清东西,治疗时,应取足阳明经的四白穴。

目赤或目黄,治疗时,应取手太阳经的颧髎穴。

目斜视,治疗时,应取手阳明经的水沟穴。

目痛而视物不清,治疗时,应取督脉的龈交穴。

两目视物不清,身体汗出,治疗时,应取任脉的承浆穴。

青盲以及目病恶风寒的,治疗时,应取足少阳经的上关穴。

青盲,治疗时,应取手阳明经的商阳穴。

目病,视物模糊,应取手阳明经的偏历穴治之。

目痛,应取手阳明经的下廉穴治之。

目病,视物模糊,呼吸少气,治疗时,可以灸手阳明经的手五里穴,但应左病刺右,右病刺左。

目中生白翳膜，目痛流泪，病重的则目好像要脱出一样，治疗时，应取手太阳经的前谷穴。

目中生白翳膜，遮盖眼珠，看不到瞳子，应取足阳明经的解溪穴治之。

手太阳少阳脉动发耳病第五

【题解】本篇着重论述由于手太阳和手少阳经脉变动而发生耳病的治法和主治腧穴。

【原文】

暴厥而聋，耳偏塞闭不通，内气暴薄也①。不从内外中风之病，故留瘦著也②。

头痛耳鸣，九窍不利，肠胃之所生也。

黄帝问曰：刺节言发蒙者，刺腑腧以去腑病，何腧使然？

岐伯对曰：刺此者，必于白日中刺其听宫，中其眸子，声闻于外，此其腧也。

曰：何谓声闻于外？

曰：已刺以手坚按其两鼻窍，令疾偃③，其声必应其中。

耳鸣，取耳前动脉。

耳痛不可刺者，耳中有脓，若有干耵抵（一作耵聍），耳无闻也。

耳聋，取手、足小指次指爪甲上与肉交者，先取手，后取足。

耳鸣，取手中指爪甲上。左取右，右取左；先取手，后取足。

聋而不痛，取足少阳；聋而痛，取手阳明。

耳鸣，百会及颔厌、颅息、天窗、大陵、偏历、前谷、后溪皆主之。

耳痛聋鸣，上关主之，刺下可深。

耳聋鸣，下关及阳溪、关冲、掖门、阳谷主之。

耳聋鸣，头颔痛，耳门主之。

头重，颔痛引耳中，𠼦𠼦嘈嘈，和髎主之。

聋，耳中颠飕风，听会主之。

耳聋填填，如无闻，𠼦𠼦嘈嘈，若蝉鸣，䳡鹅鸣，听宫主之。下颊取之，譬如破声，刺此（《九卷》所谓发蒙者）。

聋，翳风及会宗、下关主之。

耳聋无闻,天窗主之。
耳聋嘈嘈④无所闻,天容主之。
耳鸣无闻,肩贞及腕骨主之。
耳中生风,耳鸣耳聋时不闻,商阳主之。
聋,耳中不通,合谷主之。
耳聋,两颞颥痛,中渚主之。
耳焞焞⑤浑浑聋无所闻,外关主之。
卒气聋,四渎主之。

【注释】
①内气暴薄也:内气上逆,突然侵迫于耳所致。
②留瘦著也:谓邪气留着不去,而致形体消瘦。
③疾偃:急速闭住口鼻,摒住呼吸之意。
④嘈嘈:形容声音嘈杂。
⑤焞焞(tūn tūn 吞吞)浑浑:形容听不清的意思。

【译文】
　　突然逆气上冲而引发耳聋,或一侧的耳朵感到闭塞不通,这都是内在的气血离乱相迫的缘故。因为这种病既不是风中于内,也非风中于外,所以其人必然肌肉消瘦,皮肤紧贴于筋骨。
　　凡是头痛耳鸣,九窍不通利的病,多为肠胃等三阳经之气不利所致。
　　黄帝问道:刺节篇中说,发蒙的方法,是用来针刺六腑的腧穴以去六腑病的方法,什么腧穴能起到这种作用呢?
　　岐伯回答说:这种刺法,必须在中午阳气正盛时,刺其听宫穴,通过经脉循行道路,针刺感应能直接通达目中瞳子,则声可闻于外,此乃这种刺法所取的腧穴。
　　问:什么叫声闻于外呢?
　　答:将针刺入腧穴后,坚持用手按压两个鼻孔,并令病人迅速闭止呼吸,使气上走于耳目,则其声音,必然应于耳中。
　　耳鸣,治疗时,应取耳前动脉,即手少阳经的耳门穴,以泻三焦之火。
　　耳痛而耳中有脓的,或有耵聍塞于耳中而听不到声音者,针刺治疗皆不可用。
　　耳聋,治疗时,应取手小指次指爪甲上与肉交接处(即手少阳经的关冲穴)和足小趾次趾爪甲上与肉交接处(即足少阳经的窍阴穴),须先取手少阳经,后取足少阳经。
　　耳鸣,应取手中指爪甲上的中冲穴。左耳鸣刺右手中指,右耳鸣刺左手中指。

耳聋不痛的,治疗时,应取足少阳经的腧穴;耳聋疼痛的,治疗时,应取手阳明经的腧穴。

治疗耳鸣,治疗时,取百会、颔厌、颅息、天窗、大陵、偏历、前谷、后溪等穴,皆可。

耳痛、耳聋、耳鸣,治疗时,应取手少阳经的上关穴,但不可刺得太深。

治疗耳聋耳鸣,治疗时,取下关、阳溪、关冲、掖门、阳谷等穴,都可治之。

耳聋、耳鸣,头颔部疼痛的,治疗时,应取手少阳经的耳门穴。

头感沉重,颔痛牵引到耳内,致使耳鸣的,这是三焦风火循经上炎的缘故,治疗时,应取手少阳经的和髎穴。

耳聋而耳中有刮风的声音,治疗时,应取手少阳经的听会穴。

耳聋,耳中鸣如雷声,听不到声音,或耳中声如蝉鸣,或如鸡鹊叫声,治疗时,应取手太阳经的听宫穴。

耳聋,治疗时,应取手少阳经的翳风穴、会宗穴,以及足阳明经的下关穴。

耳聋听不到声音,治疗时,应取手太阳经的天窗穴。

耳聋,耳鸣嘈杂听不到声音,治疗时,应取手太阳经的天容穴。

耳鸣听不到声音,治疗时,应取手太阳经的肩贞穴和手太阳经的腕骨穴。

耳中似有风吹的声音,耳鸣,耳聋,时常听不到声音,应取手阳明经的商阳穴治之。

耳聋,耳中闭塞不通,治疗时,应取手阳明经的合谷穴。

耳聋,头部两侧颞颥处疼痛,治疗时,应取手少阳经的中渚穴。

耳聋听不到声音,治疗时,就取手少阳经的外关穴。

突然耳聋听不到声音,由于气闭的,治疗时,就取手少阳经的四渎穴。

手足阳明脉动发口齿病第六

【题解】本篇着重论述因手足阳明经脉受邪而发生口齿病的证候、

治法和主治腧穴。

【原文】

诊龋痛,按其阳明之来,有过者独热。在左者左热,在右右热,在上上热,在下下热。

臂之阳明,有入顺遍齿者,名曰大迎,下齿龋取之臂。恶寒补之(一作取之),不恶泻之①(《灵枢》名曰禾髎,或曰大迎,详大迎乃是阳明脉所发,则当云禾髎是也,然而下齿龋又当取足阳明禾髎大迎,当试可知耳)。

足太阳有入頄顺遍齿者,名曰角孙,上龋齿取之在鼻与頄前。方病之时,其脉盛,脉盛则泻之,虚则补之。一曰取之出鼻外,方病之时,盛泻虚补。

齿动痛,不恶清饮,取足阳明;恶清饮,取手阳明。

舌缓涎下,烦闷,取足少阴。

重舌,刺舌柱以铍针。

上齿龋肿,目窗主之。

上齿龋痛,恶风寒,正营主之。

齿牙②龋痛,浮白及完骨主之。

齿痛,颧髎及二间主之。

上齿龋,兑端及耳门主之。

齿间出血者,有伤酸,齿床落痛③,口不可开,引鼻中,龂交主之。

颊肿,口急,颊车骨痛,齿不可以嚼,颊车主之。

上齿龋痛,恶寒者,上关主之。

厥,口僻,失欠,下牙痛,颊肿恶寒,口不收,舌不能言,不得嚼,大迎主之。

失欠,下齿龋,下牙痛,颇肿,下关主之。

齿牙不可嚼,龂肿,角孙主之。

口僻不正,失欠脱颔,口噤不开,翳风主之。

舌下肿,难言,舌纵,喝戾不端,通谷主之。

舌下肿,难以言,舌纵,涎出,廉泉主之。

口僻,刺太渊,引而下之。

口中肿腥臭,劳宫主之。

口干下齿痛,恶寒颇肿,商阳主之。

齿龋痛,恶清,三间主之。

口僻,偏历主之。

口齿痛,温溜主之。

下齿龋,则上齿痛,腋门主之。

齿痛,四渎主之。
上牙龋痛,阳谷(一作阳溪)主之。
齿龋痛,合谷主之。艾云少海主之。
舌纵涎下,烦闷,阴谷主之。

【注释】
①不恶泻之:不恶寒饮者,宜用泻法。
②牙:此指颔上大齿。
③齿床落痛:指牙根处疼痛。

【译文】
龋齿疼痛应诊察阳明经脉,若按手足阳明经脉,脉来搏动过甚的,则可测知其经脉感受热邪。哪处感受热邪,哪处就会发热即邪在左则左热,邪在右则右热,邪在上则上热,邪在下则下热。

手阳明经脉,有一条上入颊部而遍行于齿的支脉,叫做大迎,故下齿龋痛,治疗时,应取手阳明经。若恶寒饮的就用补法,不恶寒饮的就用泻法。

足阳明经脉,有一条入颊部而遍行于齿的支脉,叫做角孙,故上齿龋痛当取鼻和颧前治之。正在痛时,其脉必盛,盛则泻之,若脉虚则补之。另有一种说法是,当取鼻外,正在痛时,盛则泻,虚则补。

牙齿活动而痛,不恶凉饮的,治疗时,应取足阳明经的穴位;恶凉饮的,应取手阳明经的穴位。

舌弛缓而口流涎,心中烦闷的,治疗时,应取足少阴经的腧穴补之。

舌下的血脉肿起,形如重舌,治疗时,用铍针刺舌下筋脉使其出血。

上齿痛肿,治疗时,应取足少阳经的目窗穴。

上齿疼痛,恶风寒的,治疗时,应取足少阳经的正营穴。

齿牙都疼痛,治疗时,应取足少阳经的浮白及完骨二穴。

上齿和下齿都痛,治疗时,应取手太阳经的颧髎穴和手阳明经的二间穴。

上齿痛,治疗时,应取督脉的兑端穴和手少阳经的耳门穴。

齿缝间出血,因过食酸性食物而牙根疼痛,口张不开而痛引鼻中者,治疗时,应取督脉的龈交穴。

颊部肿,口拘急,颊车骨痛,牙齿咀嚼食物则痛,治疗时,应取足阳明经的颊车穴。

上齿疼痛而身恶寒的,治疗时,应取足少阳经的上关穴。

四肢厥冷,口唇㖞斜,口不能张,下牙疼痛,颊肿而身恶寒,口流涎,舌不能言，牙齿不能嚼物，这是风邪侵犯阳明经脉的缘故，治疗时，应取足阳明经的大迎穴。

不能张口，下牙疼痛，眼眶下部肿，这是风邪侵犯足阳明经脉的缘故，治疗时，应取足阳明经的下关穴。

齿牙疼痛不敢咀嚼食物，齿龈肿痛，治疗时，应取手少阳经的角孙穴。

口㖞斜，不能张口，张口则颊车脱臼，或口噤牙关紧闭，治疗时，应取手少阳经的翳风穴。

舌下肿胀，说话困难，或舌弛纵，口㖞斜，这是邪犯足少阴经的缘故，治疗时，应取足少阴经的通谷穴。

舌下肿胀，说话困难，舌弛纵而口流涎的，治疗时，应取任脉的廉泉穴。

口㖞斜，若因风邪侵犯手阳明经脉所致，治疗时，应针刺手太阴经的太渊穴，以引阳邪而泻之。

口中肿而有腥臭气味的，治疗时，应取手厥阴经的劳宫穴。

口中发干，下齿疼痛，恶寒，眼眶下肿，治疗时，应取手阳明经的商阳穴。

齿龋痛，不喜冷饮的，治疗时，应取手阳明经的三间穴。

口㖞斜，治疗时，应取手阳明经的偏历穴。

口齿疼痛，治疗时，应取手阳明经的温溜穴。

下齿龋痛，上齿也痛，治疗时，应取手少阳经的液门穴。

下齿疼痛，治疗时，应取手少阳经的四渎穴。

上齿疼痛，治疗时，应取手太阳经的阳谷穴。

齿龋痛，若兼见面口疾患的，治疗时，应取手阳明经的合谷穴。齿龋痛，若兼见腋下疾患的，治疗时，应取手少阳经的少海穴。

舌纵缓，口流涎，心胸烦闷的，治疗时，应取足少阴经的阴谷穴。

血溢发衄第七（鼻衄息肉著附）

【题解】本篇着重论述血液上溢而致鼻出血的病因及主治腧穴。

【原文】

暴瘅内逆，肝肺相薄①，血溢鼻口，取天府，此为胃之大腧五部也（五部，按《灵枢》云：阳逆头痛，胸满不得息，取人迎；暴喑气哽，刺扶突与舌本出血；暴聋气蒙，耳目不明，取天牖；暴拘挛痛痓,足不任身者,取天柱;暴瘖内逆,肝肺相薄,血溢鼻口,取天府。此为胃之五大腧五部也。今士安散作五穴于篇中,此特五部之一耳)。

衄而不衃②,血流,取足太阳;衃,取手太阳。不已刺腕骨下;不已刺腘中出血。

鼻鼽衄,上星主之;先取噫譆,后取天牖、风池。

鼻管疽,发为厉,脑空主之。

鼻鼽不利,窒洞气塞,喎僻多鼽衄有痈,迎香主之。

鼽衄涕出,中悬痈,宿肉,窒洞不通,不知香臭,素髎主之。

鼻窒口僻,清涕出,不可止,鼽衄有痈,禾髎主之。

鼻中息肉不利,鼻头额頞中痛,鼻中有蚀疮③,断交主之。

鼻鼽不得息,不收涕,不知香臭,及衄不止,水沟主之。

衄血不止,承浆及委中主之。

鼻不利,前谷主之。

衄,腕骨主之。

【注释】

①肝肺相薄:薄,迫。指肝肺之气交相逼迫。

②衃(pēi 胚):淤血凝结的血块。

③蚀疮:其疮之形状如同虫食一样。

【译文】

突然发生热病而热邪留结体内,以致脾胃气逆,肝肺之火相迫,以致血往上溢,口鼻出血,治疗时,应取手太阴经的天府穴,这是胃的大腧五个部位之一。

鼻衄而血不止,赤黑的败血直往外流,治疗时,应取足太阳经的腧穴刺之;若败血大出,治疗时,应取手太阳经的腧穴刺之。如果刺后血仍不止的,治疗时,应刺腕骨下的腕骨穴;若血再不止的,即刺腘中出血。

鼻流清涕或出血的,治疗时,应取督脉的上星穴;要先取足太阳经的噫譆穴,后取手少阳经的天牖穴、足少阳经的风池穴。

鼻腔疽,发为厉风的,治疗时,应取足少阳经的脑空穴。

鼻流清涕而窒塞呼吸不利,或口歪斜而多鼻涕,或鼻塞衄血而有痈肿的,治疗时,应取手阳明经的迎香穴。

鼻出血,流涕,鼻中生痈或有息肉,以致鼻孔窒塞不通,闻不出香臭的,治疗时,应取督脉的素髎穴。

鼻窒塞不通,口喎斜,流清涕不止,或鼻流清涕、出血而鼻内有痈肿的,治疗时,应取手阳明经的禾髎穴。

鼻中生有息肉,致呼吸不利,鼻头和额頞中疼痛,或鼻中有蚀疮的,治疗时,应取督脉的龈交穴。

鼻室塞不能呼吸,鼻涕自流,不闻香臭,以及鼻出血不止的,治疗时,应取督脉的水沟穴。

鼻出血不止的,治疗时,应取任脉的承浆穴及足太阳经的委中穴。

鼻不通利,治疗时,应取手太阳经的前谷穴。

鼻出血的,治疗时,应取手太阳经的腕骨穴。

手足阳明少阳脉动发喉痹咽痛第八

【题解】本篇着重论述了手足阳明和足少阳经脉变动而发生喉痹、咽痛的症状及主治腧穴。

【原文】

喉痹①,取足阳明;能言,取手阳明。

喉痹,完骨及天容、气舍、天鼎、尺泽、合谷、商阳、阳溪、中渚、前谷、商丘、然谷、阳交悉主之。

喉痹咽肿,水浆不下,璇玑主之。

喉痹食不下,鸠尾主之。

喉痹咽如哽,三间主之。

喉痹不能言,温溜及曲池主之。

喉痹气逆,口㖞,喉咽如扼状,行间主之(《千金》作间使)。

咽中痛,不可内食,涌泉主之。

【注释】

①喉痹:邪闭于喉而肿痛之病。

【译文】

喉痹,无法说话,病情较重的,治疗时,应取足阳明经以泻其下;能说话,病情较轻的,治疗时,应取手阳明经以清其上。

喉痹,治疗时,针刺完骨、天容、气舍、天鼎、尺泽、合谷、商阳、阳溪、中渚、前谷、商丘、然谷、阳交等穴都能治之。

喉痹咽肿,以致水浆不能下咽的,治疗时,应取任脉的璇玑穴。

喉痹以致无法进食的,治疗时,应取任脉的鸠尾穴。

喉痹,咽中如有物梗塞的,治疗时,应取手阳明经的三间穴。

喉痹以致不能说话的,治疗时,应取手阳明经的温溜和曲池二穴。

喉痹而气上逆,口喎斜,喉咽像用手掐住一样的感觉,治疗时,应取足厥阴经的行间穴。

咽中疼痛,不能进食,因肾水虚火上炽的,治疗时,应取足少阴经的涌泉穴。

气有所结发瘤瘿第九

【题解】本篇主要论述气机郁结而发生瘤瘿的主治腧穴。
【原文】
瘿①,天窗(一本作天容,《千金》作天府)用臑会主之。
瘤②瘿,气舍主之。
【注释】
①瘿:颈瘤病。
②瘤:皮中肿块,留结不散之病。
【译文】
瘿病,治疗时,应取手太阳经的天窗穴和手少阳经的臑会穴。
瘤病,治疗时,应取足阳明经的气舍穴。

妇人杂病第十

【题解】本篇着重论述妇人杂病的证候、治法和主治腧穴。
【原文】
黄帝问曰:人有重身①,九月而喑,此为何病?
岐伯对曰:胞之络脉绝也②。胞络者,系于肾,少阴之脉贯肾,系舌本,故不能言。无治也,当十月复。《刺法》曰:无损不足,益有余,以成其辜(《素问》作疹)。所谓无损不足者,身羸瘦,无用砭石也。无益其有余者,腹中有形而泄之,泄之则精出而病独擅中。故曰成辜。

曰:何以知怀子且生也?
曰:身有病③而无邪脉也。
诊女子,手少阴脉动甚者,妊子也。乳子④而病热脉悬小,手足温则生，寒则死。

乳子中风，病热喘渴（《素问》作鸣），肩息，脉实大。缓则生，急则死。

乳子下赤白，腰腧主之。

女子绝子，阴挺出，不禁白沥，上窌主之。

女子赤沥，心下积胀，次窌主之。

腰痛不可俯仰次窌主之，先取缺盆，后取尾骶。

女子赤淫时白，气癃，月事少，中窌主之。

女子下苍汁，不禁赤沥，阴中痒痛，引少腹控䏚，不可俯仰，下窌主之。刺腰尻交者，两胂上，以月死生为痏数，发针立已。

肠鸣泄注，下窌主之。

妇人乳余疾，肓门主之。

乳痈，寒热短气，卧不安，膺窗主之。

乳痈，凄索寒热，痛不可按，乳根主之。

绝子，灸脐中，令有子。

女子手脚拘挛，腹满，疝，月水不通，乳余疾，绝子阴痒，阴交主之。

腹满疝积，乳余疾，绝子阴痒，刺石门（《千金》云：奔豚上腹坚痛，下引阴中，不得小便，刺阴交入八分）。

女子绝子，衃血在内不下，关元主之（《千金》云：胞转不得尿，少腹满，石水痛，刺关元，亦宜灸）。

女子禁中痒，腹热痛，乳余疾，绝子内不足，子门⑤不端，少腹苦寒，阴痒及痛，经闭不通，中极主之。

妇人赤白沃，阴中干痛，恶合阴阳⑥，少腹膜坚，小便闭，曲骨主之（《千金》作屈骨）。

女子血不通，会阴主之。

妇人子脏中有恶血内逆满痛，石关主之。

月水不通，奔豚泄气，上下引腰脊痛，气穴主之。

女子亦淫，大赫主之。

女子胞中痛，月水不以时休止，天枢主之（《千金》云：腹胀肠鸣，气上冲胸，刺天枢）。

小腹胀满痛，引阴中，月水至则腰脊痛，胞中瘕，子门有寒，引髋髀，水道主之（《千金》云：大小便不通，刺水道）。

女子阴中寒，归来主之。

女子月水不利，或暴闭塞，腹胀满癃，淫泺身热，腹中绞痛，癞疝阴肿，及乳难，子上抢心，若胞衣不出，众气尽乱，腹满不得反复，正偃卧，屈一膝，伸一膝，并气冲，针上入三寸，气至泻之。

妇无子，及少腹痛，刺气冲主之。

妇人产余疾,食饮不下,胸胁楂满,目眩足寒,小便难,心切痛,善噫,闻酸臭,酸痹,腹满,少腹尤大,期门主之。

妇人少腹坚痛,月水不通,带脉主之。

妇人下赤白,里急瘈疭,五枢主之。

妒乳⑦(《千金》云:膺胸痛),太渊主之。

绝子,商丘主之。穴在内踝前宛宛中。

女子疝瘕,按之如以汤沃其股,内至膝,飧泄,灸刺曲泉。

妇人阴中痛,少腹坚急痛,阴陵泉主之。

妇人漏下,月闭不通,逆气腹胀,血海主之。

月事不利,见血而有身反败⑧,阴寒,行间主之。

乳难,太冲及复溜主之。

女子疝,及少腹肿,溏泄,癃,遗溺,阴痛,面尘黑,目下眦痛,太冲主之。

女子少腹大,乳难,嗌干,嗜饮,中封主之。

女子漏血,太冲主之。

女子侠脐疝,中封主之。

大疝绝子,筑宾主之。

女子疝,小腹肿,赤白淫,时多时少,蠡沟主之。

女子疝瘕,按之如以汤沃两股中,少腹肿,阴挺出痛,经水来下,阴中肿,或痒,漉青汁若葵羹,血闭无子,不嗜食,曲泉主之。

妇人绝产,若未曾生产,阴廉主之。刺入八分,羊矢下一寸是也。

妇人无子,涌泉主之。

女子不字,阴暴出,经水漏,然谷主之。

女子不下月水,照海主之(《千金》云:痹惊善悲不乐,如坠堕,汗不出,刺照海)。

妇人淋漓,阴挺出,四肢淫泺,心闷,照海主之。

月水不来而多闭,心下痛,目睆睆不可远视,水泉主之。

妇人漏血,腹胀满,不得息,小便黄,阴谷主之(《千金》云:漏血,小腹胀满如阻,体寒热,腹偏肿,刺阴谷)。

乳痈有热,三里主之。

乳痈惊痹,胫重,足跗不收,跟痛,巨虚下廉主之。

月水不利,见血而有身则败,及乳肿,临泣主之。

女子字难⑨,若胞不出,昆仑主之。

【注释】

①重身:妇女怀孕。

②胞之络脉绝也：《类经·胎孕》注："胎怀九月，儿体已长，故能阻绝胞中之络脉。"

③身有病：谓出现经断恶阻之类。

④乳子：哺乳期间的妇女。

⑤子门：指子宫颈口。

⑥恶合阴阳：厌恶性交。

⑦妒乳：指乳房因乳汁郁结而肿硬胀痛之病。

⑧见血而有身反败：妊娠妇女因阴道出血而流产。

⑨字难：即难产。

【译文】

黄帝问道：妇人怀孕九个月而说话无法发出声音的，这是什么病所致？

岐伯回答说：这是女子胞中的络脉阻滞不通的缘故。女子胞的络脉，连系肾脏，足少阴经脉贯通肾脏而上连系于舌本。怀孕九个月，胎儿长大，压迫胞络，致使胞络阻滞，少阴经脉无法上荣于舌本，所以说话时就发不出声音。这种情况，无需治疗，待至十月分娩以后，胞中络脉得通，即可恢复正常。《刺法》上说：不要损伤不足，益其有余，以免因误治而造成疾病。所谓"无损不足"，是指怀孕九月，身体瘦弱，不可再用针刺以伤其正气。所谓"无益其有余"，是指已身怀有孕，如再用针刺当，会使精气泄而伤胎气，则病邪就会在胞中独居。所以说这是因错误的治疗而引发的病变。

问：怎样知道是怀孕呢？

答：出现闭经、恶阻、腹大等症状，且脉搏无病象，就可诊为怀孕。

诊察已婚的妇女，若手少阴脉流利滑动的，表明已怀孕。妇女在哺乳期间，引发热病，而脉却跳动无力，这是阳病而得阴脉，主外假热而内真寒。若手足温暖，表明元阳未绝，可以治愈；若手足寒冷，则表明邪气盛，元阳已败，属不可治愈的死候。

妇女哺乳期间中风，发热，气粗喘息而肩动，脉象实大。若脉实大而缓，是胃气尚存，可以治愈；若脉实大而急，是胃气已绝，真脏脉见，属不可治愈的死候。

哺乳期间而病赤白带下的，治疗时，应取督脉的腰腧穴。

女子不孕，阴挺出（即子宫脱出），白带淋漓不止，治疗时，应取足太阳经的上髎穴。

女子赤白带下，淋沥不止，心下有积聚而胀满的，治疗时，应取足太

阳经的次髎穴。

腰痛不能够俯仰的,治疗时,应取足太阳经的次髎穴,治疗时,应先取足阳明经的缺盆穴,后取尾骶督脉的长强穴。

女子阴道流出赤色浊物,有时还有白色浊物流出,小便点滴而出,月事亦少,治疗时,应取足太阳经的中髎穴。

女子阴道流出苍青色浊物,或赤带淋沥不止,阴中痒痛,牵引到少腹和胁下空软部位,身体不能俯仰,治疗时,应取足太阳经的下髎穴。针刺下髎穴和髂嵴以下的肌肉坚实处,要依据月亮的圆缺而决定施针次数,出针后,病可立即痊愈。

肠鸣,大便泄泻,治疗时,应取足太阳经的下髎穴。

妇女哺乳期间的其他疾病,治疗时,都可取足太阴经的育门穴。

乳痛,身发寒热,呼吸气短,睡眠不安,治疗时,应取足阳明经的膺窗穴。

乳痛,发冷发热,疼痛拒按,治疗时,应取足阳明经的乳根穴。

妇女不孕,治疗时,灸任脉的神阙穴,可使之怀孕。

女子手脚筋脉拘挛,腹部胀满,寒疝作痛,月经不通,以及哺乳期间的其他疾病,不孕症,阴中作痒等,治疗时,都可取任脉的阴交穴。

妇人腹部胀满,寒疝积聚,以及哺乳期间的其他疾病,不孕证,阴部作痒等,治疗时,都可针刺任脉的石门穴。

女子不孕,有血块凝聚在腹内不能泄下,治疗时,应取任脉的关元穴。

女子阴中痒,腹部热痛,哺乳期间的其他疾病,不孕证,或内虚不足,或子门不正,少腹发凉,或阴部发痒作痛,经闭不通的,治疗时,应取任脉的中极穴。

妇人患赤白带下,阴中干痛,厌恶性交,少腹胀满坚硬,小便闭塞不通的,治疗时,应取任脉的曲骨穴。

女子月经不调,治疗时,应取任脉的会阴穴。

女人子宫中有淤血停积在内,胀满疼痛,治疗时,应取足少阴经的石关穴。

子宫虚寒,以致月经不通;奔豚气上下窜动,牵引腰脊疼痛的,治疗时,应取足少阴经的气穴。

女子赤带过多的,治疗时,应取足少阴经的大赫穴。

女子子宫中疼痛,月经不按时停止的,治疗时,应取足阳明经的天枢穴。

小腹胀满疼痛,牵引到前阴中亦痛,月经来时则腰脊痛,胞中有包块,子门有寒邪,牵引到髌骨和股骨疼痛,治疗时,应取足阳明经的水道穴。

女子阴中感觉寒冷的,治疗时,应取足阳明经的归来穴。

女子月经不调,或突然经闭,腹部胀满而小便点滴不畅,四肢酸痛无力,身发热,腹中绞痛,㿗疝而前阴肿,以及生育困难,或胎气上冲于心下,或胞衣不下,以致诸经之气皆失其常,腹部胀满致无法反身,若正面仰卧,则必须一条腿屈一条腿伸;治疗这些病时,都应针刺足阳明经的气冲穴,进针后针尖向上沿皮刺入三寸,待气至则泻之。

妇人不孕和少腹痛,是气血虚寒兼有淤结的缘故,治疗时,应取足阳明经的气冲穴。

妇人产后有病,饮食不进,胸胁支撑胀满,头目眩晕而足部感觉寒冷,小便不利,心下剧痛,时常嗳气,能闻到酸臭气味,四肢酸痛麻痹,腹部胀满而少腹部更大,这是肝脾不和的缘故,治疗时,应取足厥阴经的期门穴。

妇人少腹部坚硬疼痛,月经不通,这是淤血凝滞所致,治疗时,应取足少阳经的带脉穴。

妇人患赤白带下,腹内拘急抽掣,治疗时,应取足少阳经的五腧穴。

妇人乳房胀硬疼痛,或乳头生细小之疮,或痛或痒的妒乳疮,治疗时,应取手太阴经的太渊穴。

妇人不孕,治疗时,应取足太阴经的商丘穴。

女子疝瘕病,少腹发热疼痛,以手按之,像用热汤浇其大腿的内侧至膝盖部分,并兼有飧泄病,应取足厥阴经的曲泉穴刺而灸之。

妇人阴中作痛,少腹坚硬拘急疼痛,治疗时,应取足太阴经的阴陵泉穴。

妇人下血如漏,或月经闭而不通,证见胃气上逆,腹部胀满的,这是血虚所致的,应取足太阴经的血海穴治之。

月经不调,或妊娠因下血而流产,阴中寒冷的,治疗时,应取足厥阴经的行间穴。

妇人产后血虚而乳汁少,治疗时,应取足厥阴经的太冲穴,足少阴经的复溜穴。

女子患疝病,少腹肿,大便溏泄,小便点滴而出或遗尿,前阴作痛,面色灰黑,目下眼睑疼痛,这是由于肝邪犯脾,脾虚无法制水,肝肾气逆的缘故,治疗时,应取足厥阴经的太冲穴。

女子少腹胀大,产后乳汁少,咽喉发干而喜欢饮水,是因肝经风火亢盛的缘故,治疗时,应取足厥阴经的中封穴治之。

女子前阴下血如漏,若因风火煽动以致肝不藏血的,治疗时,应取足厥阴经的太冲穴。

女子挟脐疝痛,治疗时,应取足厥阴经的中封穴。

妇人因患严重的疝病而不能怀孕的,治疗时,应取足少阴经的筑宾穴。

女子患疝病而小腹肿大,赤白带下,有时多有时少,治疗时,应取足厥阴经的蠡沟穴。

妇女患疝瘕病,按之像用热汤浇灌两股中一样感觉热痛;少腹肿大,阴挺出而疼痛,月经来时阴中肿,或作痒,下青色水液似菜汤一样,或经闭而不孕,不欲饮食。这些病都是由于气血虚损,肝失调达的缘故,治疗时,应取足厥阴经的曲泉穴。

妇人不孕,若从未生育而月经不调的,治疗时,应取足厥阴经的阴廉穴。

妇人不孕,若由于下元虚寒所致,治疗时,应取足少阴经的涌泉穴。

女子不能生育,突然阴挺出,月经漏下不止的,治疗时,应取足少阴经的然谷穴。

女子不来月经,若由于肾阳虚而子宫有寒所致的,治疗时,应取足少阴经的照海穴。

妇人经来淋漓不断,阴挺出,四肢酸痛无力,心中烦闷的,治疗时,应取足少阴经的照海穴。

妇人月经延期不来,或闭止,心下痛,眼睛视物模糊,或不能看远,治疗时,应取足少阴经的水泉穴。

妇人漏血不止,腹部胀满,呼吸不利,小便色黄的,治疗时,应取足少阴经的阴谷穴。

乳痈而发热的,应取足阳明经的足三里穴。

妇人患乳痈,喉痹,下肢胻部感沉重,足背弛缓,跟骨疼痛的,治疗时,应取足阳明经的巨虚下廉穴。

月经不调,或妊娠因下血而流产,以及乳房肿胀的,治疗时,应取足少阳经的足临泣穴。

妇人难产,或胞衣不下的,治疗时,应取足太阳经的昆仑穴。

小儿杂病第十一

【题解】本篇着重论述小儿杂病的诊治和预后。

【原文】

婴儿病,其头毛皆逆上者死①。婴儿耳间青脉起者,瘛腹痛。大便青瓣,飧泄,脉大,手足寒,难已;飧泄,脉小,手足温者,易已。

刺惊痫脉五,针手、足太阴各五,刺经,太阳者五,刺手少阴经络旁者②一,足阳明一,上踝五寸,刺三针。

小儿惊痫,本神及前顶、囟会、天柱主之;如反视,临泣主之。

小儿惊痫,瘛疭,脊急强,目转上插③,筋缩主之。

小儿惊痫,瘛疭脊强,互相引,长强主之。

小儿食晦④头痛,譩譆主之。

小儿痫发,目上插,攒竹主之。

小儿脐风⑤,目上插,刺丝竹空主之。

小儿痫瘛,呕吐泄注,惊恐失精,瞻视不明,眵䁾,瘛脉及长强主之。

小儿痫喘,不得息,颅囟主之。

小儿惊痫,如有见者,列缺主之,并取阳明络。

小儿口中腥臭,胸胁榰满,劳宫主之。

小儿咳而泄,不欲食者,商丘主之。

小儿痫瘛,手足扰,目昏,口噤,溺黄,商丘主之。

小儿痫瘛,遗清溺,虚则病诸瘕癞,实则闭癃,小腹中热,善寐,大敦主之。

小儿脐风口不开,善惊,然谷主之。

小儿腹满,不能食饮,悬钟主之。

小儿马痫⑥,仆参能及金门主之。

风从头至足,痫瘛,口闭不能开,每大便腹暴满,按之不下,噫,悲,喘,昆仑主之。

【注释】

①头毛皆逆上者死:发为肾水之荣,头发都干燥逆上,是肾精枯竭,故主死。

②经络旁者:指孙络而言。

③目转上插:目上视之意。
④食晦:指食多而身瘦。
⑤脐风:即今之新生儿破伤风。
⑥马痫:痫发时其动作和声音如马之态。

【译文】

婴儿病,头发干枯上竖的,是肾水枯竭,主死。

婴儿病,耳间络脉色青而隆起,表示有肝胆疾病,大多出现主筋脉抽搐或腹部疼痛等症。大便青色像乳瓣一样,或泄下完谷不化,脉大而手足发凉的,表明阳气将脱,脾气欲绝,病难痊愈;泄下完谷不化,脉小而手足温暖的,表明体虽虚而脾阳未败,病易痊愈。

针刺小儿惊痫病,治疗时,可取五条经脉的穴位,刺手太阴的经穴五次,刺太阳的经穴五次,刺手少阴经旁孙络一次,刺足阳明的经穴一次,足少阳经的踝上五寸处刺三针。

小儿惊痫病,治疗时,应取足少阳经的本神穴,督脉的前顶、囟会二穴(小儿囟门未合者,取之宜慎)和足太阳经的天柱穴;如果兼见两眼上翻症状,治疗时,可加刺足少阳经的头临泣穴。

小儿惊痫病,四肢抽搐,脊背强直,目转上视的,治疗时,应取督脉的筋缩穴。

小儿惊痫病,四肢抽搐,脊背强直,肢体相互牵引的,治疗时,应取督脉的长强穴。

小儿患食多身瘦的食晦病,头痛,治疗时,应取足太阳经的譩譆穴。

小儿痫病发作时,两目上视的,治疗时,应取足太阳经的攒竹穴。

小儿患脐风而两目上视的,治疗时,应取足少阳经的丝竹空穴。

小儿痫病,筋脉抽搐,呕吐,水泄,惊恐不宁,两目无神,视物不清,并多眼屎,治疗时,应取手少阳经的瘈脉穴和督脉的长强穴。

小儿痫病,喘而呼吸不利,治疗时,应取足少阳经的颅息穴。

小儿惊痫病,病发时有所妄见的,治疗时,应取手太阴的列缺穴,同时取手阳明经的偏历穴。

小儿口中腥臭,胸胁支撑胀满,这是热邪在心肺的缘故,治疗时,应取手厥阴经的劳宫穴。

小儿咳嗽,泄泻,不欲进食,治疗时,应取足太阴经的商丘穴。

小儿痫病,筋脉抽搐,手足躁扰不宁,目昏不明,口噤不开,小便色黄的,治疗时,应取足太阴经的商丘穴。

小儿痫病,筋脉抽搐,遗尿而清,正气虚衰则发生瘕块或癫疝,邪气亢盛则引起小便点滴不出或小便点滴而出的癃闭病,小腹中发热,喜欢睡卧,这是足厥阴经受邪的缘故,治疗时,应取足厥阴经的大敦穴。

小儿患脐风,口噤不开,容易受惊,治疗时,应取足少阴经的然谷穴。

小儿腹部胀满,不能进饮食,治疗时,应取足少阳经的悬钟穴。

小儿患张口摇头,似马鸣欲反折的马痫病,治疗时,应取足太阳经的仆参和金门二穴。

风邪侵犯太阳经,从头到足,或痫病抽搐,口闭无法张开,每次在解大便时腹部胀满厉害,用手按之腹胀也不减轻,或出现嗳气、悲伤、喘促等证,治疗时,应取足太阳经的昆仑穴。